国家卫生和计划生育委员会"十二五"规划教材
全国高等医药教材建设研究会"十二五"规划教材

全国高等学校器官-系统整合教材

Organ-systems-based Curriculum

供临床医学及相关专业用

心血管系统

U0284604

主　审　杨宝峰

主　编　臧伟进　吴立玲

副主编　王国平　黄　岚

编　委　（以姓氏笔画为序）

丁兆习（山东大学医学院）　　　　王　曦（华中科技大学同济医学院）

王华东（暨南大学医学院）　　　　王国平（华中科技大学同济医学院）

王爱梅（辽宁医学院）　　　　　　乔国芬（哈尔滨医科大学）

吴立玲（北京大学医学部）　　　　张卫光（北京大学医学部）

张红旗（复旦大学基础医学院）　　李晓辉（第三军医大学）

李跃华（南京医科大学）　　　　　陈　霞（吉林大学基础医学院）

周　筠（西安交通大学医学部）　　姜志胜（南华大学医学院）

赵　慧（吉林大学基础医学院）　　夏　强（浙江大学医学院）

黄　岚（第三军医大学）　　　　　廉　洁（齐齐哈尔医学院）

臧伟进（西安交通大学医学部）　　裴建明（第四军医大学）

学术秘书　李冬玲　刘进军（西安交通大学医学部）

器官-系统
整合教材
O S B C

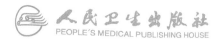

人民卫生出版社
PEOPLE'S MEDICAL PUBLISHING HOUSE

图书在版编目（CIP）数据

心血管系统 / 臧伟进，吴立玲主编 . —北京：人民卫生
出版社，2015

ISBN 978-7-117-20110-0

I. ①心… II. ①臧… ②吴… III. ①心脏血管疾病 – 医学
院校 – 教材 IV. ①R54

中国版本图书馆 CIP 数据核字（2015）第 015452 号

| 人卫智网 | www.ipmph.com | 医学教育、学术、考试、健康，购书智慧智能综合服务平台 |
| 人卫官网 | www.pmph.com | 人卫官方资讯发布平台 |

心血管系统

主　　编：臧伟进　吴立玲
出版发行：人民卫生出版社（中继线 010-59780011）
地　　址：北京市朝阳区潘家园南里 19 号
邮　　编：100021
E - mail：pmph @ pmph.com
购书热线：010-59787592　010-59787584　010-65264830
印　　刷：北京铭成印刷有限公司
经　　销：新华书店
开　　本：850×1168　1/16　印张：23
字　　数：633 千字
版　　次：2015 年 3 月第 1 版　　2021 年 8 月第 1 版第 6 次印刷
标准书号：ISBN 978-7-117-20110-0
定　　价：69.00 元
打击盗版举报电话：010-59787491　E-mail：WQ @ pmph.com
质量问题联系电话：010-59787234　E-mail：zhiliang @ pmph.com

20 世纪 50 年代，美国凯斯西储大学（Case Western Reserve University）率先开展以器官 - 系统为基础的多学科综合性课程（organ-systems-based curriculum，OSBC）改革，继而遍及世界许多国家和地区，如加拿大、澳大利亚和日本等国家和地区的医学院校。1969 年，加拿大麦克马斯特大学（McMaster University）首次将"以问题为导向"的教学方法（problem-based learning，PBL）应用于医学课程教学实践，且取得了巨大的成功。随后的医学教育改革不断将 OSBC 与 PBL 紧密结合，出现了不同形式的整合课程与 PBL 结合的典范，如 1985 年哈佛大学建立的"新途径（New pathway）"课程计划、2003 年约翰·霍普金斯大学医学院开始的"Gene to society curriculum"新课程体系等。世界卫生组织资料显示，目前全世界约有 1700 所医药院校在开展 PBL 教学。

20 世纪 50 年代起，我国部分医药院校即开始 OSBC 教学实践。20 世纪 80 年代，原西安医科大学（现西安交通大学医学部）和原上海第二医科大学（现上海交通大学医学院）开始 PBL 教学。随后，北京大学医学部、复旦大学上海医学院、浙江大学医学院、四川大学华西医学院、中国医科大学、哈尔滨医科大学、汕头大学医学院、辽宁医学院等一大批医药院校开始尝试不同模式的 OSBC 和 PBL 教学。但长期以来，缺乏一套根据 OSBC 要求重新整合的国家级规划教材一直是制约我国 OSBC 和 PBL 教育发展的瓶颈。2011 年，教育部、原卫生部联合召开了全国医学教育改革工作会议，对医学教育综合改革进行了系统推动，提出深化以岗位胜任力为导向的教育教学改革，把医学生职业素养和临床能力培养作为改革关键点，积极推进基础医学与临床课程整合，优化课程体系；积极推进以问题为导向的启发式、研讨式教学方法改革；积极推进以能力为导向的学生评价方式；强化临床实践教学，严格临床实习实训管理，着力提升医学生临床思维能力和解决临床实际问题的能力。

2013 年 6 月，全国高等医药教材建设研究会、人民卫生出版社和教育部临床医学改革西安交通大学项目组共同对国内主要开展 OSBC 和 PBL 教学的医药院校进行了调研，并于同年 10 月在西安组织全国医学教育专家，对我国医学教育中 OSBC 和 PBL 教学现状、教材使用等方面进行了全面分析，确定编写一套适合我国医学教育发展的 OSBC 和 PBL 国家级规划教材。会议组建了"全国高等学校临床医学及相关专业器官 - 系统整合规划教材评审委员会"，讨论并确定了教材的编写思想和原则、教材门类、主编遴选原则及时间安排等。2014 年 3 月，本套教材主编人会议在西安召开，教材编写正式启动。

本套教材旨在适应现代医学教育改革模式，加强学生自主学习能力，服务医疗卫生改革，培养创新卓越医生。教材编写仍然遵循"三基""五性""三特定"的特点，同时坚持"淡化学科，注重整合"的原则，不仅注重学科间知识内容的整合，同时也注重了基础医学与临床医学的整合，以及临床医学与人文社会科学、预防医学的整合。

整套教材体现五个特点。①纵横对接：基础与临床纵向贯通，实现早临床、多临床、反复临床；预防、人文和社会科学等学科横向有机融合，实现职业素养、道德和专业素质的综合培养。②"双循环"与"单循环"的对接：根据我国医学教育目前存在的 OSBC 和 PBL 师资不足以及传统教学机构设置等实际情况，此次教材编写中，各系统基础课程教材与临床课程教材暂时分开编写，即实现所谓"双循环"。器官 - 系统整合教材编写和课程实施最终将实现各系统基础与临床课程的全面整合，即所谓"单循环"打通。③点与面的对接：基础或临床的每个知识点都考虑与整个系统的对接与整合，同时做到知识、创新、岗位胜任力统一。④基础与临床的对接：教材编写和教学虽然按各器官 - 系统的基础课程和临床课程体系进行，但基础课程教材前瞻临床问题，临床课程教材回顾基础知识，相互对接，解决临床问题。组织一个共同的编委会进行基础与相应临床课程的教材编写，基础课程教材有相应领域的临床专家参与编写，临床课程教材也有相关的基础医学专家参与编写，以解决整合与交叉重复问题。⑤教与学的对接：变教材为学材，促进学生主动学习、自主学习和创新学习。

本套教材分为三类共 27 种，分别是导论与技能类 4 种，基础医学与临床医学整合教材类 21 种，PBL 案例教材类 2 种。

导论与技能类教材包括《器官 - 系统整合课程 PBL 教程》《基础医学导论》《临床医学导论》和《临床技能培训与实践》。

基础医学与临床医学整合类教材包括《运动系统》《运动系统损伤与疾病》《血液与肿瘤》《血液与肿瘤疾病》《中枢神经系统与感觉器官》《神经与精神疾病》《内分泌系统》《内分泌与代谢系统疾病》《病原与宿主防御系统》《感染性疾病》《心血管系统》《心血管系统疾病》《呼吸系统》《呼吸系统疾病》《消化系统》《消化系统疾病》《泌尿系统》《泌尿系统疾病》《生殖系统》《女性生殖系统疾病》和《儿童疾病与生长发育》。

PBL 案例类教材包括《生物医学 PBL 教学案例集》和《临床医学 PBL 教学案例集》。

为便于学生同步掌握重点内容，并兼顾准备国家执业医师资格考试复习，除 2 种 PBL 案例集、PBL 教程和《临床技能培训与实践》外，每种教材均编写了与之配套的学习指导及习题集。

本套教材主要用于长学制和五年制临床医学及相关专业教学，也可作为国家卓越医生培养计划及"5+3"住院医师规范化培训教材使用。

24	感染性疾病	主审 李兰娟 翁心华 主编 杨东亮 唐红	副主编	毛青 蔺淑梅
25	感染性疾病学习指导及习题集	主编 唐红 杨东亮	副主编	毛青 蔺淑梅
26	心血管系统	主审 杨宝峰 主编 臧伟进 吴立玲	副主编	王国平 黄岚
27	心血管系统学习指导及习题集	主编 吴立玲 臧伟进	副主编	王国平 黄岚 裴建明
28	心血管系统疾病	主审 葛均波 主编 马爱群 王建安	副主编	肖颖彬 刘锦纷 陈晓平 夏黎明
29	心血管系统疾病学习指导及习题集	主编 郑小璞 马爱群	副主编	孙彦隽 刘志军 黄莹
30	呼吸系统	主编 郑煜 陈霞	副主编	艾静 罗自强 郭雪君
31	呼吸系统学习指导及习题集	主编 陈霞 郑煜	副主编	艾静 罗自强 郭雪君
32	呼吸系统疾病	主审 钱桂生 主编 杨岚 沈华浩	副主编	王长征 郭述良 朱文珍
33	呼吸系统疾病学习指导及习题集	主编 沈华浩 杨岚	副主编	王长征 郭述良 朱文珍
34	消化系统	主编 董卫国	副主编	魏云巍 富冀枫
35	消化系统学习指导及习题集	主编 董卫国	副主编	富冀枫 魏云巍
36	消化系统疾病	主编 赵玉沛 吕毅	副主编	姜洪池 唐承薇 府伟灵
37	消化系统疾病学习指导及习题集	主编 吕毅 赵玉沛	副主编	张太平 胡兵 刘连新
38	泌尿系统	主审 郭应禄 唐孝达 主编 徐长福 魏强	副主编	张宁 赵成海 陈斌
39	泌尿系统学习指导及习题集	主编 徐长福 魏强	副主编	张宁 赵成海 陈斌 任淑婷
40	泌尿系统疾病	主审 刘志红 孙颖浩 主编 陈江华 王子明	副主编	陈楠 邹和群 安瑞华
41	泌尿系统疾病学习指导及习题集	主编 王子明 陈江华	副主编	陈楠 邹和群 安瑞华
42	生殖系统	主编 李和 黄辰	副主编	谭文华 谢遵江
43	生殖系统学习指导及习题集	主编 黄辰 谢遵江	副主编	徐锡金 周劲松 郝爱军 李宏莲
44	女性生殖系统疾病	主编 李旭 徐丛剑	副主编	刘彩霞 李雪兰 漆红波
45	女性生殖系统疾病学习指导及习题集	主编 徐丛剑 李旭	副主编	刘彩霞 李雪兰 漆红波 鹿欣
46	儿童疾病与生长发育	主审 许积德 主编 孙锟 母得志	副主编	高亚 武军驻 黄松明 祝益民
47	儿童疾病与生长发育学习指导及习题集	主编 母得志 孙锟	副主编	高亚 黄松明 祝益民 罗小平
48	生物医学 PBL 教学案例集	主编 夏强 钱睿哲	副主编	李庆平 潘爱华
49	临床医学 PBL 教学案例集	主编 李宗芳 狄文	副主编	侯晓华 陈世耀 武宇明
50	器官-系统整合课程 PBL 教程	主审 陈震寰 主编 曹永孝	副主编	梅文瀚 黄亚玲

7

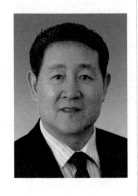

杨宝峰

　　教授,博士生导师,中国工程院院士。美国西弗吉尼亚大学、美国密苏里堪萨斯城大学、澳大利亚拉筹伯大学、日本医科大学、日本滋贺医科大学及俄罗斯彼尔姆药学科学院等国际著名院校客座教授和荣誉博士;中华医学会副会长、黑龙江省科协副主席、中国心血管药理专业委员会主任委员;国家重大心脏疾病研究"973"项目首席科学家,药理学国家重点学科、药理学国家级教学团队及国家科技创新群体带头人。现任哈尔滨医科大学校长。

　　杨宝峰教授执教三十余载,培养大批人才。主张"名师上讲台",积极倡导双语教学及 PBL 教学等授课方式。主编卫生部规划教材《药理学》(6-8 版),并获全国高等学校医药优秀教材一等奖。2011 年被评为国家级教学名师。指导学生获全国百篇优秀博士学位论文、霍英东教育基金会青年教师奖等。发表 SCI 收录论文 120 余篇,被引用 3000 余次。在人类重大心脑血管系统疾病的发病机制及防治研究中成绩突出。曾获国家自然科学二等奖、何梁何利基金科学与技术进步奖、黑龙江省最高科学技术奖及首届十佳全国优秀科技工作者荣誉称号。承担国家自然科学基金创新群体项目等重大攻关课题16 项。

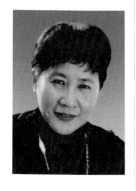

臧伟进

现任西安交通大学医学部药理学系教授、博士生导师、国家级《药理学》优秀教学团队、《药理学》双语教学示范课程负责人，陕西省教学名师，卫生部有突出贡献中青年专家，陕西省有突出贡献专家及美国中华医学会首届杰出教授，享受国务院政府特殊津贴。1993 年在英国里兹大学获博士学位，而后分别在英国里兹大学、美国加州大学和马里兰大学医学院进行博士后工作。曾在美国马里兰大学医学院、日本国立生理研究所细胞分子生理系及日本滋贺医科大学担任客座/访问教授。主要学术兼职包括国际心脏研究会(ISHR)中国分会执委会委员、全国高等医学教育学会教学管理研究会常务理事、中国药理学会教学与科普专业委员会副主任委员、中国药理学会心血管药理专业委员会常务理事、陕西省药理学会副理事长、陕西省药学临床专业委员会副主任委员、陕西省生理学会副理事长、《心脏杂志》副主编等。

现主要从事心血管和细胞分子药理学方面的研究。先后主持多项国家自然科学基金和教育部博士点基金项目，发表 SCI 收录论文 70 余篇。曾获陕西省科学技术一等奖和两项陕西省教学成果一等奖。在教学改革与研究方面，积极倡导"器官 - 系统"的课程体系与 PBL 教学模式改革，启动了西安交通大学"器官 - 系统"整合课程与 PBL 相结合的教学改革。

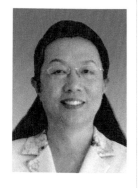

吴立玲

现任北京大学医学部基础医学院生理学与病理生理学教授、博士生导师、国家级《病理生理学》精品课程、国家级《病理生理学》精品资源共享课程负责人。北京市教学名师，北京市师德先进个人。1981 年在北京医学院获硕士学位，三次在美国圣路易斯大学医学院进行科研工作。主要学术兼职包括中国病理生理学会理事长、中国病理生理学会心血管专业委员会委员、国际心脏研究会(ISHR)中国分会委员、《中国病理生理杂志》副主编、《中国动脉硬化杂志》编委等。

现主要从事心血管病理生理学和颌下腺分泌调控的研究。先后主持多项国家自然科学基金和教育部博士点基金项目，在国内外杂志发表论文 100 余篇，4 次获省部级科技进步二等或三等奖。主编及参编教材及专著 10 余部，4 次获北京市精品教材。作为主要成员曾获北京市教学成果一等奖。

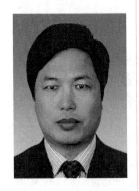

王国平

　　教授、博士生导师、教育部国家级重点学科（病理学）学科带头人、卫计委国家级临床重点专科（病理科）项目负责人，现任华中科技大学同济医院病理研究所所长兼病理科主任。1987年大学毕业后一直从事病理学的教学、科研和临床诊断工作。1998年至2004年先后在日本、中国香港和加拿大的高等院校学习和工作，2004年7月回国，同年晋升为教授，2005年起任博士生导师、病理学系主任，2007年起任同济医院病理研究所所长兼病理科主任。主要研究方向为心血管病理学，在心脏、血管及软组织疾病病理学和临床病理诊断方面具有深入的认识和见解；主编了《临床病理诊断指南》，主持了大型临床病理参考书《外科病理学》的再版工作，主译了国际病理学名著《KOSS诊断细胞学及其组织病理学基础》；先后以副主编和编委的身份参加了国家级规划教材《病理学》和国际英文教材的编写；近年来主持了多项国家级科研项目，取得了系列性的研究成果。

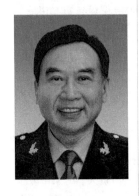

黄岚

　　博士、教授、主任医师、博士生导师。现任第三军医大学新桥心血管病专科医院副院长，第三军医大学全军心血管病研究所所长、重庆市心血管疾病研究所所长。主要从事冠心病动脉粥样硬化及心律失常防治的工作，擅长心血管介入诊疗技术，是我国及全军心脏病学领域杰出的专家之一，享受政府特殊津贴和军队优秀人才岗位一类津贴。为国际心脏研究会委员、美国心脏学院专家委员（FACC）、首批中华医学会心血管病分会专家委员（FCSC）、中华医学会心血管病分会常务委员、中华医学会心血管病分会肺血管组组长、国家心血管病专家委员会委员、中国医师协会心血管内科医师分会常务委员、重庆市心血管病专委会主任委员、全军心血管病专委会副主任委员等职，发表研究论文269篇，其中SCI收录63篇，为卫生部行业专项课题首席科学家，主持卫计委卫生公益性行业科研专项课题1项，国家自然基金课题5项，军队"十二五"重点项目1项，国家"十二五"支撑课题分题2项；主编专著7部，副主编专著10部，参编专著78部，获国家科技进步二等奖1项，军队及省部级科技进步一等奖3项、二等奖3项、三等奖3项，军队育才金奖。

20 世纪中叶，医学教育中首次引入以问题为导向的学习（problem-based learning，PBL）模式，至今已成为国际医学教育的主流模式之一。PBL 教学模式的核心优势在于通过教案设计，将孤立的学科知识结合临床案例进行"整合"，便于学科的交叉与贯通学习。我国在 20 世纪 80 年代引入 PBL 教学模式，经过不断应用、实践与发展，已成为国内医学教育改革的研究热点之一。传统的单一学科的医学教材和课程设置限制了 PBL 的全面推广应用，因此"器官 - 系统"整合课程改革成为 PBL 全面开展的重要基础，也是一种新的趋势。为适应我国医学教育发展以及医学人才培养模式的转变，由全国高等医药教材建设研究会、人民卫生出版社和教育部临床医学综合改革西安交通大学项目组共同发起，编写一套全国高等学校临床医学专业"器官 - 系统"整合规划教材，是国家级"器官 - 系统"规划教材的一项重要创新。

《心血管系统》是"器官 - 系统"整合系列规划教材的一种，教材共分为三篇 19 章，特色在于依照"结构 - 功能 - 疾病 - 药物治疗"的认知规律重新组织教学内容，将心血管系统涉及的人体解剖学、组织学与胚胎学、生理学、病理学、病理生理学、药理学及心脏内科概论基础等相关学科知识进行有机整合；剔除重复内容，并加入最新的心血管系统相关前沿进展，建立起相对独立而又相互关联的功能模块。为了便于学习，将脉管系统包含的淋巴系统也列入本教材。本教材的编写坚持"淡化学科，注重整合"的原则，不仅注重知识内容的整合，也遵循传统教材编写的"三基"、"五性"、"三特定"特点。与此同时，本教材与"器官 - 系统"系列教材中的《心血管系统疾病》相呼应，形成了完整的以心血管系统及疾病为主线的生物医学与临床医学双循环课程模块。本教材不仅适用于长学制、五年制临床医学专业，而且也适用于国家卓越医生培养计划和心血管专业研究生及临床医药师参考使用。此外我们配套编写了《心血管系统学习指导及习题集》，供读者和教师参考，以检验学习效果用。

在教材的规划和编写过程中，本教材主审哈尔滨医科大学杨宝峰院士提出了宝贵意见和具体修改建议、西安交通大学医学部卢兴教授和第四军医大学臧益民教授对于整合方式和内容的编排给予了悉心指导，在此表示由衷的感谢。本教材编写工作是一项教材建设的创新性改革，也是首次编写，各位编委勇于探索的精神与尽职尽责的态度令人钦佩。王渊、孙蕾老师及赵美、毕学苑等博士生负责编务和协助工作，在此一并致谢。

鉴于编者自身水平限制和编写时间仓促，难免会有不足和遗憾，敬请广大师生和读者在使用中提出宝贵意见，以利今后在修订中进一步完善。

臧伟进　吴立玲
2015 年 1 月

第一篇　心血管形态学基础

第一章　心血管系统结构总论

　　脉管系统（angiological system）是一套连续的封闭管道系统，分布于人体各部，包括心血管系统（cardiovascular system）和淋巴系统（lymphatic system）。心血管系统由心、动脉、毛细血管和静脉组成，其内的血液循环流动。淋巴系统包括淋巴管道、淋巴器官和淋巴组织。淋巴管道收集和运输淋巴液，并将其注入静脉，故可将淋巴管道视为静脉的辅助管道；淋巴器官和淋巴组织具有产生淋巴细胞和抗体，参与免疫等功能。

　　心血管系统的主要功能是物质运输，将由消化系统吸收的营养物质和肺摄入的氧运送到全身各系统器官的组织和细胞，同时将组织和细胞产生的溶于水的代谢产物及二氧化碳运送到肾、皮肤、肺，排出体外，以保证机体新陈代谢的不断正常进行；并将内分泌系统（包括内分泌器官、分散在体内各部的内分泌组织等）所分泌的激素与生物活性物质输送至相应的靶器官，以实现机体的体液调节。此外，心血管系统还具有内分泌功能，如心肌细胞可产生和分泌心房钠尿肽、肾素和血管紧张素、B 型钠尿肽和抗心律失常肽等；血管平滑肌能合成与分泌肾素、血管紧张素；血管内皮细胞可合成与分泌内皮素、内皮细胞生长因子等。这些激素和生物活性物质参与机体多种功能的调节。

第一节　心血管系统组成

一、心血管系统的组成

　　心血管系统由心、动脉、静脉和连于动、静脉之间的毛细血管组成。

　　1. 心　心（heart）主要由心肌组成，是连接动、静脉的枢纽及心血管系统的"动力泵"。心腔被房间隔和室间隔分为互不相通的左、右两半，每半又经房室口分为心房和心室，故心有 4 个腔室：左心房、左心室，右心房和右心室。同侧的心房和心室之间借房室口相通。心房接受静脉，以引流血液回心；心室发出动脉，以输送血液出心。左、右房室口和动脉口处均有瓣膜，它们颇似泵的阀门，可顺血流而开放，逆血流而关闭，以保证血液定向流动。

　　2. 动脉　动脉（artery）是运送血液离心的血管。动脉由心室发出，在行程中不断分支，愈分愈细，最后移行为毛细血管。动脉内血液压力高，流速较快，因而动脉管壁较厚，富有弹性和收缩性等特点。在活体的某些部位还可打到动脉随心跳而搏动。

　　3. 静脉　静脉（vein）是引导血液回心的血管。小静脉由毛细血管静脉端汇合而成，在向心回流过程中不断接受属支，越合越粗，最后注入心房。与相应动脉比，静脉管壁薄，管腔大，弹性小，容血量较大。

　　4. 毛细血管　毛细血管（capillary）是连接动、静脉的管道，彼此吻合成网。除软骨、角膜、晶状体、毛发、牙釉质和被覆上皮外，遍布全身各处。血液由其动脉端经毛细血管网流至静脉端。毛细血管数量多，管壁薄，通透性大，管内血流缓慢，是血液与组织液进行物质交换的场所。

二、血管壁的一般构造

　　血管的各级管道，其基本组织成分为内皮、肌组织、结缔组织，并具有共同的排列模式，即组织呈层状同心圆排列。

（一）动、静脉管壁的组织学结构

由于各段血管的功能不同，其管壁的微细结构也有所差异。除毛细血管外，动脉、静脉管壁有着共同的结构特点，从管腔面向外依次分为内膜、中膜和外膜（图1-1）。

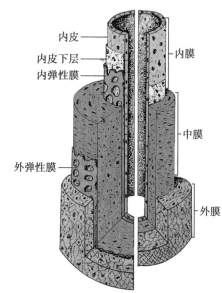

图1-1　动、静脉管壁结构模式图

1. 内膜　内膜（tunica intima）为血管壁的最内层，是三层中最薄的一层，由内皮、内皮下层和内弹性膜组成。

（1）内皮（endothelium）：是衬贴于血管腔面的一层单层扁平上皮。内皮细胞很薄，含核的部分略厚，细胞基底面附着在基膜上。内皮细胞长轴与血流方向一致，表面光滑，利于血液的流动。电镜观察内皮细胞具有下列结构特征：

1）胞质突起：为内皮细胞游离面胞质向管腔伸出的突起，大小不等，形态多样，呈微绒毛状、片状、瓣状、细指状或圆柱状等，它们扩大了细胞的表面积，有助于内皮细胞的吸收作用及物质转运作用。此外，突起还能对血液的流体力学产生影响。

2）质膜小泡：质膜小泡（plasmalemmal vesicle）又称吞饮小泡（pinocytotic vesicle），是由细胞游离面或基底面的细胞膜内凹，然后与细胞膜脱离形成。质膜小泡可以互相连通，形成穿过内皮的暂时性孔道，称为穿内皮性管（transendothelial channel）。质膜小泡以胞吐的方式，完成血管内、外物质运输的作用；质膜小泡还可能作为膜储备，备用于血管的扩张或延长、窗孔、穿内皮性管、内皮细胞微绒毛的形成等。

3）Weibel-Palad小体（W-P小体）：又称细管小体（tubular body），是内皮细胞特有的细胞器，呈杆状，外包单位膜，长约3μm，直径0.1~0.3μm，内有许多直径约为15nm的平行细管。其功能可能是参与凝血因子Ⅷ相关抗原的合成和储存。

4）其他：相邻内皮细胞间有紧密连接和缝隙连接（gap junction），胞质内有发达的高尔基复合体、粗面内质网、滑面内质网等细胞器。还可见微丝，其收缩可改变间隙的宽度和细胞连接紧密程度，影响和调节血管的通透性。

内皮细胞有复杂的酶系统，能合成与分泌多种生物活性物质，如血管紧张素Ⅰ转换酶、血管内皮生长因子（vascular endothelial growth factor，VEGF）、前列环素（prostacyclin，PGI_2）、内皮素（endothelin，ET）等。在维持正常的心血管功能方面起重要作用。

（2）内皮下层：内皮下层（subendothelial layer）是位于内皮和内弹性膜之间的薄层结缔组织，含有少量的胶原纤维和弹性纤维，有时有少许纵行平滑肌。

（3）内弹性膜：内弹性膜（internal elastic membrane）由弹性蛋白组成，膜上有许多小孔。在血管横切面上，由于血管壁收缩，内弹性膜常呈波浪状。通常以内弹性膜作为动脉内膜与中膜的分界。

2. 中膜　中膜（tunica media）位于内膜和外膜之间，其厚度及组成成分因血管种类不同而有很大差别。大动脉中膜以弹性膜为主，其间有少许平滑肌；中、小动脉以及静脉的中膜主要由平滑肌组成，肌间有弹性纤维和胶原纤维。

血管平滑肌细而有分支，肌纤维间有中间连接和缝隙连接。平滑肌细胞可与内皮细胞形成肌-内皮连接（myoendothelial junction），平滑肌通过该连接，与血液或内皮细胞进行化学信息交流。血管平滑肌可产生胶原纤维、弹性纤维和无定形基质。胶原纤维起维持张力的作用，具有

Note

支持功能;弹性纤维具有使扩张的血管回缩的作用;基质中含蛋白多糖,其成分和含水量因血管种类不同而略有不同。

3. 外膜　外膜(tunica adventitia)由疏松结缔组织组成,结缔组织细胞以成纤维细胞为主,当血管损伤时,成纤维细胞具有修复外膜的能力。纤维主要为螺旋状或纵向走行的胶原纤维和弹性纤维,并有小血管和神经分布。有的动脉在中膜和外膜交界处还有外弹性膜(external elastic membrane),也由弹性蛋白组成,但较内弹性膜薄。

(二) 血管壁的营养血管和神经

管径 1mm 以上的动脉和静脉管壁中,都有小血管分布,称为营养血管(vasa vasorum)。其进入外膜后分支形成毛细血管,分布到外膜和中膜。内膜一般无血管,营养由管腔内的血液直接渗透供给。

血管壁上有神经分布,主要分布于中膜与外膜的交界部位。一般而言,动脉神经分布密度较静脉高,以中、小动脉最为丰富。它们能够调节血管的收缩和舒张。毛细血管是否存在神经分布尚有争议。

知识链接

血管内皮祖细胞(endothelial progenitor cell,EPC)是在 1997 年 Asahara 发现的。最初将 EPC 定义为同时表达造血干细胞表面标志 CD34 和内皮细胞表面标志血管内皮细胞生长因子受体 -2(endothelial cell growth factor receptor-2,VEGFR-2)的细胞。随后,Peichev 等人将表达 CD34$^+$、VEGFR-2$^+$、CD133$^+$ 的细胞称为功能性血管内皮祖细胞。目前多数研究认为 EPC 主要来源于脐静脉血、成人外周血、骨髓。它不仅参与胚胎血管生成,而且也参与出生后的血管新生过程,其以血管发生方式形成新生的血管 EPC。近年来,随着对组织工程技术研究的不断深入,尤其是对血管内皮祖细胞的研究,EPC 可能通过多种机制参与新生血管的生成和内皮细胞的更新,作为种子细胞在组织工程中发挥重要作用。

三、血液循环

在神经体液调节下,血液在心血管系统中循环不息。

体循环(systemic circulation),又称大循环(greater circulation),血液由左心室搏出,经主动脉及其分支到达全身毛细血管,血液通过毛细血管壁与周围的组织、细胞进行物质和气体交换,再通过各级静脉回流,最后经上、下腔静脉及心冠状窦回至右心房。体循环的路径:左心室→主动脉→各级动脉→毛细血管→各级静脉→上、下腔静脉→右心房(图 1-2)。

肺循环(pulmonary circulation),又称小循环(lesser circulation)血液由右心室搏出,经肺动脉干及其各级分支到达肺泡毛细血管进行气体交换,再经肺静脉回至左心房。肺循环路径:右心室→肺动脉干→各级肺动脉→肺内毛细血管→各级肺静脉→肺静脉→左心房(图 1-2)。

体循环和肺循环同时进行,体循环的路程长,流经范围广,以动脉血滋养全身各部器官,并将全身各部的代谢产物和二氧化碳运回心。肺循环路程较短,只通过肺,主要使静脉血转变成含氧饱和的动脉血。

两个循环途径通过左、右房室口互相衔接。因此两个循环虽路径不同,功能各异,但都是人体整个血液循环的一个组成部分。血液循环路径中任何一部分发生病变,如心瓣膜病、房室间隔缺损、肺疾病等都会影响血液循环的正常进行。

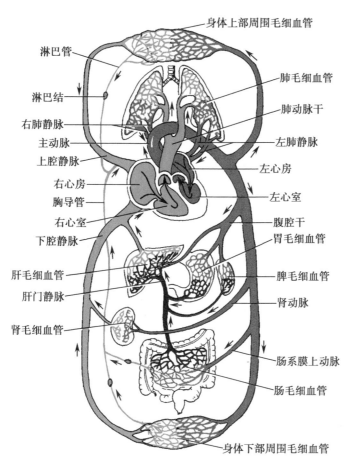

图 1-2　血液循环示意图

（张卫光　廉洁）

第二节　血管吻合及侧支循环

一、血管吻合

　　人体的血管除经动脉 - 毛细血管 - 静脉相通连外，在动脉与动脉、静脉与静脉、甚至动脉与静脉之间，也可借血管支（吻合管或交通支）彼此连接，形成血管吻合（图 1-3）。

　　1. 动脉 - 动脉吻合　　在许多部位或器官的两动脉干之间借交通支相连所形成的吻合（如脑底动脉之间）。此类吻合多在经常活动或易受压部位，其邻近的多条动脉分支互相吻合成动脉网（如关节网），在经常改变形态的器官，两动脉末端或其分支可直接吻合形成动脉弓（如掌浅弓、掌深弓等）。这些吻合都有缩短循环时间和调节血流量的作用。

　　2. 静脉 - 静脉吻合　　静脉与静脉之间的吻合数量更大，形式更多。除具有和动脉相似的吻合形式外，在某些部位，特别是容积变动大的器官的周围或器官壁内常形成静脉丛，以保证在器官扩大或腔壁受到挤压时局部血流依然畅通。

　　3. 动脉 - 静脉吻合　　在体内的许多部位，如指尖、趾端、唇、鼻、外耳皮肤、生殖器勃起组织等处，小动脉和小静脉之间可借吻合支直接相连，形成小动静脉吻合。这种吻合具有缩短循环途径，调节局部血流量和体温的作用。

Note

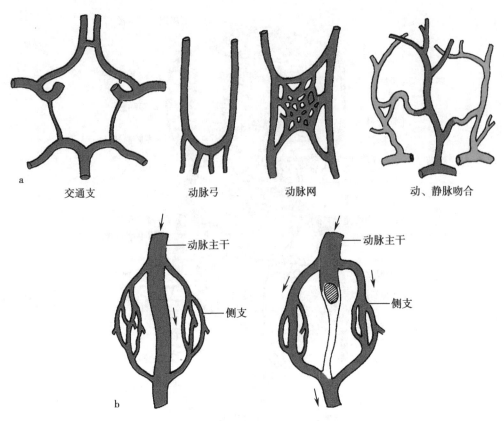

图 1-3　血管吻合和侧支循环示意图
a. 血管吻合形式；b. 侧支吻合和侧支循环

二、侧支循环

较大的动脉主干在行程中常发出侧支（collateral vessel），也称侧副管，它与主干血管平行，可与同一主干远侧所发的返支或另一主干的侧支相连而形成侧支吻合。正常状态下，侧支管径比较细小，但当主干阻塞时，侧支血管逐渐增粗，血流可经扩大的侧支吻合到达阻塞以下的血管主干，使血管受阻区的血液循环得到不同程度的代偿性恢复。这种通过侧支吻合重建的循环称为侧支循环（collateral circulation）或侧副循环。侧支循环的建立体现了血管的适应能力和可塑性，对于保证器官在病理状态下的血液供应具有重要意义（图 1-3）。

体内少数器官内的相邻动脉之间无吻合，这种动脉称终动脉。终动脉的阻塞易导致其供血区的组织缺血甚至坏死。视网膜中央动脉被认为是典型的终动脉。如果某一动脉与邻近动脉虽有吻合，但当此动脉阻塞后，邻近动脉不足以代偿其血液供应，这种动脉称功能性终动脉，如脑、肾和脾内的一些动脉分支。

（张卫光）

第三节　血管的配布规律及其变异和异常

人体每一大的区域都有一条动脉主干，如头颈部的颈总动脉等。动脉、静脉和神经多相互伴行，并被结缔组织鞘包绕，组成血管神经束。一般动脉的位置与静脉相比通常要更深一些，但也有几支表浅动脉，如颞浅动脉等。静脉按其功能又称为容量性血管。静脉具有分布范围广，属支多，容血量大，血压低等特点。静脉依据位置的深浅可分为浅静脉和深静脉。浅静脉位于皮下的浅筋膜内，不与动脉伴行，最后注入深静脉。临床上常经浅静脉注射、输液、输血、取血和插入导管等。深静脉位于深筋膜的深面或体腔内。大部分深静脉与同名动脉伴行，常为 2 条，如四肢远侧端的深静脉等。

　　胚胎时期,血管是在毛细血管网的基础上发展起来的。在发育过程中,由于功能需要以及血流动力因素的影响,有些血管扩大形成主干或分支,有些退化或消失,有的则以吻合管的形式存留下来。由于某种因素的影响,血管的起始或汇入、管径、数目和行程等常有不同变化。因此,血管的形态、数值,并非所有人一致,有时可出现血管的变异或畸形。

　　变异血管与正常血管的形态学改变不明显,一般不影响生理功能,这包括血管的来源、分支、数量、行程、管径及形状等。有的血管变异比较简单,如颈内动脉的迂曲;有的相对较复杂,如整条血管的缺如等。血管的异常或畸形则可能造成一定的功能障碍或存在一定的临床风险。而最常见的血管走行变异几乎具有无限的可能性,从微细的变化到巨大的改变,但对于某个血管而言,如髂内动脉的分支闭孔动脉(图1-4),其大多数的走行变异情况多局限于 2~3 种之间。

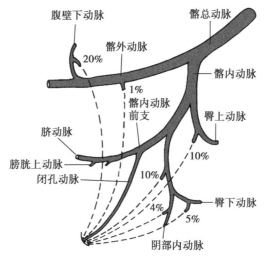

图 1-4　闭孔动脉的变异

(张卫光)

本章小结

　　1. 心血管系统由心、动脉、静脉和连于动、静脉之间的毛细血管组成,心主要由心肌组成,是连接动、静脉的枢纽及心血管系统的"动力泵",动脉是运送血液离心的血管,静脉是引导血液回心的血管,毛细血管是连接动、静脉之间的管道。在神经体液调节下,血液在心血管系统中循环不息,体循环和肺循环同时进行,体循环以动脉血滋养全身各部器官,肺循环主要使静脉血转变成含氧饱和的动脉血。

　　2. 血管壁的一般构造,从管腔面向外依次可分为内膜、中膜和外膜。内膜包括内皮、内皮下层和内弹性膜三层;中膜厚度及组成成分因血管种类不同而有很大差别;外膜由疏松结缔组织组成,有的动脉在中膜和外膜交界处还有外弹性膜。管径 1mm 以上的动脉和静脉管壁都有营养血管。血管壁上有神经分布,但毛细血管是否存在神经分布尚有争议。

　　3. 人体的血管除经动脉 - 毛细血管 - 静脉相通连外,在动脉与动脉、静脉与静脉、甚至动脉与静脉之间,也可借血管支(吻合管或交通支)彼此连接,形成血管吻合。较大的动脉主干在行程中常发出侧支或侧副管,它与主干血管平行,可与同一主干远侧所发的返支或另一主干的侧支相连而形成侧支吻合,形成侧支循环或侧副循环。

　　4. 人体每一大的区域都有一条动脉主干,动脉、静脉和神经多相互伴行,并被结缔组织鞘包绕,组成血管神经束。浅静脉位于皮下的浅筋膜内,不与动脉伴行,最后注入深静脉。血管的起始或汇入、管径、数目和行程等常有不同变化,有时可出现血管的变异或畸形。

思考题

　　1. 简述心血管系统的组成,体循环和肺循环的途径。

　　2. 简述血管壁的一般组织学结构,内皮细胞的超微结构及其功能意义。

3. 简述血管吻合的形式和侧支循环。

主要参考文献

1. 刘正津,陈尔渝.临床解剖学丛书 - 胸部和脊柱分册.北京:人民卫生出版社,1989.

2. 柏树令,应大君.系统解剖学.第 8 版.北京:人民卫生出版社,2013.

3. 刘树伟.断层解剖学.北京:人民卫生出版社,1998.

4. 于恩华,刘洋,张卫光.人体解剖学.北京:北京大学医学出版社,2014.

5. 高英茂,李和.组织学与胚胎学.北京:人民卫生出版社,2013.

6. 成令忠.组织学.北京:人民卫生出版社,1993.

7. 张炜,蔡第心,汪虹,等.动员血管内皮祖细胞促进真皮支架移植区的血管新生.中国组织工程研究,2013,17:4386-4393.

8. Graaff KVD. Human anatomy. 5th ed. New York:McGraw-Hill,2000.

9. Eugene C Toy. Case File™ Gross anatomy. New York:McGraw-Hill,2005.

10. Sunsan Standring. Gray's Anatomy. 39th ed. Singapore:Elsevier Pte Ltd,2007.

11. Flammer AJ,Gössl M,Widmer RJ,et al. Osteocalcin positive CD133[+]/CD34[-]/KDR[+] progenitor cells as an independent marker for unstable atherosclerosis. Eur Heart J,2012,33:2963-2969.

第二章 心

心是一个中空的肌性器官,周围裹以心包,位于胸腔中纵隔,长轴由右上斜向左下,与身体正中线呈 45°,心的位置可因体形和体位的不同有所改变,大小约与本人拳头相近,我国正常成年男性心的重量为 255~345g。

第一节 心的位置和外形

一、心的位置

心大约 2/3 在身体正中矢状面的左侧,1/3 在右侧(图 2-1)。心的前方对向胸骨体和第 2~6 肋软骨,大部分被肺和胸膜遮盖,只有一小部分与胸骨体下部左半及左侧第 4、5 肋软骨接触,在心包前形成了一个没有胸膜被覆的裸区。

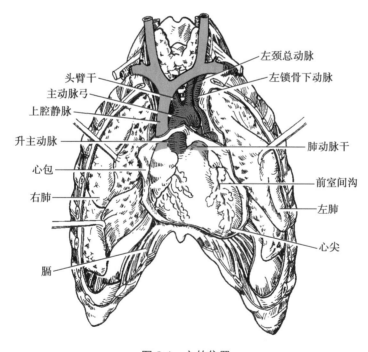

左颈总动脉
左锁骨下动脉
头臂干
主动脉弓
上腔静脉
升主动脉
心包
右肺
膈
肺动脉干
前室间沟
左肺
心尖

图 2-1 心的位置

心的后方平对第 5~8 胸椎,有食管和胸主动脉等相邻,临床常利用食管造影观察左心房的变化,如果左心房扩大,食管就会向后移位。上方连接出入心的大血管,并被大血管根部和心包返折缘所固定,而心室部分则较活动。心的下方是膈,膈上升可使心位置上移。心的两侧隔胸膜腔与肺相邻。

> 知识链接
>
> **心内注射术**是将药物通过胸壁直接注入心室腔内的一种复苏术,以抢救心搏骤停的患者。临床进行心内注射时多选在左侧第 4 肋间、胸骨左缘 0.5~1cm 处进针,或左侧第 5 肋间隙、胸骨左缘旁开 2cm 垂直刺入或于剑突下偏左肋弓下约 1cm,向后上方,朝心底方向刺入,针的长轴与腹前壁呈 15°~35°,可不伤胸膜和肺。心前区穿刺点层次为:经皮肤、浅筋膜、胸大肌、肋间外膜、肋间内肌、胸横肌、胸内筋膜、心包、右心室前壁至右心室腔。

二、心的外形

心似前后略扁倒置的圆锥体,心的外形可分为"一尖、一底、两面、三缘、四沟"(图 2-2)。

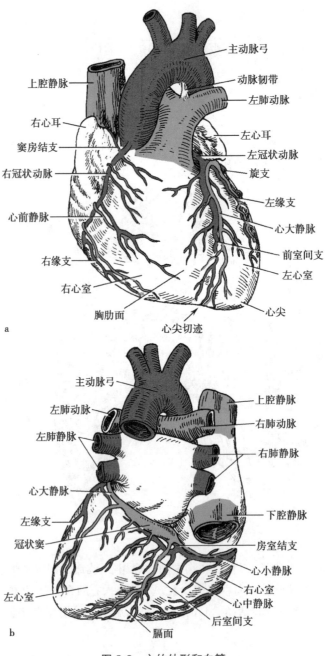

图 2-2　心的外形和血管
a. 前面观;b. 后下面观

1. **一尖** 心尖(cardiac apex)圆钝、游离,朝向左前下方,由左心室构成。体表位置在左侧第 5 肋间隙、左锁骨中线内侧 1~2cm 处,活体在此处可摸到心尖的搏动。

2. **一底** 心底(cardiac base)近似四方形,朝向右后上方,主要由左心房和小部分右心房构成。右心房上、下分别有上、下腔静脉注入;左心房两侧有左、右两对肺静脉注入。心底后面隔心包后壁与食管、迷走神经和胸主动脉等相邻。自心底中央到心尖为心的长轴,此轴与正中矢状面成 45°。

3. **两面** ①胸肋面又称前面或前壁,朝向前上方。大部分由右心房和右心室构成,小部分为左心耳和左心室构成。该面大部分隔心包被肺和胸膜遮盖,只有前下部一小三角形区未被遮盖,直接与胸骨体下半和左侧第 4~5 肋软骨邻近。胸肋面上部可见起自右心室的肺动脉干行向左上;起自左心室的升主动脉在肺动脉干后方行向右上方。②膈面又称下面或下壁,几乎呈水平位,贴于膈上,由左、右心室构成。

4. **三缘** ①右缘近似垂直,由右心房构成;②左缘圆钝,大部分为左心室,小部分为左心耳;③下缘近似水平位,较锐,由右心室和心尖构成。

5. **四沟** 心的表面有 4 条沟可作为 4 个心腔的表面分界。

(1) 冠状沟:近心底处,有一几乎呈环形的冠状沟(coronary sulcus),又称房室沟,是心房与心室在心表面的分界标志。

(2) 前室间沟和后室间沟:在胸肋面和膈面上,各有一条自冠状沟向下至心尖右侧的纵沟,分别称前室间沟(anterior interventricular groove)和后室间沟(posterior interventricular groove),是左、右心室在心表面的分界标志。前、后室间沟在心尖右侧会合处稍凹陷称心尖切迹。上述三条浅沟中均有心的血管行经及脂肪组织填充。

(3) 后房间沟:在心底,右心房与右肺上、下静脉交界处的浅沟称后房间沟。房间沟、后室间沟和冠状沟的交叉处称房室交点(crux),是解剖和临床上常用的一个标志。

三、心的 X 线解剖

临床上常常通过 X 线检查(包括平片、透视、造影)观察心的形态、大小、位置和搏动情况,用以疾病的辅助诊断。X 线观察到的心影像是心的平面投影,可根据心影的边缘特征,来分辨各房室、大血管及其变化的情况。一般采用后前位、右前斜位和左前斜位三种体位。心的后前位 X 线图(图 2-3)中可见心位于胸腔中部偏左侧,1/3 位于中线右侧,心右缘分为上下两部,上部为

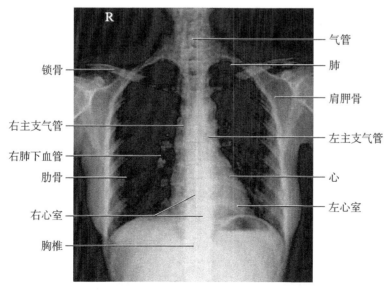

图 2-3 心的后前位 X 线图(R:右侧)

上腔静脉和升主动脉复合影。下部由右心房构成弧度稍大的弧形影。右缘与膈肌相交形成心膈角。心左缘分为三部弧形阴影,上部为主动脉弓,呈圆形突出,相当于主动脉弓与胸主动脉相接处;中部为肺动脉部,相当于肺动脉干;下部最明显的突出,为左心耳和左心室的复合影。心左缘的中部和下部之间有一凹陷,称为心腰。正常人的左心膈角为锐角。

(张卫光)

第二节　心的各腔

心有左心房、左心室和右心房、右心室四个腔。左、右心房间的房间隔和左、右心室间的室间隔将心腔分为互不相通的左、右两半。每侧心房和心室间借房室口相通。心在发育过程中沿其长轴轻度向左旋转,故右半心大部位于右前面,左半心大部位于左后面。

一、右心房

右心房(right atrium)(图2-4)构成心的右上部,是心腔中最靠右侧的部分,壁薄腔大,其前上部向左突出呈三角形盲囊,称右心耳(right auricle)。右心房前部的内面有许多平行的肌隆起,称梳状肌。梳状肌延伸至右心耳内面,肌束交错呈网状,当心功能发生障碍时血流易在此处淤积形成血凝块,血块脱落成栓子可引起血栓。右心房后部的内壁光滑,其上、下分别有上腔静脉口和下腔静脉口;在下腔静脉口的左前方有右房室口;在下腔静脉口与右房室口之间有冠状窦口。上、下腔静脉口和冠状窦口是右心房的入口,分别引导人体上半身、下半身和心本身的静脉血回流入右心房。右房室口是右心房的出口,下通右心室。

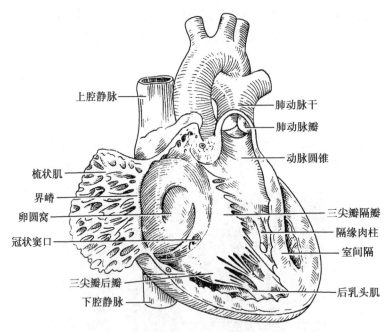

图2-4　右心房和右心室

右心房的后内侧壁为房间隔,在房间隔右侧面中下部有一浅窝称卵圆窝(fossa ovalis),是胎儿时期卵圆孔闭合后的遗迹。房间隔缺损多发生于此处。

二、右心室

右心室(right ventricle)(图2-4)位于右心房的左前下方,直接位于胸骨体下半和左侧第4~5肋软骨的后方,在胸骨左缘第4肋间隙做心内注射多注入右心室。右心室的入口即右房室口,出口为肺动脉口,两口之间有一肌性隆起,称室上嵴。该嵴可将右心室腔分为流入道和流出道两部分。

右心室流入道是右心室的主要部分,自右房室口至心尖,内面有许多纵横交错的肌束隆起形成肉柱,因此腔面凹凸不平。流入道的入口即右房室口,口周缘有致密结缔组织构成的纤维环为三尖瓣环,环上附有三个三角形的瓣膜,称三尖瓣(tricuspid valve),即右房室瓣,按其位置分为前尖、后尖和隔侧尖。各尖瓣的游离缘和室面间借数条结缔组织索 - 腱索连于乳头肌。乳头肌是从心室壁突入室腔的锥状肌隆起。右心室内有 3 群乳头肌,即前乳头肌、后乳头肌和隔侧乳头肌。每群乳头肌借腱索与相邻的两个瓣膜相连(图 2-5)。当心室收缩时,由于血液的推动使三尖瓣对合而关闭房室口,由于乳头肌的收缩和腱索的牵拉,使三尖瓣不致翻向右心房,以防止右心室的血液逆流回右心房。三尖瓣环、三尖瓣、腱索和乳头肌在结构和功能上是一整体,称三尖瓣复合体(tricuspid valve complex),它们共同保证血液单向流动,其中任何一部分损伤都会导致血流动力学改变。右心室前乳头肌根部至室间隔下部有一条横行肌束,称隔缘肉柱(节制索),有防止心室过度扩张的功能,其内有心传导系统房室束的右束支通过。

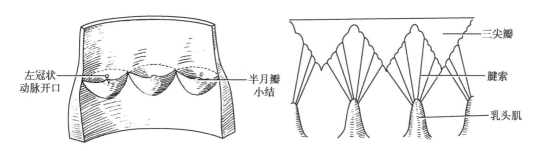

图 2-5 主动脉瓣和三尖瓣模式图(主动脉口和右房室口切开展平)

知识链接

三尖瓣关闭不全多由肺动脉高压及三尖瓣扩张引发的三尖瓣病变,右室收缩压和舒张压的升高、右心室的扩大和三尖瓣环扩张,致使三尖瓣的关闭不全。常继发于各种心脏和肺血管疾病,如二尖瓣病变及慢性肺源性心脏病,累及右心室的下壁心肌梗死,风湿性或先天性心脏病肺动脉高压引起的心力衰竭晚期,缺血性心脏病,心肌病等。体征包括颈静脉扩张伴收缩期搏动,胸骨左缘全收缩期杂音等。

右心室流出道位于右心室的左上部,室壁内面光滑无肉柱,形如倒置的漏斗,称动脉圆锥(conus arteriosus)。动脉圆锥的上端借肺动脉口通肺动脉干,是流出道的出口。肺动脉口周缘的纤维环为肺动脉瓣环,环上附有 3 个半月形的瓣膜,称肺动脉瓣(pulmonary valve),形似开口向上的口袋,瓣膜游离缘中点的增厚部分称半月瓣小结。当心室收缩时,血流冲开瓣膜流入肺动脉;当心室舒张时,肺动脉瓣被倒流的血液推动而关闭,阻止肺动脉的血液逆流回右心室。

三、左心房

左心房(left atrium)(图 2-6)位于右心房的左后方,是 4 个心腔中最靠后的一个,后方与食管相邻,左心房扩大时可压迫食管。左心房向左前方突出的部分称左心耳(left auricle),其腔面也有梳状肌。左心房后壁两侧各有两个入口,为两对肺静脉的开口。左心房的出口为左房室口,下通左心室。

四、左心室

左心室(left ventricle)(图 2-6)位于右心室的左后下方。左心室壁厚 9~12mm,是右心室壁厚度的3倍。左心室的入口即左房室口,出口为主动脉口。左心室也分为流入道和流出道两部分,两者以二尖瓣前尖为界。

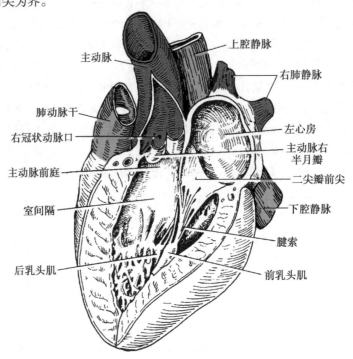

上腔静脉
主动脉
右肺静脉
肺动脉干
右冠状动脉口
左心房
主动脉前庭
主动脉右半月瓣
室间隔
二尖瓣前尖
后乳头肌
下腔静脉
腱索
前乳头肌

图 2-6　左心房和左心室

左心室流入道的入口即左房室口,口周缘有致密结缔组织构成的纤维环为二尖瓣环,环上附有二尖瓣(mitral valve),按其位置分为前尖和后尖,前尖较大,呈半卵圆形,后尖较小略似长条形。各尖瓣的游离缘和室面间也借腱索连于乳头肌。左心室有前、后两组乳头肌,所发腱索也连于相邻的两个瓣膜上。二尖瓣环、二尖瓣、腱索和乳头肌在结构和功能上是一整体,统称二尖瓣复合体(mitral complex),其功能是心室收缩时防止血液逆流。流入道室壁内面也有肉柱。

> 知识链接
> **二尖瓣狭窄**是风湿性心脏瓣膜病中最常见的类型,其中 40% 患者为单纯性二尖瓣狭窄。由于反复发生的风湿热,早期二尖瓣以瓣膜交界处及其基底部水肿,炎症及赘生物形成为主,后期在愈合过程中由于纤维蛋白的沉积和纤维性变,逐渐形成前后瓣叶交界处粘连、融合,瓣膜增厚、粗糙、硬化、钙化,以及腱索缩短和相互粘连,限制瓣膜活动能力和开放,致瓣口狭窄。心尖区第一心音增强、舒张期隆隆样杂音及开放拍击音为二尖瓣狭窄的典型体征。

左心室流出道是左心室的前内侧部分,室壁光滑无肉柱,称主动脉前庭(aortic vestibule)。其出口为主动脉口。主动脉口周缘的纤维环为主动脉瓣环,环上也附有 3 个半月形瓣膜,称主动脉瓣(aortic valve)(图 2-5,图 2-6),瓣膜游离缘中点也有增厚的半月瓣小结(图 2-5)。每片瓣膜与主动脉壁之间的腔称主动脉窦(aortic sinus),与瓣膜的位置相应分为左、右、后 3 个窦。其中左、右窦的动脉壁上分别有左、右冠状动脉的开口(图 2-5)。当左心室收缩时,二尖瓣关闭,主动脉瓣开放,血液流入主动脉。当左心室舒张时,主动脉瓣关闭,阻止血液反流至左心室。同时二尖瓣开放,左心房的血液流入左心室。左右侧房室的收缩与舒张是同步的,两个动脉瓣与两侧房室瓣的开放与关闭也是同时进行的。

> 知识链接
>
> 　　心瓣膜及其复合体是保证心腔内血液定向流动的结构基础,即通过其关闭与开放起着阻止血液逆流,允许血液顺流的作用。正常情况下,房室瓣和动脉瓣的开放与关闭随心的收缩与舒张活动而发生相应的变化,且各心瓣膜的开放与关闭主要取决于心室的收缩与舒张过程。在某些病理情况下,如风湿病或心肌梗死等,可累及心瓣膜或乳头肌等,故而影响心的射血功能。

五、心的断面解剖

为临床影像诊断的需要,结合二维超声心动图、电子计算机 X 线断层扫描(X-ray computed tomography,CT)和磁共振成像(magnetic resonance imaging,MRI),介绍两种典型的四腔心的断面解剖。

(一) 经心尖卵圆窝的四腔心冠状断面

可见左心房、右心房、房间隔及其右侧面的卵圆窝(图 2-7)。左、右室流入道可见二尖瓣前、后瓣和三尖瓣的后瓣和隔侧瓣,以及与它们相连的腱索和乳头肌。在四个心腔的连接处可见心的十字点(图 2-7 的圆环区)。房间隔与室间隔交界处内有中心纤维体(图 2-7 箭头所指)和其右侧的房室结,中心纤维体的左侧是它与二尖瓣起始部围成的左室流出道后隐窝,属于左室流出道的一部分。二尖瓣前瓣附着缘高于三尖瓣附着缘,即位于左心室与右心房之间的房室间隔。房间隔与室间隔不在一条线上,房间隔略偏左侧。心内膜垫严重发育停滞时,心脏十字点处将是一个大的缺损,使四个心腔相通。

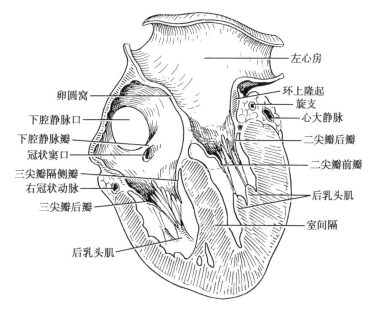

图 2-7　经心尖卵圆窝的四腔心断面

(二) 结合二维超声心动图的心断面解剖

患者左侧卧位,探头放在心尖搏动处,使超声束自心尖指向后上方,经卵圆窝的中部至心

底,显示四腔心的断面。超声心动图(图 2-8)
可见成人心室收缩时可见房间隔凸向右侧。
胎儿因卵圆孔尚未闭锁,随着心脏的舒缩可看
到卵圆孔瓣的摆动,舒张时卵圆孔开放,血液
从右房流入左心房。可以看到左、右房室瓣的
活动情况。

（三）经第 7 胸椎体的四腔心横断面

平对第 7 胸椎体的四腔心横断面(图 2-9,
图 2-10)经剑胸连结线上 6.0cm,心的面积
54.5cm² 时,心纵轴向左前倾斜约 45°。心脏断
面可见左、右心房、房间隔、左心室、右心室、左
右房室口及房室瓣和室间隔。可见左、右下肺
静脉注入左心房。左房室沟内可见心大静脉

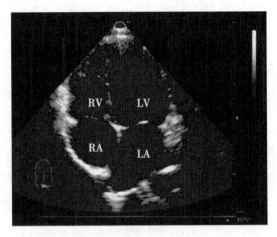

图 2-8　经心尖的四腔心断面超声心动图
LA. 左心房;LV. 左心室;RA. 右心房;RV. 右心室

和左冠状动脉旋支。心周围有心包腔。食管后方仍有奇静脉(偏右)和胸主动脉(偏左)。右肺
中叶变大,上叶变小。

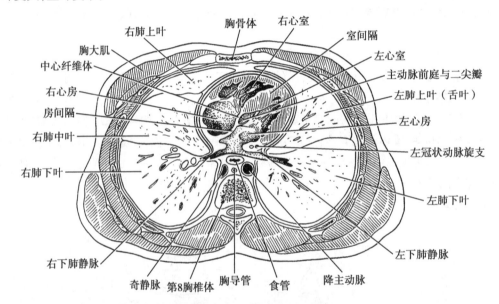

图 2-9　经第 7 胸椎体的四腔心横断面

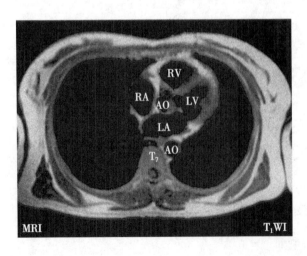

图 2-10　经第 7 胸椎体的磁共振成像
AO. 主动脉;LA. 左心房;LV. 左心室;
RA. 右心房;RV. 右心室;T7. 第 7 胸椎

（张卫光）

第三节　心 的 构 造

一、心纤维性支架

心纤维性支架又称心纤维骨骼,位于左、右房室口和主、肺动脉口周围,由致密结缔组织构成,是心肌和心瓣膜的附着处。心纤维性支架(图 2-11,图 2-12)主要包括左、右纤维三角、4 个瓣膜环(肺动脉瓣环、主动脉瓣环、二尖瓣环和三尖瓣环)和室间隔膜部等。

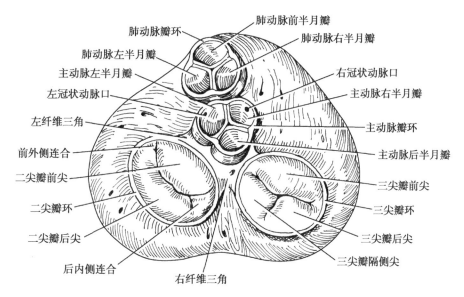

肺动脉瓣环　　肺动脉前半月瓣
肺动脉左半月瓣　　肺动脉右半月瓣
主动脉左半月瓣　　右冠状动脉口
左冠状动脉口　　主动脉右半月瓣
左纤维三角　　主动脉瓣环
前外侧连合　　主动脉后半月瓣
二尖瓣前尖　　三尖瓣前尖
二尖瓣环　　三尖瓣环
二尖瓣后尖　　三尖瓣后尖
后内侧连合　　三尖瓣隔侧尖
右纤维三角

图 2-11　心瓣膜与心纤维性支架(上面观)

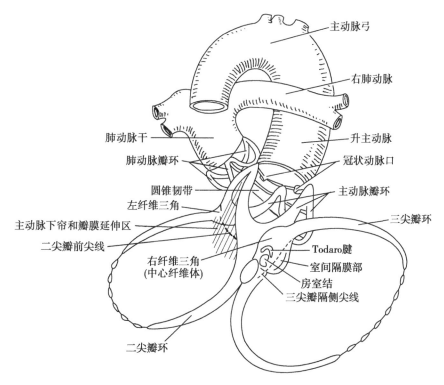

主动脉弓
右肺动脉
肺动脉干　　升主动脉
肺动脉瓣环　　冠状动脉口
圆锥韧带　　主动脉瓣环
左纤维三角　　三尖瓣环
主动脉下帘和瓣膜延伸区
二尖瓣前尖线　　Todaro腱
右纤维三角　　室间隔膜部
(中心纤维体)　　房室结
三尖瓣隔侧尖线
二尖瓣环

图 2-12　心纤维性支架模式图

右纤维三角向后发出一圆形纤维束,即 Todaro 腱,其向上延续于房间隔,经右心房卵圆窝与冠状窦口之间的心内膜下,直伸至下腔静脉瓣。该腱与冠状窦口前内侧缘、三尖瓣的隔侧尖(瓣)附着线围成的三角区,称 Koch 三角,此三角前部心内膜下有房室结,是心内直视手术时定位的重要标志。中心纤维体内有房室束通过,当结缔组织变性硬化时,可压迫房室束,造成房室传导阻滞。

二、心间隔

房间隔与室间隔的位置与人体正中矢状面约成 45°。

1. 房间隔　房间隔(interatrial septum)位于左、右心房之间,由两层心内膜中夹肌纤维和结缔组织构成(图 2-13)。房间隔右侧面中下部有卵圆窝,是房间隔最薄弱处。

2. 室间隔　室间隔(interventricular septum)位于左、右心室之间,其前、后缘对应前、后室间沟,分为肌部(muscular part)和膜部(membranous part)(图 2-13)。肌部占室间隔的大部分,主要由心肌纤维及两侧的心内膜构成,厚 1~2cm。膜部是室间隔上缘较小的区域,即心房与心室的交界部位,为胚胎时期室间孔闭合而成,由致密结缔组织和两侧的心内膜构成。膜部上方为主动脉右瓣和后瓣下缘,下方是室间隔肌性部的上缘。膜部右侧面被三叶瓣的隔侧瓣附着,故其上方介于右心房与左心室之间,称房室间部;下方位于左、右心室之间,称室间部。膜部的后下缘有房室束通过,下缘与肌部之间为房室束的分叉部。

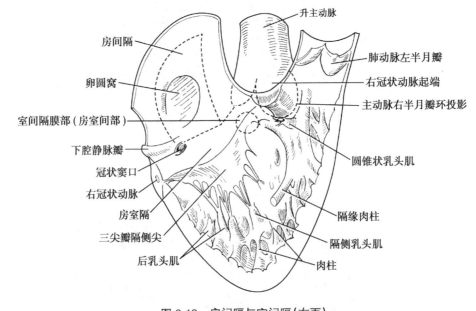

图 2-13 房间隔与室间隔(右面)

知识链接
　　室间隔由肌部和膜部两部分构成,肌部是室间隔的大部分,主要由肌质构成,较厚;膜部是室间隔上部一小卵圆形区域,位于心房与心室交界处,缺乏肌质,是室间隔缺损的好发部位,缺损修补术时要注意这些结构关系。

三、心壁的组织学结构

心是一个中空的肌性器官,心壁很厚,主要由心肌构成。

（一）心壁的结构

心壁从内向外依次由心内膜、心肌膜和心外膜三层组成。

1. 心内膜　心内膜（endocardium）由内皮、内皮下层和心内膜下层构成，覆盖在心腔的内面并参与形成瓣膜和腱索。心内膜厚度在不同部位差别很大（20~500μm），一般心房的心内膜比心室的厚，左半心的心内膜比右半心的厚。内皮薄而光滑，被覆于各心腔的内面，与大血管的内皮相似并相连续。内皮下为内皮下层，由细密结缔组织组成，主要含成纤维细胞、胶原纤维和弹性纤维，也有少量平滑肌束分布，尤以室间隔处为多。内皮下层与心肌膜之间为心内膜下层（subendocardial layer），由疏松结缔组织组成，含有小血管和神经，在心室的心内膜下分布有心脏传导系统的分支，即普肯耶纤维（purkinje fiber）（图2-14）。在乳头肌和腱索处没有心内膜下层。

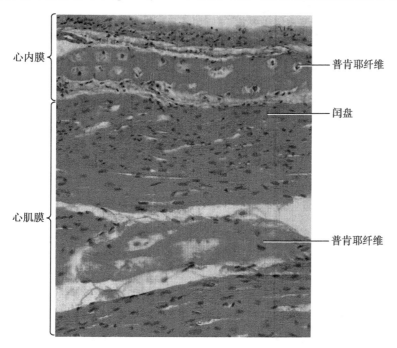

图 2-14　心内膜和心肌膜光镜图

2. 心肌膜　心肌膜（myocardium）为心的主体，主要由心肌细胞（cardiomyocytes）构成（心肌细胞呈长纤维形，故又称心肌纤维），是心壁中最厚的一层（图2-14）。

（1）心肌纤维的光镜结构：心肌纤维呈不规则的短圆柱状，有分支并互相连接成网。心肌纤维之间的连接处称闰盘（intercalated disk），在苏木素-伊红染色（haematoxylin-eosin staining，HE染色）标本中，闰盘呈深色的阶梯状粗线（图2-14）。纵切面上可见明暗相间的横纹，故属横纹肌。心肌纤维的细胞核呈卵圆形，位于心肌纤维中央，多为单核，少数为双核；肌浆（心肌纤维的细胞质称肌浆）丰富，其中线粒体特别多，核周围的肌浆内可见脂褐素，随年龄增长而增多。心肌纤维外方有基膜和网状纤维包裹，心肌纤维分层或集合成束，层间或肌束间有较多的结缔组织、丰富的毛细血管、淋巴管和神经，结缔组织中含有较多的成纤维细胞，在心肌损伤局部修复时，成纤维细胞数量明显增加，心肌纤维的再生能力是极低的。

（2）心肌纤维的超微结构：心肌纤维的超微结构有其自身的特点（图2-15，图2-16）。

1）粗肌丝和细肌丝：心肌纤维内不形成明显的肌原纤维，而是由粗肌丝和细肌丝形成大小不等、界限不太明显的肌丝束（但肌原纤维这一名称仍然沿用）。粗肌丝主要由肌球蛋白（myosin）构成，细肌丝由肌动蛋白（actin）、原肌球蛋白（tropomyosin）和肌钙蛋白（troponin）三种蛋白构成，其中肌动蛋白是结构蛋白，原肌球蛋白和肌钙蛋白是调节蛋白。肌钙蛋白由肌钙蛋白 T（troponin-T，TnT）、肌钙蛋白 I（troponin-I，TnI）及肌钙蛋白 C（troponin-C，TnC）三种亚单位组成，通

Note

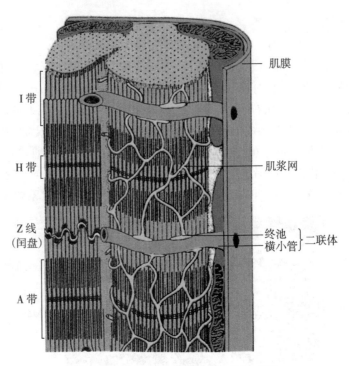

图 2-15　心肌纤维超微结构立体模式图

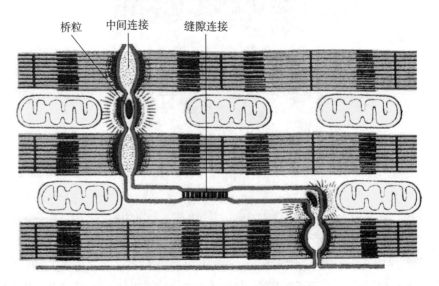

图 2-16　心肌纤维闰盘超微结构模式图

过 Ca^{2+} 与 TnC 相结合引起肌丝的滑行。

2）肌节（sarcomere）：肌丝束由明带、暗带相间排列，明带（light band）又称 I 带（I-band），中央有一条深色的线，称 Z 线（Z-line），细肌丝固定在 Z 线上。暗带又称 A 带（A-band）中央有一条浅色窄带称 H 带（H-zone），H 带中央有一条深染的线，称 M 线（M-line），粗肌丝由 M 线固定。相邻两条 Z 线之间的一段肌原纤维称肌节，每个肌节由 1/2 I 带 +A 带 +1/2 I 带构成，肌节是心肌纤维结构和功能的基本单位，心肌收缩与舒张的实质是肌节的缩短与伸长。

3）横小管（transverse tubule，T-tubule）：肌膜（心肌纤维的细胞膜称肌膜）以垂直于肌纤维长轴方向陷入细胞内而形成的管状结构，口径较粗，位于肌节的 Z 线水平，利于兴奋的传导。

4）肌浆网（sarcoplasmic reticulum）：是心肌纤维内特化的滑面内质网，利于 Ca^{2+} 的贮存和释放。肌浆网包绕在肌原纤维周围，大部分走行方向与心肌纤维的长轴一致，故又称纵小管（longitudinal tubule），其末端略膨大，形成与横小管平行并紧密相贴的盲管，称为终池（terminal cisternae),终池少而小,其一侧常与横小管形成二联体(diad)。

5)闰盘:横向部分位于肌节的Z线水平,在接触的横位部分有中间连接和桥粒,起牢固的连接作用;纵位部分为缝隙连接,利于心肌纤维间化学信息的交换和电冲动的传导,使整个心肌舒缩同步化,成为功能上的统一体(图2-16)。

但是,心房和心室的肌纤维也有各自一些特点。心房的心肌膜较薄,心房肌纤维比心室肌纤维细而短,直径6~8μm,长20~30μm。心室的心肌膜很厚,尤以左心室的心肌膜最厚,心室的肌纤维较粗较长,直径10~15μm,长约100μm。心室的肌纤维有分支,而心房的则无分支。电镜下,心房肌纤维中横小管很少,但在肌细胞间有大量的缝隙连接,这可能与它具有较快的传导速率和较高的内在节律性有关。在部分心房肌纤维的肌浆内,可见在核周及高尔基复合体附近分布一种有膜包裹的、有致密核心的分泌颗粒,直径0.3~0.4μm,称心房特殊颗粒(specific atrial granule)。颗粒内含心房钠尿肽(atrial natriuretic peptide,ANP),为一种肽类物质,简称心房肽或心钠素,具有很强的利尿、排钠效应。

心肌纤维呈螺旋状排列,心房肌(atrial muscle)和心室肌(ventricular muscle)分别附着在纤维支架的上方和下方,两部分并不相连。心房肌可分为2层:浅层为2个心房的共同环绕纤维;深层则分别包绕左心房和右心房,纤维有的呈环状,有的呈袢状,环状纤维环绕静脉口和心耳,袢状纤维起止于房室口纤维环。心室肌分为浅层、中层和深层。浅层起自各个纤维环,斜行至心尖处,作旋涡状转入成为深层;在浅、深层肌之间是中层,肌纤维环行,亦起自纤维环,分别环绕左、右心室;深层的一部分纤维分别环绕左、右心室,一部分纵行至纤维环、室间隔和乳头肌。浅深层纤维不同方向的走行有助于增强室壁承受压力的能力(图2-17)。

3. 心外膜 心外膜(epicardium)即心包膜的脏层,其结构为浆膜(serous membrane),它的表面被覆一层间皮,间皮下面是薄层结缔组织,内含血管、弹性纤维和神经纤维,并常有脂肪组织(图2-18)。尤其是在冠状血管周围和心房心室交界

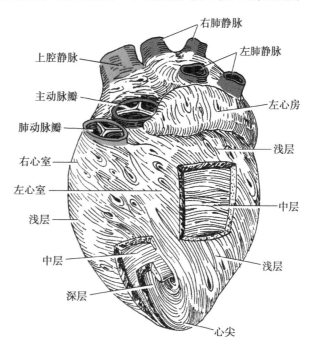

图 2-17 心肌层

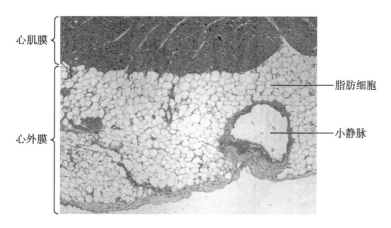

图 2-18 心外膜光镜图

附近,脂肪组织颇多。在动、静脉通连心脏处,结缔组织与血管的外膜相连。心包膜的壁层由结缔组织组成,其中含弹性纤维、胶原纤维和成纤维细胞等。衬贴于心包内面的是浆膜,与心外膜相连续。壁层与脏层之间为心包腔,腔内有少量液体,使壁层与脏层湿润光滑,利于心脏搏动。患心包炎等疾病时,二者粘连在一起可使心包腔阻塞,以致心脏活动受到相当的限制和阻碍。

（二）心瓣膜

在心脏的房室口和动脉口处,有由心内膜向腔内折叠而成的薄片状结构。包括二尖瓣、三尖瓣、主动脉瓣和肺动脉瓣,统称为心瓣膜（cardiac valve）。瓣膜表面为内皮,中心为致密结缔组织（图 2-19）。瓣膜近基部的结缔组织与纤维环相连,起加固作用;瓣的游离缘由腱索与乳头肌相连,以防止心室收缩压力升高时瓣膜翻转。主动脉瓣和肺动脉瓣在向动脉的一面,内有胶原纤维和弹性纤维起加强作用,以承受瓣膜关闭时逆流的血液压力。二尖瓣和三尖瓣内可见小血管,但瓣膜的游离缘无血管,主动脉瓣和肺动脉瓣正常时无血管。

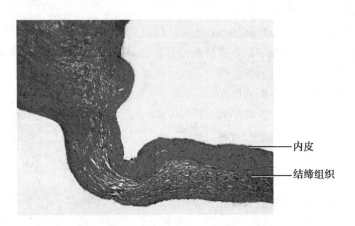

图 2-19　房室瓣光镜图

心瓣膜的功能是防止血液逆流。患风湿性心脏病等疾病时,其内胶原纤维增生,使瓣膜变硬、变短或变形,甚至发生粘连,以致瓣膜不能正常地关闭和开放。

知识链接

心肌梗死是心肌的缺血性坏死,在冠脉病变的基础上,发生冠脉血供急剧减少或中断,使相应的心肌严重持久的急性缺血所致。正常心肌纤维肌质丰富,线粒体发达,有氧代谢旺盛,正常左心室每分钟耗氧为每 100g 心肌 6~8ml。心肌梗死后,心肌细胞变性、坏死,排列紊乱,线粒体被破坏,糖原颗粒减少,影响心肌细胞的功能。梗死区残存心肌细胞和非梗死区心肌细胞肥大、心脏成纤维细胞异常增生及胶原合成增加（心室重构）,引起心脏间质纤维化,限制心肌活动,降低心室顺应性,影响心肌收缩、舒张功能。心肌梗死发生后,应注意早期阻止和逆转心室重构,以减轻心肌纤维化,延长心肌梗死患者的生存时间,减少心梗所致的并发症和死亡率。

（廉　洁　张卫光）

第四节　心的传导系统

心传导系统（conduction system of heart）由特殊的心肌纤维构成,其功能是产生并传导冲动,维持心的正常节律性搏动。心传导系统包括窦房结、结间束、房室结、房室束及其分出的左、右

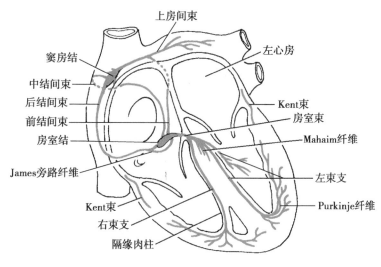

图 2-20　心传导系统模式图

束支和普肯耶(Purkinje)纤维网等(图 2-20)。

一、窦房结

窦房结(sinoatrial node)位于右心房界沟上端的心外膜深面,呈扁椭圆形(长 15mm,宽 5mm,厚 1.5mm),其中央有窦房结动脉通过,在动脉的周围有许多能产生兴奋的起搏细胞(pacemaker cell),简称 P 细胞。正常心的兴奋由窦房结产生。

二、结间束

窦房结产生的兴奋由结间束(internodal tract)传导至房室结。结间束分为 3 束下行。

(一) 前结间束(anterior internodal tract)

从窦房结的前缘发出,经上腔静脉口前方,分为两束:一束称上房间束(Bachmann 束),进入左心房;另一束由房间隔前部下行至房室结。

(二) 中结间束(middle internodal tract)

从窦房结的后缘发出,由上腔静脉口后方至房间隔后部,再往前下绕经卵圆窝前缘至房室结。

(三) 后结间束(posterior internodal tract)

从窦房结的后缘发出,沿界嵴下行,再经下腔静脉瓣至冠状窦口上方,终于房室结。

关于结间束的存在与构造,目前尚有不同见解,有人认为在心房壁内存在由特殊心肌细胞构成的结间束,也有人认为一般心房肌纤维就有传导作用。

三、房室结

房室结(atrioventricular node)位于房间隔下部,冠状窦口上方的心内膜下。略呈扁椭圆形(长约 6mm,宽 3mm,厚 1.5mm)。房室结内主要细胞成分为过渡细胞和起搏细胞,纤维交织成迷路状,兴奋通过时速度减慢。

四、房室束

房室束(atrioventricular bundle)又称希氏(His)束,起自房室结前端,前行穿入右纤维三角,此部称为房室束穿通部;穿过右纤维三角后抵达室间隔膜部后缘,在膜部下方向前至室间隔肌性部的上缘,然后分为左、右束支。从室间隔后缘至其分支前的房室束段,称为非穿通部。房室束及其分支由普肯耶纤维构成,长度约为 15~20mm。

(一) 右束支(right bundle branch)

为一圆束,从室间隔下缘沿室间隔的右心室面向前下走行,大部分纤维由室间隔经隔缘肉柱至右心室的前乳头肌根部,分支连于心内膜下普肯耶纤维网。

(二) 左束支(left bundle branch)

为一扁束,在室间隔的左心室面呈瀑布状向前后散开,因此,大致将散开分支分成 3 组:左前上支、左后下支和室间隔支。3 组分支分别下行到达前乳头肌、后乳头肌和室间隔。再分支连于心内膜下普肯耶纤维网。

五、普肯耶纤维网

左、右束支的分支在心内膜下交织成心内膜下网,即普肯耶纤维网,该网深入心室肌形成心肌内普肯耶纤维网。由窦房结发出的节律性冲动,最终通过普肯耶纤维,由心内膜传向心外膜。分别兴奋心房肌和心室肌,从而引起心的节律性搏动。

六、变异的副传导束

在心房与心室之间,除由正常的冲动传导途径联系外,少数人还有副传导束存在(图 2-20),使心室肌可以提前接受冲动而收缩,常有阵发性心动过速,且出现不正常心电图,称预激综合征。副传导束有以下几种:

(一) Kent 束

又称房室副束,是从心房直接连至心室的肌束,多位于右房室(纤维)环外侧缘的心内膜下,少数位于室间隔或左房室环处。有的位置表浅,位于心外膜下的脂肪组织内。Kent 束有 1 条或多条,左、右可同时出现 Kent 束。

(二) James 旁路束

主要来自后结间束,也有前、中结间束一部分纤维参加,这些纤维绕过房室结主体,止于房室结远端或房室束。

(三) Mahaim 纤维

从房室结、房室束或左、右束支发出纤维,直接连至室间隔心肌。包括结室副束(由房室结直接发出纤维至室间隔心肌)和束室副束(由房室束或束支直接发出纤维连于室间隔心肌)。

知识链接

束支传导阻滞:房室束分出细圆的右束支和扁束状的左束支,其中右束支易受到各种因素影响而发生传导阻滞,心电图是诊断束支传导阻滞的唯一方法。临床上,右束支传导阻滞大多发生于器质性心脏病患者,如心肌病、心肌炎、右心室肥厚及冠心病。右束支接受左冠状动脉间隔支的血供。若出现右束支传导阻滞,预示着右束支发生缺血性改变,多见于老年人,预后较好。左束支传导阻滞相对少见,一般由器质性心脏病引起。左束支主干及左前分支的血供来自左冠状动脉,而左后分支由左、右冠状动脉双重供血,因而不易发生缺血。

预激综合征:预激是一种房室传导的异常现象,冲动经副传导束下传,提早兴奋心室的一部分或全部,引起部分心室肌提前激动,称为"预激",合并室上性心动过速发作者称为预激综合征。近年来由于经皮导管射频消融技术的迅速发展,绝大多数预激综合征患者得以治愈。

七、心传导系统的组织学结构

组成心传导系统的特化心肌纤维聚集成结或成束,并有丰富的毛细血管。其形态结构与一般心肌纤维有很大差别,生理特性也有别于心房肌和心室肌。组成这个系统的细胞含肌原纤维很少,故收缩功能已基本丧失。但其中大部分细胞具有自动产生节律兴奋的能力,所以称为自律细胞。组成心脏传导系统的细胞有以下三种:

1. 起搏细胞 起搏细胞(pacemaker cell)简称 P 细胞,又称结细胞(nodal cell)。位于窦房结和房室结中,以窦房结中最多。细胞较小,呈梭形或多边形,包埋在一团比较致密的结缔组织中。胞质呈空泡状,细胞器较少,有少量肌原纤维和吞饮小泡,但含糖原较多。生理学的研究证明,P细胞是起搏冲动形成的部位,是心肌兴奋的起搏点。一般认为 P 细胞的形态与原始心肌细胞相似,出生后一定时期内仍有分裂增殖能力,可继续分化发育为心肌细胞。

2. 移行细胞 移行细胞(transitional cell)又称 T 细胞,主要存在于窦房结和房室结的周边及房室束内,是 P 细胞与心肌细胞间的连接细胞,P 细胞彼此相连,或与移行细胞相连,而移行细胞又彼此相连并与心肌细胞相连。此种细胞结构介于 P 细胞和普通心肌纤维之间,细胞呈细长形,较心肌纤维细而短,但比 P 细胞大。胞质内含肌原纤维较多,常成束纵向平行排列。移行细胞具有传导冲动的作用。位于窦房结的细胞,有的与心房肌纤维相连,可将冲动传到心房,但窦房结的冲动如何传到房室结,尚不清楚。

3. 普肯耶纤维 普肯耶纤维也称束细胞,组成房室束及其分支,主要位于心室的心内膜下层。这种细胞形状常不规则,比心肌纤维短而宽,细胞中央有 1~2 个核,胞质较多,含有丰富的线粒体和糖原,肌原纤维较少且细,分布在细胞的边缘。细胞间有发达的闰盘相连。房室束分支末端的细胞与心室肌纤维相连,将冲动快速传递到心室各处,引起心室肌兴奋,产生同步收缩。

> **知识链接**
>
> **心脏传导阻滞**可以发生在心脏传导系统的任何水平,其中窦房传导阻滞、房室传导阻滞、室内传导阻滞较为常见。窦房传导阻滞是指因窦房结冲动形成异常或传导障碍而引起的窦房阻滞;房室传导阻滞是指冲动从心房传至心室过程中出现异常延迟或者不能抵达心室;室内传导阻滞是一种发生在房室束分叉以下的传导系统的传导阻滞。窦房传导阻滞持续时间短、无晕厥者,一般预后较好,如为老年人或晚期心脏病患者频发或持久的窦房传导阻滞,预后则差;房室传导阻滞轻者预后良好,重者预后较差,应积极采用人工心脏起搏治疗;室内传导阻滞对于无器质性心脏病的患者预后良好。

（张卫光 廉 洁）

第五节 心的血管和神经

一、心的血管

心的血液供应来自升主动脉发出的左、右冠状动脉,心的静脉血绝大部分经冠状窦回流入右心房(图 2-21,图 2-22),心本身的血液循环称为冠状循环(coronary circulation)。

(一) 心的动脉

供应心的动脉是左、右冠状动脉,约半数人还有一支细小的副冠状动脉,起自主动脉右窦,

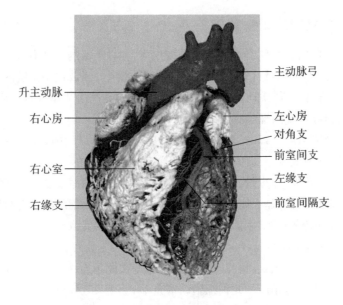

图 2-21 心冠状动脉铸型图（前面观）

升主动脉
右心房
右心室
右缘支
主动脉弓
左心房
对角支
前室间支
左缘支
前室间隔支

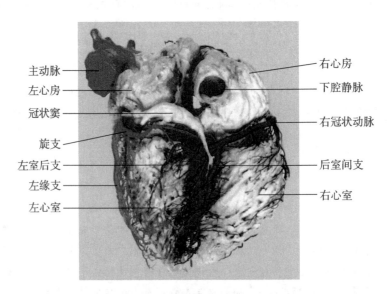

图 2-22 心冠状动脉铸型图（下面观）

主动脉
左心房
冠状窦
旋支
左室后支
左缘支
左心室
右心房
下腔静脉
右冠状动脉
后室间支
右心室

供应动脉圆锥。左、右冠状动脉存在许多吻合，但吻合支细小，因此，当一主支发生急性梗死时，侧支循环不能形成，导致心肌缺血坏死。

1. 左冠状动脉 左冠状动脉（left coronary artery）起自主动脉左窦（左后窦），由左心耳与肺动脉干之间入冠状沟，然后分为前室间支和旋支，有时尚发出第三支血管，即中间支。

（1）前室间支（anterior interventricular branch）：又称前降支（left anterior descending artery，LAD），可看作主干的延续，起始处外径平均约 4 mm。它沿前室间沟下行至心尖切迹，多数绕至后面在后室间沟上行至下 1/3 处。有的前室间支自右侧或左侧发出伴行的副前室间支。前室间支主要分布于左心室的前壁、心尖、前乳头肌、右室前壁的小部分、室间隔的前 2/3 和部分的心传导系。

1）对角支（diagonal branch）：起于左冠状动脉主干分叉处，行经较直，向左下斜行，分布于左心室前壁，大者可至前乳头肌，出现率43%，口径 0.1~0.35cm。

2）左室前支（anterior branch of left ventricle）：是前室间支向左室前壁、左室前乳头肌和心尖部发出的分支,行向左下,多为 3~5 支,以近侧 1~3 较大。

3) 左圆锥支(left conus branch):自前室间支在肺动脉口处发出,较细小,行向右至动脉圆锥的上部,可与右圆锥支吻合,形成 Vieussen 环。

4) 右室前支(anterior branch of right ventricle):较细小,一般为 3~4 支,向右分布至右室前壁附近的室间沟处。

5) 室间隔前支(anterior branch of interventricular septum):起自前室间支的深面进入室间隔,分布于室间隔的前 2/3。多有 12~17 支,第 2~4 支较粗大。

(2) 旋支(circumflex branch):又称左旋支或左回旋支,沿冠状沟绕至左心室后面。沿途发出分支分布于左心房、左室部分前壁、左室侧壁、左室后壁的一部或大部等。

1) 左室前支(anterior branch of left ventricle):较细小,主要分布于左室前壁的上部。

2) 左缘支(left marginal branch):较恒定粗大,斜行至心左缘,分布于心左缘及邻近的左室壁。

3) 左室后支(posterior branch of left ventricle):多为 1 支,主要分布于左室后壁的外侧部,有时可至左室后乳头肌。

4) 窦房结支(branch of sinoatrial node):约 40% 起于旋支的起始部,经左心耳内侧沿左心房前壁至上腔静脉口,分布于窦房结。

5) 左房支:是自旋支上缘发出的一些细小分支,可分为左房前支、左房中间支和左房后支,分布于左心房。

2. 右冠状动脉　　右冠状动脉(right coronary artery)起自主动脉右窦(前窦),由右心耳与肺动脉干之间进入冠状沟,绕至心的后面房室交点处分为 2 个终支,即后室间支和右旋支或左室后支。右冠状动脉主要分布于右心房、右心室前壁大部、右室侧壁、右室后壁及左室后壁的一部分、室间隔后 1/3、窦房结和房室结等。

(1) 后室间支(posterior interventricular branch):又称后降支,94% 的后室间支起自右冠状动脉,沿后室间沟走行,除分支分布于后室间沟两侧的左、右室心壁外,还发出 7~12 条室间隔后支进入室间隔,分布于室间隔后 1/3。

(2) 右旋支(right circumflex branch):是右冠状动脉的另一终支,在冠状沟内左行越过房室交点,到达房室交点与心左缘之间,可借细小支与旋支吻合。

(3) 左室后支(posterior branch of left ventricle):常是右旋支的延续,行向下分布于左心室后壁的右侧部。

(4) 窦房结支(branch of sinoatrial node):约 60% 起自右冠状动脉,沿右心房内侧至上腔静脉口,分布于窦房结。

(5) 房室结支(branch of atrioventricular node):约 90% 起自右冠状动脉,在房室交点处,分布于房室结;因此当急性心肌梗死伴有房室传导阻滞时,首先考虑右冠状动脉闭塞。

(6) 右室前支(anterior right ventricular branch):较粗大,2~3 支,分布于右室前壁。

(7) 右缘支(right marginal branch):较粗大,恒定,沿心下缘左行,分布于临近的心室壁。

(8) 右室后支(posterior right ventricular branch):细小,多支,分布于右心室后壁。

(9) 右圆锥支(right conus branch):分布于动脉圆锥的上部,并与左圆锥支吻合。此支如单独起自主动脉窦即为副冠状动脉(accessory coronary artery)。

(10) 右房支:可分为右房前支、右房中间支和右房后支,分布于右心房。右房前支可与窦房结支共干。

知识链接

表 2-1　冠状动脉的解剖与临床分段（图 2-23）

解剖名词	英语	临床用语	英语	缩写	分段
右冠状动脉	right coronary artery	右冠状动脉	right coronary artery	RCA	1,2 和 3
右冠状动脉后室间支	posterior interventricular branch	后降支	posterior descending artery	RPD 或 4PD	4
左冠状动脉主干	left coronary artery	左主干	left main coronary artery	LM/LCA	5
前室间支	anterior interventricular branch	左前降支或前降支	left anterior descending artery	LAD	6,7 和 8
第 1 对角支	first diagonal branch	第 1 对角支或中间支	first diagonal branch	D1	9
第 2 对角支	first diagonal branch	第 2 对角支	second diagonal branch	D2	10
旋支	circumflex branch	左回旋支或左旋支	left circumflex artery	LCx 或 CX1	11
左缘支	left marginal branch	钝缘支	obtuse marginal branch	OM	12
旋支	circumflex branch	左回旋支或房室沟动脉	left circumflex artery/atrioventricular groove artery	CX2 或 AVGA	13
左室支或左室后支	left ventricular branch / posterior branch of left ventricle	左侧支或后外侧支	left lateral branch /posterior lateral branch	PL	14
右冠状动脉后室间支	posterior interventricular branch	左冠状动脉后降支	posterior descending artery	PD	15
右冠状动脉左室后支	posterior branch of left ventricle	左室后支	posterior left branch	PLV 或 4AV	16
右缘支	right marginal branch	锐缘支或下缘支	acute/inferior marginal branch	AM 或 IM	
右圆锥支	right conus branch	圆锥支	conas branch	CB	
右房支	right atrial branch	右房支	right atrial branch	RA	
左房支	left atrial branch	左房旋支	atrial circumflex	AC	
房室结支	atrioventricular node branch	房室结支	atrioventricular node branch	AV	
右室前/后支	right anterior/ posterior ventricular branch	右室支	right ventricular branch	RV1,2 和 3	
中间支	middle branch	中间支	ramus intermedius artery	RI	
室间隔前/后支	anterior/posterior branch of interventricular septum	室间隔穿支	septal perforator branches	SP	
左室后支	posterior branch of left ventricle	后外侧支	posterior lateral branch	PLB	

Note

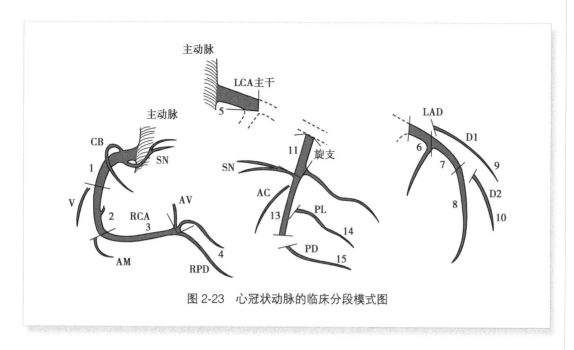

图 2-23　心冠状动脉的临床分段模式图

3. 冠状动脉的分布类型　左、右冠状动脉在心脏胸肋面分布比较恒定,但在心脏膈面的分布范围变异较大。依据左、右冠状动脉在膈面分布区的大小分为 3 型(图 2-24)。

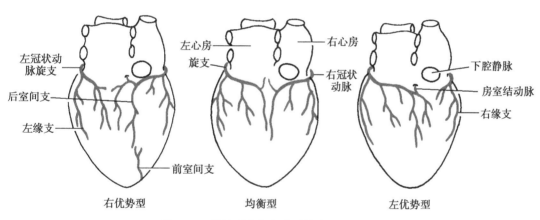

图 2-24　冠状动脉分布类型模式图(后面观)

(1) 右优势型:右冠状动脉分布于右心室膈面和左心室膈面的一部分或全部,此型占 65.7%。

(2) 均衡型:左冠状动脉的旋支和右冠状动脉分别分布于左、右心膈面,互不越过房室交点和后室间沟,此型占 28.7%。

(3) 左优势型:左冠状动脉的旋支除分布于左室膈面外,还越过房室交点和后室间沟,分布于右心室膈面的一部分,此型占 5.6%。

所谓优势动脉仅指它在心室膈面的分布范围,而非供血量的多少。左优势型虽然出现率只有 5.6%,而一旦左优势型的患者出现左冠状动脉主干阻塞,或旋支与前室间支同时受累,可发生广泛性左心室心肌梗死,心传导系均可受累,发生严重的心律失常。

4. 壁冠状动脉　冠状动脉的主干和主要分支大部分走行于心外膜下脂肪组织中或心外膜深面,而部分主干或分支的其中一段可被心肌覆盖,此段动脉称壁冠状动脉,一般长度为 0.2~5.0cm,覆盖于此段动脉浅面的心肌称心肌桥。壁冠状动脉腔小壁薄,尤其心肌桥厚者更为明显。在临床行冠状动脉手术时,应注意壁冠状动脉的存在。

5. 冠状动脉的变异和畸形　冠状动脉的起点和分支可以发生一些少见的变异,如冠状动脉起于相应的主动脉窦嵴以上,单一冠状动脉,旋支与前降支单独起于主动脉窦,前降支起于右冠状动脉,左、右冠状动脉起于同一主动脉窦等。这些变异一般不会影响心肌的供血。

冠状动脉的畸形包括:①一支或两支冠状动脉起于肺动脉干,心壁由静脉血供应;②冠状动脉静脉瘘,约有半数以上发生于右冠状动脉。多数患者无症状,但有时会影响心肌的血液供应,发生心绞痛或心功能不全。

知识链接

冠状动脉粥样硬化性心脏病是冠状动脉血管发生动脉粥样硬化病变而引起血管腔狭窄或阻塞,造成心肌缺血、缺氧或坏死而导致的心脏病,常常被称为"冠心病"。左冠状动脉分支分布于左心房、左室前壁、右室前壁小部分及室间隔前 2/3(其中有右束支和左束支的前组分支通过)。若前室间支阻塞,可发生左室前壁和室间隔前部心肌梗死,并可发生束支传导阻滞。因 50% 以上的心肌梗死系前室间支闭塞所致,故常将此支称为"猝死动脉"。旋支闭塞时,常引起左室侧壁或膈面心肌梗死。旋支尚可通过其分支到达窦房结。

右冠状动脉阻塞常引起心室后壁心肌梗死和房室传导阻滞。因 90% 的房室结支起于房室交点处的右冠状动脉,分布于房室结区,故当急性心肌梗死伴有房室传导阻滞时,应首先考虑右冠状动脉闭塞。

冠状动脉造影选择性冠状动脉造影就是利用血管造影剂,通过特制定型的心导管经皮穿刺入下肢股动脉,沿降主动脉逆行至升主动脉根部,然后探寻左/右冠状动脉口插入,注入造影剂,使冠状动脉显影。冠状动脉造影是诊断冠状动脉粥样硬化性心脏病(冠心病)的一种常用而且有效的方法,是一种较为安全可靠的有创诊断技术,现已广泛应用于临床,被认为是诊断冠心病的"金标准"。

(二) 心的静脉

心的静脉血大部分通过冠状窦回流入右心房(图 2-25)。

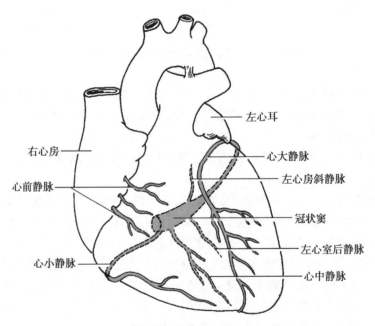

图 2-25　心的静脉模式图

1. 冠状窦 冠状窦（coronary sinus）位于心后面的冠状沟内，左侧起点是心大静脉和左房斜静脉注入处，起始处有静脉瓣，右侧终端是冠状窦口。心的静脉血约有 90% 由冠状窦流入右心房。注入冠状窦的主要静脉有：

（1）心大静脉（great cardiac vein）：在前室间沟内与前室间支伴行，向后上至冠状沟，再向左绕行至左室膈面注入冠状窦左端。

（2）心中静脉（middle cardiac vein）：与后室间支伴行，注入冠状窦右端。

（3）心小静脉（small cardiac vein）：在冠状沟内与右冠状动脉伴行，向左注入冠状窦右端。

2. 心前静脉 心前静脉（anterior cardiac veins）又称右室前静脉，为来自右心室前壁的 2~3 支小静脉，跨越冠状沟直接开口于右心房。

3. 心最小静脉 心最小静脉（smallest cardiac veins）数量较多，走行于心肌层内，起自心肌的毛细血管，直接开口于右心房。心最小静脉没有瓣膜，因此，心肌局部缺血时，心腔内的血液可由心最小静脉逆流入心肌，补充缺血部分的血供。

二、心的神经

支配心的神经包括内脏运动神经和内脏感觉神经两类，其中内脏运动神经纤维主要来自交感干和迷走神经的心支，在主动脉弓的下方和后方形成心丛，再由心丛发出纤维随冠状动脉进入心壁，少数纤维直接进入心房。

（一）内脏运动神经

1. 交感神经 交感神经的节前纤维发自脊髓的第 1~5 胸髓节段侧角，经第 1~5 胸神经前根和白交通支至交感干，止于颈部及胸 1~5 交感神经节；由交感神经节发出的节后纤维，组成颈上神经、颈中神经、颈下神经和胸心神经，加入心丛，再由心丛随冠状动脉及其分支至心传导系统、心肌及冠状动脉壁。

交感神经兴奋使心率加快、心肌收缩加强及冠状动脉舒张。

2. 副交感神经 副交感神经的纤维主要发自延髓的迷走神经背核，在迷走神经主干中下行，离开主干组成颈上心支、颈下心支和胸心支，加入心丛，随冠状动脉及其分支终止于心壁内的副交感神经节，心壁内的副交感神经节有 10 多个，主要位于心房的心外膜下和心传导系统附近。副交感神经节发出的节后纤维止于心传导系统、心肌及冠状动脉壁。

副交感神经兴奋时，心率减慢、心肌收缩力减弱。

（二）内脏感觉神经

心壁内有丰富的感觉神经纤维，尤其是心内膜。感觉神经纤维在交感神经和迷走神经的心支中上行，终止于脊髓和延髓。传导心脏痛觉纤维，沿交感神经行走（颈心上神经除外），至脊髓胸 1~4 或 1~5 节段。与心脏反射有关的感觉纤维，沿迷走神经行走，进入延髓。当发生心绞痛时，常在胸前区及左上臂内侧皮肤感到疼痛（牵涉痛）。

（张卫光）

第六节 心 包

心包（pericardium）是包裹心及出入心的大血管根部的纤维浆膜囊。可分为浆膜心包和纤维心包两部分（图 2-26）。

纤维心包（fibrous pericardium）由结缔组织构成，包裹于浆膜心包壁层的外面，它向上移行于大血管的外膜，下方紧附于膈的中心腱，前方及两侧附着于纵隔胸膜、胸骨体下部左半及第 4、第 5 肋软骨，后方与食管和胸主动脉的结缔组织相连接。

浆膜心包（serous pericardium）由浆膜构成，分为脏层和壁层。脏层形成心外膜；壁层附于纤维心包的内面。脏层和壁层在进出心的大血管根部互相移行。脏层和壁层之间的腔隙称心包腔（pericardial cavity），内含少量浆液，起润滑作用。在心包腔内，脏、壁层转折处的间隙称心包窦（pericardial sinus）。位于升主动脉、肺动脉干后方与上腔静脉、左心房前方之间的间隙称心包横窦（transverse sinus of pericardium）。在左心房后方与心包后壁之间的间隙称心包斜窦（oblique sinus of pericardium），其两侧界是左肺静脉、右肺静脉和下腔静脉。心包横窦和斜窦在心外科中有实用意义。此外，心包腔前下部即心包胸肋部与膈部转折处的间隙称心包前下窦（anterior inferior sinus of pericardium），在直立时位置较低，因此心包积液时常经左剑肋角行心包穿刺。

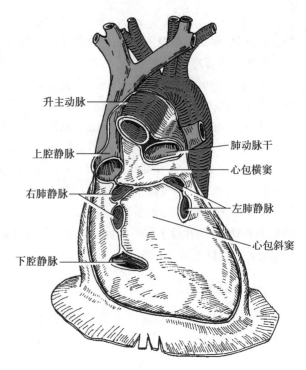

图 2-26　心包

心包对心具有保护作用，正常时可防止心的过度扩张，由于纤维心包伸缩性小，若心包腔大量积液则限制心的舒张，影响静脉血回心而导致严重临床症状。

> **知识链接**
> **心包穿刺术**正常时心包腔内有少量浆液，可减少心搏动时的摩擦。病理情况下，分泌量增多，则为心包积液。大量积液可压迫心脏，心浊音界扩大，听诊时心音减弱，表现为心包填塞症。心包积液使心包窦处的间隙较大，常先积聚于心包前下窦。心包穿刺术为急性心包填塞症的急救措施，目的是引流心包腔内积液，降低心包腔内压。此外，心包穿刺术也用于抽取心包积液，作生化测定以及涂片做细菌培养或寻找细菌和病理细胞，还可用来注射抗生素等药物。

（张卫光）

第七节　心的体表投影

心在胸前壁的体表投影可用下列四点连线来表示（图 2-27）：①左上点，在左侧第 2 肋软骨的下缘，距胸骨左缘 1.2cm；②右上点，在右侧第 3 肋软骨的上缘，距胸骨右缘 1.0cm；③右下点，在右侧第 7 胸肋关节处；④左下点，在左侧第 5 肋间隙，距前正中线 7~9cm（或左锁骨中线内侧 1~2cm 处）。左、右上点的连线为心的上界。左、右下点的连线为心的下界。右上点与右下点之间微向右凸的弧形连线为心的右界。左上点与左下点之间微向左凸的弧形连线为心的左界。

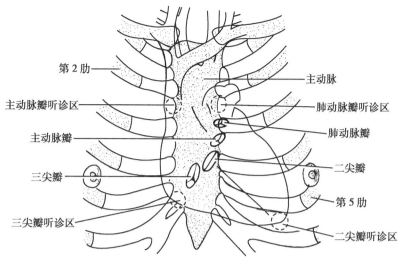

图 2-27 心的体表投影

知识链接

了解正常心的体表投影,对判断心的大小有诊断意义。各心瓣膜的体表投影和听诊区参见表 2-2。

表 2-2 各心瓣膜的体表投影和听诊区

名称	投影部位	听诊部位
肺动脉瓣	左第 3 胸肋关节处	胸骨左缘第 2 肋间
主动脉瓣	胸骨左缘第 3 肋间	胸骨右缘第 2 肋间
三尖瓣	胸骨中线平第 4 肋间处	胸骨下端偏右
二尖瓣	左第 4 胸肋关节处	心尖处

（张卫光）

本章小结

1. 心位于胸腔中纵隔,形似尖朝向前下方的、前后略扁的圆锥体,周围裹以心包,大约 2/3 在身体正中矢状面的左侧。心的外形可分为"一尖、一底、两面、三缘、四沟"。心尖朝向左前下方,由左心室构成。心底朝向右后上方,主要由左心房和小部分右心房构成。心的表面有冠状沟、前室间沟和后室间沟可作为 4 个心腔的表面分界。正常心的位置可因体形和体位的不同有所改变。

2. 心有左心房、左心室和右心房、右心室四个腔。左、右心房间的房间隔和左、右心室间的室间隔将心腔分为互不相通的左、右两半。每侧心房和心室间借房室口相通。左、右心室又分为流入道和流出道两部分,分别以二尖瓣前尖瓣和室上嵴为界。流入道的入口即房室口,左、右房室口分别附着二尖瓣和三尖瓣;流出道的出口为主动脉口和肺动脉口,分别附有主动脉瓣和肺动脉瓣。瓣膜等结构保证了心腔内血液的定向流动。

3. 心纤维性支架位于左、右房室口和主、肺动脉口周围,由致密结缔组织构成,是心肌和心瓣膜的附着处。心脏节律性的舒缩赋予血液流动的能量,心壁很厚,从内向外依次由心内膜、心肌膜和心外膜三层组成。心肌膜较厚,闰盘是心肌纤维之间的连接,心房肌纤维比心室肌纤维细而短,心房肌纤维和心室肌纤维并不直接相连。心肌是一种横纹肌,电镜下可见有肌节、横小管、肌浆网等结构。心腔内可见薄片状结构的心瓣膜,表面为内皮,中心为致密结缔组织,其功能是阻止心房和心室舒张时血液逆流。

4. 心传导系统由特殊的心肌纤维构成,其功能是产生并传导冲动,维持心的正常节律性搏动。包括窦房结、结间束、房室结、房室束及其分出的左、右束支和普肯耶纤维网等,组成心传导系统的细胞包括起搏细胞、移行细胞和普肯耶纤维。正常心的兴奋由窦房结产生。

5. 心的血液供应来自升主动脉发出的左、右冠状动脉,心的静脉血绝大部分经冠状窦回流入右心房,心本身的血液循环称为冠状循环。支配心的神经包括内脏运动神经和内脏感觉神经两类,其中内脏运动神经纤维主要来自交感干和迷走神经的心支。

6. 心包是包裹心及出入心的大血管根部的纤维浆膜囊,可分为浆膜心包和纤维心包两部分,浆膜心包的脏层和壁层之间的腔隙是心包腔,内含少量浆液,起润滑作用。

7. 心在胸前壁的体表投影可用左上、右上、左下和右下 4 点连线来表示,其中左上点在左侧第 2 肋软骨的下缘,右上点在右侧第 3 肋软骨的上缘,右下点在右侧第 7 胸肋关节处,左下点在左侧第 5 肋间隙。

思考题

1. 试述心房与心室及左、右心室表面分界的标志以及在这些标志处通行的重要结构。
2. 简述心壁的结构。
3. 简述心肌纤维在光镜和电镜下的结构特点。
4. 简述心传导系统的组成及其动脉供应,构成心传导系统的细胞及其功能。
5. 简述心内瓣膜名称及其附着处和作用。
6. 简述左、右冠状动脉的起始、走行、主要分支和分布。
7. 案例分析:女性患者,38 岁,有反复链球菌感染所致的上呼吸道感染病史。近年来,自觉劳动后呼吸困难、咳嗽,近半年来出现胸闷、心悸、气短、咳嗽加重,活动受限。一周来因感冒症状加重来院就诊。查体发现呼吸略急促,双颧骨呈绀红色,双肺呼吸音粗;血压 130/80mmHg;在心尖区可闻及低调的舒张中晚期隆隆样杂音,于心尖区触及舒张期震颤,左侧卧位时明显;肝肋下触及 1.5cm,有压痛,双下肢水肿阳性。心电图显示"二尖瓣型 P 波",胸部 X 线检查左心房增大,肺动脉段隆起。试分析该患者发病的解剖学和组织学基础。

主要参考文献

1. 凌凤东,林奇,赵根然. 心脏解剖与临床. 北京:北京大学医学出版社,2005.
2. 柏树令,应大君. 系统解剖学. 第 8 版. 北京:人民卫生出版社,2013.
3. 刘树伟. 断层解剖学. 北京:人民卫生出版社,1998.
4. 于恩华,刘洋,张卫光. 人体解剖学. 北京:北京大学医学出版社,2014.
5. 刘正津,陈尔瑜. 临床解剖学丛书 - 胸部和脊柱分册. 北京:人民卫生出版社,1989.
6. 高英茂,李和. 组织学与胚胎学. 北京:人民卫生出版社,2013.
7. 成令忠. 组织学. 北京:人民卫生出版社,1993.
8. 王吉耀. 内科学. 北京:人民卫生出版社,2011.
9. Graaff KVD. Human anatomy. 5th ed. New York:McGraw-Hill,2000.

10. Eugene C Toy,et al. Case File^TM Gross anatomy. New York:McGraw-Hill,2005.

11. Keith L Moore. Clinically oriented anatomy. 6th ed. Baltimore:Lippincott Williams & Wilkins,2010.

12. Sunsan Standring. Gray's Anatomy. 39th ed. Singapore:Elsevier Pte Ltd,2007.

13. Inderbir Singh. Textbook of human histology. New Delhi:Jaypee Brothers Medical Publishers,2011.

14. Komócsi A,Aradi D,Kehl D,et al. Meta-analysis of randomized trials on access site selection for percutaneous coronary intervention in ST-segment elevation myocardial infarction. Arch Med Sci,2014,10:203-212.

第三章　动　　脉

动脉(artery)是将血液从心运送到全身各组织器官的血管。一般情况下,动脉血液内含有丰富的氧和营养物质,静脉血液内含有较高浓度的二氧化碳和代谢产物。而脐动脉和脐静脉,肺动脉和肺静脉则恰恰相反,即静脉内含有动脉血,动脉内含有静脉血。

第一节　概　　述

动脉管壁厚、弹性好、压力高、血流快、可以产生搏动。浅表的动脉(如桡动脉、足背动脉等)

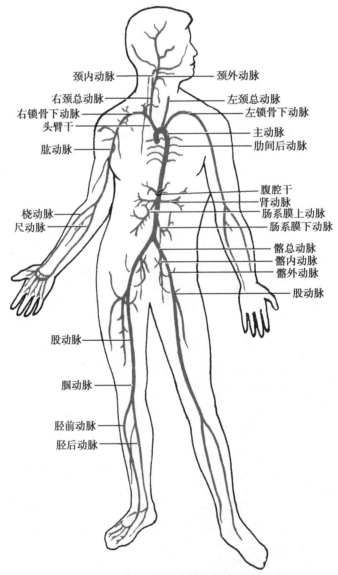

颈内动脉　　　　　　颈外动脉
右颈总动脉　　　　　左颈总动脉
右锁骨下动脉　　　　左锁骨下动脉
头臂干　　　　　　　主动脉
肱动脉　　　　　　　肋间后动脉
　　　　　　　　　　腹腔干
　　　　　　　　　　肾动脉
桡动脉　　　　　　　肠系膜上动脉
尺动脉　　　　　　　肠系膜下动脉
　　　　　　　　　　髂总动脉
　　　　　　　　　　髂内动脉
　　　　　　　　　　髂外动脉
　　　　　　　　　　股动脉
股动脉
腘动脉
胫前动脉
胫后动脉

图 3-1　动脉分布概况模式图

常常被用作诊脉点。动脉损伤后易导致大失血,故应及时进行压迫或结扎止血。从动脉干发出的分支,离开主干进入器官前的一段称器官外动脉,入器官后称器官内动脉。

器官外动脉分布的一般规律:①对称性和节段性分布:动脉分支左右基本对称,在躯干的动脉有壁支和脏支之分,壁支一般有明显的节段性,如肋间后动脉和腰动脉;②人体每一个大的局部一般有1~2条动脉主干;③多与静脉和神经伴行:动脉常与静脉、神经和淋巴管伴行,外包结缔组织形成血管神经束;④安全、隐蔽和短距离分布:动脉多居身体的屈侧、深部或安全隐蔽处。动脉自主干发出后,多以最短的距离到达所营养的器官。但也有例外,如睾丸动脉(男)和卵巢动脉(女),这种特殊情况可以从胚胎发生中得到解释;⑤与器官的大小和功能相一致:动脉的粗细,支数的多少与器官的大小和功能密切相关;例如,肾动脉的管径几乎与营养全部小肠和部分结肠的肠系膜上动脉相当,这与肾的泌尿功能有关(图3-1)。

器官内动脉分布的一般规律:①实质性器官(如肝、肾等)的动脉,由门进入呈放射型分布,其分支常作为该器官分叶或分段的依据;②空腔性器官(如肠、输尿管等)的动脉,有的呈横行分布,有的呈纵行分布;③骨内部的动脉,从长骨的骨干和两端进入长骨内分支分布(图3-2,图3-3)。

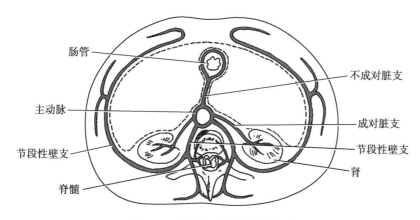

图 3-2　躯干部动脉分布模式图

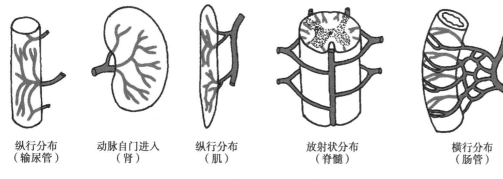

纵行分布（输尿管）　　动脉自门进入（肾）　　纵行分布（肌）　　放射状分布（脊髓）　　横行分布（肠管）

图 3-3　器官内动脉分布模式图

（张红旗）

第二节　动脉的组织学结构

动脉从心室发出后,反复分支,管径逐渐变细,管壁逐渐变薄。根据管径大小、管壁厚度和主要成分,可将动脉分为大动脉、中动脉、小动脉和微动脉四种。各类动脉之间逐渐移行,没有明显的界线。管壁从内向外均分为内膜、中膜和外膜三层,其中中膜的结构变化最为明显。

一、大动脉

大动脉（large artery）包括主动脉、肺动脉、无名动脉、颈总动脉、锁骨下动脉、髂总动脉等。大动脉管壁的中膜含多层弹性膜和大量弹性纤维，故又称弹性动脉（elastic artery）（图3-4）。其结构特点是：

（一）内膜

位于管壁的最内层，由内皮、内皮下层和内弹性膜组成。内皮细胞长轴多与血流方向一致，含核的部位略突向腔面，其余部分极薄，内皮细胞基底面附着于基膜上。在透射电镜下，大动脉的内皮细胞中 Weibel-Palade 小体（W-P小体）尤为丰富；内皮下层较厚，为疏松结缔组织，含有胶原纤维、弹性纤维和少量的纵行平滑肌；内弹性膜因与中膜的弹性膜相连续，故内膜与中膜无明显分界。

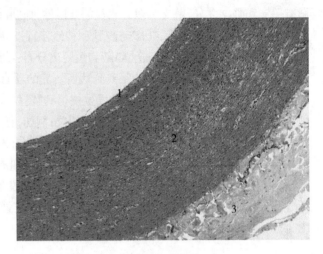

图3-4   大动脉（横断面，HE染色）
1. 内膜；2. 中膜；3. 外膜

（二）中膜

很厚，含有40~70层的环行弹性膜（elastic membrane）。弹性膜由弹性蛋白组成，膜上有许多小孔。各层弹性膜间由弹性纤维相连，弹性膜间有环行平滑肌细胞和少量的胶原纤维。中膜基质的主要化学成分为硫酸软骨素。在病理状态下，中膜的平滑肌可迁移到内膜，增生并产生结缔组织成分，使内膜增厚，是发生动脉粥样硬化的重要环节。

（三）外膜

较薄，由结缔组织组成，其中伴有小的营养血管、神经束及脂肪细胞。结缔组织中的细胞以成纤维细胞为主，当血管受损时，成纤维细胞具有修复外膜的作用。大动脉外膜中没有明显的外弹性膜。

二、中动脉

除大动脉外，凡在解剖学中有名称的动脉大多属中动脉（medium-sized artery）。中动脉中膜的平滑肌相当丰富，故又名肌性动脉（muscular artery）。中动脉管壁的三层结构最为典型（图3-5）。

（一）内膜

内膜是三层膜中最薄的一层，也由内皮、内皮下层和内弹性膜构成。内皮细胞衬于血管腔面，表面光滑，利于血液的流动；内皮下层为薄层的结缔组织，含有胶原纤维、弹性纤维和少量的平滑肌细胞；内皮下层深面为内弹性膜，由弹性蛋白构成，在HE染色的切片上，内弹性膜嗜酸性，染成亮红色，由于血管收缩，常呈波浪状（图3-5）。中动脉内弹性膜明显，故可作为内膜和中膜的分界。

（二）中膜

中膜较厚，由10~40层环行排列的

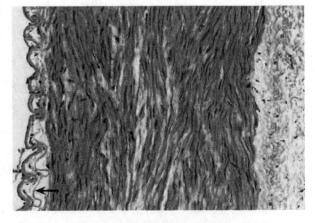

图3-5   中动脉（横断面，HE染色）
←内弹性膜；＊外弹性膜

平滑肌细胞组成。肌纤维间有一些胶原纤维、弹性纤维和基质,这些纤维和基质是由平滑肌细胞产生的。

(三)外膜

外膜厚度与中膜大致相等,由疏松结缔组织构成,且含有营养血管、淋巴管和神经纤维。多数中动脉外膜与中膜交界处有明显的外弹性膜。

三、小动脉

小动脉(small artery)管径一般在 0.3~1mm,也属肌性动脉。包括粗细不等的几级分支,较大的小动脉,内弹性膜明显,随着管径逐渐地变细,内弹性膜逐渐消失;中膜有数层平滑肌;外膜厚度与中膜相近,结构与中动脉相似,但一般没有外弹性膜(图 3-6)。

四、微动脉

管径在 0.3mm 以下的动脉称微动脉(arteriole),各层均薄,无内、外弹性膜,中膜仅含 1~2 层平滑肌细胞和少量胶原纤维,外膜较薄(图 3-6)。

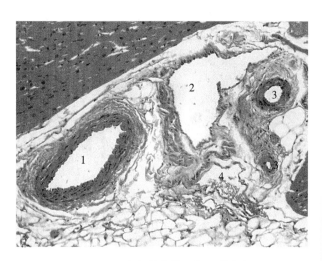

图 3-6　小血管光镜图(HE 染色)
1. 小动脉;2. 小静脉;3. 微动脉;4. 微静脉

五、血管壁的特殊感受器

血管壁内有一些特殊的感受器,如颈动脉体(carotid body)、主动脉体(aortic body)和颈动脉窦(carotid sinus)等。

颈动脉体位于颈总动脉分支处附近管壁的外侧,是直径 2~3mm 的扁平小体,主要由排列不规则的上皮细胞团索组成,细胞团或索之间有丰富的血窦。电镜下,上皮细胞分为两型:Ⅰ型细胞聚集成群,胞质内含许多致密核心小泡,许多神经纤维终止于该型细胞表面;Ⅱ型细胞位于Ⅰ型细胞周围,胞质中颗粒很少或不存在。生理学研究表明,颈动脉体是感受动脉血 O_2、CO_2 含量和血液 pH 值变化的化学感受器,可将此信息传入中枢,对心血管系统和呼吸系统进行调节。

主动脉体,又称主动脉小球(aortic glomera)在结构和功能上与颈动脉体相似。

颈动脉窦是颈总动脉末端和颈内动脉起始膨大部分,此处中膜很薄,平滑肌细胞少,外膜较厚,含有许多来源于舌咽神经的形态特殊的游离神经末梢,接受因血压升高而致血管壁扩张的刺激并传入中枢,参与血压调节。在主动脉弓血管的外膜和接近心脏的大静脉中也有类似颈动脉窦的结构。

(廉　洁)

第三节　肺循环的动脉

肺动脉干(pulmonary trunk)起自右心室,是一短粗的动脉干,在升主动脉的前方向左后上方斜行,至主动脉弓的下方分为左、右肺动脉。左肺动脉(left pulmonary artery)较短,水平向左,经食管、胸主动脉前方至左肺门,分两支进入左肺上、下叶。右肺动脉(right pulmonary artery)较长,水平向右,经升主动脉和上腔静脉的后方达右肺门,分 3 支进入右肺上、中、下叶。在肺动脉干分叉处稍左侧与主动脉弓下缘之间有一结缔组织索,称动脉韧带(arterial ligament)(或动脉导管索),是胚胎时期动脉导管闭锁后的遗迹。如动脉导管在出生后 6 个月尚未闭锁,称动脉导管未闭,是常见的先天性心脏病之一。

> **知识链接**
>
> **血管铸型技术**(vascular cast)是借助于工业上传统的铸造工艺,以人体血管为模具,将填充剂注入血管内,待填充剂硬化成形后,再用腐蚀的方法去除管道模具及其周围的组织,仅留下管腔内填充物的方法。该技术是观察血管分支分布的重要方法。

(张红旗)

第四节　体循环的动脉

体循环的动脉主干是主动脉(aorta),其由左心室发出,先斜向右上,再弯向左后,沿脊柱左前方下行,穿膈的主动脉裂孔入腹腔,至第 4 腰椎下缘水平分为左、右髂总动脉。依其行程分为升主动脉、主动脉弓和降主动脉三部分。降主动脉又以膈为界,分为胸主动脉和腹主动脉(图 3-7,图 3-8)。

一、升主动脉

升主动脉(ascending aorta)(图 3-7)是主动脉的第一段,长约 5cm,发自左心室,位于肺动脉干与上腔静脉之间,向右前上方至右侧第 2 胸肋关节后方移行为主动脉弓,升主动脉根部发出左、右冠状动脉。

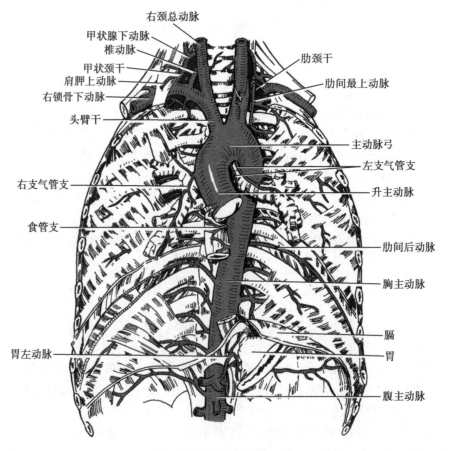

图 3-7　胸主动脉及其分支

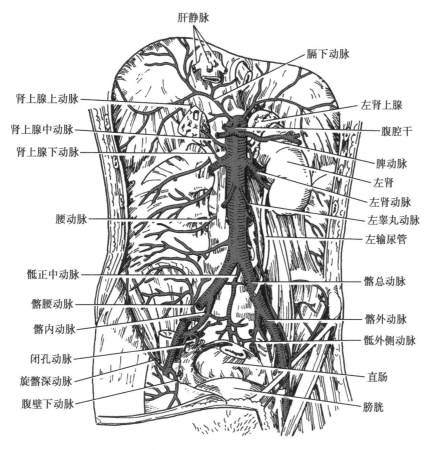

肝静脉
膈下动脉
肾上腺上动脉
肾上腺中动脉
肾上腺下动脉
腰动脉
骶正中动脉
髂腰动脉
髂内动脉
闭孔动脉
旋髂深动脉
腹壁下动脉

左肾上腺
腹腔干
脾动脉
左肾
左肾动脉
左睾丸动脉
左输尿管
髂总动脉
髂外动脉
骶外侧动脉
直肠
膀胱

图 3-8 腹主动脉及其分支

二、主动脉弓

主动脉弓(arch of aorta)(图 3-7)是升主动脉的延续,自右侧第 2 胸肋关节后方弓形向上弯曲,跨过左肺根,至第 4 胸椎体下缘移行为胸主动脉。其前方有胸骨,后方有气管和食管。主动脉弓壁内含有压力感受器,具有调节血压的作用。在主动脉弓下方动脉韧带处,有 2~3 个粟粒状小体,为主动脉体,或称主动脉小球,属化学感受器,主要参与呼吸运动的调节。主动脉弓的凸侧自右向左依次发出 3 大分支,即头臂干(brachiocephalic trunk)又称无名动脉(innominate artery)、左颈总动脉(left common carotid artery)和左锁骨下动脉(left subclavian artery)。头臂干向右上斜行至右侧胸锁关节的后方分为右锁骨下动脉和右颈总动脉。

1. 颈总动脉 颈总动脉(common carotid artery)是头颈部的主要动脉干,成对,右侧起自头臂干(图 3-7),左侧起自主动脉弓。两侧均在胸锁关节的后方,沿食管、气管和喉的外侧上行,至甲状软骨上缘水平分为颈内动脉和颈外动脉。颈总动脉与颈内静脉、迷走神经一起被包裹在颈动脉鞘内。

当头面部大出血时,在胸锁乳突肌前缘,相当于环状软骨平面,可将颈总动脉向后压向第 6 颈椎横突前结节(颈动脉结节),进行急救止血。

在颈总动脉分叉处有两个重要结构:①颈动脉窦是颈总动脉末端和颈内动脉起始处的膨大部分,壁内有压力感受器,当血压升高时,可反射性地引起心跳变慢,血管扩张,血压下降;②颈动脉体是一个扁椭圆形小体,借结缔组织连于颈总动脉分叉处的后方,为化学感受器,可感受血液中 CO_2 分压、O_2 分压和 H^+ 浓度变化,当血中 O_2 分压降低或 CO_2 分压增高时,可反射性地促使呼吸加深加快。

(1)颈外动脉(external carotid artery)(图 3-9,图 3-10):起自颈总动脉,初居颈内动脉的前内侧,后经其前方绕至其前外侧,上行穿腮腺实质达下颌颈高度分为颞浅动脉和上颌动脉两个终支。其主要分支有:

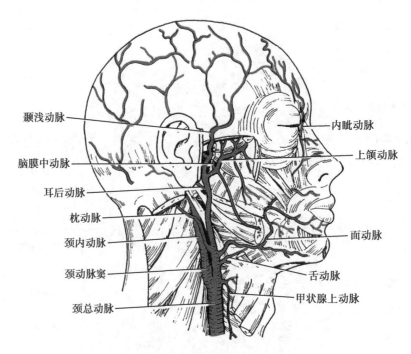

颞浅动脉

脑膜中动脉

耳后动脉

枕动脉

颈内动脉

颈动脉窦

颈总动脉

内眦动脉

上颌动脉

面动脉

舌动脉

甲状腺上动脉

图 3-9　颈外动脉及其分支

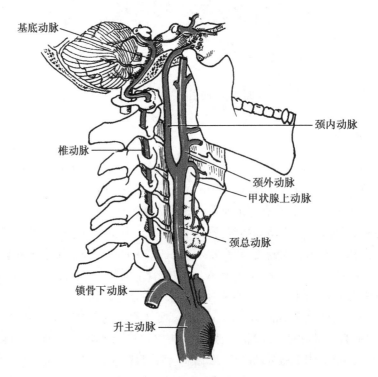

基底动脉

椎动脉

锁骨下动脉

升主动脉

颈内动脉

颈外动脉

甲状腺上动脉

颈总动脉

图 3-10　颈内动脉和椎动脉

1）甲状腺上动脉（superior thyroid artery）：起自颈外动脉的起始处，行向前下方，分布到甲状腺上部和喉。

2）舌动脉（lingual artery）：在甲状腺上动脉的稍上方，平舌骨大角处发自颈外动脉，分布到舌、舌下腺和腭扁桃体。

3）面动脉（facial artery）：在舌动脉稍上方发出，向前经下颌下腺的深面，至咬肌前缘绕过下颌骨下缘至面部，经口角和鼻翼的外侧，向上至眼内眦，改称为内眦动脉。面动脉分布于面部软组织、下颌下腺和腭扁桃体等。在下颌骨下缘和咬肌前缘交界处，可摸到面动脉的搏动，面部出血时,可在该处进行压迫止血。

4) 颞浅动脉(superficial temporal artery):在外耳门的前方上行,越过颧弓根至颞部皮下,其分支分布于腮腺、额、颞和顶部软组织。在外耳门前方颧弓根部可触及其搏动,当头前外侧部出血时,可在此压迫止血。

5) 上颌动脉(maxillary artery):经下颌颈深面入颞下窝,沿途分支分布于外耳道、中耳、硬脑膜、颊、腭扁桃体、牙及牙龈、咀嚼肌、鼻腔和腭部等处。其中分布于硬脑膜的分支称脑膜中动脉(middle meningeal artery),它自上颌动脉发出后,向上穿棘孔入颅中窝,且紧贴颅骨内面走行,分前、后两支分布于硬脑膜。前支经过翼点内面,当颞部骨折时,易受损伤导致出血引起颅内硬脑膜外血肿,临床上需要及时清除血肿。否则会造成严重的后果。

颈外动脉的分支还有枕动脉、耳后动脉和咽升动脉,分布于枕部、耳后和咽。

(2) 颈内动脉(internal carotid artery)(图 3-10):由颈总动脉发出后,垂直上升到颅底,在颈部无分支(借此可以与颈外动脉相鉴别)再经颈动脉管入颅腔,分支分布于脑和视器。

2. 锁骨下动脉 锁骨下动脉(subclavian artery)(图 3-11,图 3-12)左侧起于主动脉弓,右侧

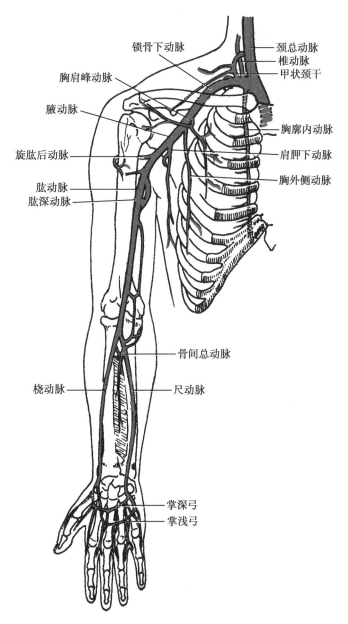

图 3-11 上肢的动脉

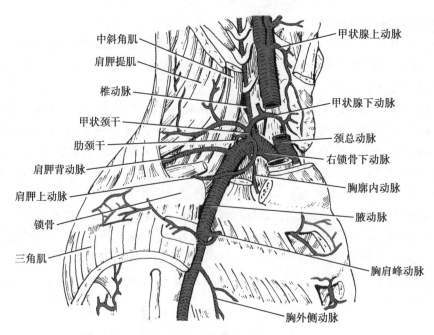

中斜角肌
肩胛提肌
椎动脉
甲状颈干
肋颈干
肩胛背动脉
肩胛上动脉
锁骨
三角肌

甲状腺上动脉
甲状腺下动脉
颈总动脉
右锁骨下动脉
胸廓内动脉
腋动脉
胸肩峰动脉
胸外侧动脉

图 3-12　锁骨下动脉及其分支

起自头臂干。锁骨下动脉从胸锁关节后方斜向外至颈根部,呈弓状经胸膜顶前方,穿斜角肌间隙,至第 1 肋外缘延续为腋动脉。

从胸锁关节至锁骨下缘中点画一弓形线(弓的最高点距锁骨上缘约 1.5cm),为锁骨下动脉的体表投影。上肢出血时,可在锁骨中点上方的锁骨上窝处向后下方将该动脉压向第 1 肋进行止血。锁骨下动脉的主要分支有:

(1) 椎动脉(vertebral artery)(图 3-10,图 3-12):90% 的人双侧椎动脉的直径不等,一般情况下,左侧的直径较右侧粗。从前斜角肌内侧发出,向上穿第 6~1 颈椎横突孔,出第 1 颈椎横突孔后弯向后内,绕过寰椎的后方,穿寰枕后膜及硬脊膜经枕骨大孔入颅腔,左右汇合成一条基底动脉,与颈内动脉共同营养脑和视器等。

(2) 胸廓内动脉(internal thoracic artery)(图 3-12,图 3-19):在椎动脉起始处向对侧发出,向下入胸腔,经第 1~6 肋软骨后面(距胸骨外侧缘 1.5cm 处)下降。分为肌膈动脉和腹壁上动脉,后者穿膈肌进入腹直肌鞘内,并与腹壁下动脉吻合。胸廓内动脉的分支分布于胸前壁、乳房、心包等处。该动脉又名内乳动脉(internal mammary artery),是冠状动脉搭桥时最常用的动脉。

(3) 甲状颈干(thyrocervical trunk)(图 3-12):为一短干,起自锁骨下动脉,立即分成数支至颈部和肩部。其中甲状腺下动脉(inferior thyroid artery),向上至甲状腺下端,并分布于咽、喉、气管和食管。肩胛上动脉(suprascapular artery),自甲状颈干发出后,至冈上、下窝,分布于冈上、下肌和肩胛骨。

3. 腋动脉　腋动脉(axillary artery)(图 3-12,图 3-13)为上肢的动脉主干,在第 1 肋外缘处续于锁骨下动脉,经腋窝至大圆肌下缘处移行为肱动脉。腋动脉被胸小肌分为 3 段,第一段位于胸小肌内侧,第三段位于胸小肌与大圆肌下缘之间,第二段被胸小肌所遮盖。其主要分支有:

(1) 胸肩峰动脉(thoraco-acromial artery):为一短干,在胸小肌上缘发自腋动脉,立即分支分布于三角肌、胸大肌、胸小肌和肩关节。

(2) 胸外侧动脉(lateral thoracic artery):沿胸小肌下缘走行,分布于乳房、胸大肌和前锯肌。

(3) 肩胛下动脉(subscapular artery):在肩胛下肌下缘附近发出,行向后下,分为胸背动脉(thoracodorsal artery)和旋肩胛动脉(circumflex scapular artery)。

(4) 旋肱后动脉(posterior circumflex humeral artery):伴腋神经穿四边孔,绕肱骨外科颈,分布

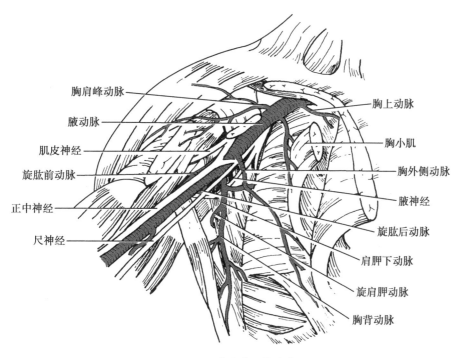

图 3-13　腋动脉及其分支

于肩关节和三角肌。

　　4. 肱动脉　肱动脉(brachial artery)(图 3-14)自大圆肌下缘续于腋动脉,沿肱二头肌内侧下行至肘窝,平桡骨颈高度分为桡动脉和尺动脉。在肘窝的内上方,可触到肱动脉的搏动,为测量血压时听诊的部位。当前臂和手部大出血时,可在臂中部将该动脉压向肱骨以暂时止血。肱动脉的主要分支有肱深动脉(deep brachial artery),伴桡神经在桡神经沟下行,分支营养肱三头肌和肱骨,终支参与组成肘关节网。

　　5. 尺动脉和桡动脉　尺动脉(ulnar artery)和桡动脉(radial artery)均由肱动脉分出(图 3-15),桡动脉在肱桡肌与旋前圆肌之间,继而在肱桡肌腱与桡侧腕屈肌腱之间下行(在腕关节上方可触其搏动,是诊脉常用部位),绕桡骨茎突至手背,穿第 1 掌骨间隙到手掌,与尺动脉掌深支吻合成掌深弓。桡动脉主要分支有:①拇主要动脉:由桡动脉入手掌处发出,分 3 支分布于拇指两侧和示指桡侧;②掌浅支:在桡腕关节处发出,穿鱼际肌或沿其表面至手掌,与尺动脉末端吻合成掌浅弓。桡动脉也可以作为冠状动脉搭桥的血管。

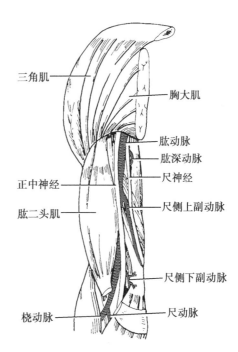

图 3-14　肱动脉及其分支

　　尺动脉在指浅屈肌与尺侧腕屈肌之间下行,经豌豆骨桡侧至手掌,与桡动脉掌浅支吻合成掌浅弓。尺动脉的主要分支有:①骨间总动脉(common interosseus artery):自尺动脉上端发出,在骨间膜上缘分为骨间前动脉和骨间后动脉(图 3-15,图 3-16),分别沿骨间膜前、后面下行,分支分布于前臂肌和尺、桡骨;②掌深支:在豌豆骨桡侧由尺动脉发出,与桡动脉末端吻合成掌深弓。

　　6. 掌浅弓和掌深弓　掌浅弓(superficial palmar arch)(图 3-17)位于掌腱膜和屈指肌腱之间,分叉有小指指掌侧动脉和 3 支指掌侧总动脉。前者分布于小指尺侧缘,后者达掌指关节附近各

Note

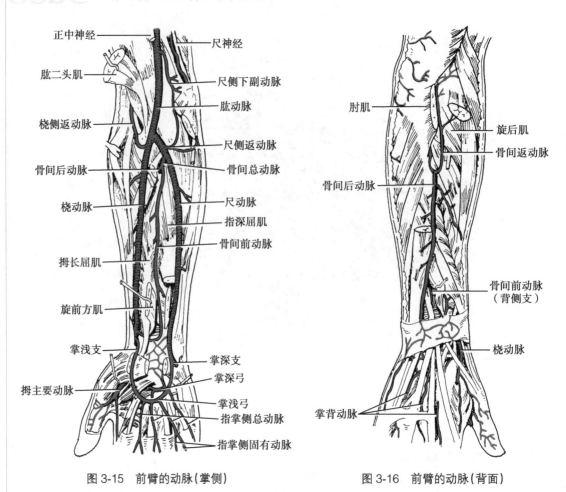

正中神经

肱二头肌

桡侧返动脉

骨间后动脉

桡动脉

拇长屈肌

旋前方肌

掌浅支

拇主要动脉

尺神经

尺侧下副动脉

肱动脉

尺侧返动脉

骨间总动脉

尺动脉

指深屈肌

骨间前动脉

掌深支

掌深弓

掌浅弓

指掌侧总动脉

指掌侧固有动脉

图 3-15　前臂的动脉(掌侧)

肘肌

骨间后动脉

骨间前动脉
(背侧支)

掌背动脉

旋后肌

骨间返动脉

桡动脉

图 3-16　前臂的动脉(背面)

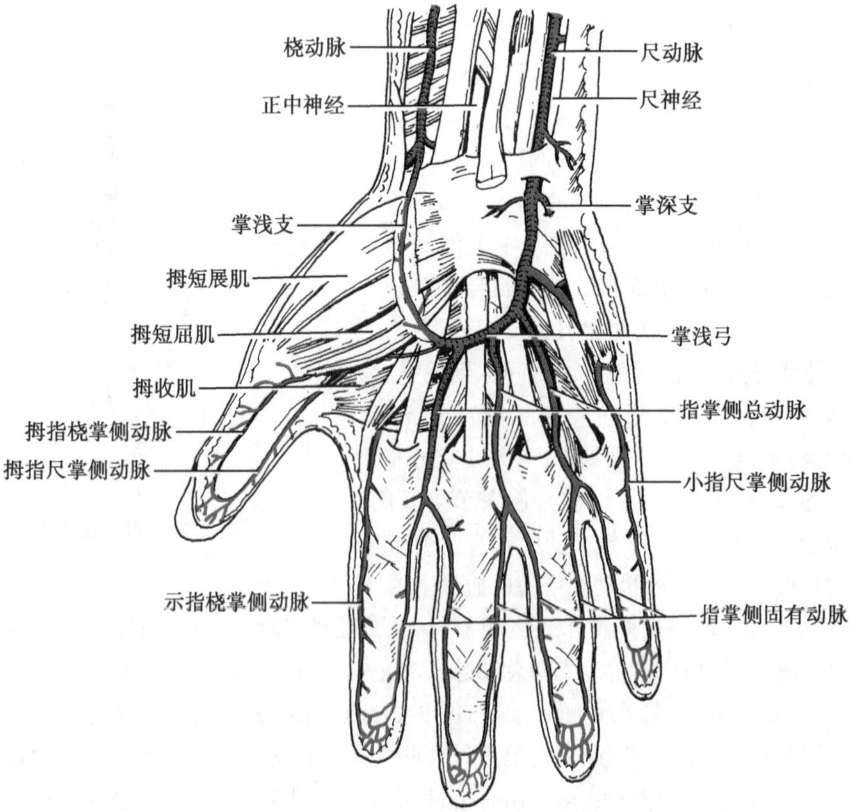

桡动脉

正中神经

掌浅支

拇短展肌

拇短屈肌

拇收肌

拇指桡掌侧动脉

拇指尺掌侧动脉

示指桡掌侧动脉

尺动脉

尺神经

掌深支

掌浅弓

指掌侧总动脉

小指尺掌侧动脉

指掌侧固有动脉

图 3-17　手的动脉,示掌浅弓及其分支(掌面,浅层)

分两支指掌侧固有动脉,分布于第 2~5 指相对缘,手指出血时可在手指两侧压迫止血。掌深弓(deep palmar arch)(图 3-18)位于屈指肌腱深面,约平腕掌关节高度由弓发出 3 条掌心动脉,至掌指关节附近,分别与相应的指掌侧总动脉吻合。

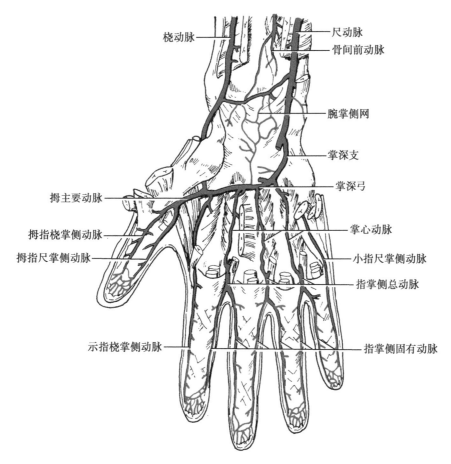

图 3-18 手的动脉,示掌深弓及其分支(掌面,深层)

三、胸主动脉

胸主动脉(thoracic aorta)(图 3-7)在第 4 胸椎下缘左侧续于主动脉弓,初沿脊柱稍左侧下行,逐渐转至其前方,于第 12 胸椎高度穿膈的主动脉裂孔,移行为腹主动脉。胸主动脉是胸部的动脉干,发出壁支和脏支(图 3-19)。

1. 壁支 壁支包括肋间后动脉(posterior intercostal artery)、肋下动脉(subcostal artery)和膈上动脉。第 1~2 对肋间后动脉来自锁骨下动脉,第 3~11 对肋间后动脉和肋下动脉由胸主动脉的后外侧壁发出,每支在脊柱两侧各分前、后两支。后支细小分布于脊髓、背部的肌肉和皮肤。前支粗大,在相应的肋骨下缘的肋沟内与肋间后静脉和肋间神经伴行,分布于胸壁和腹壁上部。膈上动脉为 2~3 条小支,分布于膈上面的后部。

2. 脏支 脏支主要有支气管支、食管支和心包支,分布于气管、食管和心包。

四、腹主动脉

腹主动脉(abdominal aorta)(图 3-7,图 3-8)在膈的主动脉裂孔处续于胸主动脉,沿脊柱左前方下降,至第 4 腰椎下缘水平分为左、右髂总动脉。腹主动脉右侧有下腔静脉伴行,前方有肝左叶、胰、十二指肠水平部和小肠系膜根越过。腹主动脉的分支,按其分布区域,亦可分为壁支和

Note

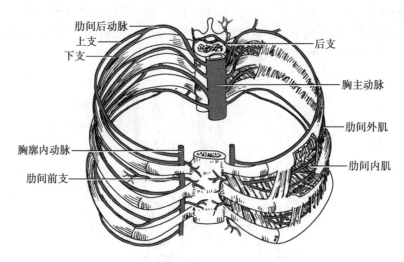

图 3-19　胸壁的动脉

脏支,但不同于胸主动脉的分支,即其脏支较壁支粗大。

1. 壁支

(1) 膈下动脉(inferior phrenic artery)(图 3-8):左、右各一,除分支至膈下面以外,还发出细小的肾上腺上动脉至肾上腺上部。

(2) 腰动脉(lumbar artery)(图 3-8):有 4 对,自腹主动脉后壁发出,分布于腰部和腹前外侧壁的肌肉和皮肤,也有分支营养脊髓及其被膜。

(3) 骶正中动脉(median sacral artery)(图 3-8):1 支,自腹主动脉分叉处后壁发出,沿骶骨前面下降入盆,分支营养盆腔后壁的组织结构。

2. 脏支　脏支分为成对和不成对两种。成对脏支有肾上腺中动脉、肾动脉和睾丸动脉(男)或卵巢动脉(女);不成对脏支有腹腔干、肠系膜上动脉和肠系膜下动脉。

(1) 肾上腺中动脉(middle suprarenal artery)(图 3-8):约在平第 1 腰椎处起自腹主动脉侧壁,分布于肾上腺中部,在腺内与肾上腺上动脉(发自膈下动脉)、肾上腺下动脉(发自肾动脉)形成吻合。

(2) 肾动脉(renal artery)(图 3-8):约平对第 1、2 腰椎体之间起自腹主动脉侧壁,横行向外,到肾门附近分为前、后两干,经肾门入肾,并在入肾之前各发出 1 支肾上腺下动脉至肾上腺下部。由于腹主动脉偏向左侧,故左肾动脉较右侧短。由于此关系,左侧的肾移植的难度大于右侧。有时,肾尚有不经肾门而从肾上端或下端入肾的副肾动脉(accessory renal artery)。它可由肾动脉、腹主动脉、膈下动脉等动脉发出,在多数情况下,它乃是一支起始和行程有变异的副肾动脉,结扎后可引起肾局部缺血坏死。

(3) 睾丸动脉(testicular artery)(图 3-8):又称精索内动脉,细而长,在肾动脉起始处的稍下方由腹主动脉前壁发出,斜向下外,跨过输尿管前面,经腹股沟管至阴囊,分布于睾丸。在女性则为卵巢动脉(ovarian artery),经卵巢悬韧带下行入盆腔,分布于卵巢和输卵管壶腹部。

(4) 腹腔干(celiac trunk)又称腹腔动脉(celiac artery)(图 3-20~ 图 3-22):为一短而粗的干,在主动脉裂孔稍下方,约平第 12 胸椎高度,自腹主动脉前壁发出,立即分为胃左动脉、肝总动脉和脾动脉。

1) 胃左动脉(left gastric artery):斜向左上方至胃的贲门,在小网膜两层之间沿胃小弯转向右行,与胃右动脉吻合。沿途分支至食管腹段、贲门和胃小弯附近的胃壁。

2) 肝总动脉(common hepatic artery):向右前方在十二指肠上部的上缘进入肝十二指肠韧带内,分为肝固有动脉和胃十二指肠动脉。①肝固有动脉(proper hepatic artery)行于肝十二指肠

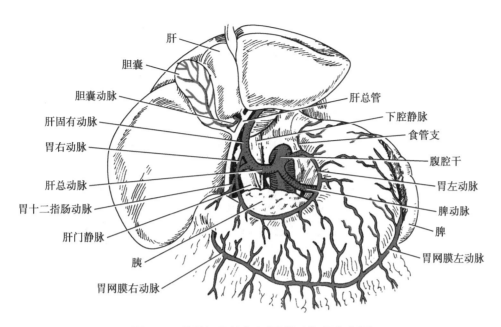

图 3-20 腹腔干及其分支(胃前面观,肝向上翻)

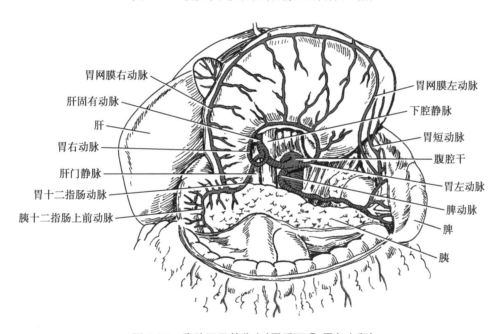

图 3-21 腹腔干及其分支(胃后面观,胃向上翻)

韧带内,在肝门静脉的前方、胆总管左侧上行至肝门,分为左、右两支进入肝的左、右叶;右支在进入肝门前发出胆囊动脉(cystic artery),经胆囊三角上行,分支分布于胆囊。胆囊动脉一般起于肝右动脉,本干分两支,分布于胆囊的前、后面。胆囊动脉起点变异较多,但胆囊动脉绝大多数位于胆囊三角(Calot 三角)内,胆囊摘除手术时,不要将肝右动脉误认为胆囊动脉结扎造成事故。肝固有动脉还发出胃右动脉(right gastric artery),在小网膜内行至幽门上缘,再沿胃小弯向左,与胃左动脉吻合,沿途分支分布于十二指肠上部和胃小弯附近的胃壁。②胃十二指肠动脉(gastroduodenal artery)在十二指肠上部后方下降,经胃幽门后方到下缘分为胃网膜右动脉(right gastroepiploic artery)和胰十二指肠上动脉。前者在大网膜两层之间沿胃大弯左行,发出胃支和网膜支分布于胃大弯和大网膜,并与胃网膜左动脉吻合,后者有前、后两支,在胰头与十二指肠降部之间下降,分布到胰头和十二指肠。

Note

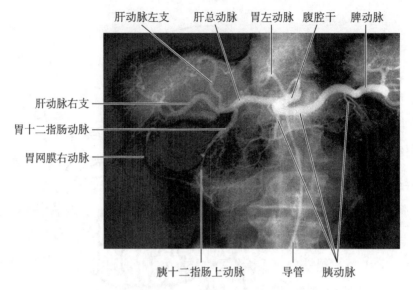

肝动脉左支　肝总动脉　胃左动脉　腹腔干　脾动脉

肝动脉右支
胃十二指肠动脉
胃网膜右动脉

胰十二指肠上动脉　　导管　胰动脉

图 3-22　动脉造影 - 示腹腔干及其主要分支

知识链接

血管造影（angiography）是一种有创检测血管的方法，即将显影剂注入血管里，因为 X 光无法穿透显影剂，血管造影正是利用这一特性，通过显影剂在 X 线下所显示的影像来诊断血管病变的。血管造影通常指数字减影血管造影（digital subtraction angiography，DSA）是指利用计算机处理数字化的影像信息，以消除骨骼和软组织影像，使血管清晰显示的技术。

3）脾动脉（splenic artery）：沿胰的上缘左行，经脾肾韧带达脾门，分数支入脾。脾动脉沿途发出多条细小的胰支至胰体和胰尾，在未进入脾门前发出 3~5 支胃短动脉（short gastric artery），经胃脾韧带至胃底；发出胃网膜左动脉（leftgastroepiploicartery），在大网膜两层之间沿胃大弯右行，与胃网膜右动脉吻合，发出胃支和网膜支分布于胃大弯和大网膜。胃网膜动脉在临床上也可用于冠状动脉搭桥术。

（5）肠系膜上动脉（superior mesenteric artery）（图 3-23）：在腹腔干稍下方，约平第 1 腰椎高度起自腹主动脉前壁，经胰头和胰体交界的后方下行，经十二指肠水平部的前面进入小肠系膜根，向右髂窝方向走行。其分支有：

知识链接

肠系膜上动脉压迫综合征（superior mesenteric artery compression syndrome）又称 Wilkie 病，由于十二指肠水平部恰好位于腹主动脉与肠系膜上动脉起始部形成的夹角内。当该夹角变小时，易引起压迫性肠梗阻，系指由于肠系膜上动脉压迫十二指肠的水平部所引起的十二指肠部分或完全梗阻而出现的一系列症状。

1）胰十二指肠下动脉（inferior pancreaticoduodenal artery）：行于胰头与十二指肠之间，分支分布于胰和十二指肠，并与胰十二指肠上动脉吻合。

2）空肠动脉（jejunal arteries）和回肠动脉（ileal arteries）（图 3-23）：有十数支，发自肠系膜上动脉左侧壁，走在肠系膜内，分布于空肠和回肠。各支动脉的分支再吻合成动脉弓。通常，空肠

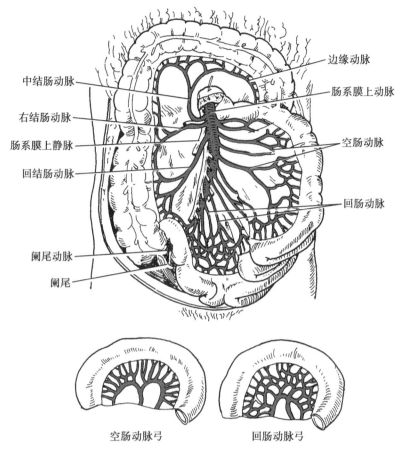

图 3-23　肠系膜上动脉及其分支

有 1~2 级动脉弓,回肠的动脉弓多至 3~5 级,最后一级动脉弓再发出直支入肠壁。空肠和回肠
动脉弓的数目是手术过程中区别两者的重要标志之一。

　　3)回结肠动脉(ileocolic artery)(图 3-24):为肠系膜上动脉右侧壁发出的最下一条分支,分
布于回肠末端、盲肠和升结肠。另发出阑尾动脉(appendicular artery)沿阑尾系膜游离缘至阑尾

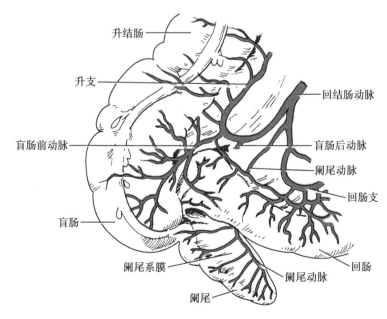

图 3-24　回结肠动脉及其分支

尖端,并分支营养阑尾。阑尾切除手术时,需要从阑尾系膜中找到阑尾动脉进行结扎。

4) 右结肠动脉(right colic artery):在回结肠动脉上方发出向右行,分升、降支与中结肠动脉和回结肠动脉吻合,分支至升结肠。

5) 中结肠动脉(middle colic artery):在胰的下缘处发出,前行入横结肠系膜,分左、右支分别与左、右结肠动脉吻合,营养结肠。

(6) 肠系膜下动脉(inferior mesenteric artery)(图3-25):约平第3腰椎高度起于腹主动脉前壁,行向左下方,至左髂窝进入乙状结肠系膜根内,继续下降入小骨盆。分支分布于降结肠、乙状结肠和直肠上部。

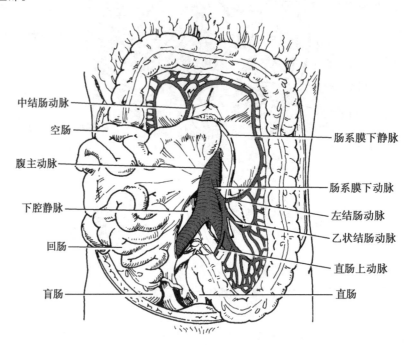

图 3-25 肠系膜下动脉及其分支

1) 左结肠动脉(left colic artery):沿腹后壁左行,分升、降支营养降结肠,并与中结肠动脉和乙状结肠动脉吻合。

2) 乙状结肠动脉(sigmoid artery):常为2~3支,进入乙状结肠系膜内,相互吻合成动脉弓分支分布于乙状结肠。乙状结肠动脉与左结肠动脉和直肠上动脉均有吻合。

3) 直肠上动脉(superior rectal artery):是肠系膜下动脉的直接延续,行至第3骶椎处分为两支,沿直肠上部两侧下降,分布于直肠上部,并与直肠下动脉的分支吻合。

> 知识链接
>
> **血管支架**(vascularstent)是指在管腔球囊扩张成形的基础上,在病变段置入内支架以达到支撑狭窄闭塞段血管,减少血管弹性回缩及再塑形,保持管腔血流通畅的目的。部分内支架还具有预防再狭窄的作用。血管支架主要分为冠状动脉支架、脑血管支架、肾动脉支架和大动脉支架等。

五、髂总动脉

髂总动脉(common iliac artery)(图3-26)左、右各一,在第4腰椎体下缘高度自腹主动脉分出沿腰大肌的内侧向外下方斜行,至骶髂关节的前方,分为髂内动脉和髂外动脉。左、右髂总动脉与左、右髂总静脉的位置关系有所不同。左髂总动脉(在左侧)与左髂总静脉(在右侧)是并列关系,而右髂总动脉(在前方)与右髂总静脉(在后方)是前后关系。女性怀孕时,随着胎儿的增大,胎儿可以压迫右髂总动脉,右髂总动脉压迫其后方的右髂总静脉而导致右侧下肢水肿。

　　1. 髂内动脉　髂内动脉(internal iliac artery)(图 3-26,图 3-27)为一短干,沿盆腔侧壁下行,发出壁支和脏支。

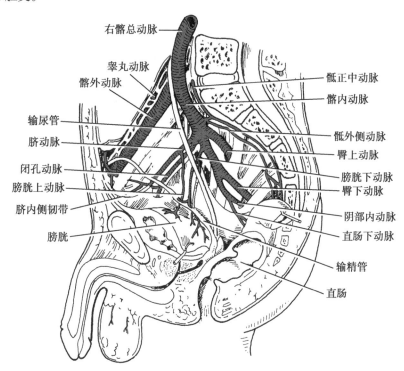

图 3-26　盆腔的动脉(男性右侧)

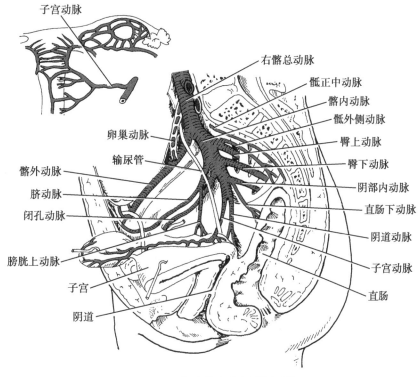

图 3-27　盆腔的动脉(女性右侧)

（1）壁支：包括：

1）闭孔动脉（obturator artery）：沿骨盆侧壁行向前下，穿闭膜管出盆腔，至股内侧部，分布于髋关节和大腿内侧肌群。

2）臀上动脉（superior gluteal artery）和臀下动脉（inferior gluteal artery）：分别经梨状肌上、下孔穿出至臀部，分支营养臀肌和髋关节（图3-26，图3-27）。

此外，髂内动脉尚发出髂腰动脉及骶外侧动脉，分布于髂腰肌、盆腔后壁以及骶管内结构。

闭孔动脉在穿闭孔膜前尚发出一支耻骨支，在股环附近，可与腹壁下动脉的分支（闭孔支）吻合，形成异常的闭孔动脉（出现率17%~18%）。在做股疝手术时要注意此变异，以免伤及导致大出血。

（2）脏支：包括

1）脐动脉（umbilical artery）：是胎儿时期的动脉干，由髂内动脉的起始部发出，走向内下方，出生后远侧段闭锁形成脐内侧韧带，近侧段仍保留管腔，发出2~3支膀胱上动脉（superior vesical artery），分布于膀胱尖和膀胱体。

2）膀胱下动脉（inferior vesical artery）：沿骨盆侧壁下行，分布于膀胱底，精囊腺和前列腺。女性分布于膀胱和阴道。

3）直肠下动脉（inferior rectal artery）：行向内下方，分布于直肠下部，并与直肠上动脉和肛动脉吻合。

4）子宫动脉（uterine artery）（图3-27）：沿盆侧壁向内下方行走，进入子宫阔韧带两层之间，在子宫颈外侧2cm处跨过输尿管的前上方并与之交叉，沿子宫颈及子宫侧缘上行，至子宫底，其分支分布于子宫、阴道、输尿管和卵巢，并与卵巢动脉吻合。在做子宫切除手术结扎子宫动脉时，注意勿将输尿管一并结扎而发生医疗事故。临床上，子宫切除术后要注意观察尿量的变化，以防误扎输尿管。

5）阴部内动脉（internal pudendal artery）（图3-27，图3-28）：沿臀下动脉的前方下降，穿梨状肌下孔出盆腔，又经坐骨小孔至坐骨肛门窝，发出肛动脉、会阴动脉、阴茎（蒂）动脉等分支。分布于肛门、会阴部和外生殖器。

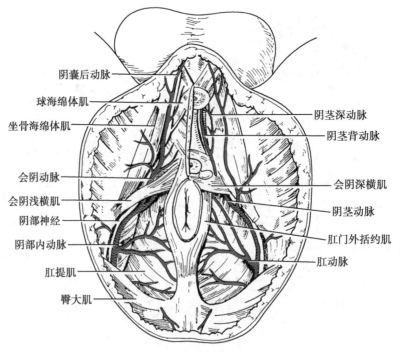

图3-28　会阴部的动脉（男性）

2. **髂外动脉** 髂外动脉(external iliac artery)(图 3-26,图 3-27)沿腰大肌内侧缘下降,经腹股沟中点深面至股前部,移行为股动脉。其主要分支为腹壁下动脉(inferior epigastric artery),经腹股沟管腹环内侧上行入腹直肌鞘,分布于腹直肌并与腹壁上动脉吻合。此外发出一支旋髂深动脉,沿腹股沟韧带外侧半的后方斜向外上,分支营养髂嵴及邻近肌肉,是临床上用作游离髂骨移植的主要血管。

3. **股动脉** 股动脉(femoral artery)(图 3-29)在腹股沟韧带中点深面续于髂外动脉,在股三角内下行,由股前部转至股内侧,进入收肌管,出收肌腱裂孔至腘窝,移行为腘动脉。在腹股沟韧带中点下方可触及股动脉搏动,当下肢出血时,可在此处向后压迫止血。股动脉的内侧为股静脉,外侧为股神经,当需要进行股静脉穿刺和麻醉股神经时,可以先摸到股动脉的搏动,再确定股神经和股静脉的位置。股动脉的分支有:

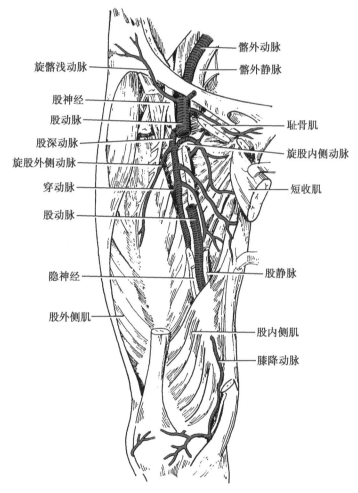

图 3-29 股动脉及其分支(前面)

(1) 腹壁浅动脉:在腹股沟韧带稍下方自股动脉发出。穿至皮下,上行达腹前壁,分布于浅筋膜和皮肤。

(2) 旋髂浅动脉:较细小,穿出阔筋膜,沿腹股沟韧带下方向外上方斜行至髂前上棘附近,分布于皮肤、浅筋膜和淋巴结。临床上常将上述两动脉及其分布区作为皮瓣移植的血管和皮瓣供区。

(3) 股深动脉(deep femoral artery):在腹股沟韧带下方 2~5cm 处发自股动脉,经股动脉后方行向后内下方,沿途发出旋股内侧动脉、旋股外侧动脉和 3~4 支穿动脉(图 3-29)。旋股内侧动脉穿耻骨肌和髂腰肌之间进入深层,分支营养附近肌和髋关节。旋股外侧动脉外行,分数支分布于大腿前群肌和膝关节。各支穿动脉分别在不同高度穿过大收肌止点至股后部,分支营养大腿内侧群肌、后群肌和髋关节。

4. **腘动脉**　腘动脉(popliteal artery)(图 3-30)在收肌腱裂孔处续于股动脉,经腘窝深部下行至腘肌下缘,分为胫前动脉和胫后动脉。此外腘动脉在腘窝内尚发出数条关节支和肌支,分布于膝关节及邻近肌,并参与膝关节动脉网的组成。

5. **胫后动脉**　胫后动脉(posterior tibial artery)(图 3-30)沿小腿后面浅、深肌之间伴胫神经下行,经内踝与跟腱之间进入足底,分为足底内侧动脉和足底外侧动脉。主要分支有:

(1) 腓动脉(peroneal artery):从胫后动脉起始处分出,沿腓骨内侧下行,分布于胫、腓骨和附近肌。临床上常取腓骨中段带腓动脉和腓骨滋养动脉(起自腓骨中上段)作为带血管游离骨移植的供骨。

(2) 足底内侧动脉(medial plantar artery)(图 3-31):沿足底内侧前行,分布于足底内侧。

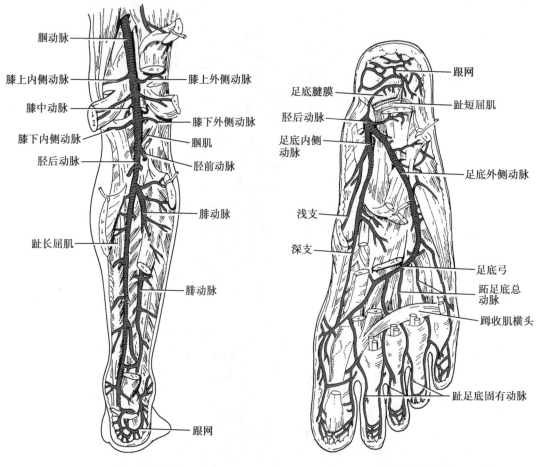

图 3-30　小腿的动脉(右侧,后面)　　　　图 3-31　足底的动脉(右侧后面观)

(3) 足底外侧动脉(lateral plantar artery)(图 3-31):沿足底外侧斜行,至第 5 跖骨底处,转向内侧至第 1 跖骨间隙,与足背动脉的足底深支吻合成足底弓。由弓发出 4 条足底总动脉,向前又各分 2 支趾足底固有动脉,分布于足趾的相对缘。

6. **胫前动脉**　胫前动脉(anterior tibial artery)(图 3-32)由腘动脉分出后,立即穿小腿骨间膜上端至前面,在小腿前群肌之间下行,至足背(相当于踝关节的前方)移行为足背动脉。胫前动脉沿途分支营养小腿诸伸肌和附近皮肤,并参与膝关节网。

7. **足背动脉**　足背动脉(dorsalis pedis artery)(图 3-33)在踝关节的前方续于胫前动脉,经踇长伸肌腱与趾长伸肌腱之间前行,至第 1 跖骨间隙近侧端分为第 1 跖背动脉和足底深支。足背动脉位置表浅,在踝关节前方,内、外踝连线中点,踇长伸肌腱的外侧可触及其搏动,足部出血

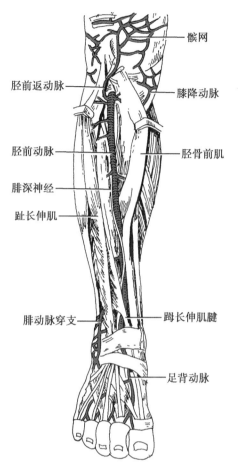

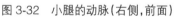

图 3-32 小腿的动脉(右侧,前面)

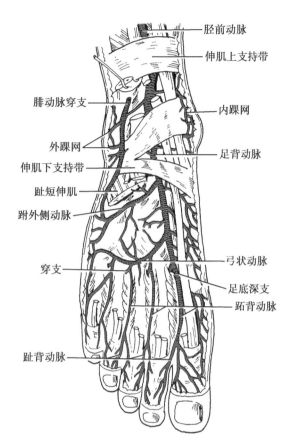

图 3-33 足背动脉及其分支

时可在该处向深部压迫足背动脉进行止血。该动脉也是下肢脉管炎时判断下肢末梢循环好坏的血管。足背动脉沿途分支出数条跗内、外侧动脉至跗骨和跗骨间关节,其尚有以下分支:

(1)弓状动脉(arcuate artery):在第 1、第 2 跗跖关节附近自足背动脉发出,沿跖骨底弓形向外,由弓的凸侧缘发出 3 条跖背动脉,前行至趾的基底部各分为两支细小的趾背动脉,分布于第 2~5 趾的相对缘。

(2)第 1 跖背动脉:为足背动脉的终支,沿第 1 跖骨间隙前行,分支分布于拇趾背面两侧缘和第 2 趾背面内侧缘。

(3)足底深支:为足背动脉的另一终支,穿第 1 跖骨间隙至足底,与足底外侧动脉吻合,形成足底动脉弓。

知识链接

动脉粥样硬化(atherosclerosis,AS)是累及体循环系统从大动脉(如主动脉)到中动脉(如冠状动脉)的内膜疾病。其特征是动脉内膜中有散在的斑块形成,且斑块的组成成分各不相同,脂质是其基本成分。本病变是多因素共同作用的结果,首先为局部平滑肌细胞、巨噬细胞和淋巴细胞的聚集,其次是胶原纤维、弹性纤维、平滑肌细胞及蛋白多糖等基质的增生,最后是脂质的积聚。在现代社会中,随着生活水平的提高和饮食习惯的改变,该病在我国已严重影响人类健康。

(张红旗)

Note

本章小结

　　1. 动脉是导血离心的血管,内含富有氧气和营养物质的动脉血(肺动脉和脐动脉除外),动脉可以产生搏动(颅内动脉除外)。动脉与静脉,动脉与动脉之间可以形成血管吻合。

　　2. 主动脉是全身动脉的主干,其发出各级分支营养全身的组织和器官。动脉的分布具有一定的规律性,如伴行性,对称性,每一个局部有1~2条动脉干,分为脏支和壁支,就近到达所营养的器官等。四肢动脉干的名称和数量一般与该区域骨的名称和数量一致,如臂部的动脉干是肱动脉,前臂的动脉干是尺动脉和桡动脉。

　　3. 动脉损伤可以导致失血。外伤时可以通过压迫或结扎动脉进行止血。掌握主要动脉(如颞浅动脉、面动脉、颈总动脉、肱动脉、桡动脉、股动脉、腘动脉、胫前动脉、胫后动脉、足背动脉等)的体表投影有利于临床上压迫止血的操作。肱动脉常用于测量血压。桡动脉和足背动脉是常用的计数脉搏和检测血流的部位。

　　4. 根据动脉管径大小、管壁厚度和主要成分,可分为大动脉、中动脉、小动脉和微动脉四种。管壁从内向外均分为内膜、中膜和外膜三层,其中以中膜的结构变化最为明显。血管壁内有一些特殊的感受器,可对心血管系统和呼吸系统进行调节。

思考题

　　1. 试述肺动脉干及其分支的解剖特点。

　　2. 试述主动脉的起始、行经、分部及各段的主要分支。

　　3. 试述上肢和下肢动脉干的联属关系。

　　4. 试述颈外动脉的来源及其主要分支和分布。

　　5. 试述腹主动脉发出的成对和不成对脏支的名称和分布。

　　6. 试述子宫动脉的起始、行程、分布及其与输尿管的关系。

　　7. 动脉根据什么进行分类,分为哪几类?

　　8. 简述各种动脉管壁的组织学结构。

　　9. 案例分析:患者男性,52岁,有风湿性心脏瓣膜病病史,突发右脚发紫,以足底最为明显,疼痛,血管造影发现,在内踝与跟腱之间的胫后动脉堵塞,医生初步诊断为风湿性心脏瓣膜病二尖瓣赘生物脱落所致。请分析二尖瓣栓子脱落后到达右侧胫后动脉的途径。

主要参考文献

　　1. 戴正寿. 解剖学标本制作技术. 上海:复旦大学出版社,2008.

　　2. 柏树令. 系统解剖学. 第6版. 北京:人民卫生出版社,2004.

　　3. 柏树令. 系统解剖学. 北京:人民卫生出版社,2005.

　　4. 张朝佑. 人体解剖学. 第3版. 北京:人民卫生出版社,2009.

　　5. 成令忠,钟翠平,蔡文琴. 现代组织学. 上海:上海科学技术文献出版社,2003.

　　6. 高英茂,李和. 组织学与胚胎学. 北京:人民卫生出版社,2013.

　　7. Inderbir Singh.Textbook of Human histology. New Delhi:Jaypee Brothers Medical Publishers,2011.

　　8. 全国科学技术名词审定委员会公布. 人体解剖学名词. 第2版. 北京:科学出版社,2014.

第四章　静　　脉

静脉(vein)是输送血液回流入心的血管,起于机体各器官的毛细血管,止于心房,在向心回流的过程中逐渐接受属支。全身的静脉分为肺循环的静脉和体循环的静脉。

第一节　概　　述

与动脉比较,静脉具有以下结构和配布特点:①数量多、管径粗、管腔大,人体内血液约有2/3 位于静脉内。②管壁薄而柔软、弹性小,充盈易扩张缺血则塌陷。③静脉瓣(venous valve)(图 4-1):由管壁内膜凸入管腔而成的半月形薄片,成对,其游离缘朝向血流方向,有保证血液向心流动和防止血液倒流的作用;静脉瓣多见于受重力影响较大的四肢静脉,而躯干较大的静脉少或无瓣膜。④体循环的静脉分可为浅、深静脉。浅静脉位于皮下浅筋膜内,也称皮下静脉。浅静脉一般没有伴行动脉,最后注入深静脉。因为位置表浅,所以临床常经浅静脉进行输液、注射、采血和导管插入等。深静脉位于深筋膜深面,与动脉伴行并包裹于同一纤维鞘内,也称伴行静脉。小的动脉常有成对的深静脉伴行于两侧(如尺静脉、桡静脉),大的动脉常有一条伴行静脉(如锁骨下静脉),有的器官内深静脉不与动脉伴行(如肝静脉)。深静脉的行程和伴行动脉相同,其引流范围与伴行动脉的供血范围基本一致。⑤静脉的吻合比较丰富。浅静脉在手、足和脐等部位吻合成静脉网(venous rete),深静脉在空腔器官(如胃、直肠、膀胱、子宫)周围吻合成静脉丛(venous plexus)。这些吻合可以保证在器官充盈或受压的情况下血流通畅。浅静脉之间、深静脉之间和浅深静脉之间都有丰富的交通支,有利于侧支循环的建立。⑥结构特殊的静脉:包括硬脑膜静脉窦和板障静脉等。硬脑膜静脉窦位于颅内,引流脑的静脉血,由硬脑膜围成,管壁无平滑肌和瓣膜,损伤后不易止血。板障静脉位于颅骨板障内,壁薄无瓣膜,借导血管沟通头皮静脉和硬脑膜窦,参与脑血流量

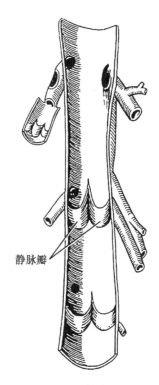

静脉瓣

图 4-1　静脉瓣

的调节(图 4-2)。导静脉是贯穿颅骨直接连接颅外静脉、板障静脉和颅内静脉窦的血管,是颅外感染向颅内蔓延的直接通道。

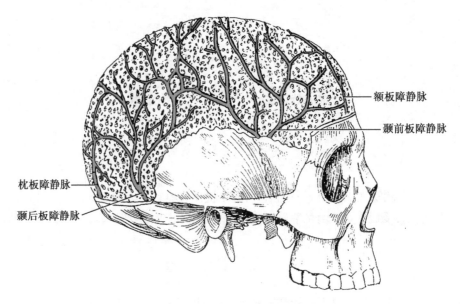

图 4-2　板障静脉

额板障静脉

颞前板障静脉

枕板障静脉

颞后板障静脉

（丁兆习）

第二节　静脉的组织结构

　　静脉由小至大逐级汇合,管径逐渐增粗,管壁也逐渐增厚。根据管径大小和管壁结构特点,静脉分为微静脉、小静脉、中静脉和大静脉,中静脉和小静脉常与相应的动脉伴行。静脉管壁分为内膜、中膜、外膜三层。中膜薄,平滑肌细胞和弹性组织较少,结缔组织成分相对较多,而且排列疏松;外膜厚;内、外弹性膜不明显,故三层膜间常无明显的界限。

　　静脉管壁结构的变异较动脉大,甚至一条静脉的各段也常有较大的差别。

一、微静脉

　　微静脉(venule)管径 50~200μm,管腔不规则。内膜仅一层内皮,中膜可有散在的平滑肌细胞,外膜薄。紧邻毛细血管的微静脉称毛细血管后微静脉(postcapillary venule),其管径一般小于50μm,管壁结构与毛细血管相似,但管径略粗,内皮细胞间的间隙较大,内皮外只有薄层结缔组织,故通透性较大,具有物质交换功能。随着微静脉管径的逐渐增大,内皮和结缔组织间出现稀疏的平滑肌。淋巴组织和淋巴器官内的毛细血管后微静脉还具有特殊的结构和功能(图 3-6)。

二、小静脉

　　小静脉(small vein)管径 200μm~1mm。中膜平滑肌逐渐增多,较大的小静脉可有一至数层平滑肌,外膜也逐渐变厚(图 3-6)。

三、中静脉

　　中静脉(medium-sized vein)管径 2~9mm,除大静脉外,凡有解剖学名称的静脉都属于中静脉。内膜薄,内弹性膜不明显;中膜明显薄于伴行的动脉,环行平滑肌细胞分布稀疏;外膜一般比中膜厚,由结缔组织组成,无外弹性膜,可含纵行平滑肌束(图 4-3)。

四、大静脉

　　大静脉(large vein),管径在 10mm 以上,如上腔静脉和下腔静脉、头臂静脉、门静脉、肺静脉

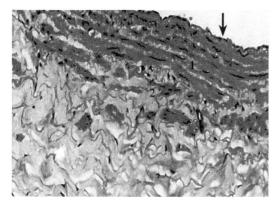
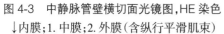
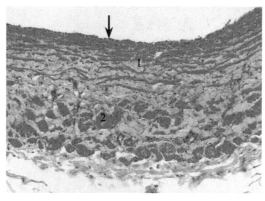

图 4-3　中静脉管壁横切面光镜图,HE 染色　　　　图 4-4　大静脉管壁横切面光镜图,HE 染色
↓内膜;1.中膜;2.外膜(含纵行平滑肌束)　　　　　↓内膜;1.中膜;2.外膜(含纵行平滑肌束)

等。内膜较薄,内膜与中膜分界不清;中膜很不发达,为几层排列疏松的环行平滑肌细胞,有的甚至没有平滑肌;外膜则很厚,结缔组织内有大量纵行的平滑肌束(图 4-4)。

五、静脉瓣

管径在 2mm 以上的静脉腔中常见瓣膜,称为静脉瓣,是内膜凸入腔内折叠而成的半月形薄片,常彼此相对。表面覆以内皮,内部为含弹性纤维的结缔组织。

> **知识链接**
> **血栓性静脉炎**是一种常见的血管内血栓性疾病,在静脉血管腔内急性非化脓性炎症伴血栓形成。病变主要累及下肢的浅静脉和深静脉,发生血栓性浅静脉炎和深静脉血栓形成。前者的静脉壁有不同程度的炎症反应,如血管内膜增生、增厚,管腔内血栓形成;后者血栓由大部分红细胞及少量纤维蛋白和血小板组成。静脉血栓形成后,肢体静脉回流障碍,出现浅表静脉曲张、肢体肿胀。多普勒血管超声检查可确诊本病。

(廉　洁)

第三节　肺循环的静脉

肺静脉(pulmonary vein)将含氧量高的血液从肺送到左心房。每侧肺各有两条,分别称为左上、左下肺静脉和右上、右下肺静脉,由各肺叶静脉在肺门处汇合而成。右肺静脉经右心房和上腔静脉后方、左肺静脉经胸主动脉前方向内侧穿心包后注入左心房后部。左肺上、下静脉分别收集左肺上、下叶的血液,右肺上静脉收集右肺上、中叶的血液,右肺下静脉收集右肺下叶的血液。

(丁兆习)

第四节　体循环的静脉

体循环的静脉将机体各器官代谢后的血液(含氧量低)送回右心房,包括上腔静脉系、下腔静脉系(包括肝门静脉系)和心静脉系(见第二章心 第五节心的血管和神经)。

一、上腔静脉系

上腔静脉系由上腔静脉及其属支构成,收纳头颈、上肢、胸部(心除外)及部分腹壁等上半身的静脉血。

(一) 头颈部的静脉

头颈部的静脉分浅、深两组,浅静脉包括面静脉、颞浅静脉、颈前静脉和颈外侧静脉,深静脉包括颅内的静脉(如硬脑膜静脉窦)、颈内静脉和锁骨下静脉(图 4-5,图 4-6)。

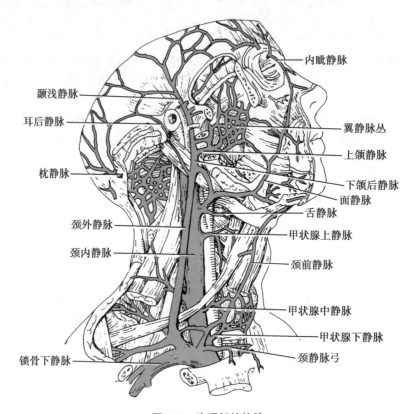

图 4-5　头颈部的静脉

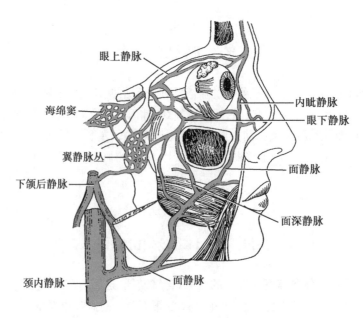

图 4-6　面静脉及其交通

1. 面静脉　面静脉(facial vein)在鼻根处起自内眦静脉,伴面动脉后方下行,至下颌角下方与下颌后静脉前支汇合成一短干,在颈阔肌深面斜向后下方,跨过下颌下腺和颈内外动脉表面,至舌骨大角附近注入颈内静脉。面静脉收集面前部软组织的静脉血。

面静脉在口角以上一般没有静脉瓣,既可借内眦静脉、眼静脉与颅内海绵窦相交通,又可借面深静脉、翼静脉丛经卵圆孔静脉丛或破裂孔导血管与海绵窦交通。故当面部感染时,如处理不当(如挤压),细菌可随血液逆流入颅内,导致颅内感染。尤其是鼻根至两侧口角的三角形区域最为危险,也称"危险三角"。

2. 下颌后静脉　下颌后静脉(retromandibular vein)由上颌静脉和颞浅静脉在腮腺内汇合而成。上颌静脉起自翼静脉丛,为一短干,伴上颌动脉起始段后行。颞浅静脉起自颅顶两侧的浅筋膜内,向下越过颧弓后根进入腮腺。下颌后静脉下行至腮腺下端分为前、后两支,前支注入面静脉,后支与耳后静脉和枕静脉汇合成颈外静脉。下颌后静脉收集面侧区和颞区的静脉血。

翼静脉丛是位于颞下窝内翼内肌和翼外肌之间的静脉丛,收纳上颌动脉供应区域的静脉血,向后汇集成上颌静脉,向上经颅底的卵圆孔、破裂孔等沟通颅内、外的静脉。

3. 颈外静脉　颈外静脉(external jugular vein)由耳后静脉、枕静脉和下颌后静脉后支在下颌角水平汇合而成,沿胸锁乳突肌表面垂直下行至其后缘,至锁骨中份上方穿颈深筋膜注入锁骨下静脉或静脉角。颈外静脉收集头皮和面部的静脉血。颈外静脉位置表浅,正常人站立或坐位时显露不明显,平卧时下段可稍见充盈。其开口处和锁骨上方各有一对瓣膜,但不能防止血液逆流,故当右心衰竭或上腔静脉阻塞引起颈部血液回流不畅,可致颈外静脉显著充盈、扩张,即颈静脉怒张。颈外静脉和颈深筋膜结合紧密,当静脉壁受伤破裂时管腔不易闭合,容易形成气栓。

4. 颈前静脉　颈前静脉(anterior jugular vein)由颏下方的浅静脉在舌骨处汇合而成,沿前正中线两侧下行,在颈根部经胸锁乳突肌深面向外注入颈外静脉开口处或锁骨下静脉。左、右颈前静脉在胸骨柄上方常吻合成颈静脉弓,在气管切开时应注意勿损伤。

5. 颈内静脉　颈内静脉(internal jugular vein)为乙状窦的直接延续,起自颈静脉孔,在颈部两侧沿颈内动脉和颈总动脉的外侧下行,至胸锁关节后方和锁骨下静脉汇合成头臂静脉。颈内静脉颅内属支有乙状窦和岩下窦,收集脑、脑膜、泪器、前庭蜗器和颅骨的静脉血;颅外属支有面静脉、舌静脉、咽静脉、甲状腺上静脉和甲状腺中静脉等,收纳头面部浅层、颈部的静脉血。颈内静脉的起始端和终末端常形成膨大,行程中和伴行动脉及迷走神经包被于颈动脉鞘内。因鞘壁的牵拉,管腔经常处于开放状态,从而有利于血液回流。但当颈内静脉外伤时,由于管腔不易闭锁和胸腔内负压,可导致空气进入血液循环形成栓塞。

6. 锁骨下静脉　锁骨下静脉(subclavian vein)在第1肋上面外侧缘续于腋静脉,向内经前斜角肌和胸膜前方至胸锁关节后方与颈内静脉汇合成头臂静脉。两静脉汇合处称静脉角(venous angle),左静脉角有胸导管注入,右静脉角有右淋巴导管注入。锁骨下静脉的主要属支有腋静脉和颈外静脉,收集颈部浅层和上肢的静脉血。

知识链接

锁骨下静脉穿刺插管术:锁骨下静脉位置较固定,管腔较大,临床上广泛应用锁骨下静脉穿刺插管术进行心导管插管、中心静脉压测定和长期输液等,多选择右侧。锁骨下静脉穿刺时如技术操作不当,可发生血肿、气胸、血胸、气栓、感染等并发症,故不应视作普通静脉穿刺,应掌握适应证。

---

7. 椎静脉　椎静脉(vertebral vein)起自颅底的椎内静脉丛,在横突孔内围绕椎动脉形成静脉丛下行,至第6颈椎横突孔形成一短干并穿出,向前注入头臂静脉起始部。

（二）上肢的静脉

1. **上肢浅静脉** 手背的浅静脉先形成手背静脉网,再汇合成较大的静脉,包括头静脉和贵要静脉等。手背静脉网是临床输液的常用部位(图4-7)。

（1）头静脉(cephalic vein):起自手背静脉网的桡侧,上行至桡腕关节上方绕至前臂前面,沿前臂上部和肘部前面的桡侧及肱二头肌外侧沟上行,经三角肌与胸大肌间沟至锁骨下窝,穿深筋膜注入腋静脉或锁骨下静脉。在肘窝处,头静脉发出肘正中静脉与贵要静脉交通。头静脉收纳手和前臂桡侧浅层的静脉血。

（2）贵要静脉(basilic vein):起自手背静脉网的尺侧,沿前臂后面尺侧上行,至肘下方绕至前面尺侧,在肘窝处接受肘正中静脉,继沿肱二头肌内侧沟上行,至臂中点稍下方穿深筋膜注入肱静脉,或伴行于肱动脉内侧继续上升注入腋静脉。贵要静脉收纳手和前臂尺侧浅层结构的静脉血。

（3）肘正中静脉(median cubital vein):变异较多,在肘窝处连接头静脉和贵要静脉,并与前臂深静脉有交通支。肘前区的静脉,尤其是肘正中静脉是临床采血的常用部位。

（4）前臂正中静脉(median vein of forearm):起自手掌静脉网,经前臂前面尺侧上行,注入贵要静脉或肘正中静脉。少数人前臂正中静脉于肘窝下方分叉,分别注入头静脉和贵要静脉,致使肘正中静脉缺如。前臂正中静脉收集手掌和前臂前部浅层结构的静脉血。

2. **上肢深静脉** 上肢深静脉与同名动脉伴行,臂以下多为两条。手的深静脉构成掌浅静脉弓和掌深静脉弓,其尺侧、桡侧分别延续为前臂的尺静脉(ulnar vein)和桡静脉(radial vein),后两者在肘窝汇合称肱静脉(brachial vein)。两条肱静脉在大圆肌下缘处合成腋静脉(axillary vein)。腋静脉位于腋动脉的前内侧,在第1肋外侧缘延续为锁骨下静脉(subclavian vein)。腋静脉收集上肢浅、深静脉的所有静脉血。

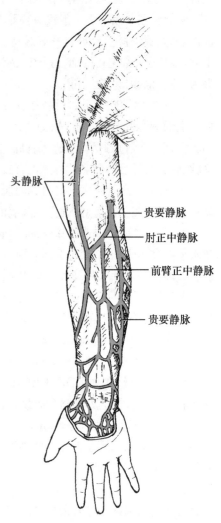

图4-7 上肢的浅静脉

头静脉
贵要静脉
肘正中静脉
前臂正中静脉
贵要静脉

（三）胸部的静脉

1. **上腔静脉** 上腔静脉(superior vena cava)长约7cm,由左、右头臂静脉在右侧第1胸肋后下方汇合而成,沿升主动脉右侧垂直下行,至右侧第2胸肋关节后方穿纤维心包,平第3胸肋关节下缘平面注入右心房上部。在穿心包前从后方接受奇静脉注入。上腔静脉前方有胸膜和肺,后方有气管和迷走神经,左侧有升主动脉和主动脉弓,右侧有膈神经和心包隔血管(图4-8)。

2. **头臂静脉** 头臂静脉(brachiocephalic vein)由同侧的颈内静脉和锁骨下静脉在胸锁关节后方汇合成。右头臂静脉长约2.5cm,在头臂干右前方垂直下行,至右侧第1胸肋结合处后下方与左头臂静脉汇合成上腔静脉。左头臂静脉长约6cm,向右下方斜越左锁骨下动脉、左颈总动脉、头臂干及迷走神经和膈神经的前面与右头臂静脉汇合,其前方为胸腺遗迹和胸骨柄上份。左头臂静脉有时位置较高,可达气管前面,尤以儿童多见,临床低位气管切开或穿刺时要特别注意。头臂静脉的属支有椎静脉、胸廓内静脉、甲状腺下静脉和肋间最上静脉(第1、第2肋间后静脉汇合而成)。

3. **奇静脉** 奇静脉(azygos vein)在右膈脚处起自右腰升静脉,在食管后方和胸主动脉右侧

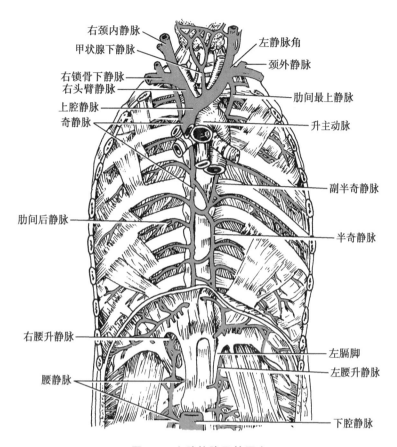

图 4-8　上腔静脉及其属支

沿脊柱右侧缘上升,至第 4 胸椎体高度向前弓形跨过右肺根上方注入上腔静脉。奇静脉收集右侧第 3~11 肋间后静脉、右肋下静脉、食管静脉、支气管静脉、半奇静脉或和副半奇静脉的血液。奇静脉下方借腰升静脉与下腔静脉相连,是沟通上、下腔静脉的重要交通之一。当上腔静脉或下腔静脉阻塞时,该通道可成为重要的侧支循环途径。

4. **半奇静脉**　半奇静脉(hemiazygos vein)在左膈脚处起自左腰升静脉,沿胸椎体左侧缘上升,至第 8 胸椎体高度经胸主动脉、胸导管和食管后方向右跨越脊柱前面,注入奇静脉。半奇静脉收纳左侧第 9~11 肋间后静脉、肋下静脉、部分食管静脉及副半奇静脉的静脉血。半奇静脉和奇静脉一起参与沟通上、下腔静脉系。

5. **副半奇静脉**　副半奇静脉(accessory hemiazygos vein)由左侧 3~8 肋间后静脉汇合而成,沿胸椎体左侧下行,至第 8 胸椎体高度注入半奇静脉或向右跨越脊柱前面直接注入奇静脉。副半奇静脉收集左侧上部的肋间后静脉的血液。

6. **支气管静脉**　支气管静脉(bronchial vein)输送大支气管的静脉血回心,右侧注入奇静脉末端,左侧注入肋间最上静脉或副半奇静脉。

7. **胸廓内静脉**　胸廓内静脉(internal thoracic vein)由腹壁上静脉向上延伸而成,伴胸廓内动脉上行,注入头臂静脉。收集胸前壁和腹前壁上部深层结构的静脉血。

8. **脊柱的静脉**　脊柱的静脉沿脊柱全长形成错综复杂的静脉丛,按其位置可分为椎外静脉丛和椎内静脉丛(图 4-9)。①椎外静脉丛(external vertebral plexus):位于椎管之外,前组位于椎体前方,收集椎体的静脉血;后组在椎弓及其突起的后方,部分位于背后深层肌之间,收集椎骨和肌肉的静脉血。前后静脉丛之间有吻合支。②椎内静脉丛(internal vertebral plexus):位于硬脊膜和椎骨骨膜之间,多密集纵行于前后正中线两侧并相互吻合成静脉环,收纳椎骨、脊膜和脊髓的静脉血。椎内、外静脉丛相互吻合,注入附近的椎静脉、肋间后静脉、腰静脉和骶外侧静脉

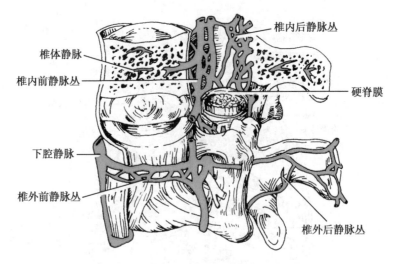

图 4-9　脊柱的静脉

等;椎静脉丛向上经枕骨大孔与硬脑膜窦和基底丛交通;向下与盆腔静脉丛交通。这些静脉丛、吻合支和静脉多无瓣膜,可容许血液逆流。因此,脊柱的静脉丛是沟通上、下腔静脉系和颅内、外静脉的重要通道。当胸、腹和盆腔等部位发生感染、肿瘤或寄生虫时,可不经肺循环而直接经脊柱静脉丛侵入颅内或其他远位器官。

二、下腔静脉系

下腔静脉系由下腔静脉及其属支组成,收纳躯体下肢、盆部和腹部等膈以下器官的静脉血。腹腔内不成对脏器(肝除外)的静脉先汇合成肝门静脉,经肝门入肝,和肝动脉血混合,再经肝静脉注入下腔静脉。

(一) 下肢的静脉

下肢的静脉分浅静脉和深静脉。下肢静脉血回流时要克服较大的重力影响,故静脉瓣较上肢多,尤以深静脉的瓣膜明显。浅、深静脉之间的交通也更丰富。

1. 下肢浅静脉　足的浅静脉在足背形成足背静脉弓,然后向上延续为两条浅静脉,即大隐静脉和小隐静脉(图 4-10,图 4-11)。

(1) 大隐静脉(great saphenous vein):为全身最长的静脉。起于足背静脉弓内侧端,经内踝前方、小腿内侧面、膝关节内后方至大腿下份内侧面,然后逐渐绕向股部前面上升,至耻骨结节外下方 3~4cm 处穿阔筋膜的隐静脉裂孔,注入股静脉,汇入处称隐股点。在注入股静脉之前,大隐静脉接受股内侧浅静脉、股外侧浅静脉、腹壁浅静脉、旋髂浅静脉和阴部外静脉等属支。大隐静脉收纳足、小腿和大腿内侧部以及大腿前部浅层结构的静脉血。大隐静脉在内踝前方的位置表浅而恒定,是临床做静脉穿刺或切开输液的常用部位。

> *知识链接*
>
> **大隐静脉曲张**是指因静脉瓣膜关闭不全导致血液逆流,远端浅静脉瘀滞继而管壁扩张、扭曲,严重者如"蚯蚓状"外观。主要原因是静脉壁薄和瓣膜结构不良,重体力劳动和长时间站立是该病的诱因。早期可仅有外观上的改变,或久站后小腿酸胀感;晚期则会出现皮肤营养性改变等各种并发症,如小腿水肿、皮肤色素沉着、慢性湿疹、慢性溃疡经久不愈等。
>
> 大隐静脉曲张最基本有效的非手术治疗是穿弹力袜或弹力绷带外部加压。手术治疗可去除曲张的静脉并防止复发。另外也可以采取注射硬化剂、激光、射频、微波等通过物理热力或化学的方法使静脉闭合,但是风险大,易复发。

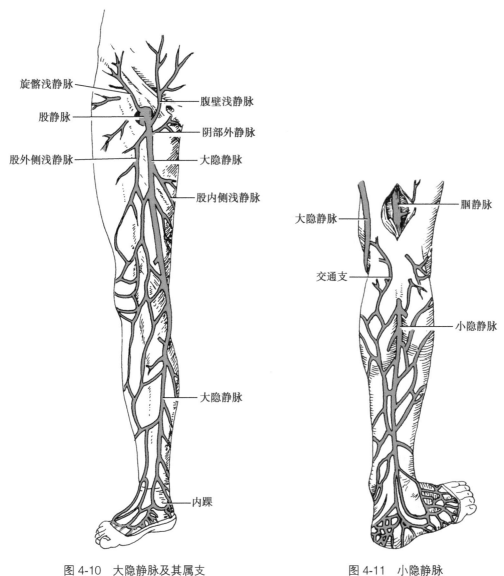

图 4-10　大隐静脉及其属支　　　　　　　　图 4-11　小隐静脉

旋髂浅静脉

腹壁浅静脉

股静脉

阴部外静脉

股外侧浅静脉

大隐静脉

股内侧浅静脉

大隐静脉

腘静脉

交通支

小隐静脉

大隐静脉

内踝

（2）小隐静脉（small saphenous vein）：起于足背静脉弓外侧端，经外踝后方，沿小腿后面中线上行，至腘窝下角处穿腘筋膜进入腘窝，在腓肠肌两头之间上行一段后注入腘静脉。小隐静脉收纳足外侧部和小腿后面浅层结构的静脉血。

大隐静脉和小隐静脉之间借交通支吻合，两者还借穿静脉与深静脉相交通。浅静脉和穿静脉都有瓣膜，开口朝向深静脉，保证血液经深静脉向心流动。当深静脉回流受阻时，穿静脉瓣膜关闭功能不全，深静脉血返流入浅静脉，可导致下肢静脉曲张。

2. 下肢深静脉　下肢深静脉与下肢动脉及其分支伴行。足和小腿的深静脉有两条，胫前静脉（anterior tibial vein）和胫后静脉（posterior tibial vein）在腘窝下角处汇合成腘静脉（popliteal vein），腘静脉上行穿收肌腱裂孔移行为股静脉（femoral vein）。股静脉伴股动脉上行，经腹股沟韧带后方延续为髂外静脉。股静脉通过大隐静脉和与股动脉分支伴行的静脉收集所有下肢浅、深部的静脉血。在腹股沟韧带稍下方，股静脉位于股动脉内侧，位置比较恒定，临床上常在此处做静脉穿刺或插管等操作。

（二）盆部的静脉

包括髂外静脉、髂内静脉和髂总静脉（图 4-12）。

1. 髂外静脉　髂外静脉（external iliac vein）在腹股沟韧带深面续于股静脉，沿小骨盆口上

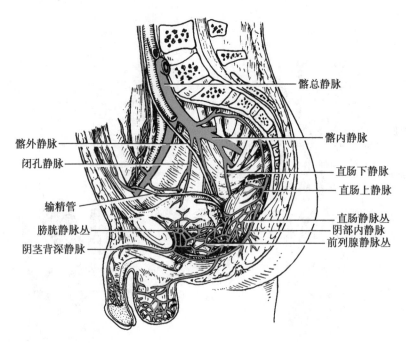

图 4-12　盆部的静脉

缘伴髂外动脉内侧上行,左、右髂外静脉上端分别经左髂内动脉和右髂外动脉后方达骶髂关节前方与髂内静脉汇合成髂总静脉。髂外静脉接受腹壁下静脉和旋髂深静脉。

2. 髂内静脉　髂内静脉(internal iliac vein)沿髂内动脉后内侧上行,与髂外静脉汇合成髂总静脉。髂内静脉由盆部静脉汇合而成,其属支分壁支和脏支,收集同名动脉分布区的静脉血。脏支主要有直肠下静脉、子宫静脉和阴部内静脉等,它们分别起自器官壁内或周围丰富的静脉丛,如直肠静脉丛、膀胱静脉丛、子宫静脉丛等。盆腔静脉丛无瓣膜,相互之间吻合丰富,在器官扩张或受压时有助于血液回流。直肠上部的血液经直肠上静脉注入肠系膜下静脉,直肠下部的血液经直肠下静脉注入髂内静脉,肛管的静脉血经肛静脉、阴部内静脉注入髂内静脉,故直肠静脉丛是沟通肝门静脉和腔静脉系的交通之一。另外,骶静脉丛可经椎内外静脉丛与颅内的静脉交通,盆腔内的前列腺癌、卵巢癌等可经此途径扩散至颅内。

3. 髂总静脉　髂总静脉(common iliac vein)由髂外静脉和髂内静脉在骶髂关节前方汇合而成。两侧髂总静脉伴髂总动脉上行至第5腰椎体右前方汇合成下腔静脉。左侧髂总静脉长而斜,依次经过左髂总动脉内侧和右髂总动脉后方;右髂总静脉短而垂直,依次经过髂总动脉后方和外侧。髂总静脉接受髂腰静脉和骶外侧静脉,左髂总静脉还接受骶正中静脉。

(三)腹部的静脉

1. 下腔静脉　下腔静脉(inferior vena cava)(图 4-13)由左、右髂总静脉在第5腰椎体右前方汇合成,沿腹主动脉右侧和脊柱前方上行,经肝的腔静脉沟,穿膈的腔静脉孔入胸腔中纵隔,再穿纤维性心包,注入右心房的后下部。在腹部,下腔静脉的前方自下而上依次为右髂总动脉、肠系膜根、右睾丸(卵巢)动脉、十二指肠水平部、胰头、胆总管、肝门静脉、肝;后方为第1~4腰椎、右膈脚、右交感干、右肾动脉、右腰动脉和右肾上腺动脉;右侧与髂腰肌、右肾上腺、右肾和右输尿管为邻;左侧为腹主动脉。胸部段较短,约为 2.5cm。

下腔静脉的属支分壁支和脏支,多数与同名动脉伴行。壁支有膈下静脉、腰静脉,脏支有肾静脉、右肾上腺静脉、右睾丸(卵巢)静脉和肝静脉等。

(1)腰静脉(lumbar vein):有 4 对,收集腹壁、背部及脊柱的静脉血。腰静脉之间的纵支在横突前方连成腰升静脉,两侧向上分别延续为奇静脉和半奇静脉,向下与髂总静脉和髂腰静脉交通,是沟通上、下腔静脉系统的侧支循环途径之一。

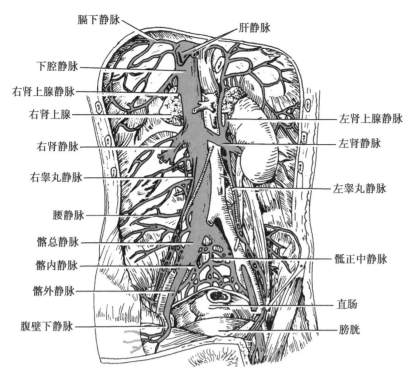

图 4-13　下腔静脉及其属支

（图中标注）膈下静脉　肝静脉　下腔静脉　右肾上腺静脉　右肾上腺　右肾静脉　右睾丸静脉　腰静脉　髂总静脉　髂内静脉　髂外静脉　腹壁下静脉　左肾上腺静脉　左肾静脉　左睾丸静脉　骶正中静脉　直肠　膀胱

（2）肾静脉（renal vein）：起自肾门，经肾动脉前面向内行，注入下腔静脉。左肾静脉比右肾静脉长，跨过腹主动脉前面，同时还收纳左肾上腺静脉、左睾丸（或卵巢）静脉。

（3）肾上腺静脉（suprarenal vein）：右侧注入下腔静脉，左侧注入左肾静脉。

（4）睾丸静脉（testicular vein）：起自睾丸，和附睾的静脉一起吻合成蔓状静脉丛，与输精管及睾丸动脉伴行并参与构成精索，经腹股沟管进入腹腔。然后汇合成睾丸静脉，伴睾丸动脉沿腰大肌表面上行，右侧以锐角直接注入下腔静脉，左侧以直角注入左肾静脉。睾丸静脉虽有瓣膜，但也会发生静脉血回流不畅导致精索静脉曲张，严重者可导致不育。由于左侧睾丸静脉垂直注入左肾静脉，途径较远；再加之上行过程中有乙状结肠跨过，易受压迫，故左睾丸静脉回流阻力较大，静脉曲张比右侧常见。

（5）卵巢静脉（ovarian vein）：起自卵巢静脉丛，经卵巢悬韧带沿腹后壁上行，行程和注入同睾丸静脉。

（6）肝静脉（hepatic vein）：由肝内小叶下静脉汇合而成，一般有三条（肝左静脉、肝右静脉和肝中静脉），在腔静脉沟上部汇入下腔静脉。肝右叶和尾状叶的一些小静脉有时在腔静脉沟的下部单独注入下腔静脉。肝静脉缺乏静脉瓣，而且管壁被固定于肝实质内，故肝损伤时出血较多。

下腔静脉的变异包括左下腔静脉、双下腔静脉和下腔静脉肝后段缺如等。变异的下腔静脉起点、行径、注入部位及与周围器官的毗邻关系等都不同于正常人，在影像诊断和手术时都应注意甄别或防止损伤。

2. 肝门静脉系　肝门静脉系由肝门静脉及其属支组成，收纳腹盆部消化道（食管腹段至直肠上段）、胰、胆囊及脾的静脉血，注入肝（图 4-14）。

（1）肝门静脉（hepatic portal vein）：长 6~8cm，一般由脾静脉和肠系膜上静脉在胰颈后方汇合而成，向右上经胰颈、十二指肠上部后方和下腔静脉前方进入肝十二指肠韧带内上行，至第 1 肝门处分为左、右两支，分别进入肝左、右叶。肝门静脉在肝内反复分支，最终注入肝血窦，在此和来自肝固有动脉的血液混合，然后经肝静脉注入下腔静脉。因此，肝门静脉起始端和终末端都是毛细血管。另外，肝门静脉没有静脉瓣，当回流受阻塞时，血液则可经属支逆流，导致肝门静

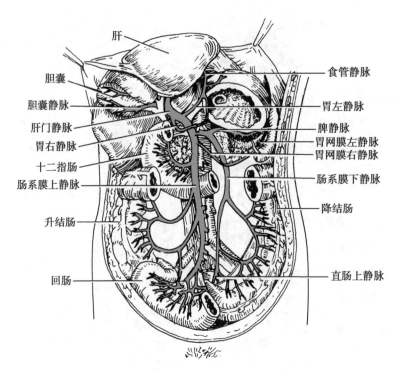

图 4-14　肝门静脉及其属支

脉高压症。正常人肝门静脉的血液占入肝血量的 70%。

在肝十二指肠韧带内,肝门静脉左前方是肝固有动脉,右前方是胆总管,后方借网膜孔与下腔静脉为邻。

(2) 肝门静脉的属支:包括脾静脉、肠系膜上静脉、肠系膜下静脉、胃左静脉、胃右静脉、胆囊静脉和附脐静脉等。除胆囊静脉和附脐静脉外,其他属支与各自的同名动脉伴行。

1) 脾静脉(splenic vein):在脾门处由数条脾支汇合而成,沿胰后面上分于脾动脉稍下方向右行,至胰颈后方与肠系膜上静脉汇合成肝门静脉。其属支有胃短静脉、胃网膜左静脉、胰静脉。脾静脉收集脾、胰及部分胃的静脉血,还常收纳肠系膜下静脉。

2) 肠系膜上静脉(superior mesenteric vein):在右髂窝处由空、回肠静脉和阑尾静脉汇合而成,在肠系膜内伴肠系膜上动脉右侧上行,经十二指肠水平部的前面至胰颈的后方与脾静脉汇合形成肝门静脉。肠系膜上静脉收集十二指肠至结肠左曲以上肠管、部分胃和胰腺的静脉血。

3) 肠系膜下静脉(inferior mesenteric vein):起自直肠的直肠上静脉,沿腰大肌前面伴肠系膜下动脉左侧上升,至胰体后面注入脾静脉,或注入脾静脉与肠系膜上静脉汇合处。肠系膜下静脉收集降结肠、乙状结肠及直肠上部的静脉血。

4) 胃左静脉(left gastric vein)(胃冠状静脉):与同名动脉伴行,沿胃小弯向左走行,至贲门处转向后,经网膜囊后方向右注入肝门静脉。在贲门处,胃左静脉接受食管静脉丛的小支汇入,从而使门静脉系和上腔静脉系沟通。胃左静脉收集胃及食管下段的静脉血。

5) 胃右静脉(right gastric vein):与同名动脉伴行,沿胃小弯向右走行,汇入肝门静脉。胃右静脉常接受幽门前静脉的汇入,后者经幽门和十二指肠交界处前面上升,在手术中常用以确定幽门和十二指肠上部的位置。胃右静脉收纳同名动脉分布区的血液。

6) 胆囊静脉(cystic vein):起自胆囊,与胆囊管伴行,注入肝门静脉或肝门静脉右支。

7) 附脐静脉(paraumbilical vein):为数条细小的静脉,起于脐周静脉网,沿肝圆韧带走行,汇入门静脉或其左支。

(3) 肝门静脉与上、下腔静脉之间的吻合:肝门静脉与腔静脉系统之间存在广泛的侧支吻合(图 4-15,图 4-16)。在正常情况下,肝门静脉和上、下腔静脉系之间的这些吻合支细小,血流量少。

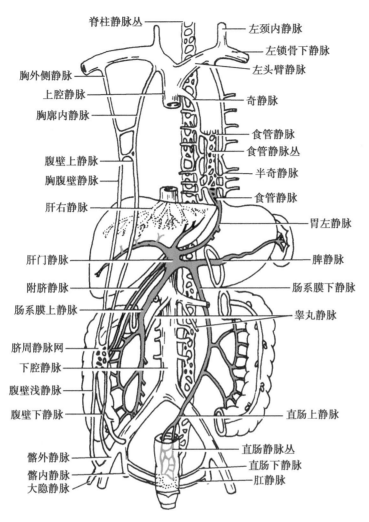

脊柱静脉丛　　　　左颈内静脉
　　　　　　　　　左锁骨下静脉
　　　　　　　　　左头臂静脉
胸外侧静脉
上腔静脉　　　　　奇静脉
胸廓内静脉
　　　　　　　　　食管静脉
　　　　　　　　　食管静脉丛
腹壁上静脉　　　　半奇静脉
胸腹壁静脉
　　　　　　　　　食管静脉
肝右静脉
　　　　　　　　　胃左静脉
肝门静脉　　　　　脾静脉
附脐静脉　　　　　肠系膜下静脉
肠系膜上静脉　　　睾丸静脉
脐周静脉网
下腔静脉
腹壁浅静脉
腹壁下静脉　　　　直肠上静脉
　　　　　　　　　直肠静脉丛
髂外静脉　　　　　直肠下静脉
髂内静脉　　　　　肛静脉
大隐静脉

图 4-15　肝门静脉与上、下腔静脉之间的吻合（模式图）

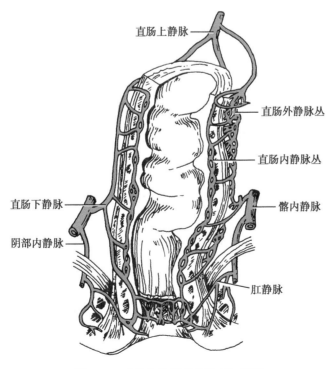

直肠上静脉
　　　　　　　　直肠外静脉丛
　　　　　　　　直肠内静脉丛
直肠下静脉　　　髂内静脉
阴部内静脉
　　　　　　　　肛静脉

图 4-16　直肠和肛管的静脉（模式图）

当肝门静脉血流受阻时(如肝门静脉高压症),这些吻合则开放形成侧支循环,使肝门静脉系统部分血液经上述交通途径流入上、下腔静脉。这些吻合部位包括:

1) 食管静脉丛:沟通肝门静脉系的胃左静脉、胃短静脉、胃底静脉和上腔静脉系的奇静脉和半奇静脉。

2) 直肠静脉丛:沟通肝门静脉系的直肠上静脉和下腔静脉系的直肠下静脉及肛静脉。

3) 脐周静脉网:沟通肝门静脉系的附脐静脉和上腔静脉系的胸腹壁静脉及腹壁上静脉,以及下腔静脉系的腹壁浅静脉和腹壁下静脉。

4) Retzius 静脉:肝门静脉系统的脾静脉,肠系膜上、下静脉以及升、降结肠和十二指肠、胰、肝等脏器的小静脉,在腹膜后肝裸区与腔静脉系统的腰静脉、低位的肋间后静脉、膈下静脉及睾丸静脉等相吻合,形成 Retzius 静脉。

知识链接

门静脉高压症是指门静脉系统因血流受阻,导致血液淤滞和压力持久增高所引起的综合征,临床主要表现为脾大和脾功能亢进,门 - 腔静脉侧支吻合扩张和破裂所致的呕血和(或)黑便、腹水、肝性脑病等。多数是由肝炎后肝硬化引起,少数继发于门静脉主干或肝静脉梗阻等其他因素。门 - 腔静脉间侧支吻合开放、扩张以食管和胃连接处的静脉丛最为严重,一旦破裂就会引起严重的急性上消化道出血危及生命。直肠静脉丛扩张破裂可引起便血,脐周围的腹壁浅表静脉扩张呈放射状,称为"海蛇头"。除了非手术治疗外,必要时需行门 - 腔静脉手术分流以降低门静脉压力,或断流手术以达到止血目的。

(丁兆习)

本章小结

1. 静脉是导血回心的血管,全身的静脉有肺循环和体循环静脉之分。

2. 根据管径大小和管壁的结构特点,静脉可分为微静脉、小静脉、中静脉和大静脉四种。管壁分为内膜、中膜、外膜三层,且三层膜间无明显界限。静脉管壁结构的变异较动脉大,甚至一条静脉的各段也常有较大的差别。管径在 2mm 以上的静脉腔中常见静脉瓣。

3. 肺静脉从肺运回含氧较多的动脉血入左心房。体循环的静脉从全身运送低氧的静脉血入右心房,包括心静脉系、上腔静脉系和下腔静脉系。

4. 上腔静脉由左、右头臂静脉在右侧第 1 胸肋关节后下方汇合而成,注入右心房。入心前尚有奇静脉注入,收纳头颈、上肢及胸部的静脉血液(膈以上器官,心除外)。

5. 头臂静脉由颈内静脉和锁骨下静脉在胸锁关节后方汇合而成,汇合处称静脉角。其属支有锁骨下静脉、颈内静脉、甲状腺下静脉、椎静脉、胸廓内静脉、肋间最上静脉(第 1、2 肋间后静脉),收纳头颈、上肢的静脉血液。

6. 颈内静脉在颈静脉孔处起自乙状窦,向下与锁骨下静脉在胸锁关节后方汇合成头臂静脉。其颅内属支收纳视器、脑的静脉血;颅外属支有面静脉、舌静脉、甲状腺上中静脉,收纳颅外和颈部的静脉血液。

7. 面静脉起自内眦静脉,口角以上没有静脉瓣,并可借眼上静脉、面深静脉 - 翼静脉丛通过卵圆孔静脉丛和破裂孔导血管与颅内海绵窦交通,是面部感染蔓延至颅内的重要途径。

8. 颈外静脉为颈部的浅静脉，由耳后静脉、枕静脉和下颌后静脉后支汇合而成，注入锁骨下静脉。

9. 锁骨下静脉由上肢深静脉(尺静脉、桡静脉、肱静脉、腋静脉)延续而成，收纳上肢及部分颈部、胸壁的静脉血液。

10. 上肢的浅静脉有头静脉和贵要静脉。前者起自手背静脉网的桡侧，注入腋静脉；后者起自手背静脉网的尺侧注入肱静脉。两者之间借肘正中静脉交通。

11. 奇静脉起于右腰升静脉，勾绕右肺根上方注入上腔静脉，属支有右肋间后静脉(3~11)、右肋下静脉、食管静脉、支气管静脉、半奇静脉。半奇静脉起于左腰升静脉，属支有左侧肋间后静脉(9~11)、左肋下静脉、副半奇静脉，注入奇静脉。奇静脉系收纳胸壁、食管、气管和支气管的静脉血。

12. 脊柱的静脉在椎管内外分别形成椎内、外静脉丛，两者彼此相通，并自上而下分别与颅内硬膜静脉窦、椎静脉、肋间后静脉、腰静脉及盆壁静脉吻合，是沟通上、下腔静脉间的途径之一。

13. 下腔静脉由左、右髂总静脉在第5腰椎体右前方汇合而成，注入右心房，在腹部尚接受肝静脉、肾静脉、右肾上腺静脉(左侧注入左肾静脉)、右睾丸静脉或由卵巢静脉(左侧注入左肾静脉)的注入，收纳腹部、盆部和下肢的静脉血。

14. 肝门静脉由脾静脉和肠系膜上静脉在胰颈后方汇合而成，在肝门分为左、右支入肝。其属支有脾静脉、肠系膜上静脉、肠系膜下静脉、胃左静脉、胃右静脉、胆囊静脉、附脐静脉，收纳腹盆部消化管(食管腹段至直肠段)、胰、胆囊及脾的血液(除肝以外腹部不成对脏器)。肝门静脉借食管下段静脉丛、直肠静脉丛、腹前壁的脐周静脉网、腹后壁的 Retzius 静脉和腔静脉系之间形成丰富的侧支吻合。

15. 盆部的静脉借脏支和壁支汇入髂内静脉，后者和髂外静脉汇合成髂总静脉。

16. 髂外静脉由下肢的深静脉(胫前后静脉、腘静脉、股静脉)延续而成，收纳下肢和腹壁下份的静脉血。

17. 下肢的浅静脉包括大隐静脉和小隐静脉。前者起自足背静脉弓的内侧缘，注入股静脉，后者起自足背静脉弓的外侧缘，注入腘静脉。

思考题

1. 简述各级静脉管壁的组织学结构。
2. 简述中动脉和中静脉管壁的区别。
3. 简述全身主要浅静脉的名称、行经及临床意义。
4. 试述面静脉的特点、交通和临床意义。
5. 试述肝门静脉的组成、属支、收纳范围以及门静脉高压时侧支循环的途径。
6. 试述上、下腔静脉之间的吻合途径及其临床意义。
7. 病例分析：患者男，60岁，农民，因晚饭后大量呕血急诊入院。患者有乙肝病史30余年，近一年来常有疲乏无力、食欲缺乏，近一周时有大便发黑、嗜睡等症状。查体见患者呈半昏迷状态，脉搏细弱，90次/分，腹部膨隆，腹水征阳性，脐周皮下可见放射状青紫色血管，肝肋下未触及，脾于左肋弓下4cm可触及、质韧。临床诊断为肝硬化合并肝门静脉高压症。试从解剖学角度分析：①肝门静脉高压症的原因；②肝门静脉高压时，血液通过哪些侧支循环回流入上、下腔静脉系统？③患者出现呕血、黑便、腹水、脾大等症状和体征的原因及发生机制。

主要参考文献

1. 柏树令. 系统解剖学. 第8版. 北京:人民卫生出版社,2013.
2. Susan Standring. Gray's anatomy. 40th ed. Churchill Livingstone:Expert consulted,2008.
3. 陈孝平. 外科学. 第8版. 北京:人民卫生出版社,2013.
4. 高英茂,李和. 组织学与胚胎学. 北京:人民卫生出版社,2013.
5. 王吉耀. 内科学. 北京:人民卫生出版社,2011.
6. 成令忠. 组织学. 北京:人民卫生出版社,1993.
7. Inderbir Singh. Textbook of human histology. New Delhi:Jaypee Brothers Medical Publishers,2011.

第五章　毛细血管

毛细血管（capillary）为管径最细、分布最广的血管，它们分支并相互吻合成网。不同组织和器官的毛细血管网的疏密程度不同，在代谢旺盛的组织和器官，如骨骼肌、心、肝、肾和一些腺体等，毛细血管网稠密；而在代谢较低的组织和器官，如骨、肌腱和韧带等，毛细血管网则较稀疏。而上皮、软骨和角膜则无毛细血管。

第一节　毛细血管的基本组织学结构

毛细血管的管径一般为 6~8μm，毛细血管的管壁主要由内皮细胞和基膜组成，细的毛细血管管壁仅由 1 个内皮细胞围成，较粗的毛细血管管壁可由 2~3 个内皮细胞围成；内皮外有一层很薄的基膜，基膜只有基板，基膜外有少许结缔组织。在内皮与基板之间散在分布着一种扁平而有突起的细胞，其突起紧贴在内皮细胞基底面，称为周细胞（pericyte）（图 5-1）。周细胞功能尚不清楚，有学者认为，此细胞主要是起机械性支持作用，并有收缩功能，参与调节毛细血管血流；也有学者认为周细胞是未分化的细胞，在毛细血管受损时，周细胞可增殖分化为内皮细胞和成纤维细胞，参与组织再生。

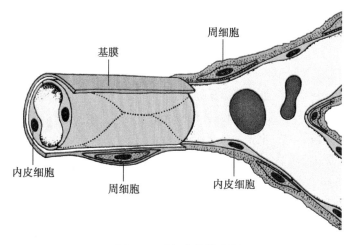

图 5-1　毛细血管模式图

第二节　毛细血管的分类

各种组织和器官中的毛细血管在光镜下的结构均相似。但在电镜下，根据内皮细胞和基膜的结构特点，可将毛细血管分为三型：连续毛细血管、有孔毛细血管和血窦。

一、连续毛细血管

连续毛细血管（continuous capillary）的管壁有一层连续的内皮细胞，内皮细胞完整无孔，细胞间有紧密连接封闭了细胞间隙,基膜完整,胞质内有许多质膜小泡(图5-2)。质膜小泡直径为60~70nm,由细胞游离面或基底面的细胞膜内凹形成,然后转运到对侧,以胞吐方式释放内容物。所以连续毛细血管主要以质膜小泡方式在血液与组织液间进行物质交换。连续毛细血管分布于结缔组织、肌组织、中枢神经系统和肺等处。

二、有孔毛细血管

有孔毛细血管(fenestrated capillary)的特点是内皮细胞不含核的部分极薄,内皮细胞上可见许多贯穿胞质的孔,直径一般为60~80nm,许多器官的毛细血管的孔有4~6nm厚的隔膜封闭。内皮细胞基底面有连续的基膜(图5-3)。有孔毛细血管主要分布于胃肠黏膜、肾血管球和某些内分泌腺等处。肾血管球内皮细胞的孔无隔膜。

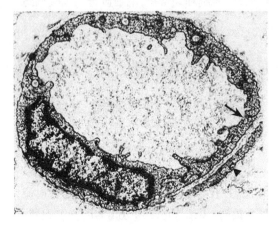

图 5-2   连续毛细血管横切面电镜像

↑:细胞连接   ▲:周细胞突起

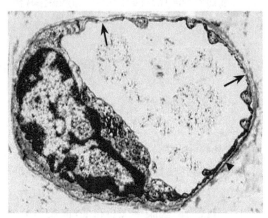

图 5-3   有孔毛细血管横切面电镜像

↑:内皮细胞孔   ▲:基膜

三、血窦

血窦(sinusoidal)又称窦状毛细血管(sinusoid capillary),管腔大且形状不规则,内皮细胞有孔但无隔膜,细胞间常有较大的间隙,也称不连续毛细血管。基膜可以连续或不连续,甚至没有(图5-4)。血窦主要分布于肝、脾、骨髓和某些内分泌腺,不同器官内的血窦结构常有较大差别,如某些内分泌腺的血窦,内皮细胞有孔,基膜连续;肝的血窦,内皮细胞有孔,细胞间隙较宽,基膜不连续或没有基膜;脾的血窦,不同于一般血窦,其内皮细胞呈杆状,细胞间的间隙也较大,内皮细胞外有网状纤维环绕形成栅栏状结构,基膜不完整。

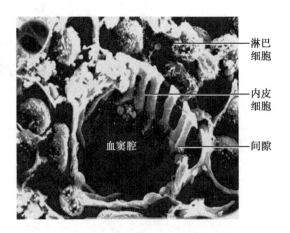

图 5-4   脾血窦扫描电镜像

淋巴细胞
内皮细胞
间隙
血窦腔

第三节   毛细血管的功能

毛细血管是血液与周围组织进行物质交换的主要部位。具有管壁薄、面积大、血流速度缓慢、通透性强等特点,这些特点是进行物质交换的有利条件。研究表明,氧、二氧化碳、葡萄糖、

Note

氨基酸、电解质等,主要通过简单扩散、渗透和主动转用等方式通过毛细血管壁;一些大分子物质,如血浆蛋白、激素、抗体等通过质膜小泡、内皮细胞的孔或内皮细胞之间的间隙,由毛细血管内皮的一侧运至另一侧。

毛细血管的通透性受许多因素影响,在生理或病理情况下都有很大变化。如组胺、5-羟色胺、酸性代谢产物局部堆积、温度升高等,都可使毛细血管壁的通透性增强;维生素 C 缺乏时,基膜和胶原纤维形成障碍,使其减少或消失,从而引起毛细血管性出血。

毛细血管除物质交换功能外,还可参与某些物质的合成和代谢活性的转变;在抗血栓过程中,内皮细胞产生的抗凝剂和抗血栓成分也起到重要的作用。

> **知识链接**
>
> **毛细血管渗漏综合征**是多种病因引起的一种突发的、可逆性的毛细血管高渗透性,大量血浆小分子蛋白从毛细血管渗漏入组织间隙。主要表现为低血压、低血容量、低氧血症、低蛋白血症、少尿或无尿,全身水肿,严重者可发生多器官功能障碍。该病目前尚无特效治疗方案,多在治疗原发病基础上,祛除诱因,积极补液维持有效循环血量,机械通气改善低氧血症,药物降低毛细血管的通透性。其发病机制和治疗方案有待于进一步深入研究,从而降低死亡率。

（廉　洁）

本章小结

1. 毛细血管是人体内管径最细、分布最广的血管。管壁由内皮细胞和很薄的基膜构成,基膜外有少许结缔组织。

2. 在电镜下,根据内皮细胞等的结构特点,毛细血管可分为三型:连续毛细血管、有孔毛细血管和血窦。

3. 毛细血管是血液与周围组织进行物质交换的主要部位。

思考题

1. 简述毛细血管的基本组织结构。

2. 论述毛细血管在电镜下的分类及分布。

3. 案例分析:患者,女,6 个月。家人主诉孩子出生不久发现面部有一红点,绿豆样大,压之可稍有褪色,未在意。近日来,发现红点加大,现直径约 1cm,孩子经常触摸似有瘙痒,颜色加深,并且高出于皮肤表面,压之褪色,松手后恢复红色。试分析患者发病的组织学改变。

主要参考文献

1. 高英茂,李和 . 组织学与胚胎学 . 北京:人民卫生出版社,2013.

2. 成令忠 . 组织学 . 北京:人民卫生出版社,1993.

3. Inderbir Singh. Textbook of human histology. New Delhi:Jaypee Brothers Medical Publishers,2011.

4. 陈孝平 . 外科学 . 北京:人民卫生出版社,2010.

5. 李亚莉,李志军,王东强,李庆. 毛细血管渗漏综合征的治疗进展. 中国中西医结合急救杂志,2014,21(1):77-78.

6. Stein DM,ScaleaTM. Capillary leak syndrome in trauma:what is it and what are the consequences. AdvSurg,2012,46:237-253.

7. Krüttgen A,Rose-John S. Interleukin-6 in sepsis and capillary leakage syndrome. J Interferon Cytokine Res,2012,32:60-65.

第六章　心血管系统的发生

心血管系统由中胚层间充质分化而来。由于人胚生长迅速，早期的简单扩散方式已不能使胚体获得足够营养，因此心血管系统成为机体中形成并执行功能最早的系统，约于 3 周末开始血液循环，使胚胎能有效地获得养料和排出废物。

人胚早期心血管是左右对称的，后来通过合并、扩大、萎缩、退化和新生等过程，演变成为非对称的心血管布局。心血管的管壁构造也由内皮性管道通过不断扩张、延长，其周围间充质分化出肌组织和结缔组织，从而演变成心脏、动脉和静脉。

第一节　原始心血管系统的建立

人胚约第 15 天，位于卵黄囊、体蒂和绒毛膜的胚外中胚层的间充质细胞增殖分化形成细胞团，称血岛(blood island)。血岛中央细胞分化成游离的造血干细胞，周边细胞分化为扁平的内皮细胞，内皮细胞围成内皮管(图 6-1)。相邻内皮管相互连通，形成了胚外内皮管网。

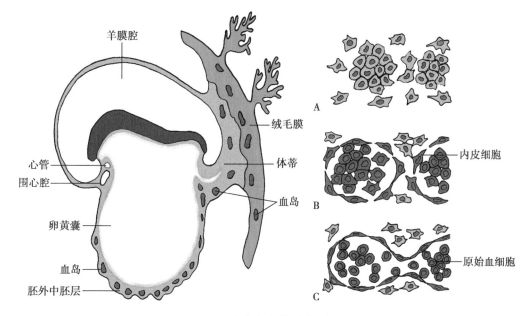

图 6-1　血岛和血管形成示意图
A. 血岛；B. 原始血管；C. 相邻血管合并

人胚第 18~20 天，胚体内部脏壁中胚层的间充质细胞也分化为内皮细胞，形成胚内内皮管网。人胚第 3 周末，胚内与胚外内皮管网在体蒂处彼此相连，形成了胚胎早期原始血管通路，即原始心血管系统(primitive cardiovascular system)，它包括卵黄囊循环、绒毛膜循环及胚体循环三部分(图 6-2)。

胚体早期的心血管系统仅由内皮管网构成，随着内皮管周围的间充质分化形成血管中膜和外膜，逐渐演化出动脉和静脉。原始心血管系统包括心管、动脉和静脉，并且左右对称，其组

Note

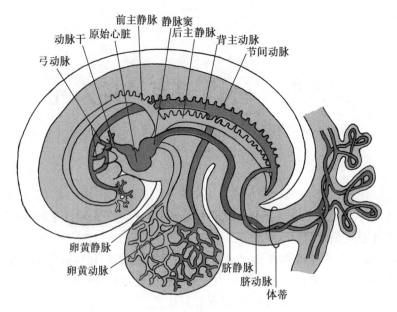

前主静脉　静脉窦
动脉干　原始心脏　后主静脉　背主动脉
弓动脉　　　　　　　　　　　　节间动脉

卵黄静脉
卵黄动脉
脐静脉
脐动脉
体蒂

图 6-2　原始心血管系统（第 4 周）示意图

成包括：

1. 心管左右各一，位于前肠腹侧。人胚发育至第 4 周时，左右心管合并为一条。

2. 动脉胚体内最早出现的动脉是左、右原始主动脉，位于脊索两侧，头端分别与左、右心管相连。原始主动脉按所处位置分为腹主动脉、弓动脉和背主动脉。①腹主动脉位于前肠腹侧，左、右心管合并时，左、右腹主动脉的近心端也融合形成动脉囊。②弓动脉（aortic arches）是连接腹主动脉和背主动脉的弓形动脉，有 6 对，分别位于相应鳃弓内。③背主动脉位于原始消化管背侧，左、右背主动脉也逐渐合并为一条，背主动脉沿途发出许多分支：从腹侧发出数对卵黄动脉（vitelline artery），分布于卵黄囊壁；从其尾端发出 1 对脐动脉（umbilical artery），经体蒂分布于绒毛膜；从背侧发出数对节间动脉，穿行于体节之间；从两侧还发出一些其他分支。

3. 静脉人胚早期的静脉也左右对称，第 5 周时的静脉主要包括：①前主静脉（anterior cardinal vein）1 对，收集上半身血液；②后主静脉（posterior cardinal vein）1 对，收集下半身血液；③两侧前、后主静脉分别汇合成左、右总主静脉（common cardinal vein），分别开口于心管尾端静脉窦的左、右角；④卵黄静脉（vitelline vein）1 对，由卵黄囊毛细血管汇合形成，与静脉窦通连；⑤脐静脉（umbilical vein）1 对，由绒毛膜毛细血管汇合形成，也与静脉窦通连；以后右脐静脉消失。

第二节　心脏的发生

心脏发生于生心区。生心区位于胚盘头端、口咽膜头侧的中胚层内，生心区头侧为原始横膈（图 6-3）。

一、心管的发生

人胚发育第 18~19 天，位于口咽膜头侧的生心区出现了腔隙，称为围心腔（pericardial cavity）。在围心腔腹侧的中胚层间充质细胞集聚形成头尾方向纵行、左右并列的两条细胞索，称生心板（cardiogenic plate）。随着头褶的发生，原来位于口咽膜头侧的围心腔及生心板渐向腹尾方向转位约 180°，至前肠的腹侧，生心板由围心腔的腹侧转向背侧。与此同时，生心板内出现腔隙，形成左、右两条纵管，称心管（heart tube）。原始横膈由生心区的头端转至它的尾端（图 6-3）。

Note

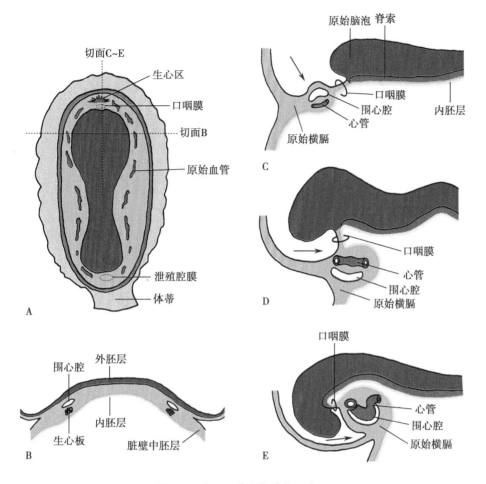

图 6-3　生心区的早期演化示意图

A. 约第 18 天；B. 约第 19 天；C. 约第 20 天；D. 约第 22 天；E. 约第 28 天

随着胚胎侧褶的发育，左、右并列的心管逐渐向中央靠拢，人胚于 22 天时，左、右心管融合成一条心管。围心腔不断扩大并向心管的背侧扩展，致使心管背侧与前肠腹侧之间的间充质由宽变窄，形成心背系膜（dorsal mesocardium）。心管借该系膜悬于围心腔的背侧壁。不久，系膜中央部退化消失，形成一个左、右两侧相互交通的孔道，称为心包横窦。心管游离于围心腔内，而心管的头侧和尾侧还保留有心背系膜。于是，围心腔发育为心包腔（图 6-4）。心管内皮周围的间充质继续增厚，演化为心内膜的内皮下层、心肌膜和心外膜。

二、心脏外形的建立

心管的头端与动脉相连，尾端与静脉相接，头尾两端固定在心包上。由于心管各段生长速度不同，由头向尾端先后形成四个膨大，依次为心球（bulbus cordis）、心室、心房和静脉窦（sinus venosus）。心球的头端与动脉干（truncus arteriosus）相连，动脉干又与弓动脉的起始部相连。心房和静脉窦早期位于原始横膈内。静脉窦分为左、右两角，左、右总主静脉、脐静脉和卵黄静脉分别通入两角（图 6-5）。

此时心管的动脉端为鳃弓所固定，静脉端为横膈所固定。由于心管的生长，特别是心球和心室的生长速度比围心腔快，于是心球和心室朝右、腹、尾侧弯曲，而心房和静脉窦逐渐脱离横膈，朝左、背、头方弯曲形成一个 U 字形的球室袢（bulboventricular loop）。

随后，心房逐渐离开原始横膈，位置移至心室背侧头端偏左。静脉窦也从原始横膈内游离出来，位于心的背侧尾端，经窦房口与心房相通。此时心脏外形呈 S 形弯曲。心房由于受前

Note

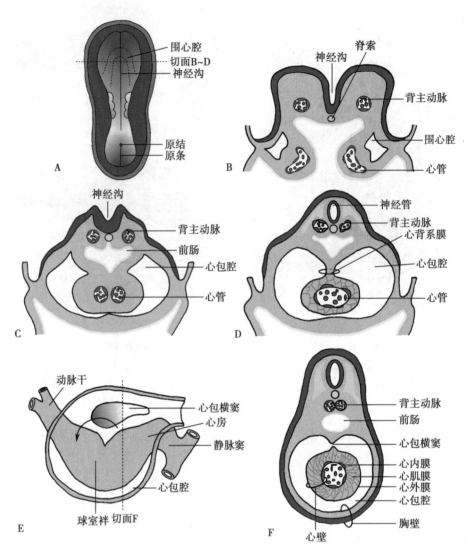

图 6-4　原始心脏演化示意图
A. 约第 20 天(背面观);B. 约第 20 天(横切面);C. 约第 21 天(横切面);D. 约第 22 天(横切面);
E. 约第 28 天(侧面观);F. 约第 28 天(横切面)

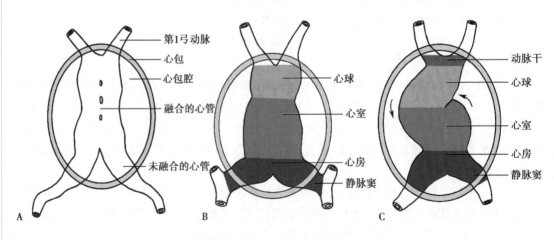

图 6-5　心脏外形演变示意图
A. 约第 21 天;B. 约第 22 天;C. 约第 23 天

Note

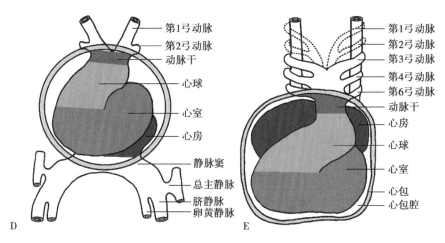

图 6-5(续)　心脏外形演变示意图
D. 约第 24 天；E. 约第 35 天

面的心球和后面的食管限制而向左、右方向扩展,膨出于动脉干两侧。心房扩大,房室沟加深,房室之间便形成狭窄的房室管(atrioventricular canal)。心球的尾段变得膨大,融入心室,并演变为原始右心室。原来的心室成为原始左心室,左、右心室之间的外表面出现室间沟。至此,心脏已初具成体心脏的外形,但内部仍未完全分隔(图 6-6)。

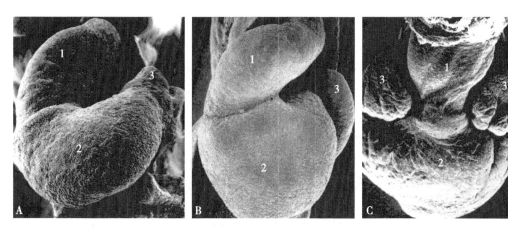

图 6-6　心脏外形演变扫描电镜图(鸡胚)
A. 3 天龄；B. 4.5 天龄；C. 7 天龄；1. 心球；2. 心室；3. 心房(吉林大学周莉供图)

三、心脏的内部分隔

人胚第 5 周初,心脏外形基本建立,但内部分隔仍在进行,约在第 5 周末完成。心脏各部分隔同时进行。

(一) 房室管的分隔

从心脏外形可见心房和心室之间有一缩窄环,与其相应的心腔也形成一狭窄的管道,称房室管。人胚第 4 周,在房室管的背侧壁和腹侧壁的正中线上,心内膜组织增厚形成背、腹心内膜垫(endocardial cushion)。背、腹心内膜垫彼此向对侧生长并融合,将房室管分成左、右房室孔(图 6-7)。围绕房室孔的心内膜增生,并向腔内隆起,演化形成房室瓣,右侧为三尖瓣,左侧为二尖瓣。

(二) 心房的分隔

人胚第 4 周末,原始心房顶部背侧壁的中央,出现较薄的半月形矢状隔,称第一房间隔(septum primum),也称原发隔。此隔沿心房背侧及腹侧壁渐向心内膜垫方向生长,其游离缘靠近

Note

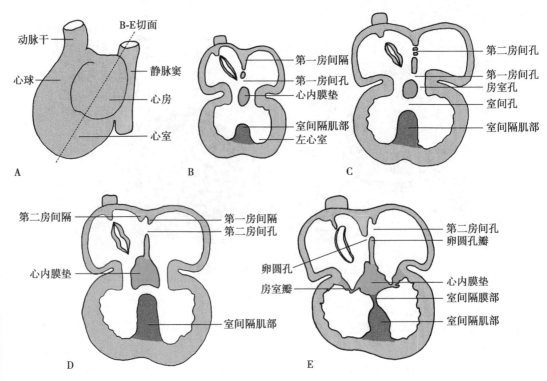

图 6-7　房室管、心房和心室分隔示意图

心内膜垫时暂不融合而留一孔，称第一房间孔（foramen primum），也称原发孔。此孔逐渐变小，最后由心内膜垫组织向上凸起，并与第一房间隔游离缘融合而封闭。在第一房间孔闭合之前，第一房间隔上部的中央形成若干小孔，逐渐融合成一个大孔，称第二房间孔（foramen secundum）。这样，原始心房被分成左、右心房，但仍以第二房间孔相通（图 6-7，图 6-8）。

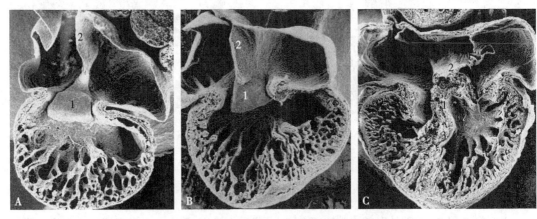

图 6-8　心脏内部分隔扫描电镜图（鸡胚）
A. 4.5 天龄；B. 5.5 天龄；C. 7 天龄；1. 心内膜垫；2. 房间隔；3. 室间隔（吉林大学周莉供图）

　　人胚第 5 周末，在第一房间隔的右侧，从心房顶端腹侧壁再长出一个新月形、较厚的第二房间隔（septum secundum），又称继发隔，它向心内膜垫方向生长，覆盖了第二房间孔。当其前、后缘与心内膜垫接触时，下方游离缘与心内膜垫之间留有一个卵圆形的孔，称卵圆孔（foramen ovale）。卵圆孔的左侧被第一房间隔遮盖，这部分第一房间隔组织称卵圆孔瓣。出生前，由于肺循环不行使功能，左心房的压力低于右心房，右心房的血液可冲开较薄的卵圆孔瓣，通过第二房间孔进入左心房。出生后，肺循环发挥功能，左心房压力增大，致使两个房间隔紧贴，并逐渐融合形成一个完整的隔，卵圆孔关闭，左、右心房完全分隔。

Note

(三) 心室的分隔

人胚第4周末,心尖部组织的心室腔底壁向内凸起,形成一个较厚的半月形肌性嵴,称室间隔肌部(muscular interventricular septum)。室间隔肌部向心内膜垫方向生长,其游离缘凹陷,与心内膜垫之间留有一半月状孔,称室间孔(interventricular foramen),左、右心室借此孔仍相通,这种状态一直维持到第7周末。随后心球内部形成一对球嵴,彼此向对侧生长,直至融合,并向下延伸,分别与室间隔肌部融合,关闭室间孔上部的大部分区域,室间孔其余部分则由心内膜垫组织封闭。心球嵴、心内膜垫的心内膜下组织延伸愈合形成了室间隔膜部(membranous interventricular septum)。室间孔封闭后,左、右心室完全分隔,肺动脉干与右心室相通,主动脉与左心室相通(图6-9)。

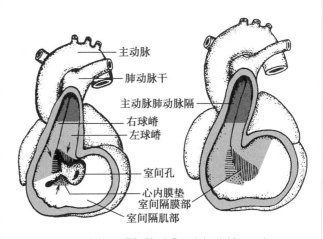

主动脉
肺动脉干
主动脉肺动脉隔
右球嵴
左球嵴
室间孔
心内膜垫
室间隔膜部
室间隔肌部

图 6-9　室间隔膜部的形成及室间孔封闭示意图

(四) 动脉干与心球的分隔

人胚第5周,动脉干和心球内膜组织局部增生,形成一对呈螺旋状走行的纵嵴,上段称动脉干嵴(truncal ridge),下段称球嵴(bulbar ridge)。它们彼此向对侧生长,在中线融合,形成螺旋状走行的隔,称主动脉肺动脉隔(aortico-pulmonary septum),将动脉干和心球分隔成肺动脉干和升主动脉(图6-10)。由于主动脉和肺动脉隔呈螺旋状,故肺动脉和主动脉相互缠绕。主动脉和肺动脉起始处的内膜组织增厚、隆起,发育成袋状的半月瓣(semilunar valve)。室间孔封闭后,肺动脉干与右心室相通,主动脉与左心室相通。

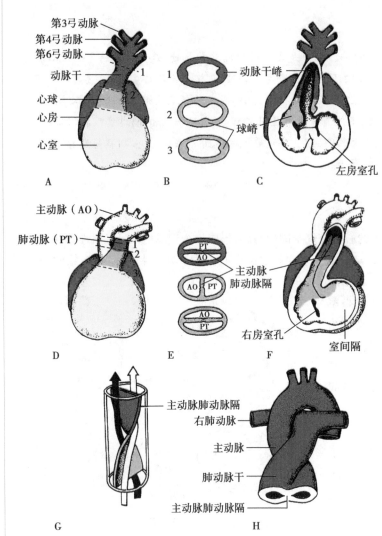

图 6-10　动脉干和心球分隔示意图

AD. 心脏正面观；BE. 心球和动脉干的横切面；CF. 心脏的冠状剖面；G. 主动脉和肺动脉隔形成示意图；H. 心球和动脉干分隔后形成的升主动脉和肺动脉干

知识链接

主动脉和肺动脉发育畸形由动脉干与心球分隔异常导致，包括以下 3 种类型：

1. 主动脉和肺动脉错位在动脉干和心球分隔时，主动脉肺动脉隔不呈螺旋状走行，而是形成平直的间隔，结果导致主动脉发自右心室，且位于肺动脉干前方，肺动脉干发自左心室。该畸形多伴有室间隔膜部缺损或动脉导管开放，使肺循环和体循环之间出现直接通路。

2. 主动脉或肺动脉狭窄由于主动脉肺动脉隔的发生部位偏向一侧，造成主动脉和肺动脉的不均等分隔。如果形成细小的主动脉和粗大的肺动脉，即称为主动脉狭窄。反之，称为肺动脉狭窄。此畸形常伴有室间隔膜部缺损。

3. 法洛四联症（tetralogy of Fallot，TOF）包括四个缺陷：①肺动脉狭窄；②室间隔缺损；③主动脉骑跨在室间隔缺损处；④右心室肥大。形成这种畸形的主要原因是动脉干与心球分隔不均，导致肺动脉狭窄，粗大的主动脉骑跨在室间隔膜部并造成室间隔膜部的缺损。由于肺动脉狭窄，右心室射血阻力增大，故使右心室代偿性肥大。

（五）静脉窦及心房的演变

静脉窦位于原始心房尾端的背面，最初开口于心房的中央部，窦两侧的左、右角分别与同侧的总主静脉、脐静脉和卵黄静脉相连。后来，由于血液多经右角流回心脏，故右角逐渐扩大，致使窦房口右移。人胚第 7~8 周时,原始心房扩展很快,静脉窦右角随之被并入右心房,形成永久性右心房的固有部(平滑部),原来通入静脉窦右角的右总主静脉和卵黄静脉变成上、下腔静脉并直接开口于右心房。原始的右心房则变为右心耳(粗糙部)。静脉窦左角逐渐退化萎缩,其近端形成冠状窦,远端形成左心房斜静脉的根部(图 6-11)。

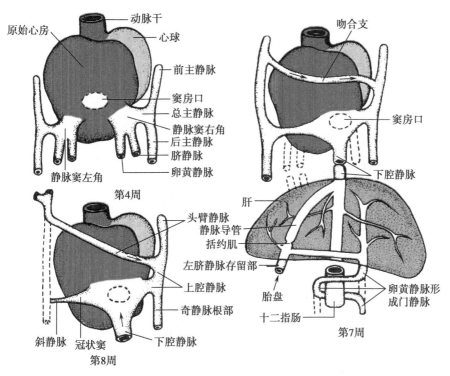

图 6-11　静脉窦演变示意图(背面观)

原始左心房最初只有一条肺静脉通入,肺静脉有左、右属支,各属支再分为两支。当原始左心房扩展时,肺静脉根部及其左、右属支均被吸收融入左心房,形成左心房固有部(平滑部),于是便有 4 条肺静脉直接开口于左心房,原始左心房成为左心耳(粗糙部)(图 6-12)。

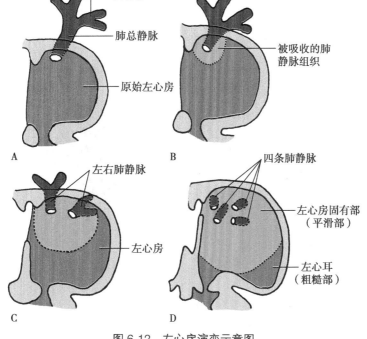

图 6-12　左心房演变示意图

第三节　弓动脉的发生与演变

人胚第 4 周鳃弓发生,分布于鳃弓内的动脉,称为弓动脉。弓动脉起自主动脉囊,在鳃弓内走向背侧,与同侧的背主动脉相连。弓动脉相继发生 6 对,胚胎第 6~8 周,弓动脉相继演变为体动脉的基本布局(图 6-13)。

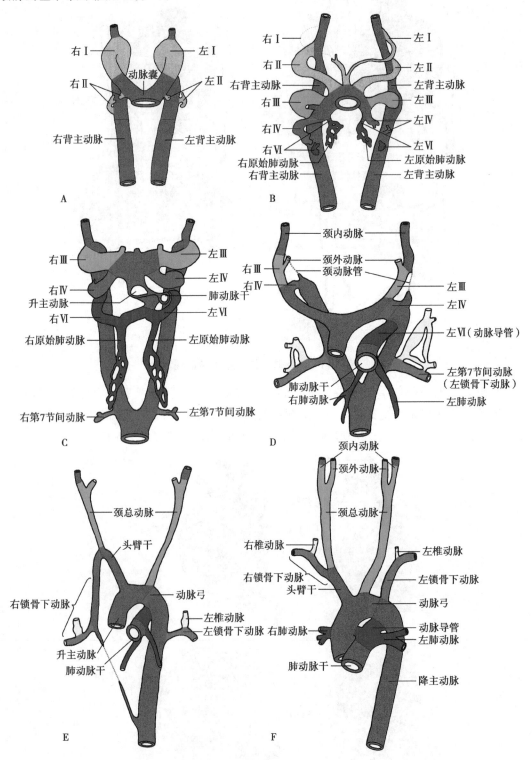

图 6-13　弓动脉演变示意图

A. 3mm；B. 4mm；C. 10mm；D. 14mm；E. 17mm；F. 足月

Ⅰ. 第 1 弓动脉；Ⅱ. 第 2 弓动脉；Ⅲ. 第 3 弓动脉；Ⅳ. 第 4 弓动脉；Ⅵ. 第 6 弓动脉

1. 第 1、2 对弓动脉退化消失,但与其相连的一段背主动脉不退化。

2. 第 3 对弓动脉其近侧段及部分主动脉囊形成颈总动脉,远侧段以及与第 3 弓动脉相连的背主动脉形成颈内动脉。第 3 对弓动脉的分支形成颈外动脉。第 3、4 对弓动脉之间的背主动脉萎缩消失。

3. 第 4 对弓动脉第 4 弓动脉左支形成主动脉弓的一段,主动脉弓的近侧段来自主动脉囊左侧半,远侧段来自左侧背主动脉。第 4 弓动脉右支变成右锁骨下动脉的近侧段。右锁骨下动脉的远侧段来自右侧背主动脉和右侧第 7 间动脉。左锁骨下动脉来自左侧第 7 节间动脉,后来其起点向颅侧移位,最后定位于左颈总动脉起点附近。

4. 第 5 对弓动脉发育不全并很快退化。

5. 第 6 对弓动脉近侧段形成左、右肺动脉的基部,左支远侧段保留形成动脉导管,右支远侧段退化消失。

第四节　胎儿血液循环及出生后的变化

来自胎盘富含氧和营养物质的血液经脐静脉流入胎儿,动脉血与静脉血在几个部位发生不同程度的混合,但胎儿血液循环基本上是分流的。胎儿血液循环的特有结构是:①两条脐动脉和一条脐静脉;②连接脐静脉和下腔静脉之间的静脉导管;③沟通左、右心房的卵圆孔;④连接肺动脉干和主动脉的动脉导管。

一、胎儿血液循环路径

由胎盘来的脐静脉血含氧量高(氧饱和度约为 80%),且含丰富的营养物质。当脐静脉血进入胚体后,约一半的血液流经肝血窦注入下腔静脉,其余部分血液经静脉导管进入下腔静脉,血流量的调节由靠近脐静脉的静脉导管括约肌来完成。

下腔静脉除汇集由静脉导管来的脐静脉血外,还收集来自下肢、盆腔和腹腔的缺氧血液,故下腔静脉血(氧饱和度约为 67%)已不及脐静脉血液的含氧量高。下腔静脉入口正对卵圆孔,故下腔静脉血液进入右心房后就会直接射向卵圆孔,大部分血液通过卵圆孔进入左心房,与来自肺静脉的少量血液混合进入左心室,小部分血液折回与来自上腔静脉和冠状窦的缺氧血混合后进入右心室。

左心室血液(氧饱和度约为 62%)大部分经主动脉上的三大分支供应头、颈和上肢,以充分提供胎儿头部发育所需的营养和氧;少部分血液流入降主动脉。

右心室的血液进入肺动脉干,由于胚胎时期肺尚未执行功能,肺内血管阻力很高,因此肺动脉干的血液仅有不足 10% 的小部分进入肺,绝大部分经动脉导管流入降主动脉。

降主动脉血液(氧饱和度约为 58%)除少量供应躯干、腹部和盆腔器官以及下肢外,均经脐动脉流入胎盘,与母体血液进行气体和物质交换(图 6-14)。

二、胎儿出生后血液循环的变化

胎儿出生后,血液循环发生一系列变化:①胎盘血液循环中断,使下腔静脉和右心房的血压下降。同时由于肺开始呼吸,肺充气,肺血管的阻力显著下降,随之肺血流量明显增加,大量血液从肺静脉流入左心房,致使左心房的血压高于右心房,压迫卵圆孔瓣(第一房间隔)紧贴第二房间隔,使卵圆孔封闭。出生后约一年,卵圆孔瓣与第二房间隔融合,卵圆孔完全封闭,左、右心房完全分隔。②脐静脉(腹腔内部分)逐渐闭锁,形成由脐至肝的肝圆韧带。③脐动脉(腹腔内部分)大部分退化形成脐侧韧带,靠近膀胱段保留成为膀胱上动脉。④肝的静脉导管退化形成静脉韧带。⑤肺开始呼吸,肺动脉的血液大量流入肺,肺循环血流量增大,动脉导管因平滑肌收

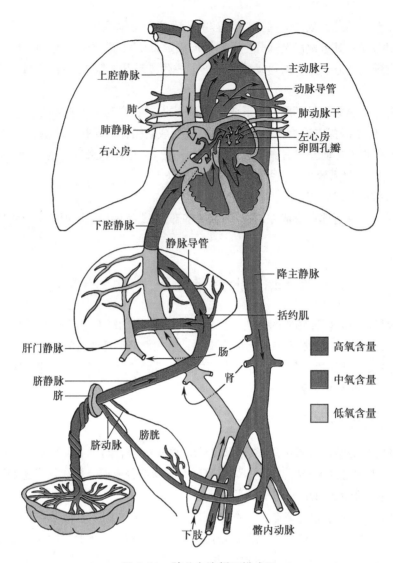

图 6-14 胎儿血液循环模式图

缩而呈关闭状态,出生后 2~3 个月,由于内膜增生,动脉导管完全闭锁成动脉韧带。

知识链接

动脉导管未闭是较常见的血管畸形,女性为男性的 2~3 倍。主要原因是动脉导管过于粗大,或出生后动脉导管平滑肌未能收缩,致使肺动脉和主动脉保持相通状态。主动脉的血流经动脉导管向右分流,造成肺循环血量大大增加,体循环血量减少,引起肺动脉高压、右心室肥大等。未闭合的动脉导管有管状型、漏斗型和窗孔型。

心脏发生的基因调控:哺乳动物心脏发育过程是由特定的信号分子激发,由组织特异性的转录因子所调节。心脏特异转录因子主要在心肌细胞表达,通过它们之间的相互作用以及对靶基因的调控,在心脏发育的特定阶段起关键的调节作用。这些调控因子在心脏中形成了时空上的网状分布,通过蛋白 -DNA、蛋白 - 蛋白间的相互作用,形成了对心脏发育的复杂调控网络。

Nkx2.5 在早期心脏分化和形态发生中有重要的作用;Irx4 参与心室的定向发育和分化;pitx2 参与调控心房发育的不对称特征;GATA 家族转录因子对心脏祖细胞的迁移非常关键;FOG-2 与心脏间隔发育有关,并通过与 GATA 蛋白的相互作用进行转录调控;HF-lb

与传导系统的分化形成有关;SRF有抑制细胞增殖和心肌发育的作用。单个转录因子并不能完全控制心脏的生长发育,多个转录因子的特定组合,决定不同的心脏发育基因表达状态。心脏的发育过程包含了无数的精确而和谐的关键事件,转录因子以及它们所调控的心脏基因的突变,会导致先天性心脏缺陷。

(赵　慧)

本章小结

1. 原始心血管系统由中胚层分化而来,人胚约在第3周末开始血液循环。

2. 心脏发生于生心区,首先形成心管,随后由头端向尾端依次形成心球、心室、心房和静脉窦。心房与心室借房室管分隔,原始心房借第一房间隔及第二房间隔分隔,原始心室借室间隔分隔,主动脉肺动脉隔将动脉干与心球分隔为主动脉和肺动脉。

3. 胎儿出生后,胎盘血液循环中断,肺脏开始呼吸,血液循环发生一系列变化。

4. 由于心血管发生过程异常,可能形成房间隔缺损、室间隔缺损、主动脉和肺动脉错位、主动脉或肺动脉狭窄、法洛四联症及动脉导管未闭等畸形。

思考题

1. 试述心房内部分隔、永久性心房形成过程及其常见畸形的成因。

2. 试述心室内部分隔过程及其常见畸形的成因。

3. 试述心球和动脉干的分隔过程及其畸形的成因。

4. 试述胎儿血循环的特点及出生后的变化。

5. 案例分析:一位40岁男性,劳累后心悸、气急、乏力5年,超声心动图显示室间隔缺损,大小约6.0mm×5.9mm,左心室和右心室大小均正常。其主动脉和肺动脉血氧饱和度一致。此患者可能还伴有哪种心血管发育畸形? 试分析该畸形的成因。

主要参考文献

1. 邹仲之,李继承. 组织学与胚胎学. 北京:人民卫生出版社,2013.

2. 高英茂,李和. 组织学与胚胎学. 北京:人民卫生出版社,2013.

3. Keith L. Moore, T.V.N. Persaud. The developing human. Netherland:Elsevier Medicine,2011.

4. Thomas W. Sadler. Langman's medical embryology. Netherland:Lippincott Williams and Wilkins,2011.

5. 堪深,惠汝太. 心脏特异转录因子及其对心脏发育和心脏基因的调控. 中国分子心脏病学杂志,2005,5(3):561-567.

第七章　淋　巴　系　统

淋巴系统和心血管系统密不可分,又统称为脉管系统,或循环系统。

第一节　概　　述

淋巴系统由淋巴管道、淋巴组织和淋巴器官组成(图 7-1)。淋巴管道和淋巴结的淋巴窦内流动的液体称淋巴(lymph)。

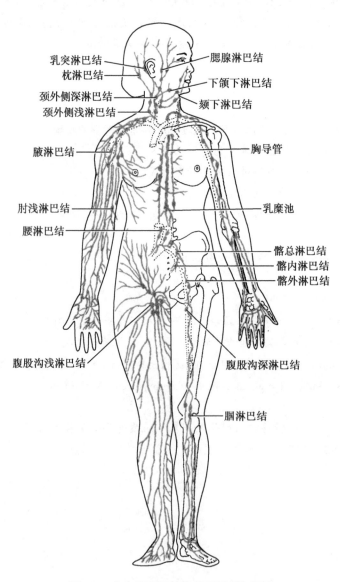

乳突淋巴结
枕淋巴结
颈外侧深淋巴结
颈外侧浅淋巴结
腋淋巴结
肘浅淋巴结
腰淋巴结
腮腺淋巴结
下颌下淋巴结
颏下淋巴结
胸导管
乳糜池
髂总淋巴结
髂内淋巴结
髂外淋巴结
腹股沟浅淋巴结
腹股沟深淋巴结
腘淋巴结

图 7-1　全身的淋巴管和淋巴结(模式图)

当血液流经毛细血管动脉端时,部分液体和营养物质透过毛细血管壁滤出进入组织间隙,形成组织液。组织液与细胞进行物质交换后,大部分在毛细血管静脉端吸收入静脉血流,小部分液体及大分子物质进入毛细淋巴管,形成淋巴。淋巴为无色透明液体,其成分和血浆类似。来自小肠绒毛的淋巴因含有消化吸收的脂肪颗粒而成白色的乳糜状,故被称为乳糜液。淋巴沿淋巴管向心流动,途经若干淋巴结,最后逐级汇合成淋巴干和淋巴导管,在静脉角处汇入静脉。因此,淋巴系统具有参与体液循环,协助静脉系统运送组织液回流入循环系统的功能。另外,淋巴器官和淋巴组织还具有过滤淋巴、产生淋巴细胞和进行免疫防御等功能。

> 知识链接
>
> **淋巴水肿**是由于淋巴循环障碍导致富含蛋白质的组织间液持续积聚引起的组织水肿,多为慢性进展性。淋巴水肿可分为原发性和继发性,原发性淋巴水肿主要见于淋巴管或淋巴结发育缺陷,常有遗传性;继发性淋巴水肿见于感染(如丝虫)、损伤(如癌手术时淋巴结清扫、放疗)和肿瘤压迫等。水肿组织因慢性炎性刺激而增生、纤维化。若为肢体则增粗,皮肤增厚、粗糙、坚韧如象皮,亦称"象皮肿"。淋巴水肿早期以排除淤滞淋巴为宗旨,晚期则以手术切除不能复原的病变组织或以分流术治疗局限性淋巴管阻塞为目的。

一、淋巴管道的组成和结构

淋巴管道包括毛细淋巴管、淋巴管、淋巴干和淋巴导管。

1. **毛细淋巴管** 毛细淋巴管(lymphatic capillary)(图 7-2)是淋巴管的起始部,以膨大的盲端起于组织间隙,相互吻合形成毛细淋巴管网。毛细淋巴管壁的通透性较大,一些不易透过毛细血管的大分子物质,如蛋白质、脂滴、细胞碎片、癌细胞和细菌等较易进入毛细淋巴管。毛细淋巴管分布广泛,但上皮、角膜、晶状体、牙釉质、软骨、脑和脊髓等处无毛细淋巴管。

毛细淋巴管的组织结构:毛细淋巴管结构和毛细血管相似,常位于毛细血管的深侧,但分支和吻合较多,故腔大而不规则。在石蜡切片中,毛细淋巴管壁

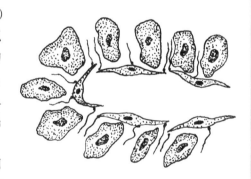

图 7-2 毛细淋巴管的结构

常呈塌陷状,很难与组织间隙区别。毛细淋巴管管壁很薄,仅由单层内皮和不完整的基膜组成,无周细胞。内皮细胞呈扁平梭形,极薄,无贯穿胞质的孔,其长轴与毛细淋巴管长轴平行。细胞核的形状因功能状态不同而有很大差异,收缩的毛细淋巴管,核不规则;扩张的毛细淋巴管,核呈椭圆形,并突向管腔。内皮细胞外面有纤维细丝牵拉,使毛细淋巴管处于扩张状态。电镜下,内皮细胞胞质内也可见许多质膜小泡、线粒体及少量其他细胞器。毛细淋巴管的内皮细胞有较宽的间隙,基膜不连续或不存在,故通透性大。

2. **淋巴管** 淋巴管(lymphatic vessel)由毛细淋巴管网汇合而成。淋巴管的结构和配布与静脉相似,管壁内面有丰富的瓣膜,可防止淋巴液回流。相邻两对瓣膜之间的淋巴管扩张明显,形成特有的串珠状外观。淋巴管可分为浅、深两组,浅淋巴管位于浅筋膜内,与浅静脉伴行,数量多,收纳皮肤和浅筋膜的淋巴;深淋巴管位于深筋膜深面,多与深部的血管、神经等伴行,数量少,收纳肌和内脏等深层结构的淋巴。淋巴管在向心行程中穿过淋巴结。

正常情况下淋巴管之间有丰富的吻合支。当淋巴管被阻断时这些吻合支可以扩大形成淋巴侧支循环,从而保证淋巴的回流。

Note

（1）淋巴管的组织结构：淋巴管结构与中、小静脉相似，但管壁更薄，管腔更大，腔内瓣膜较多。管壁也有三层膜的结构，内膜由内皮和薄层的内皮下层组成，相邻的内皮细胞由桥粒相连，基膜完整，内皮下层是一薄层的纵行弹性纤维网；中膜由不完整的一层或几层平滑肌组成，且排列散乱，肌纤维间有少量的弹性纤维；外膜最厚，含纵行胶原纤维束，束间有弹性纤维，外膜内有营养血管和神经的分布。

（2）淋巴管瓣膜：是由内膜向管腔突出折叠而成，中心为薄层的结缔组织，表面覆以内皮。瓣膜多是成对的，双瓣膜基部各占管壁的一半，其游离缘与淋巴流向一致，作用是防止淋巴逆流，在与大静脉连接处可阻止血液倒流入淋巴管。

3. 淋巴干　全身淋巴管经过一系列淋巴结后，由各部最后一级淋巴结发出的淋巴管在膈下和颈根部汇合成相应的淋巴干（lymphatic trunk）（图 7-3），共 9 条：头颈部的淋巴管合成左、右颈干，上肢和部分胸壁的淋巴管合成左、右锁骨下干，胸腔脏器和部分胸腹壁的淋巴管合成左、右支气管纵隔干，下肢、盆部及腹部成对脏器的淋巴管合成左、右腰干，腹部不成对脏器的淋巴管合成 1 条肠干。

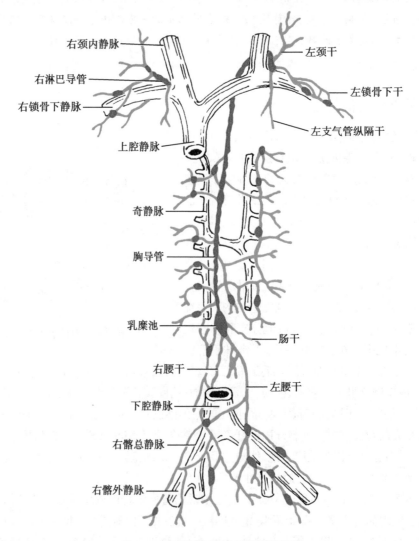

图 7-3　淋巴干和淋巴导管（模式图）

4. 淋巴导管　9 条淋巴干最后汇合成两条淋巴导管，即胸导管和右淋巴导管，分别注入左、右静脉角。两侧淋巴导管之间有交通。个别部位的淋巴管可直接注入淋巴导管或静脉。

淋巴导管的组织结构：淋巴导管结构与大静脉相似，管壁薄，三层膜的分界不明显。内膜由内皮、少量的胶原纤维和弹性纤维构成,在内膜和中膜交界处,弹性纤维较致密,形成类似内弹性膜的结构;中膜含有较多的平滑肌,肌间有结缔组织;外膜较薄,含有纵行平滑肌束、胶原纤维、营养血管和神经。

> **知识链接**
>
> **淋巴回流的影响因素**:正常情况下,人体每小时产生约120ml淋巴,每天生成的淋巴总量为2~4L,通过管壁平滑肌收缩和瓣膜的开闭推动淋巴循一个方向经淋巴管向心流入血液循环系统。相邻两对瓣膜之间的一段淋巴管构成一个"淋巴管泵"。淋巴管周围的动脉搏动、肌肉收缩挤压和胸腔负压等可促进淋巴回流。运动、按摩也有助于改善淋巴回流功能。

二、淋巴组织

淋巴组织是含有大量淋巴细胞的网状结缔组织,广泛分布于消化、呼吸、泌尿和生殖管道等处,可分为弥散性淋巴组织和淋巴小结(如小肠黏膜固有层内的孤立和集合淋巴滤泡等),具有防御屏障作用。

三、淋巴器官

淋巴器官包括淋巴结、扁桃体、脾和胸腺。此处仅介绍淋巴结。

淋巴结(lymph node)(图7-4)为大小不一的卵圆形或肾形小体,直径多为2~5mm,质软,色灰红。一侧隆凸,与数条输入淋巴管相连,将淋巴输送至淋巴结;另一侧凹陷,凹陷中央处为淋巴结门,与1~2条输出淋巴管相连,将经淋巴结过滤后的淋巴引流至下一级淋巴结或淋巴干。一个淋巴结的输出淋巴管可以成为另一个淋巴结的输入淋巴管。

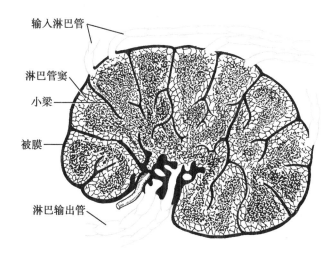

输入淋巴管
淋巴管窦
小梁
被膜
淋巴输出管

图7-4　淋巴结形态示意图

淋巴结分布于全身各处的淋巴通道上,数目众多,常成群分布。按位置可分为浅、深两组。浅淋巴结位于浅筋膜内,其输出淋巴管注入深淋巴结。深淋巴结位于深筋膜深面。在四肢淋巴结多位于关节屈侧,如肘窝、腋窝、腘窝、腹股沟等处;在体腔内多沿血管排列或位于器官的门附近。引流某一器官或区域淋巴的第一级淋巴结称局部淋巴结(regional lymph node),或哨位淋巴结(sentinel lymph node)。

淋巴结的主要功能是滤过淋巴、产生淋巴细胞和进行免疫应答。当某一器官或区域发生病变时,病原菌或癌细胞等可随淋巴进入局部淋巴结,并在此被拦截和清除,从而防止病变的扩散,局部淋巴结也因此变得肿大或疼痛。未能拦截的则可继续沿淋巴向远处扩散。因此,局部淋巴结的肿大可反映其引流区的病变,了解其位置、引流范围和途径对诊断、治疗某些疾病有重要意义。

淋巴结的组织结构:淋巴结是实质性器官,表面有薄层的致密结缔组织构成的被膜,被膜和门部的结缔组织伸入实质形成小梁(trabecula),构成淋巴结的粗支架,血管和神经行于其内。在它们之间,有网状组织构成淋巴结的微细支架。淋巴结的实质分为皮质和髓质两部分(图7-5)。

(1) 皮质:位于被膜下方,由浅层皮质、副皮质区及皮质淋巴窦组成。

1) 浅层皮质(superficial cortex):可见成排的淋巴小结及小结之间的弥散淋巴组织。

2) 副皮质区(paracortex zone):位于浅层皮质和髓质之间,为较大片的弥散淋巴组织,主要由T细胞组成,还有T细胞分布区所特有的一种细胞,称为

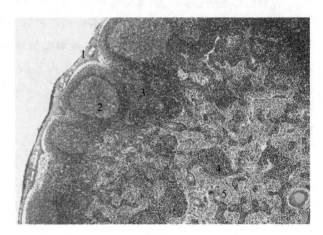

图 7-5   淋巴结光镜图
1. 被膜;2. 淋巴小结;3. 副皮质区;4. 髓索;5. 髓窦

交错突细胞(interdigitating cell)以及巨噬细胞和少量B细胞。此区内有很多高内皮微静脉,是淋巴细胞再循环途径的重要部位。

3) 皮质淋巴窦(cortical sinus):包括被膜下方和小梁周围的淋巴窦,分别称被膜下窦和小梁周窦。窦壁衬有内皮,内皮外有薄层基质、少量纤维和一层扁平的网状细胞。窦内有许多网状细胞和网状纤维支撑窦腔,网孔内充满淋巴细胞、巨噬细胞等。淋巴在窦内缓慢流动,便于滤过淋巴。

(2) 髓质:由髓索及其间的髓窦组成。髓索(medullary cord)是相互连接的索条状淋巴组织,主要含B细胞、巨噬细胞和浆细胞,髓索内也可见毛细血管后微静脉。髓窦(medullary sinus)较皮质淋巴窦宽大,腔内巨噬细胞较多,故有较强的滤过功能。

知识链接

肿瘤淋巴转移:淋巴转移是肿瘤最常见的转移方式之一,指浸润的肿瘤细胞穿过淋巴管壁随淋巴引流到淋巴结并在此生长的现象。癌细胞由近及远可转移到各级淋巴结,也可能越级转移,或因癌肿阻碍顺行的淋巴引流而发生逆向转移。淋巴结转移与否将直接影响治愈效果,临床上恶性肿瘤手术治疗时,不仅要切除肿瘤及其邻近组织,一般还要清扫可能被累及的局部或远处淋巴结等,即根治手术。

(丁兆习   廉 洁)

第二节 淋 巴 导 管

一、胸导管

胸导管(thoracic duct)(图 7-6)是全身最粗大的淋巴管道,下端在第 12 胸椎下缘水平起自乳糜池。乳糜池(cisterna chyli)位于第 1 腰椎体的前面和主动脉右后方,是由左、右腰干及肠干汇合而成的梭形膨大。胸导管经主动脉裂孔入胸腔,先在食管右后方和脊椎右前方之间上行,其右侧有奇静脉,左侧有胸主动脉;当升至第 5 胸椎高度时向左侧斜行,然后沿脊柱左前方上行,出胸廓上口至颈根部,经颈总动脉和颈内静脉的后方呈弓形弯曲转向前内下方,注入左静脉角,其末端有瓣膜,可阻止静脉血逆流入胸导管。胸导管在注入静脉角之前还接纳左颈干、左锁骨下干和左支气管纵隔干。胸导管在行程中接受部分后纵隔、胸后壁及腹后壁淋巴结的输出淋巴管,而有些器官(如食管、甲状腺等)的淋巴管甚至可直接注入胸导管。胸导管收集下肢、盆部、腹部、左半胸部、左上肢和左半头颈部的淋巴,即全身 3/4 部位的淋巴。后纵隔手术中损伤胸导管可以导致乳糜胸。

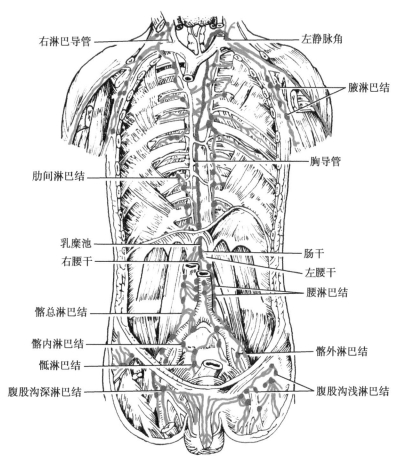

图 7-6 胸导管和胸腹盆部的淋巴结

二、右淋巴导管

右淋巴导管(right lymphatic duct)(图 7-6)位于右颈根部,长 1~1.5cm,由右颈干、右支气管纵隔干和右锁骨下干汇合而成,注入右静脉角,开口处也有一对瓣膜,可防止血液逆流入导管。右淋巴导管出现率很低,各淋巴干更多的是直接注入静脉角附近。右淋巴导管收集右颈部、右上肢、右胸部等处的淋巴,即全身 1/4 部位的淋巴。

(丁兆习)

第三节 人体主要淋巴结的位置和引流范围

一、头部的淋巴结和淋巴引流

头部的淋巴结多沿头、颈交界处呈环状排列,它们的输出淋巴管向下多注入颈外侧上深淋巴结(图 7-7)。

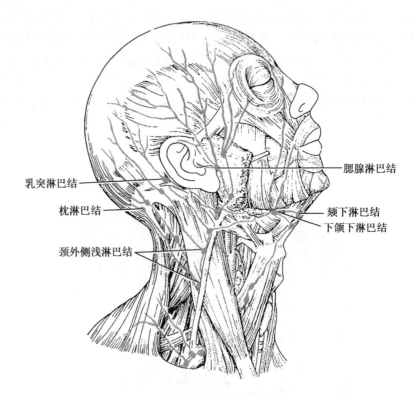

乳突淋巴结

枕淋巴结

颈外侧浅淋巴结

腮腺淋巴结

颏下淋巴结
下颌下淋巴结

图 7-7 头颈部的淋巴管和淋巴结(1)

(一)枕淋巴结

枕淋巴结(occipital lymph node)有浅、深两群,分别位于斜方肌起点表面和头夹肌深面,引流枕部和项部的淋巴。

(二)乳突淋巴结

乳突淋巴结(mastoid lymph node)又称耳后淋巴结,位于胸锁乳突肌止点表面,引流颅顶和颞区后部、耳廓后面及外耳道后壁的淋巴。

(三)腮腺淋巴结

腮腺淋巴结(parotid lymph node)有浅、深两群,分别位于腮腺表面和实质内,引流额部、颅顶和颞区前部、耳廓前面及外耳道前壁、颊部和腮腺的淋巴。

(四)下颌下淋巴结

下颌下淋巴结(submandibular lymph node)位于下颌下腺周围,引流面部和口腔器官的淋巴。故颜面部炎症常引起该淋巴结肿大。

(五)颏下淋巴结

颏下淋巴结(submental lymph node)位于颏下部,引流颏部、下唇中份、舌尖和口底的淋巴。

（六）面深淋巴结

面深淋巴结（deep facial lymph node）位于下颌支的深面，翼外肌表面，引流颞窝、颞下窝和咽的淋巴。

二、颈部的淋巴结和淋巴引流

颈部的淋巴结沿颈部静脉纵向排列，部分淋巴结位于消化道和呼吸道周围。主要包括颈前淋巴结和颈外侧淋巴结（图7-8）。

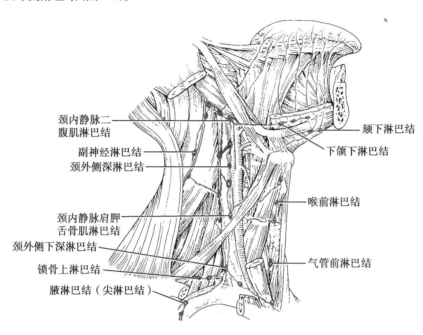

颈内静脉二腹肌淋巴结

副神经淋巴结
颈外侧深淋巴结

颈内静脉肩胛舌骨肌淋巴结

颈外侧下深淋巴结

锁骨上淋巴结

腋淋巴结（尖淋巴结）

颏下淋巴结

下颌下淋巴结

喉前淋巴结

气管前淋巴结

图 7-8　头颈部的淋巴管和淋巴结(2)

（一）颈前淋巴结

颈前淋巴结（anterior cervical lymph node）依据位置分浅、深两组。

1. 颈前浅淋巴结　颈前浅淋巴结（superficial anterior cervical lymph node）沿颈前静脉排列，引流颈前部浅层结构的淋巴，输出淋巴管注入颈外侧下深淋巴结。

2. 颈前深淋巴结　颈前深淋巴结（deep anterior cervical lymph node）沿喉、气管和甲状腺排列，按位置又可分为：喉前淋巴结、甲状腺淋巴结、气管前淋巴结和气管旁淋巴结，引流喉、甲状腺、气管和食管颈部的淋巴，其输出淋巴管直接或经过气管旁淋巴结注入颈外侧下深淋巴结。气管旁淋巴结位于气管和食管之间两侧的沟内，沿喉返神经排列。感染或肿瘤转移至气管旁淋巴结时，肿大的淋巴结可以压迫喉返神经，影响发音，导致声音嘶哑。

（二）颈外侧淋巴结

颈外侧淋巴结（lateral cervical lymph node）依据位置分浅、深两组。

1. 颈外侧浅淋巴结　颈外侧浅淋巴结（superficial lateral cervical lymph node）沿颈外静脉排列，上达腮腺，引流颈外侧浅层结构的淋巴，并接受枕淋巴结、乳突淋巴结和腮腺淋巴结的部分输出淋巴管，其输出淋巴管经胸锁乳突肌前缘注入颈外侧深淋巴结。颈淋巴结结核好发于此群。

2. 颈外侧深淋巴结　颈外侧深淋巴结（deep lateral cervical lymph node）主要沿颈内静脉周围排列，部分沿颈横血管和副神经排列，自颅底到颈根部排列成链状。以肩胛舌骨肌中间腱为界，可分为颈外侧上深淋巴结和颈外侧下深淋巴结。

（1）颈外侧上深淋巴结（superior deep lateral cervical lymph node）：沿颈内静脉上段和副神经排列。位于颈内静脉、面静脉和二腹肌后腹之间的淋巴结称颈内静脉二腹肌淋巴结，即角淋巴结；位于颈内静脉与肩胛舌骨肌中间腱交叉处的淋巴结称颈内静脉肩胛舌骨肌淋巴结；沿副神

Note

经排列的淋巴结称副神经淋巴结。颈外侧上深淋巴结收纳头部所有淋巴结和颈外侧浅淋巴结等的输出淋巴管,还引流部分舌、腭、鼻腔、鼻咽部、喉、气管、食管和甲状腺的淋巴,其输出淋巴管注入颈外侧下深淋巴结或颈干。临床上,鼻咽部、腭扁桃体和舌根部的癌常首先转移至颈内静脉二腹肌淋巴结,舌尖癌常首先转移至颈内静脉肩胛舌骨肌淋巴结。

(2)颈外侧下深淋巴结(inferior deep lateral cervical lymph node):主要沿颈内静脉下段排列,部分沿颈横血管排列的淋巴结称锁骨上淋巴结(supraclavicular lymph node),其中位于前斜角肌表面的淋巴结称斜角肌淋巴结,左侧斜角肌淋巴结又称 Virchow 淋巴结。胸腹盆部的肿瘤,尤其是胃癌和食管癌时,癌细胞可经胸导管转移至该淋巴结,此时可在胸锁乳突肌后缘和锁骨上缘之间的夹角处触摸到肿大的淋巴结。颈外侧下深淋巴结收集颈根部、胸壁上部浅层及肩部的淋巴,还收纳颈前淋巴结、颈外侧浅淋巴结和颈外侧上深淋巴结的输出淋巴管,其输出淋巴管形成颈干,左侧者注入胸导管,右侧者注入右淋巴导管。

(3)咽后淋巴结(retropharyngeal lymph node):位于鼻咽部后方和椎前筋膜之间,引流鼻腔后部、鼻旁窦和咽部的淋巴,输出淋巴管注入颈外侧上深淋巴结。

三、上肢的淋巴结和淋巴引流

上肢的淋巴管分浅、深两组,分别与浅静脉和深静脉伴行,直接或间接注入腋淋巴结。以位置可分为:

(一)肘淋巴结

肘淋巴结(cubital lymph node)分浅、深两群。肘浅淋巴结位于肱骨内上髁上方,沿贵要静脉内侧排列,又称滑车上淋巴结,收集手内侧半、前臂尺侧浅层结构的淋巴,输出淋巴管伴贵要静脉注入肘深淋巴管或腋淋巴结。肘深淋巴结位于肱动脉末端,收集前臂深层的淋巴,输出淋巴管注入腋淋巴结

(二)锁骨下淋巴结

锁骨下淋巴结(subclavicular lymph node)又称三角胸肌淋巴结,紧靠锁骨下方,位于三角肌和胸大肌间沟内,沿头静脉排列,收集上肢桡侧浅层结构的淋巴,其输出淋巴管注入腋淋巴结,少数注入锁骨上淋巴结。

(三)腋淋巴结

腋淋巴结(axillary lymph node)有 20~30 个,位于腋窝疏松结缔组织内,沿腋血管及其分支排列,按位置可分为 5 群(图 7-9)。

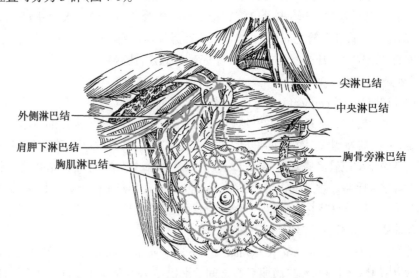

图 7-9 腋淋巴结和乳房的淋巴引流

1. 外侧淋巴结　外侧淋巴结(lateral lymph node)位于腋静脉起始段的内侧或后方,引流除注入锁骨下淋巴结以外区域的上肢浅、深淋巴,其输出淋巴管注入中央淋巴结、尖淋巴结和锁骨上淋巴结。

2. 胸肌淋巴结　胸肌淋巴结(pectoral lymph node)位于胸小肌下缘,沿胸外侧血管排列,引流胸前壁和胸外侧壁、乳腺中央部和外侧部以及部分腹前外侧壁的淋巴,输出淋巴管注入中央淋巴结和尖淋巴结。

3. 肩胛下淋巴结　肩胛下淋巴结(subscapular lymph node)沿肩胛下血管排列,引流颈后部下份和背部的淋巴,输出淋巴管注入中央淋巴结和尖淋巴结。

4. 中央淋巴结　中央淋巴结(central lymph node)位于腋窝中央的疏松结缔组织内,收纳上述三群淋巴结的输出淋巴管,其输出淋巴管注入尖淋巴结。

5. 尖淋巴结　尖淋巴结(apical lymph node)沿腋静脉末段排列,引流乳腺上部的淋巴,并收纳上述4群淋巴结和锁骨下淋巴结的输出淋巴管,其输出淋巴管合成锁骨下干,左侧者注入胸导管,右侧者注入右淋巴导管。少数输出淋巴管注入颈外侧下深淋巴结。

四、胸部的淋巴结和淋巴引流

(一)胸壁的淋巴结

胸前壁和胸后壁大部分浅淋巴注入腋淋巴结,胸壁深淋巴注入胸壁各淋巴结(图 7-10)。

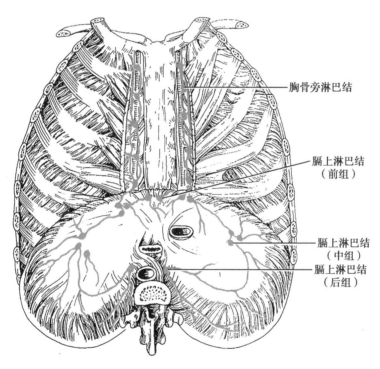

图 7-10　胸骨旁淋巴结和膈上淋巴结

1. 胸骨旁淋巴结　胸骨旁淋巴结(parasternal lymph node)位于肋间隙前端,沿胸廓内血管排列,收纳乳腺、胸前壁和脐以上腹前壁深层结构、肝上面(通过膈上淋巴结)的淋巴,其输出淋巴管参与构成支气管纵隔干。

2. 肋间淋巴结　肋间淋巴结(intercostal lymph node)位于肋间隙后端附近,沿肋间后血管排列,引流胸后壁的淋巴,其输出淋巴管注入胸导管,右侧上份可注入右淋巴导管。

3. 膈上淋巴结　膈上淋巴结(superior phrenic lymph node)位于膈的胸腔面,分前、中、后3群,引流膈、壁胸膜、心包和肝上面的淋巴,其输出淋巴管注入胸骨旁淋巴结和纵隔前、后淋巴结。

Note

（二）胸腔器官淋巴结

包括纵隔前淋巴结、纵隔后淋巴结和气管支气管淋巴结（图 7-11）。

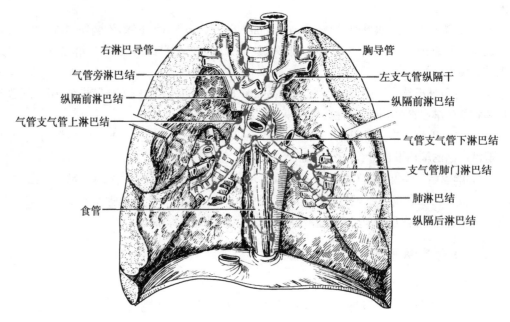

图 7-11　胸腔器官的淋巴结

1. 纵隔前淋巴结　纵隔前淋巴结（anterior mediastinal lymph node）位于上纵隔前部和前纵隔内，心包和大血管的前面，引流心包、心、胸腺和纵隔胸膜的淋巴，并收纳膈上淋巴结外侧群的输出淋巴管，其输出淋巴管参与构成支气管纵隔干。

2. 纵隔后淋巴结　纵隔后淋巴结（posterior mediastinal lymph node）位于上纵隔后部和后纵隔内，沿食管和胸主动脉排列，引流食管、心包后部、膈和肝上面（通过膈上淋巴结）的淋巴，输出淋巴管多直接注入胸导管。

3. 气管、支气管和肺的淋巴结沿气管和支气管排列，依据位置和引流顺序分为四组。

（1）肺淋巴结（pulmonary lymph node）：位于肺实质内，肺叶支气管和肺段支气管分支夹角处，输出淋巴管注入支气管肺淋巴结。

（2）支气管肺淋巴结（bronchopulmonary lymph node）：位于肺门处，又称肺门淋巴结，输出淋巴管注入气管支气管淋巴结。

（3）气管支气管淋巴结（tracheobronchial lymph node）：分两群，分别位于气管权的下方和上方，输出淋巴管注入气管旁淋巴结。

（4）气管旁淋巴结（paratracheal lymph node）：沿气管两侧排列，其输出淋巴管沿气管上行，和纵隔前淋巴结、胸骨旁淋巴结的输出管汇合成支气管纵隔干，左侧者注入胸导管，右侧者注入右淋巴导管。

这些淋巴结引流肺、支气管、气管和食管的胸段、脏胸膜和心的淋巴。同时也收纳纵隔后淋巴结的输出淋巴管。

五、腹部的淋巴结和淋巴引流

腹部淋巴结位于腹后壁和腹腔脏器周围，沿腹腔血管排列。

（一）腹壁的淋巴结

脐平面以上腹前外侧壁的浅、深淋巴分别引流入腋淋巴结和胸骨旁淋巴结；脐平面以下腹前外侧壁的浅淋巴引流入腹股沟浅淋巴结，深淋巴引流入腹股沟深淋巴结、髂外淋巴结和腰淋巴结。

Note

　　腰淋巴结(lumbar lymph node)位于腹后壁,沿腹主动脉和下腔静脉排列,数目较多,引流腹后壁深层结构、腹腔成对脏器、睾丸或卵巢的淋巴,并收纳髂总淋巴结的输出淋巴管,其输出淋巴管汇合成左、右腰干,进而注入乳糜池(图7-6)。

　　(二)腹腔脏器的淋巴结

　　腹腔成对脏器的淋巴注入腰淋巴结,不成对脏器的淋巴注入沿腹腔干、肠系膜上动脉和肠系膜下动脉及其分支排列的淋巴结。

　　1. 沿腹腔干及其分支排列的淋巴结　包括胃左、右淋巴结,胃网膜左、右淋巴结,幽门上、下淋巴结,贲门淋巴结、肝淋巴结,胰淋巴结和脾淋巴结,分别引流相应动脉供血范围的淋巴,其输出淋巴管注入腹腔淋巴结(celiac lymph node)(图7-12)。

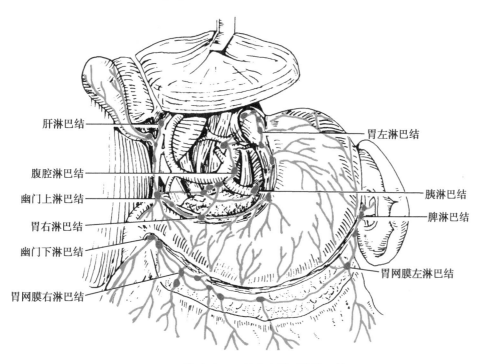

图 7-12　沿腹腔干及其分支排列的淋巴结

　　2. 沿肠系膜上动脉及其分支排列的淋巴结　包括沿空、回肠动脉排列的肠系膜淋巴结,以及沿同名血管排列的回结肠淋巴结、右结肠淋巴结和中结肠淋巴结,它们分别引流相应动脉供血范围的淋巴,其输出淋巴管注入沿肠系膜上动脉根部排列的肠系膜上淋巴结(superior mesenteric lymph node)(图7-13)。

　　3. 沿肠系膜下动脉及其分支排列的淋巴结　包括左结肠淋巴结、乙状结肠淋巴结和直肠上淋巴结,它们分别引流相应动脉供血范围的淋巴,其输出淋巴管注入沿肠系膜下动脉根部排列的肠系膜下淋巴结(inferior mesenteric lymph node)(图7-13)。

　　腹腔淋巴结、肠系膜上淋巴结和肠系膜下淋巴结的输出淋巴管汇合成肠干,肠干与左、右腰干一起合成乳糜池。

六、盆部的淋巴结和淋巴引流

　　盆部的淋巴结沿盆腔血管排列(图7-14)。

　　(一)髂内淋巴结

　　髂内淋巴结(internal iliac lymph node)沿髂内血管及其分支或属支排列,引流大部分盆壁、所有盆腔脏器、会阴深部、臀部和大腿后部深层结构的淋巴,其输出淋巴管注入髂总淋巴结。

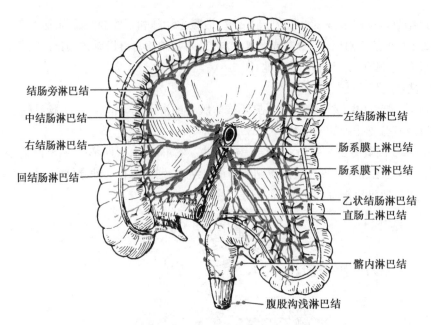

结肠旁淋巴结

中结肠淋巴结

右结肠淋巴结

回结肠淋巴结

左结肠淋巴结

肠系膜上淋巴结

肠系膜下淋巴结

乙状结肠淋巴结

直肠上淋巴结

髂内淋巴结

腹股沟浅淋巴结

图 7-13　沿肠系膜上、下动脉及其分支排列的淋巴结

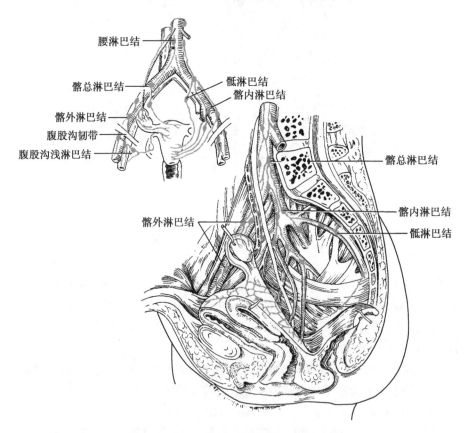

腰淋巴结

髂总淋巴结

骶淋巴结
髂内淋巴结

髂外淋巴结

腹股沟韧带

腹股沟浅淋巴结

髂总淋巴结

髂外淋巴结

髂内淋巴结

骶淋巴结

图 7-14　女性盆部的淋巴管和淋巴结

（二）髂外淋巴结

髂外淋巴结（external iliac lymph node）沿髂外血管排列，引流腹前壁下部深层、膀胱底、前列腺（男）、子宫颈和阴道上部（女）的淋巴，并收纳腹股沟浅、深淋巴结的输出淋巴管，其输出淋巴管注入髂总淋巴结。

（三）髂总淋巴结

髂总淋巴结（common iliac lymph node）沿髂总血管及腹主动脉分叉下方排列，收纳髂内、髂外及骶淋巴结的输出淋巴管,其输出淋巴管注入腰淋巴结。

(四) 骶淋巴结

骶淋巴结(sacral lymph node)沿骶正中血管和骶外侧血管排列,引流直肠、前列腺或子宫、盆腔后壁等处的淋巴,其输出淋巴管注入髂总淋巴结。

七、下肢的淋巴结和淋巴引流

下肢的淋巴管分浅、深两组,分别与浅静脉和深静脉伴行,直接或间接注入腹股沟淋巴结。另外,臀部的浅淋巴注入腹股沟浅淋巴结,臀部的深淋巴沿深血管注入髂内淋巴结。

(一) 腘淋巴结

腘淋巴结(popliteal lymph node)分浅、深两群,分别位于小隐静脉末端和腘血管周围,引流足外侧缘和小腿后外侧部的浅淋巴以及足和小腿的深淋巴,其输出淋巴管沿股血管上行,注入腹股沟深淋巴结。

(二) 腹股沟淋巴结

腹股沟淋巴结(inguinal lymph node)位于股部上端前面,按位置分为浅、深两群(图 7-6)。

1. 腹股沟浅淋巴结　　腹股沟浅淋巴结(superficial inguinal lymph node)位于腹股沟韧带下方,分上、下两群。上群与腹股沟韧带平行排列,引流腹前外侧壁下部、臀部、会阴部浅层结构和子宫底的淋巴。下群位于大隐静脉末端两侧,主要引流足内侧缘、小腿前内侧部和股部浅层结构的淋巴,也引流部分臀部、会阴部的浅淋巴。腹股沟浅淋巴结的输出淋巴管注入腹股沟深淋巴结。

2. 腹股沟深淋巴结　　腹股沟深淋巴结(deep inguinal lymph node)位于股静脉内侧和股管内,引流大腿深部和会阴的淋巴,并收纳腘淋巴结深群和腹股沟浅淋巴结的输出淋巴管,其输出淋巴管注入髂外淋巴结。

(丁兆习)

第四节　部分器官的淋巴引流

一、乳房的淋巴引流

乳房的淋巴以乳头为中心向四周放射状引流,主要引流至腋淋巴结。①乳房中央部和外侧部的淋巴引流至胸肌淋巴结;②乳房上部的淋巴引流至尖淋巴结和锁骨上淋巴结;③乳房内侧部的淋巴引流至胸骨旁淋巴结;④乳房内下部深层的淋巴管注入膈上淋巴结,并与腹前壁上部及膈下的淋巴管相吻合,从而间接地与肝上面的淋巴管相交通;⑤两侧乳房内侧部浅层的淋巴管可以相互交通。乳房感染或乳腺癌转移,可沿上述途径扩散。

二、食管的淋巴引流

淋巴管沿食管周围形成淋巴管网,再汇聚引流至周围淋巴结。食管颈部的淋巴引流至颈外侧深淋巴结和气管旁淋巴结。食管胸部的淋巴主要引流至纵隔后淋巴结,另外其上份还可注入气管旁淋巴结和气管支气管淋巴结,下份还可注入胃左淋巴结。食管腹部的淋巴引流至胃左淋巴结。食管的部分淋巴可直接注入胸导管。

三、肺的淋巴引流

肺的淋巴分浅、深两组。浅淋巴管位于胸膜脏层深面,深淋巴管沿肺血管和支气管分支走行。浅、深淋巴管分别向肺门汇聚,注入支气管肺淋巴结,然后依次引流至气管支气管淋巴结、气管旁淋巴结。肺的浅、深淋巴管之间有交通。

四、胃的淋巴引流

胃的淋巴管走行大多与胃的血管一致,向四个方向引流:①胃底右侧部、贲门部和胃体小弯侧大部的淋巴管沿胃左动脉及其分支走行,注入胃左淋巴结和贲门淋巴结;②幽门部及胃体小弯侧右侧部的淋巴管注入胃右淋巴结和幽门上淋巴结;③胃底左侧部、胃体大弯侧左侧部的淋巴管沿胃短动脉和胃网膜左动脉等走行,注入胃网膜左淋巴结、脾淋巴结和胰淋巴结;④胃体大弯侧右侧部、幽门部大弯侧的淋巴管沿胃网膜右动脉走行,注入胃网膜右淋巴结和幽门下淋巴结。各部淋巴管之间有丰富的吻合,并在贲门和幽门处分别与食管和十二指肠的淋巴管延续。

> **知识链接**
>
> **胃癌的淋巴转移:**淋巴转移是胃癌的主要转移途径,早期胃癌的淋巴转移率近20%,进展期可高达70%。胃癌淋巴结阴性与阳性病例各自的五年生存率可相差数倍之多。因此,有效地处理转移淋巴结是提高胃癌手术疗效的关键之一。引流胃的淋巴结有23组,依据肿瘤所在的部位和淋巴引流顺序可以分为4站(区域淋巴结分为N1~N3站,远处淋巴结为M站)。淋巴结的分组和分站不仅是指导手术淋巴结清扫的重要基础,也与胃癌的临床分期密切相关。但近年来国际抗癌联盟(UICC,2010年第七版胃癌分期)则更注重于淋巴结转移的数目与胃癌分期的关系。

五、肝的淋巴引流

肝的淋巴管分浅、深两组。浅淋巴管位于肝表面腹膜下疏松结缔组织内。膈面的浅淋巴管主要沿镰状韧带或冠状韧带注入膈上淋巴结,部分绕肝前、后缘至脏面,注入肝淋巴结或腹腔淋巴结和胃左淋巴结。脏面的浅淋巴管多汇聚于肝门,然后注入肝淋巴结。肝的深淋巴管起于肝门管区,沿两个方向引流,一组沿肝静脉注入膈上淋巴结,另一组沿肝管出肝门,和浅淋巴管汇合,注入肝淋巴结、腹腔淋巴结等。

六、直肠和肛管的淋巴引流

齿状线以下的淋巴管向前和会阴部的浅淋巴管一起注入腹股沟浅淋巴结。齿状线以上的淋巴管主要与血管伴行:①向上沿直肠上血管走行,注入直肠上淋巴结;②向两侧沿直肠下血管走行注入髂内淋巴结;③肛管部向两侧沿肛血管和阴部内血管走行进入盆腔,注入髂内淋巴结;④向后沿骶正中和骶外侧血管走行,注入骶淋巴结。

七、子宫的淋巴引流

子宫的淋巴引流比较广泛:①子宫底和子宫体上部:沿子宫阔韧带和卵巢血管上行,注入腰淋巴结,部分注入髂外淋巴结,部分沿子宫圆韧带注入腹股沟浅淋巴结。②子宫体下部和子宫颈:向两侧沿子宫血管注入髂内和髂外淋巴结,沿子宫主韧带注入闭孔血管周围的闭孔淋巴结,向后沿骶子宫韧带注入骶淋巴结和髂总淋巴结。

(丁兆习)

本章小结

1. 淋巴系统由淋巴管道(毛细淋巴管、淋巴管、淋巴干、淋巴导管)、淋巴组织(弥散性淋巴组织和淋巴小结)和淋巴器官(淋巴结、脾、胸腺、扁桃体)组成,具有运送组织液回流入循环系统、过滤淋巴、产生淋巴细胞和进行免疫防御等功能。

2. 淋巴结表面被覆被膜,淋巴结的一侧凹陷为门部,被膜和门部的结缔组织伸入实质形成小梁,构成淋巴结的粗支架。淋巴结的实质分为皮质和髓质两部分。皮质位于被膜下方,由浅层皮质、副皮质区及皮质淋巴窦组成,髓质由髓索及其间的髓窦组成。

3. 淋巴干:共9条,包括左、右颈干,左、右锁骨下干,左、右支气管纵隔干,左、右腰干和肠干。左、右腰干和肠干在第1腰椎前方合成乳糜池。

4. 右淋巴导管由右颈干、右支气管纵隔干和右锁骨下干汇合而成,注入右静脉角,引流右颈部、右上肢、右胸部等处的淋巴,即全身1/4部位的淋巴。

5. 胸导管在第12胸椎下缘水平起自乳糜池,经主动脉裂孔入胸腔,先在食管右后方和脊椎右前方之间上行,至第5胸椎高度时向左侧斜行,然后沿脊柱左前方上行,出胸廓上口至颈根部,方呈弓形弯曲转向前内下方,注入左静脉角。胸导管在注入静脉角之前还接纳左颈干、左锁骨下干和左支气管纵隔干。引流下肢、盆部、腹部、左半胸部、左上肢和左半头颈部的淋巴,即全身3/4部位的淋巴。

6. 头部的淋巴结沿头颈交界处呈环状排列,包括枕淋巴结、乳突淋巴结、腮腺淋巴结、颏下淋巴结、下颌下淋巴结,引流头部浅、深层淋巴,其输出淋巴管向下多注入颈外侧上深淋巴结。

7. 颈部的浅淋巴结包括颈前浅淋巴结和颈外侧浅淋巴结,分别沿颈前静脉和颈外静脉排列,引流颈部浅层结构的淋巴,并接受头部淋巴结的部分输出淋巴管,其输出淋巴管注入颈外侧深淋巴结。

8. 颈部的深淋巴结包括颈前深淋巴结和颈外侧深淋巴结,分别沿颈前部器官和颈内静脉排列。后者又可依位置分为咽后淋巴结、颈内静脉二腹肌淋巴结(角淋巴结)、颈内静脉肩胛舌骨肌淋巴结、副神经淋巴结、颈外侧下深淋巴结、锁骨上淋巴结(其中,位于前斜角肌表面的淋巴结称斜角肌淋巴结,左侧斜角肌淋巴结又称Virchow淋巴结。食管癌、胃癌可经胸导管逆行转移至Virchow淋巴结)。这些淋巴结收纳胸壁上部、舌、腭扁桃体、咽、喉、气管、甲状腺等的淋巴,其输出管合成颈干。

9. 上肢的浅淋巴结包括肘浅淋巴结(滑车上淋巴结)和锁骨下淋巴结,分别沿贵要静脉和头静脉末端排列。

10. 上肢的深淋巴结包括肘深淋巴结和腋淋巴结。前者沿肱动脉末端排列,收集前臂深层的淋巴,输出淋巴管注入腋淋巴结。后者沿腋血管排列,按位置可以分为外侧淋巴结、胸肌淋巴结、肩胛下淋巴结、中央淋巴结和尖淋巴结,引流上肢、胸壁、肩部的淋巴,其中尖淋巴结收纳上述4群淋巴结和锁骨下淋巴结的输出淋巴管,其输出淋巴管合成锁骨下干。

11. 胸壁的淋巴结包括胸骨旁淋巴结、肋间淋巴结和膈上淋巴结,分别收集乳腺、胸壁和腹前壁深层结构(脐以上)、肝上面的淋巴。

12. 胸腔脏器的淋巴结包括纵隔前淋巴结、纵隔后淋巴结,以及引流气管、支气管和肺的淋巴结(肺淋巴结、支气管肺淋巴结、气管支气管淋巴结和气管旁淋巴结)。纵隔前淋巴结引流心包、心、胸腺、纵隔胸膜和肝上面的淋巴,其输出淋巴管和胸骨旁淋巴结、气管旁淋巴结的输出管汇合成支气管纵隔干。纵隔后淋巴结引流食管、心包后部、膈和肝上面的淋巴,输出淋巴管多直接注入胸导管。

13. 腹壁的淋巴结包括腰淋巴结,沿腹主动脉和下腔静脉排列,引流腹后壁深层结构、腹腔成对脏器、睾丸或卵巢的淋巴,并收纳髂总淋巴结的输出淋巴管,其输出淋巴管汇合成左、右腰干。

14. 腹腔脏器的淋巴结沿腹腔干、肠系膜上动脉和肠系膜下动脉及其分支排列,分别引流供血范围的淋巴,最终汇入主干周围的腹腔淋巴结、肠系膜上淋巴结和肠系膜下淋巴结,它们的输出管汇合成肠干。

15. 盆部的淋巴结沿盆部血管周围排列,包括髂内淋巴结、髂外淋巴结和髂总淋巴结。其中髂内淋巴结引流大部分盆壁、所有盆腔脏器、会阴深部、臀部和大腿后部深层结构的淋巴,输出淋巴管注入髂总淋巴结;髂外淋巴结引流腹前壁下部深层(脐以下)、膀胱底、前列腺(男)、子宫颈和阴道上部(女)的淋巴,并收纳腹股沟浅、深淋巴结的输出淋巴管,输出淋巴管注入髂总淋巴结。髂总淋巴结的输出淋巴管注入腰淋巴结。

16. 下肢的浅淋巴结为腹股沟浅淋巴结,沿腹股沟韧带下方和大隐静脉末端排列,引流足内侧缘、小腿前内侧部和股部、腹前外侧壁下部(脐以下)、臀部、会阴部浅层结构和子宫底的淋巴,输出淋巴管注入腹股沟深淋巴结。

17. 下肢的深淋巴结包括腘淋巴结和腹股沟深淋巴结。前者腘血管周围排列,引流足外侧缘和小腿后外侧部的浅淋巴,以及足和小腿的深淋巴,后者沿股静脉内侧排列,引流下肢深部的淋巴,并收纳腘淋巴结深群和腹股沟浅淋巴结的输出淋巴管,输出淋巴管注入髂外淋巴结。

思考题

1. 淋巴管道由哪几部分组成,各有何结构特点?
2. 简述淋巴结的组织学结构。
3. 简述胸导管及右淋巴导管的起始、行程、注入和收纳范围。
4. 简述人体9条淋巴干的形成、收纳范围和注入部位。
5. 活体上可以摸到哪些淋巴结? 各引流范围如何?
6. 简述腋淋巴结分群及收纳范围。
7. 病例分析:患者女,56岁,因自行触摸到右乳房无痛肿块而入院。查体发现右乳房皮肤粗糙,呈橘皮样变,在外上象限可触摸到一质硬包块,边界不清,大小约5cm×6cm。右侧腋窝内可触摸到数个质硬的结节状包块。乳房钼靶可见边缘模糊的肿块,并呈多发性、不规则的钙化。MRI显示乳房外上象限分叶状肿块,边缘呈毛刺状,病灶呈不规则强化表现。临床诊断:乳腺癌。试从解剖学角度分析:①腋窝结节状包块最有可能是什么? ②乳房的淋巴可以引流到哪些淋巴结? ③乳房皮肤橘皮样变的原因。

主要参考文献

1. 柏树令. 系统解剖学. 第8版. 北京:人民卫生出版社,2013.
2. Susan Standring. Gray's anatomy. 40th ed. Churchill Livingstone:Expert consulted,2008.
3. 王云祥. 淋巴管结构与癌转移. 北京:人民卫生出版社,2011.
4. 陈孝平. 外科学. 第8版. 北京:人民卫生出版社,2013.
5. 高英茂,李和. 组织学与胚胎学. 北京:人民卫生出版社,2013.
6. 成令忠. 组织学. 北京:人民卫生出版社,1993.
7. Inderbir Singh. Textbook of human histology. New Delhi:Jaypee Brothers Medical Publishers,2011.

第二篇　心血管系统功能及调控

器官·系统
整合教材
OSBC

第八章　心脏生理

　　心血管系统是一个闭合的系统,包括心脏和各级血管。血液在心血管系统内从压力高处流向压力低处,周而复始,形成血液循环。血液循环的主要功能是运输物质。心脏是血液循环的动力器官,血液在心脏的节律性收缩作用下,顺着压力差从动脉流向外周组织,然后经由静脉回流到心脏。正常时心脏的节律性收缩是窦房结自发产生的节律性兴奋引起的,这种节律性兴奋从窦房结传导到心房、心室,然后引起心脏的收缩,推动血液在循环系统内的流动。

第一节　心脏的生物电活动

　　心肌细胞(cardiomyocyte)属于可兴奋的肌细胞,具有受到刺激产生动作电位(兴奋)和收缩的特性。正常情况下,心脏中心肌细胞的节律性兴奋源自窦房结,通过可靠的传导到达全部心肌细胞。兴奋通过兴奋 - 收缩耦联(excitation-contraction coupling)引发心肌细胞收缩。心脏泵血则有赖于心肌细胞有力而同步的收缩。

一、心肌细胞的电活动与兴奋

　　所有横纹肌细胞的收缩是由发生在细胞膜上的动作电位(兴奋)所引发。心肌细胞的动作电位与骨骼肌细胞的明显不同,主要表现在:①能自发产生;②能从一个细胞直接传导到另一个细胞;③有较长的时程,可防止相邻收缩波的融合。为了理解心肌的这些特殊的电学特性以及心脏功能是如何依赖这些特性的,需要先了解心肌细胞的电活动表现与机制。

　　心肌细胞动作电位的形状及其形成机制比骨骼肌细胞的要复杂,不同类型心肌细胞的动作电位不仅在幅度和持续时间上各不相同,而且形成的离子基础也有差别。

(一) 心室肌细胞的电活动

　　根据组织学和生理学特点,可将心肌细胞分为两类:一类是普通的心肌细胞,即工作细胞,包括心房肌和心室肌。另一类是一些特殊分化了的心肌细胞,组成心脏的特殊传导系统,包括窦房结、房室结、房室束和普肯耶纤维。心房肌和心室肌细胞直接参与心脏收缩泵血。心房肌细胞与心室肌细胞的电活动形式与机制类似,以下以心室肌细胞为例说明工作细胞的电活动规律。

　　1. 静息电位　人类心室肌细胞的静息电位约为 –90mV,其形成机制与骨骼肌细胞的类似,即静息电位的数值是 K^+ 平衡电位、少量 Na^+ 内流和生电性 Na^+-K^+ 泵活动产生电位的综合反映。心室肌细胞在静息时,膜对 K^+ 的通透性较高,K^+ 顺浓度梯度由膜内向膜外扩散所达到的平衡电位,是心室肌细胞静息电位的主要组成部分。由于在安静时心室肌细胞膜对 Na^+ 也有一定的通透性,少量带正电荷的 Na^+ 内流。另外,生电性 Na^+-K^+ 泵活动产生一定量的超极化电流。心室肌细胞静息电位的实际测量值是上述三种电活动的代数和。

　　2. 动作电位　心室肌细胞的动作电位(action potential, AP)与骨骼肌细胞的明显不同。心室肌细胞动作电位的主要特征在于复极过程复杂,持续时间较长,动作电位降支与升支不对称。通常将心室肌细胞兴奋的动作电位分为 0、1、2、3、4 五个时期(图 8-1),其主要离子机制见表 8-1,重要的离子通道特征见表 8-2。

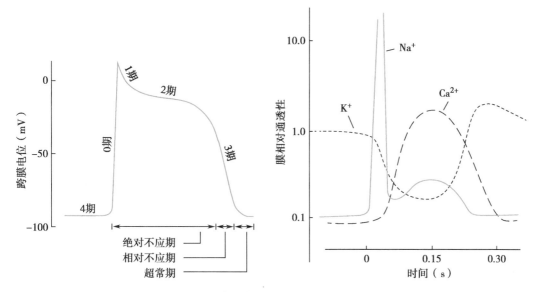

图 8-1 心室肌细胞的动作电位及其相应的膜通透性改变

表 8-1 参与心室肌细胞动作电位形成的主要离子机制

过程	时相	同义词	主要离子活动
去极化	0 期	快速去极化期	电压门控 Na^+ 通道开放
复极化	1 期	快速复极初期	电压门控 Na^+ 通道关闭
			一种电压门控 K^+ 通道开放
	2 期	平台期	电压门控 L 型 Ca^{2+} 通道开放
			几种 K^+ 通道开放
	3 期	快速复极末期	电压门控 L 型 Ca^{2+} 通道关闭
			几种 K^+ 通道开放
静息期	4 期	电舒张期	K^+ 通道开放
			Na^+-Ca^{2+} 交换体活动
			Ca^{2+} 泵活动
			Na^+-K^+ 泵活动

0 期即快速去极化期。心室肌细胞在邻近细胞电流的刺激下,首先引起部分电压门控式 Na^+ 通道开放及少量 Na^+ 内流,造成细胞膜部分去极化;当去极化达到阈电位水平(约 −70mV)时,膜上 Na^+ 通道开放概率明显增加,出现再生性 Na^+ 内流,于是 Na^+ 顺其浓度梯度和电位梯度由膜外快速进入膜内,使膜进一步去极化,膜内电位向正电性转化,直至接近 Na^+ 平衡电位。决定 0 期去极化的 Na^+ 通道是一种快通道,它激活开放的速度和失活关闭的速度都很快。由于 Na^+ 通道激活速度快,又有再生性 Na^+ 内流循环出现,这是心室肌细胞 0 期去极速度快、动作电位升支陡峭的原因。在心脏电生理学中,通常将由快 Na^+ 通道开放引起快速去极化的心肌细胞称为快反应细胞(fast response cell),如心房肌、心室肌及普肯耶纤维等,所形成的动作电位称为快反应动作电位(fast response action potential),以区别于以后将要介绍的慢反应细胞和慢反应动作电位。

1 期即快速复极初期。在复极初期,仅出现部分复极,膜内电位下降到 0mV 附近,与 2 期平滑过渡。在复极 1 期,快 Na^+ 通道已经失活,在去极化过程(−20mV)中 K^+ 通道被激活,两种因素使膜电位迅速下降到 0mV 水平。

2 期即平台期(plateau)。当复极膜电位达到 0mV 左右后,复极过程就变得非常缓慢,是心室肌细胞动作电位持续时间较长的主要原因,也是其区别于骨骼肌细胞动作电位的主要特征。平台期的形成与外向电流(K^+ 外流)和内向电流(主要是 Ca^{2+} 内流)的同时存在有关(图 8-1)。在

Note

平台期初期,两种电流处于相对平衡状态,随后,内向电流逐渐减弱,外向电流逐渐增强,总和的结果是出现一种随时间推移而逐渐增强的、微弱的外向电流,导致膜电位的缓慢复极化。平台期的外向离子流是由 K^+ 负载的,动作电位过程中心室肌细胞膜对 K^+ 的通透性随时间变化。平台期的内向离子流主要是由 Ca^{2+}(和少量 Na^+)负载的,当细胞膜去极到 $-40mV$ 时,心室肌细胞膜上的电压门控型 L(long-lasting)型 Ca^{2+} 通道被激活,Ca^{2+} 顺其浓度梯度向膜内缓慢扩散。L型 Ca^{2+} 通道主要对 Ca^{2+} 通透(也允许少量 Na^+ 通过),通道的激活、失活以及复活所需的时间均比 Na^+ 通道长,故又称为慢通道。Na^+-Ca^{2+} 交换体的生电活动对平台期也有贡献,3 个 Na^+ 进入细胞的同时交换出 1 个 Ca^{2+}。

　　3 期即快速复极末期。2 期复极末,膜内电位逐渐下降,延续为 3 期复极。在 3 期,复极速度加快,膜内电位由 0mV 附近较快地下降到 $-90mV$,完成复极化过程。3 期复极是由于 L 型 Ca^{2+} 通道失活关闭,内向离子流终止,而外向 K^+ 流进一步增加所致。

　　从 0 期去极化开始,到 3 期复极化完毕的时间称为动作电位时程(action potential duration,APD)。

　　4 期即静息期,又称电舒张期。4 期是膜复极完毕,心室肌细胞膜电位恢复到动作电位发生前的时期,基本上稳定于静息电位水平($-90mV$)。由于在动作电位期间有 Na^+ 和 Ca^{2+} 进入细胞内和 K^+ 流出细胞,引起了细胞内外离子分布的改变,所以 4 期内离子的跨膜转运仍然在活跃进行,以恢复细胞内外离子的正常浓度梯度,保持心肌细胞的正常兴奋性。4 期内,细胞通过膜上生电性 Na^+-K^+ 泵的活动,排出 Na^+ 的同时摄入 K^+,并产生外向电流(泵电流)。在动作电位期间流入细胞的 Ca^{2+} 则主要通过细胞膜上的 Na^+-Ca^{2+} 交换体和 Ca^{2+} 泵排出细胞外,而由细胞内肌浆网释放的 Ca^{2+} 则主要由肌浆网上的 Ca^{2+} 泵摄回。

知识链接

表 8-2　参与心室肌细胞动作电位的重要离子通道特征

电流	通道	门控机制	功能
I_{K1}	K^+ 通道(内向整流)	电压	在 4 期维持对 K^+ 的高通透性
			延缓 4 期去极化
			抑制 0 期 -2 期
I_{Na}	Na^+ 通道(快通道)	电压	参与动作电位 0 期
			其失活是引起 1 期的因素之一
I_{to}	K^+ 通道(短暂外流)	电压	参与动作电位 1 期
I_{Ca}	Ca^{2+} 通道(慢内流,L- 通道)	电压与配体	参与动作电位 2 期
			失活是引起 3 期的因素之一
			交感神经兴奋和 β 受体激动药可加强该电流
I_K	K^+ 通道(延迟整流)	电压	参与动作电位 3 期
			细胞内 Ca^{2+} 浓度升高可加强该电流
I_{KATP}	K^+ 通道(ATP- 敏感)		低 [ATP] 可增高膜对 K^+ 的通透性
I_{KACh}	K^+ 通道(乙酰胆碱)	配体	迷走神经兴奋可加强该电流
			减慢 4 期去极化和心率
			使静息膜电位超极化
			缩短动作电位 2 期
I_f	Na^+ 通道(起搏电流)	电压与配体	超极化激活,参与 4 期去极化
			交感神经兴奋和 β 受体激动药可加强该电流
			迷走神经兴奋可抑制该电流

(二)窦房结起搏细胞的电活动

特殊传导系统细胞具有自发产生动作电位或兴奋的能力,又称自律细胞。正常情况下,在所有特殊传导系统细胞中,以窦房结起搏细胞(简称P细胞)发生动作电位的频率最高。窦房结产生的节律性兴奋通过特殊传导系统扩布到心房肌和心室肌,引起心房和心室的节律性收缩。

窦房结起搏细胞的动作电位由0期、3期和4期组成,没有1期和2期(图8-2)。窦房结起搏细胞与心室肌细胞的动作电位有明显不同。心室肌细胞的4期膜电位在前一动作电位复极末基本达到静息电位水平,是基本稳定的,只有在外来刺激作用下,才产生动作电位。而窦房结起搏细胞的4期膜电位在前一动作电位复极末达到最大值(-70mV),即最大复极电位(maximal repolarization potential),然后,4期膜电位立即开始自动的、逐步的去极化,达阈电位(-40mV)后引起一次新的动作电位。这种4期自动去极化(phase 4 spontaneous depolarization)过程,具有随时间而递增的特点,其去极化速度较缓慢,是自律细胞产生自动节律兴奋的基础。

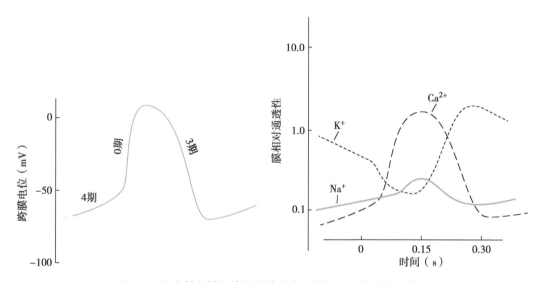

图8-2　窦房结起搏细胞的动作电位及其相应的膜通透性改变

0期即去极化过程。当膜电位由最大复极电位(-70mV)自动去极达阈电位水平(约-40mV)时,激活膜上的L型Ca^{2+}通道,引起Ca^{2+}内流,形成0期去极化。由于L型Ca^{2+}通道的激活和失活缓慢,故0期去极化缓慢,持续时间较长。通常将由此类慢Ca^{2+}通道开放引起的缓慢去极化兴奋的心肌细胞称为慢反应细胞(slow response cell),如窦房结起搏细胞、房室结细胞等,所形成的动作电位称为慢反应动作电位(slow response action potential),与快反应动作电位的区别见表8-4。

3期即复极化过程。与心室肌细胞的动作电位分期相比,窦房结起搏细胞的动作电位无1期和2期,0期后直接进入3期。0期去极化达到0mV左右时,L型Ca^{2+}通道逐渐失活,Ca^{2+}内流相应减少;同时,在复极初期K^+通道被激活,出现K^+外流。Ca^{2+}内流的逐渐减少和K^+外流的逐渐增加,使细胞膜逐渐复极并达最大复极电位。

4期又称4期自动去极化。窦房结起搏细胞4期自动去极化是外向电流和内向电流共同作用,最后产生净内向电流所形成。至少有三种机制参与4期自动去极化的形成。首先,4期内细胞膜对K^+的通透性进行性降低,导致K^+外流逐渐减少,即外向电流的衰减;其次,细胞膜对Na^+通透性轻度增加,内向电流增加。细胞膜对Na^+/K^+通透性比值的逐渐增加引起膜电位从K^+平衡电位向Na^+平衡电位方向缓慢变化。第三种机制是细胞膜对Ca^{2+}通透性的轻度增大,导致正离子内流而去极化。

窦房结起搏细胞动作电位机制见表8-3。

表 8-3   参与窦房结起搏细胞动作电位形成的主要离子机制

时相	同义词	主要离子活动
0 期	去极化	电压门控 L 型 Ca^{2+} 通道开放
3 期	复极化	电压门控 L 型 Ca^{2+} 通道关闭 K^+ 通道开放
4 期	4 期自动去极化	K^+ 通道开放但通透性降低 Na^+ 通透性增加(I_f 通道开放) Ca^{2+} 通透性增加(T 型 Ca^{2+} 通道开放)

知识链接

表 8-4   快、慢反应动作电位的比较

	快反应动作电位	慢反应动作电位(起搏性)
动作电位时程	100ms	150ms(窦房结 P 细胞),250~300ms(房室结细胞)
传导速度	0.01~0.10m/s	0.3~3.0m/s
涉及组织	心房肌细胞,心室肌细胞,希氏束,普肯耶纤维	窦房结,房室结
时相	0 期:Na^+ 电导增加 1 期:Na^+ 电导降低,I_{to} 增加 2 期:Ca^{2+} 电导增加,K^+ 电导 3 期:K^+ 电导增加,Ca^{2+} 电导降低 4 期:K^+ 电导	0 期:Ca^{2+} 电导增加 3 期:K^+ 电导增加,Ca^{2+} 电导降低 4 期:I_f,K^+ 电导降低,Ca^{2+} 电导增加
靶向抗心律失常药	Ⅰa 类,Ⅰb 类,Ⅰc 类(0 期),Ⅲ类(3 期)	Ⅱ 类 β 受体阻断药(4 期),Ⅳ类钙通道阻滞药(0 期)

二、心脏的电生理特性

心肌组织具有可兴奋组织的基本特性,即:①具有在受到刺激后产生动作电位的能力,称为兴奋性(excitability);②将动作电位从产生部位扩布到同一细胞的其他部分和相邻其他心肌细胞的能力,称为传导性(conductivity);③在动作电位的触发下产生收缩反应,称为收缩性;④也具有自己的独特特性,即自发产生动作电位的能力,称为自动节律性(autorhythmicity)。兴奋性、自动节律性、传导性和收缩性是心肌组织的四种生理特性。收缩性是心肌的一种机械特性,而兴奋性、自动节律性和传导性以细胞膜的生物电活动为基础,称为电生理特性。心脏各部分在兴奋过程中出现的生物电活动,通过心脏周围的导电组织和体液传导到身体表面,用专门仪器(心电图仪)可以记录到心脏兴奋过程发生的电变化,称为心电图(electrocardiogram,ECG)。心肌组织的电生理特性及其电活动是形成心电图的基础,疾病情况下的电生理特性及电活动的改变是异常心电图表现的原因。

(一) 兴奋性

兴奋性是指细胞在受到刺激时产生兴奋(动作电位)的能力。衡量心肌兴奋性的高低,可以采用刺激阈值作为指标,阈值高表示兴奋性低,阈值低表示兴奋性高。

心肌细胞兴奋(动作电位)的产生机制与骨骼肌细胞的相同,即外部刺激引起细胞膜局部去极化,当去极化达到细胞膜上电压门控 Na^+ 通道(如心室肌)或 L 型 Ca^{2+} 通道(如窦房结起搏细胞)开放的阈电位,即引发动作电位。因此,静息电位或最大复极电位水平、阈电位水平以及细胞膜

上 Na^+ 通道或 L 型 Ca^{2+} 通道的性状改变均可影响心肌细胞的兴奋性。

如图 8-3 所示,心室肌细胞受到刺激发生兴奋时,在动作电位大部分时程内细胞处于对任何强度的刺激都不发生反应的状态(不能产生动作电位),即为绝对不应期(absolute refractory period,ARP)。在近动作电位 3 期末的一段时程内,细胞对阈刺激不产生动作电位,但对阈上刺激则可产生动作电位,这一时程称为相对不应期(relative refractory period,RRP)。在比绝对不应期稍长的一个时期内,细胞对阈上刺激也不能产生可传导的动作电位,这一时期称为有效不应期(effective refractory period,ERP)。在动作电位结束即刻的一段时程,细胞对阈下刺激也能反应产生动作电位,表明心肌的兴奋性高于正常,故称为超常期(supranormal period,SNP)。

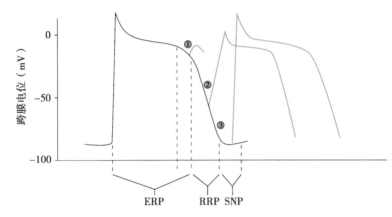

图 8-3　心室肌细胞动作电位期间及随后的兴奋性变化
ARP:绝对不应期;ERP:有效不应期;RRP:相对不应期;SNP:超常期。①、②、③分别是在有效不应期、相对不应期、超常期给予不同强度额外刺激引发的细胞膜电位变化。

心肌细胞每产生一次兴奋,其膜电位将发生一系列有规律的变化,膜通道由备用状态经历激活、失活和复活等过程,兴奋性随之发生相应的周期性改变。兴奋性的这种周期性变化,影响心肌细胞对重复刺激的反应能力,对心肌的收缩反应和兴奋的产生及传导过程都具有重要的影响。

慢反应细胞发生动作电位过程中及随后的兴奋性的周期性改变与心室肌细胞类似,但是细节尚未完全阐明。

(二)自动节律性

组织与细胞能够在没有外来刺激的条件下,自动地发生节律性兴奋的特性,称为自动节律性,简称自律性。衡量自动节律性的指标包括频率和规则性,前者指组织或细胞在单位时间(每分钟)内能够自动发生兴奋的次数,即自动兴奋的频率;后者则指在单位时间内这种自动兴奋的分布是否整齐或均匀。在正常情况下,心肌组织自动发生的兴奋都较规则,因此常以自动兴奋的频率作为衡量自律性的指标。临床上,则需要同时获取兴奋频率(心率)与兴奋是否规则(节律整齐)两方面的指标。

心脏的特殊传导系统具有自律性,但是特殊传导系统的不同部位的自律性存在等级差别(表 8-5)。心脏始终依照当时情况下由自律性最高的部位所发出的兴奋来进行活动。正常情况下,窦房结的自律性最高,它自动产生的节律性兴奋向外扩布,依次激动心房肌、房室结、房室束、心室内传导组织和心室肌,引起整个心脏兴奋和收缩。窦房结是主导整个心脏兴奋和搏动的正常部位,故称之为正常起搏点(normal pacemaker)或原发起搏点(primary pacemaker),所形成的心脏节律称为窦性节律。而其他部位的自律组织并不表现出它们自身的自律性,只是起着传导兴奋的作用,故称之为潜在起搏点(latent pacemaker)。当疾病情况下,上级起搏点不能发放兴奋,则次一级起搏点就接替主导整个心脏的兴奋和搏动。但是,一般认为,普肯耶纤维由于内在起搏频率过低无法承担主导整个心脏起搏点的作用。

表 8-5　心脏内自律细胞的三级起搏点

部位	起搏点	内在起搏频率(次 /min)
窦房结	原发起搏点(primary pacemaker)	100
房室结	次级起搏点(secondary pacemaker)	40
普肯耶纤维	三级起搏点(tertiary pacemaker)	≤20

　　自律细胞的自动兴奋是 4 期自动去极化使膜电位从最大复极电位达到阈电位水平而引起的。因此,4 期自动去极化速度、最大复极电位水平与阈电位水平影响自律细胞的自律性高低(图 8-4)。

　　值得指出的是,正常心房肌与心室肌细胞的 4 期基本稳定,无法自动去极化达到阈电位水平引发动作电位。但是,当在病理情况如心肌缺血时,这些心肌细胞可以转变为异位起搏点(ectopic pacemaker)发放动作电位,主导整个或部分心脏的兴奋与收缩。

(三) 传导性

　　细胞与组织具有传导兴奋(动作电位)的能力,称为传导性。传导性的高低可用兴奋的扩布速度来衡量。

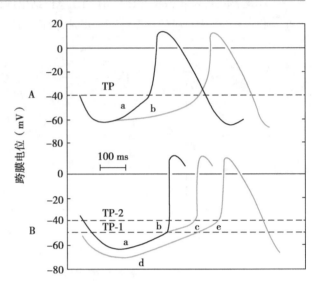

图 8-4　影响自律性的因素

A:起搏电位斜率由 a 减小到 b 时,自律性降低;B:最大复极电位水平由 a 达到 d,或阈电位由 TP-1 升到 TP-2 时,自律性均降低;TP:阈电位

　　心脏内,心肌细胞与细胞之间通过闰盘端对端互相连接。闰盘内的缝隙连接保证了兴奋的跨细胞扩布。心肌细胞的兴奋以局部电流的形式通过缝隙连接直接进入邻近细胞(图 8-5),引发动作电位并迅速扩布,实现同步性活动,使整个心房或心室成为一个功能性合胞体(functional syncytium)。因此,在心脏任何部位发生的动作电位也会通过这种细胞 - 细胞的传导方式扩布到整个心室肌或者心房肌。

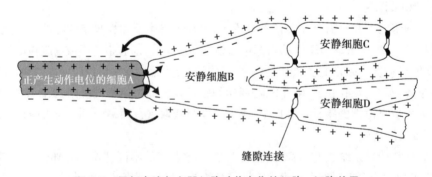

图 8-5　局部电流与心肌细胞动作电位的细胞 - 细胞传导

　　兴奋在心脏内不同组织的传导速度并不相等(表 8-6)。以普肯耶纤维的传导速度最快,而在窦房结与房室结内的传导速度最慢。房室结是正常时兴奋由心房进入心室的唯一通道。由于房室结细胞的直径较小,兴奋在房室结内的传导速度缓慢,通过房室结到达房室束时耗费了一定时间,这一现象称为房 - 室延搁(atrioventricular delay)。房 - 室延搁使心室在心房收缩完毕之后才开始收缩,不至于产生心房和心室收缩发生重叠的现象,有利于心室的充盈和射血。

表 8-6 不同心肌组织的传导速度

组织	传导速度（m/s）	组织	传导速度（m/s）
窦房结	0.05	希氏束	1
心房传导通路	1	普肯耶纤维	4
房室结	0.02	心室肌	1

心肌细胞的兴奋传导速度至少受到三类因素的影响：①传导速度与心肌纤维的直径大小呈正变关系。直径小的细胞因其细胞内电阻大，产生的局部电流小于直径大的细胞，兴奋传导速度也较后者缓慢。②传导速度与局部去极化电流大小呈正变关系。动作电位 0 期去极化速度与幅度大，引起的局部电流密度大、影响范围广，兴奋传导速度就快。③传导速度与心肌细胞膜的被动电学特性、缝隙连接和胞质性质有关。细胞膜的被动电学特性和胞质性质的改变可以影响细胞内电阻。缝隙连接的电学性质可受到一些细胞外因素的影响，后者可引起连接蛋白的磷酸化/去磷酸化进而影响缝隙连接的通透性。

兴奋在心脏内的传播是以特殊传导系统为主干进行的有序扩布（图 8-6）。正常情况下，窦房结发出的兴奋通过心房肌传播到整个右心房和左心房，沿着心房肌组成的优势传导通路（preferential pathway）迅速传到房室结，经房室束和左、右束支传到普肯耶纤维网，引起心室肌兴奋，再直接通过心室肌将兴奋由内膜侧向外膜侧心室肌扩布，引起整个心室兴奋。如图 8-6 所示，心脏不同部位动作电位去极化的发生时间显示了心脏兴奋从窦房结发源、然后按照一定顺序到达心脏的不同部位。动作电位在通过房室结时传导非常缓慢，房室结细胞的 4 期自动去极化比窦房结以外的心肌细胞要快。兴奋在心室内的传导要比心房内传导要快得多。那些晚去极化的、具有较短动作电位时程的心室肌细胞反而先复极化，该现象的原因尚未完全阐明，但是会影响心电图表现。

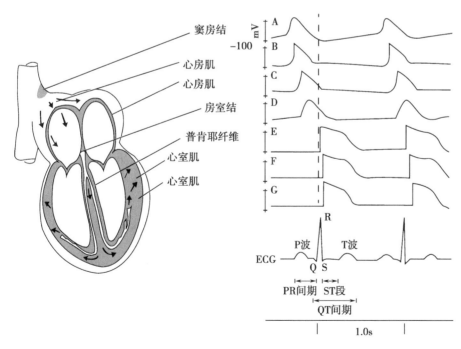

图 8-6 心脏不同部位的动作电位与心电图
A:窦房结；B、C:心房肌；D:房室结；E:普肯耶纤维；F、G:心室肌

三、心电图

心脏各部分在兴奋过程中出现的电活动通过细胞外液等导电物质传导，可以在身体表面用

电极和仪器测到,即心电图。心电图是反映心脏兴奋的产生、传导和恢复过程中的生物电变化,是记录电极之间的电位差,而与心脏的机械收缩活动无直接关系。

在心电活动周期的某一瞬间,心电图记录的是众多心肌细胞此刻产生的电活动所形成的许多微弱电场的总和。当较多心肌细胞同时去极化或复极化,心电图上观察到的电压变化也较大。

正常时,由于通过心脏的电兴奋波(动作电位)以同样的途径扩布,在体表两点之间记录到的电压变化的时间模式也是一致的,可以在每个心电周期重复观察到。

临床常规使用的心电图记录是通过一套国际通用的标准导联系统测量得到的。常规心电图导联共包括 12 个导联,在体表的规定部位放置探测电极,通过导联线与心电图机相连。由于电极放置位置不同,不同的导联记录到的心电图波形也有所不同。但心脏每次兴奋在心电图记录中基本上都包括一个 P 波,一个 QRS 波群和一个 T 波,以及各波形之间形成的间期或时间段(图 8-7,表 8-7)。

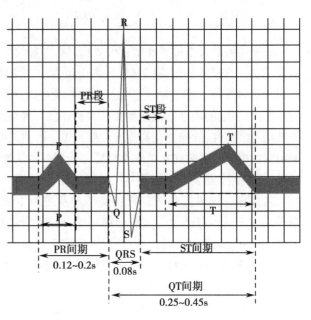

图 8-7　正常人心电图(标准 II 导联记录模式图)

表 8-7　心电图波形与时程及其意义

波形与间期	心电活动
波形	
P 波	左右心房去极化过程
QRS 波群	左右心室去极化过程
T 波	心室复极过程
时程	
PR 间期(或 PQ 间期): 　从 P 波起点到 QRS 波起点之间的时程	兴奋由心房、房室结和房室束到达心室并引起心室肌开始兴奋所需要的时间,即房室传导时间
QRS 时程: 　从 Q 波开始到 S 波结束之间的时程	心室去极化
QT 间期: 　从 QRS 波起点到 T 波终点的时程	从心室开始去极化到完全复极所经历的时间
ST 段: 　从 QRS 波群终点到 T 波起点之间的线段	心室各部分心肌细胞均处于动作电位的平台期

(夏　强)

第二节　心脏的泵血功能

心脏在血液循环过程中起着泵的作用。心脏的泵血依靠心脏收缩和舒张的不断交替活动而得以完成。心脏舒张时容纳从静脉返回的血液,收缩时将血液射入动脉,为血液流动提供能量。心房和心室的有序节律性收缩和舒张引起各自心腔内压力、容积发生周期性变化,各心瓣膜随压力差开启、关闭,使血液按单一方向循环流动。心脏对血液的驱动作用称为泵血功能(pump function)或泵功能,是心脏的主要功能。

一、心肌细胞收缩的特点

心肌细胞中,产生收缩力的最小单元为肌节,Z 线是肌节的分界线。心肌细胞具有收缩能力的结构基础是细胞内的肌原纤维。收缩结构由大约 400 根肌原纤维纵向排列组成,每根肌原纤维包含大约 1500 根粗肌丝与 3000 根细肌丝。在纵向上,肌原纤维以大约 2μm 的间距划分为肌节,因此平均长为 120μm 的心肌细胞大约有 60 个肌节。在电镜下,肌原纤维呈明暗交替的条索状,分为 I 和 A 带,M 线和 Z 线,两 Z 线之间即为最小的收缩单位肌节(参见第二章　心,图 2-15,图 2-16)。这些有序的肌原纤维构成了心肌兴奋 - 收缩耦联的最终效应器。心肌细胞兴奋时,通过兴奋 - 收缩耦联机制触发其收缩。心肌细胞与骨骼肌细胞同属于横纹肌,它们的收缩机制相似,在细胞质内 Ca^{2+} 浓度升高时,Ca^{2+} 和肌钙蛋白结合,触发粗肌丝上的横桥和细肌丝结合并发生摆动,使肌细胞收缩。但心肌细胞的结构和电生理特性并不完全和骨骼肌相同,所以心肌细胞的收缩有其特点。

(一)"全或无"式的收缩或同步收缩

心房或心室是功能性合胞体,兴奋一经引起,一个细胞的兴奋可以迅速传导到整个心房或整个心室,引起心房或心室肌细胞近于同步收缩,称为"全或无"(all or none)收缩,即心房和心室的收缩分别是全心房或全心室的收缩。同步收缩力量大,泵血效果好。

(二)不发生强直收缩

心肌细胞的有效不应期特别长,在收缩期和舒张早期,任何刺激都不能使心肌细胞兴奋,只有等有效不应期过后,即舒张早期结束后,接受刺激才能产生兴奋和收缩,因此,心肌不会产生强直收缩。这一特点保证了心肌细胞在收缩后发生舒张,使收缩与舒张交替进行,有利于血液充盈和射血。

(三)心肌细胞收缩依赖外源性 Ca^{2+}

心肌细胞的收缩有赖于细胞外 Ca^{2+} 的内流。流入胞质的 Ca^{2+} 能触发肌浆网终池释放大量 Ca^{2+},使胞质内 Ca^{2+} 浓度升高约 100 倍,进而引起收缩。这种由少量 Ca^{2+} 的内流引起细胞内肌浆网释放大量 Ca^{2+} 的过程或机制称为钙诱导钙释放(calcium induced calcium release,CICR)。

二、心脏的泵血机制

(一)心动周期

心脏的一次收缩和舒张,构成一个机械活动周期,称为心动周期(cardiac cycle)。在一次心动周期中,心房和心室的机械活动包括收缩期(systole)和舒张期(diastole)。由于心室在心脏泵血活动中起主导作用,所以所谓心动周期通常是指心室的活动周期。

心动周期的持续时间与心率成反比关系,如成人心率为每分钟 75 次,则每个心动周期历时 0.8s。如图 8-8 所示,心动周期从心室收缩开始计算,心室收缩历时约 0.3s,之后舒张持续 0.5s;在心室舒张的最后 0.1s 心房处于收缩状态,即心房收缩 0.1s,心房舒张 0.7s;因此,心室舒张期的前 0.4s 期间,心房也处于舒张状态,这一时期称为全心舒张期。由于血液的离心与回心主要靠心室的舒缩活动实现,故以心

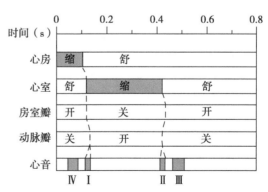

图 8-8　心动周期中心房和心室活动的顺序和时间关系示意图

Note

室的舒缩活动作为心脏活动的标志,将心室的收缩期和舒张期分别称为心缩期和心舒期。

心脏舒缩过程是个耗能的过程,其中心收缩期耗能较多,舒张期耗能较少。虽然舒张早期也是一个主动过程,胞质中 Ca^{2+} 回收入肌浆网及排出到细胞外也需要三磷酸腺苷(adenosine triphosphate,ATP)提供能量,但毕竟比收缩期耗能少,所以心舒张期可以被视为心脏的相对"休息"期。当心率加快时,心动周期缩短,收缩期和舒张期都相应缩短,由于心舒张期比心收缩期长,舒张期缩短的程度更明显,使心肌的休息时间缩短,工作时间相对延长,这对心脏的持久活动是不利的。因此,当心率加快时,耗能会增多,而在安静时心率相对较慢,有利于节约能量。

(二) 心脏的泵血过程

心脏之所以能使静脉血回心,又使回心血液射入动脉,主要由两个因素所决定,一是由于心肌的节律性收缩和舒张,建立了心室与心房、动脉之间的压力梯度,这个压力梯度使得血液总是从压力高处向压力低处流动;二是心脏内具有单向开放的瓣膜,从而控制了血流方向。左右心室的泵血过程相似,而且几乎同时进行。以左心室为例,说明一个心动周期中心室射血和充盈的过程,以了解心脏的泵血机制,如图8-9所示。

1. **心室收缩期** 心室收缩期可分为等容收缩期和射血期,而射血期又可分为快速射血期和减慢射血期。

(1) 等容收缩期:心室开始收缩后,心室内压迅速上升,心室内压很快超过心房内压,当室内压超过房内压时,心室内血液向心房方向反流,推动房室瓣关闭,阻止血液返流入心房,此时心室内压仍低于主动脉压,主动脉瓣尚未开启,心室暂时成为一个封闭的腔,从房室瓣关闭直到动脉瓣开启前的这段时间,持续约0.05s,心室的收缩不能改变心室的容积,因而称此期为等容收缩期(isovolumic contraction phase)。此期心肌细胞的缩短不明显,故又称为等长收缩期(isometric contraction phase)。由于此时心室继续收缩,因而室内压急剧升高,是室内压上升速度最高的时期。当主动脉压升高或心肌收缩力减弱时,等容收缩期将延长。

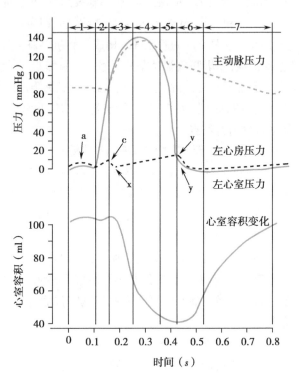

图 8-9　犬心动周期中左心压力、容积的变化
1. 心房收缩期;2. 等容收缩期;3. 快速射血期;4. 减慢射血期;5. 等容舒张期;6. 快速充盈期;7. 减慢充盈期。在每一个心动周期中,左心房压力曲线中依次呈现三个小的正向波,a波、c波和v波,以及两个下降波,x波和y波

(2) 快速射血期:当心室收缩使室内压升高至超过主动脉压时,主动脉瓣开放,这标志着等容收缩期的结束,进入射血期(ejection phase)。在射血早期,由于心室内的血液快速、大量射入动脉,射血量约占总射血量的2/3,持续约0.1s,故称这段时期为快速射血期(rapid ejection phase)。室内压最高点就处于快速射血期末。

(3) 减慢射血期:在射血期的后期,由于心室肌收缩强度减弱,心室容积的缩小也相应变得缓慢,射血速度逐渐减慢,这段时期称为减慢射血期(reduced ejection phase),持续约0.15s。在减慢射血期后期,室内压已低于主动脉压,但是心室内血液由于受到心室肌收缩的挤压作用而具有较高的动能,依靠其惯性作用,仍然逆着压力梯度继续流入主动脉。

2. **心室舒张期** 心室舒张期可分为等容舒张期和充盈期,而充盈期又可分为快速充盈期和减慢充盈期。

(1) 等容舒张期:心室收缩完毕后开始舒张,室内压急速下降,当室内压低于主动脉压时,主动脉内血液反流,冲击主动脉瓣并使其关闭。这时室内压仍明显高于心房压,房室瓣依然处于关闭状态,心室又成为封闭的腔。此时,虽然心室肌舒张,室内压快速下降,但容积并不改变。当室内压下降到低于心房压时,房室瓣便开启。从主动脉瓣关闭到房室瓣开启这段时间称为等容舒张期(isovolumic relaxation phase),持续约 0.06~0.08s。等容舒张期的特点是室内压下降速度快、幅度大,而容积不变。

(2) 快速充盈期:随着心室肌的舒张,室内压进一步下降,当心室内压低于心房内压时,房室瓣开放,血液由心房流入心室。由于心房、心室同时处于舒张状态,房、室内压接近于零,此时静脉压高于心房和心室压,故血液顺房室压力梯度由静脉流经心房流入心室,使心室逐渐充盈。开始时因心室主动舒张,室内压很快降低,产生"抽吸"作用,血液快速流入心室,使心室容积迅速增大,故称这一时期为快速充盈期(rapid filling phase),持续约 0.11s。此期充盈血量约占总充盈血量的 2/3。

(3) 减慢充盈期:快速充盈期后,房室压力梯度减小,充盈速度渐慢,故称为减慢充盈期(reduced filling phase),持续约 0.22s。

3. 心房收缩期　在心室舒张期的最后 0.1s,心房开始收缩。由于心房的收缩,房内压升高,心房内血液挤入到尚处于舒张状态的心室,心室进一步充盈,可使心室的充盈量再增加 10%~30%。心房在心动周期的大部分时间里都处于舒张状态,其主要作用是发挥临时接纳和储存从静脉回流的血液的作用。在心室收缩射血期间,这一作用尤为重要。在心室舒张期的大部分时间里,心房也处于舒张状态(全心舒张期),这时心房只是血液从静脉返回心室的一个通道。只有在心室舒张期的后期,心房才收缩,可以使心室再增加一部分充盈血液,对心室充盈起辅助作用,有利于心室射血。因此心房收缩可起到初级泵(priming pump)或启动泵的作用。

> **知识链接**
>
> 　　当发生心房颤动时,虽然心房已不能正常收缩(初级泵的作用丧失),心室充盈量可能稍有减少,但一般不至于严重影响心室的血液充盈和射血功能,如果在心率加快及心室顺应性下降而影响心室的被动充盈时,由于心室舒张末期容积减小,心室的射血量将会降低;但当发生心室颤动,心脏泵血功能可立即停止,引起猝死。

综上所述,推动血液在心房和心室之间以及心室和动脉之间流动的主要动力是压力梯度。心室肌的收缩和舒张是造成室内压力变化并导致心房和心室之间以及心室和动脉之间产生压力梯度的根本原因。心瓣膜的结构特点和开启、关闭活动保证了血液的单方向流动和室内压的急剧变化,有利于心室射血和充盈。

(三) 心动周期中心房压力的变化

在每一个心动周期中,左心房压力曲线中依次呈现三个小的正向波,a 波、c 波和 v 波,以及两个下降波,x 波和 y 波(图 8-9)。心房收缩引起心房压力的升高形成 a 波,随后心房舒张,压力回降。心房收缩后,心室的收缩引起室内压急剧升高,血液向心房方向冲击,使房室瓣关闭并凸向心房,造成心房内压的第二次升高,形成 c 波。随着心室射血,心室容积缩小,房室瓣向下牵拉,心房容积扩大,房内压下降,形成 x 降波。此后,肺静脉内的血液不断流入心房,使心房内压随回心血量的增多而缓慢升高,形成第三次向上的正波,即 v 波。最后,房室瓣开放,血液由心房迅速进入心室,房内压下降,形成 y 降波。心房内压变化的幅度比心室内压变动的幅度小得多,其压力变化范围在 2~12mmHg 之间。

Note

(四) 心音和心音图

在心动周期中，心肌收缩、瓣膜启闭和血液流速改变等对心血管壁的作用以及血液流动中形成的涡流等因素引起的机械振动，可通过周围组织传到胸壁，用听诊器可在胸壁的一定部位听到由上述的机械振动所产生的声音，称为心音(heart sound)。如果用传感器把这些机械振动转变成电信号，经放大后记录下来，便可得到心音图(phonocardiogram)(图 8-10)。

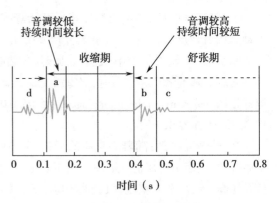

图 8-10　心音图示意图
a. 第一心音；b. 第二心音；c. 第三心音；d. 第四心音

心音发生在心动周期的一些特定时期，其音调和持续时间也有一定的特征。每个心动周期中可产生 4 个心音，分别称为第一、第二、第三和第四心音。多数情况下只能听到第一和第二心音，在某些健康儿童和青年，也可听到第三心音，40 岁以上的健康人可能出现第四心音。

1. 第一心音(S_1)　第一心音发生在心缩期，标志着心室收缩的开始，在心尖搏动处(左第 5 肋间锁骨中线上)听诊音最清楚。其特点是音调较低，持续时间较长。第一心音的产生包括以下因素。①心室开始收缩时血液快速推动瓣膜，使房室瓣及心室肌发生振动而产生声音；②心室肌收缩力逐渐加强，房室瓣关闭，乳头肌收缩将腱索拉紧，紧牵房室瓣的尖部而引起振荡音；③血液由心室射入动脉，撞击动脉根部而产生声音。总之，第一心音是房室瓣关闭及心室收缩相伴随的事件而形成。心室肌收缩力愈强，第一心音也愈响。

2. 第二心音(S_2)　第二心音发生在心室舒张早期，标志着心室舒张期的开始，在胸骨旁第 2 肋间(即主动脉瓣和肺动脉瓣听诊区)听诊音最清楚。第二心音特点是频率较高，持续时间较短。总之，第二心音是半月瓣关闭及心室舒张相伴随的事件而形成。其强弱可反映主动脉压和肺动脉压的高低。

3. 第三心音(S_3)　第三心音出现在心室舒张期的快速充盈期，紧随第二心音之后，其特点是低频、低振幅。第三心音是由于血液由心房流入心室时引起心室壁和乳头肌的振动所致。在一些健康青年人和儿童，偶尔可听到第三心音。

4. 第四心音(S_4)　第四心音出现在心室舒张晚期，为一低频短音，在部分正常老年人和心室舒张末期压力升高的患者可以出现。第四心音是由于心房收缩引起心室主动充盈时，血液在心房和心室间来回振动所引起，故亦称为心房音。

心音和心音图在诊察心瓣膜功能方面有重要意义，例如听取第一心音和第二心音可检查房室瓣和半月瓣的功能状态，瓣膜关闭不全或狭窄时均可引起湍流而发生杂音。

三、心脏泵血功能的评定

心脏的主要功能是泵血，在临床医学实践和科学研究中，经常需要对心脏的泵血功能进行评定。心脏不断地泵出血液，并通过泵血量的不断调整，适应机体新陈代谢变化的需要。对心脏泵血功能的评定，通常用单位时间内心脏的射血量和心脏的做功量作为评价指标。

(一) 心脏的输出血量

1. 每搏输出量与射血分数　一侧心室每次搏动所射出的血液量称为每搏输出量(stroke volume, SV)，也称为搏出量或每搏量。SV 为舒张末期容积与收缩末期容积之差。正常人的左心室舒张末期容积约 120~140ml，而搏出量为 60~80ml。可见，每一次心跳并未泵出心室内的全部血液。搏出量占心室舒张末期血液容积的百分比称为射血分数(ejection fraction, EF)，即射血分

数 = 搏出量(ml)/ 心室舒张末期容积(ml)× 100%,健康成年人安静状态下约为 55%~65%。

正常情况下,搏出量始终与心室舒张末期容积相适应,即当心室舒张末期容积增加时,搏出量也相应增加,射血分数基本不变。射血分数反映心室的泵血效率,当心室异常扩大、心室功能减退时,尽管搏出量可能与正常人没有明显区别,但与增大的心室舒张末期容积不相适应,射血分数明显下降。因此,与搏出量相比,射血分数更能客观地反映心泵血功能,对早期发现心脏泵血功能异常具有重要意义。

2. 心输出量与心指数　一侧心室每分钟射出的血量称为心输出量(cardiac output,CO)。

$$心输出量(CO)= 搏出量(SV)\times 心率(HR)$$

左右两侧心室的心输出量基本相等。如以搏出量为 70ml、心率为 75 次 /min 计算,则心输出量为 5.25L/min。一般健康成年男性在安静状态下,心输出量约为 5~6L/min,女性的心输出量比同体重男性约低 10%;心输出量随着机体代谢和活动情况而变化,在情绪激动、肌肉运动、怀孕等代谢活动增加时,心输出量均会增加,甚至可以增大 2~3 倍。另外,心输出量与年龄有关,青年人的心输出量高于老年人。

心输出量与机体的体表面积有关。单位体表面积(m^2)的心输出量称为心指数(cardiac index,CI),即心指数 = 心输出量 / 体表面积(CI=CO/ 体表面积)。在安静和空腹情况下测定的心指数称为静息心指数,可作为比较不同个体心功能的评价指标。如以成年人体表面积约为 1.6~1.7m^2 为例,安静时心输出量为 5~6L/min,则心指数约为 3~3.5L/($min\cdot m^2$)。对应的每搏量与体表面积的比值称为心每搏指数,约为 45.5ml/m^2。应该指出,在心指数的测定过程中,并没有考虑心室舒张容积的变化,因此,在评估病理状态下心脏的泵血功能时,其价值不如射血分数。

在同一个体的不同年龄段或不同生理情况下,心指数也可发生变化。静息心指数随年龄增长而逐渐下降,如 10 岁左右的少年静息心指数最高,达 4L/($min\cdot m^2$),到 80 岁时降到约 2L/($min\cdot m^2$)。另外,情绪激动、运动和妊娠时,心指数均有不用程度的增高。

(二) 心做功量

虽然心输出量可以作为反映心脏泵血功能的指标,但心输出量相同并不一定意味着心做功量相同或耗能量相同。例如,左、右心室尽管输出量相等,但它们的做功量和耗能量截然不同。因此,心做功量比心输出量更能全面反映心的泵血功能。

1. 每搏功　心室每收缩一次所做的功称为每搏功(stroke work),简称搏功。每搏功主要用于维持在一定的压强下(射血期室内压的净增值)射出一定量的血液(每搏量);少量用于增加血液流动的动能,但动能所占比例很小,且血流速度变化不大,故可忽略不计。以左心室为例计算如下。

$$每搏功 = 搏出量 \times(射血期左心室内压 - 左心室舒张末期压)$$

上式中,左心室射血期的内压是不断变化的,测量计算较困难。由于它与动脉压很接近,所以在实际应用时,用平均动脉压代替射血期左室内压。左心室舒张末期压用平均心房压(约 6mmHg)代替。于是,每搏功可以用下式表示。

$$每搏功(J)= 搏出量(L)\times 13.6kg/L \times 9.807 \times(平均动脉压 - 平均心房压)\times 1/1000$$

上式中,搏出量单位为 L;力的单位换算为牛顿(N)故乘以 9.807;压力的单位为 mmHg,但需将毫米(mm)转换成米(m),故乘以 1/1000;13.6 为水银的密度值。如左心室搏出量为 70ml,平均动脉压为 92mmHg,平均心房压为 6mmHg,则每搏功为 0.803J。

2. 每分功　心室每分钟收缩射血所做的功称为每分功(minute work),即心室完成心输出量所做的机械外功。每分功 = 每搏功 × 心率,如心率为 75 次 /min,则每分功 =0.803J × 75=66.29J。

当动脉血压升高时,为了克服增大的射血阻力,心肌必须增加其收缩强度才能使搏出量保持不变,因此心的做功量将会增加。与心输出量相比,用每分功来评定心脏泵血功能将更为全面,尤其在动脉血压水平不同的个体之间,或在同一个体动脉血压发生改变前后,用每分功来比较心脏泵血功能更为合理。

　　另外,在正常情况下,左、右心室的输出量基本相等,但平均肺动脉压仅约为平均主动脉压的 1/6,所以右心室的做功量也只有左心室的 1/6 左右。

　　3. 心脏的效率　　在心泵血活动中,心肌消耗的能量不仅用于对外射出血液,完成机械功(外功),主要是指心室收缩而产生和维持一定室内压并推动血液流动也称压力 - 容积功;还用于离子跨膜主动转运、产生兴奋和启动收缩、产生和维持室壁张力、克服心肌组织内部的黏滞阻力等所消耗的能量(内功)。内功所消耗的能量远大于外功,最后转化为热量释放。心脏所做外功消耗的能量占心脏活动消耗的总能量的百分比称为心脏的效率(cardiac efficiency)。心肌能量的来源主要是物质的有氧氧化,故心肌耗氧量可作为心脏能量消耗的指标。心脏的效率可用下列公式计算。

心脏的效率 = 心脏完成的外功 / 心脏耗氧量

　　正常心的最大效率为 20%~25%。不同生理情况下,心脏的效率并不相同。研究表明,假如动脉压降低至原先的一半,而搏出量增加 1 倍;或动脉压升高一倍,而搏出量降低至原先的一半,虽然这两种情况下的每搏功都和原来的基本相同,但前者的心肌耗氧量明显小于后者,说明动脉血压升高可使心脏的效率降低。

四、影响心输出量的因素

　　心输出量等于搏出量与心率的乘积。因此,凡影响搏出量和心率的因素都能影响心输出量。

(一) 搏出量

　　在心率恒定的情况下,当搏出量增加时,心输出量增加;反之则心输出量减少。搏出量的多少主要取决于前负荷、后负荷和心肌收缩能力等。

　　1. 前负荷的影响　　心脏舒张末期充盈的血量或压力为心室开始收缩之前所承受的负荷,称为前负荷(preload)。前负荷可使骨骼肌在收缩前处于一定的初长度。对心脏来说,心肌的初长度决定于心室舒张末期容积,即心室舒张末期容积相当于心室的前负荷。在一定范围内,心室舒张末期充盈血量越多,心肌纤维初长度则越长,因而搏出量就越多。为观察前负荷对搏出量的影响,在实验中,维持动脉压不变,逐步改变心室舒张末期的压力或容积,观察心室在不同舒张末期压力(或容积)情况下的搏出量或搏功,便可得到心室功能曲线(ventricular function curve)。图 8-11 为犬左心室功能曲线。心功能曲线可分为 3 段。①充盈压 12~15mmHg 是人体心室最适前负荷,位于其左侧的一段为心功能曲线的升支,每搏功随初长度的增加而增加。通常左心室充盈压为 5~6mmHg,因此正常情况下,心室是在心功能曲线的升支段工作,前负荷和初长度尚远低于其最适水平。这表明心室具有较大程度的初长度贮备。而骨骼肌的自然长度已接近最适初长度,说明其初长度贮备很小。②充盈压 15~20mmHg 范围内,曲线逐渐平坦,说明前负荷在上限范围内变动时,调节收缩力的作用较小,对每搏功的影响不大。③充盈压再升高,随后的曲线更加趋于平坦,或轻度下倾,但并不出现明显的降支。只有在发生严重病理改变的心室,心功能曲线才出现降支。

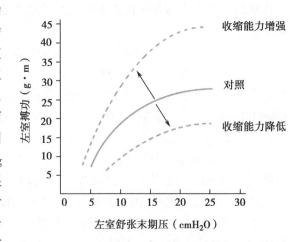

图 8-11　犬左心室功能曲线
(1cmH₂O=0.737mmHg=0.098kPa)

　　前负荷通过改变初长度来调节每搏输出量的作用称为异长自身调节(heterometric autoregulation)。异长自身调节的机制在于肌小节长度的改变。肌小节长度为 2.0~2.2μm 时,正是心室肌的最适初长度,此时粗、细肌丝处于最佳重叠状态,收缩力最大。在达到最适初长度之前,随着心室肌的初长度增加即前负荷增大时,粗、细肌丝有效重叠程度增加,参与收缩的横桥数量也相应地增加,因而心肌收缩力增强,搏出量或每搏功增加。因此异长自身调节的主要作用是对搏出量进行精细的调节。

　　正常情况下,引起心肌初长度改变的主要因素是静脉回心血量和心室收缩末期容积(即收缩末期剩余血量)。在一定范围内,静脉血回流量增多,则心室充盈较多,搏出量也就增加。静脉回心血量受心室舒张持续时间和静脉回流速度的影响。其中,心室舒张时间受心率的影响,当心率增加时,心室舒张时间缩短,心室充盈时间缩短,也就是静脉回心血量减少,反之,心室充盈时间延长,则静脉回流增多;而静脉回流速度取决于外周静脉压与中心静脉压之差。当吸气和四肢的骨骼肌收缩时,压力差增大,促进静脉血回流。在生理范围内,通过异长自身调节作用,心脏能将增加的回心血量泵出,不让过多的血液滞留在心腔中,从而维持回心血量和搏出量之间的动态平衡。这种心肌内在调节能力适应于回心血量的变化,防止心室舒张末期压力和容积发生过久和过度的改变。

　　1914 年,Starling 利用犬的离体心肺标本观察到左室舒张末期容积或压力(前负荷)增加时,搏出量增加,表明心室肌收缩力的大小取决于左室舒张末期容积,即心室肌纤维被拉长的程度。此研究是异长自身调节最早的实验依据,因此,异长自身调节也称为 Starling 机制,心功能曲线也被称为 Starling 曲线。

　　2. 心肌收缩能力的影响　　搏出量除受心肌初长度即前负荷的影响外,还受心肌收缩能力(myocardial contractility)的调节。心肌收缩能力是决定心肌细胞功能状态的内在因素。心肌收缩能力与搏出量或每搏功成正比。当心肌收缩能力增强时,搏出量和每搏功增加。搏出量的这种调节与心肌的初长度无关,因这种通过改变心肌收缩能力的心脏泵血功能调节可以在初长度不变的情况下发生,故称为等长自身调节(homeometric autoregulation)。比如人在运动或体力活动时,每搏功或每搏量成倍增加,而此时心室舒张末期容积可能仅有少量增加;相反,心力衰竭患者心室容积扩大但其做功能力反而降低,说明前负荷或初长度不是调节心脏泵血的唯一方式,心脏泵血功能还受等长自身调节方式的调节。

　　凡能影响心肌收缩能力的因素,都能通过等长自身调节来改变搏出量。其作用机制涉及兴奋 - 收缩耦联过程中的各个环节。心肌收缩能力受自主神经和多种体液因素的影响,支配心肌的交感神经及血液中的儿茶酚胺是控制心肌收缩能力的最重要生理因素,它们能促进 Ca^{2+} 内流,后者可进一步诱发肌浆网内 Ca^{2+} 的释放,使肌钙蛋白对胞质钙的利用率增加,使活化的横桥数目增加,横桥 ATP 酶的活性也增高,因此,当交感神经兴奋或在儿茶酚胺作用下,心肌收缩能力增强,一方面使心肌细胞缩短程度增加,心室收缩末期容积更小,搏出量增加;另一方面心肌细胞缩短速度增加,室内压力上升速度和射血速度加快,收缩峰压增高,搏出量和每搏功增加,心室功能曲线向左上方移位。而当副交感神经兴奋或在乙酰胆碱和低氧等因素作用下,心肌收缩能力降低,搏出量和每搏功减少,心室功能曲线向右下方移位(图 8-11)。

　　3. 后负荷的影响　　心肌开始收缩时所遇到的负荷或阻力称为后负荷(afterload)。在心室射血过程中,必须克服大动脉的阻力,才能使心室血液冲开动脉瓣而进入主动脉,因此,主动脉血压起着后负荷的作用,其变化将影响心肌的收缩过程,从而影响搏出量。在心肌初长度、收缩能力和心率都不变的情况下,当动脉压升高即后负荷增加时,射血阻力增加,致使心室等容收缩期延长,射血期缩短,心室肌缩短的速度及幅度降低,射血速度减慢,搏出量减少。继而,心室舒张末期容积将增加,如果静脉回流量不变,则心室舒张末期容积增加,心肌初长度增加,使心肌收缩力增强,直到足以克服增大的后负荷,使搏出量恢复到原有水平,从而使得机体在动脉压升高的情况下,能够维持适当的心输出量。反之,动脉血压降低,则有利于心室射血。

(二)心率

心率的变化是影响搏出量或心输出量的重要因素(图 8-12)。在一定范围内,心率加快,心输出量增加。但心率过快(如超过 180 次/min)时,心脏舒张期明显缩短,心室充盈量不足,搏出量将减少,心输出量降低。如果心率过慢(如低于 40 次/min)时,心输出量亦会减少,这是因为心脏舒张期过长,心室的充盈量已达最大限度,再增加充盈时间,也不能相应地提高充盈量和搏出量。可见,心率过快或过慢,均会使心输出量减少。

经常锻炼的人因心肌发育较好,心脏泵血功能较强,射血分数较大,射血期可略微缩短,心脏舒张期相对延长;再加上他们的心肌细胞发达,舒张时心室的抽吸力也较强,因此心室充盈增加。此外,运动员的交感神经-肾上腺系统的活动也随着训练时间延长而增强。因此,运动员的心率在超过 180 次/min 时,

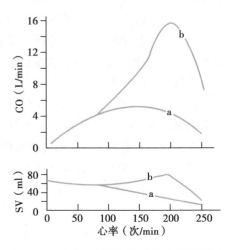

图 8-12　心率对搏出量和心输出量的影响
a. 健康人;b. 经常体育锻炼的人;CO:心输出量;SV:搏出量

搏出量和心输出量还能增加,当心率超过 200 次/min 时才出现下降(图 8-12)。

五、心脏泵血功能的贮备

健康人安静时心率约 75 次/分钟,搏出量约 60~70ml;强体力劳动时心率可达 180~200 次/min,搏出量可提高到 150~170ml,故心输出量可增大到 30L/min 左右,达到最大心输出量。这说明心脏的泵血功能有一定的贮备。心输出量随机体代谢需要而增加的能力称为心泵功能贮备或心力贮备(cardiac reserve)。

心力贮备是通过心率贮备和搏出量贮备来实现的,即搏出量和心率能够提高的程度决定了心力贮备的大小。一般情况下,动用心率贮备是提高心输出量的重要途径。通过增加心率可使心输出量增加 2~2.5 倍。搏出量是心室舒张末期容积和心室收缩末期容积之差,故搏出量贮备包括收缩期贮备和舒张期贮备。收缩期贮备指心室进一步增强射血的能力,即静息状态下心室收缩末期容积与作最大程度射血时心室收缩末期容积的差值。如静息时心室收缩末期容积约75ml,当最大程度射血时,心室收缩末期容积可减少到 20ml 以下,故收缩期贮备约为 55ml。舒张期贮备指心室舒张时能够进一步扩大的程度,即最大程度舒张所能增加的充盈血量。静息状态下,心室舒张末期容积约为 125ml,由于心室扩大程度有限,最大程度舒张时心舒末期容积约为 140ml,即舒张期贮备只有 15ml,远比收缩期贮备小。因此运动或强体力劳动时,主要通过动用心率贮备和收缩期贮备来增加心输出量。

(裴建明)

本章小结

1. 心肌细胞的兴奋(即动作电位)是产生心肌收缩的前提。心房肌与心室肌细胞动作电位的快速去极化主要是由于细胞膜对 Na^+ 通透性的正反馈(再生性 Na^+ 内流)。快速去极化后,这些细胞由于 L 型 Ca^{2+} 通道持续内流的 Ca^{2+} 而继续处于去极化状态(平台期),几乎占整个心肌收缩期。

2. 窦房结产生的动作电位引起所有其他心肌细胞的去极化。主要由 T 型 Ca^{2+} 通道电流和衰减 I_K 构成的窦房结起搏电流可使膜电位接近阈电位从而引发动作电位。动作电位(兴奋)从窦房结扩布至心房和房室结,并在房室结有一时间延搁。然后,兴奋依次传到房室束、左右束支、普肯耶纤维和心室肌细胞。

3. 心肌细胞动作电位有很长的不应期,不会发生收缩的叠加。

4. 心肌组织具有兴奋性、自动节律性、传导性和收缩性四种生理特性,前三种与心肌细胞电活动有关,又称电生理特性。

5. 心电图是心脏电活动在体表的记录。P 波代表心房去极化。QRS 综合波代表心室的去极化。T 波代表心室的复极化。心电图可以提供心脏频率、节律、传导速度和心肌组织状态等的信息。

6. 心肌细胞收缩的特点包括:"全或无"式的收缩或同步收缩、不发生强直收缩、心肌细胞收缩依赖外源性 Ca^{2+} 等。

7. 心脏每舒缩一次所构成的机械活动周期,称为心动周期,持续的时间与心率有关。心率增快,心动周期持续时间缩短,收缩期和舒张期均缩短,但舒张期的缩短更明显。

8. 心脏泵血的过程分三期:等容收缩期、快速射血期、减慢射血期。等容收缩期室内压高于房内压,但低于动脉压,房室瓣和动脉瓣都处于关闭状态,心室的容积不变,压力增高。快速射血期心室内的压力高于动脉压,动脉瓣开放,血液快速由心室流向动脉,心室容积缩小,此期房室瓣仍处于关闭状态,心室内压力达峰值。减慢射血期心室内的压力略低于动脉压,由于惯性血液继续流入动脉,但速度减慢,瓣膜的开闭同快速射血期。

9. 心室充盈的过程分四期:等容舒张期、快速充盈期、减慢充盈期、房缩充盈期。等容舒张期心室内压力低于动脉压,但高于房内压,房室瓣和动脉瓣又都处于关闭状态,心室内的容积不变,压力降低。快速充盈期心室内的压力低于房内压,房室瓣开放,动脉瓣仍处于关闭状态,血液快速由心房流入心室,心室容积增大。减慢充盈期房室压力差减小,血流速度变慢,瓣膜的开闭同快速充盈期。房缩充盈期:房内压上升,血液顺压力差继续进入心室,使心室进一步充盈。心脏射血的动力来自心室收缩;心脏充盈的动力主要来自心室舒张压力下降对心和大静脉造成的抽吸力,另有一部分来自心房收缩。

10. 每搏输出量和心输出量:一侧心室一次收缩射入动脉的血量,称每搏输出量,简称搏出量。每分钟由一侧心室输出的血量,称心输出量,它等于心率与搏出量的乘积。每平方米体表面积的心输出量称为心指数。搏出量占心室舒张末期容积的百分比,称为射血分数。

11. 心脏泵血功能受搏出量和心率调节,搏出量的多少又受心肌收缩前负荷、后负荷以及心肌本身的收缩能力等因素的影响。

思考题

1. 如果心肌细胞膜上的钙通道被药物阻断,心肌细胞的动作电位和收缩会发生什么变化?为什么?

2. 一位患者的 ECG 检查显示,QRS 波正常,但是没有 P 波。试解释原因。

3. 试将 ECG 中各波与心房心室的机械活动关联,解释为什么 ECG 有三类电活动而心脏有四类机械活动?

4. 简述心肌细胞收缩的特点。

5. 试述心动周期中心瓣膜状态的变化及其机制和生理意义。

6. 试述心动周期中心室内压的变化过程并分析其生理意义和相互间关系,试总结其主要特点。

7. 简述在心脏收缩和舒张过程中,压力最高的部位和时期、压力最低的部位和时期;心室容积在何时最大、何时最小? 冠脉阻力在何时最大、何时最小? 并说明理由。

8. 试述心输出量的影响因素。

9. 案例分析:患者男性,63 岁,诉突然感觉胸骨后压迫性疼痛,伴虚弱并有明显出汗。检查后发现冠状动脉阻塞,初步诊断为急性心肌梗死。

(1) 当冠状动脉阻塞,心室肌缺血区的组织液中 K^+ 浓度会升高。试分析:①这种组织液中升高的 K^+ 浓度缺血区心肌细胞的静息电位有何影响? ②这种静息电位的改变是否影响心肌细胞动作电位的传导,以及涉及的电生理学机制;③这样的传导改变引发兴奋的折返并导致折返性心律失常,参与的电生理学机制有哪些?

(2) 在冠状动脉阻塞后 1 小时,患者的希氏束传导突然停止,传导阻滞持续了几天。请问:①在希氏束传导完全阻断后,心房和心室的跳动节律大致是多少? ②在房室传导完全阻断的患者,带动心房和心室跳动的心脏节律冲动来自何处?

(3) 在植入了人工起搏器后,患者的心室跳动节律维持在 75 次 / 分。如果人工起搏器突然停止工作,患者的心室何时开始依其内在频率自发跳动并分析其原因。

主要参考文献

1. 朱大年,王庭槐主编. 生理学. 第 8 版. 北京:人民卫生出版社,2013.

2. 朱妙章. 大学生理学. 第 4 版. 北京:高等教育出版社,2013.

3. 余志斌. 肌节 Z:心肌细胞的信号传导中心. 心脏杂志,2012,24:255-259.

4. Noble A. Cardiovascular System. 第 2 版. 北京:人民卫生出版社,2011.

5. 郑煜. 生理学. 北京:高等教育出版社,2010.

6. 朱大年. 生理学. 第七版. 北京:人民卫生出版社,2008.

7. 裴建明. College Physiology. 西安:第四军医大学出版社,2007.

8. Eric P. Widmaier, Hershel Raff, Kevin T. Strang. Vander's Human Physiology:The Mechanisms of Body Function. 12th ed. New York:McGraw-Hill,2011.

9. David E. Mohrman, Lois J. Heller. Cardiovascular Physiology. 7th ed. New York:McGraw-Hill,2010.

10. Valentin Fuster, Richard A. Walsh, Robert A. Harrington. Hurst's the heart-part 2. foundations of cardiovascular medicine. 13th ed. New York:McGraw-Hill,2012.

第九章　血管生理

无论体循环还是肺循环,血液都由心室射出,依次流经动脉、毛细血管和静脉,然后流入心房,再返回到心室,如此循环往复。体循环中的血量约占全身总血量的84%,其中约64%在静脉系统内,约13%在大、中动脉内,约7%在小动脉和毛细血管内;心脏的血量约占全身总血量的7%;肺循环中的血量约占总血量的9%。作为心血管系统的重要组成部分,血管不仅仅是运输血液的管道,而且还参与物质交换、合成和释放各种活性物质,以维持机体内环境的稳态及生命活动的正常进行。本章主要介绍血管的生理功能。

第一节　各类血管的功能特点

血管系统中动脉、毛细血管和静脉三者相串联,以实现血液的运输和物质交换。除毛细血管外,动脉和静脉管壁从内向外依次分为内膜、中膜和外膜。三层膜的厚度和组成成分在不同类型的血管中存在差异,以适应各类血管的不同功能。

一、血管的功能性分类

从生理功能上,可将体内的血管分为以下几类。

(一) 弹性储器血管

主动脉、肺动脉主干及其发出的最大分支,其管壁厚,富含弹性纤维,具有明显的弹性和可扩张性,称为弹性储器血管(windkessel vessel)。当心室收缩射血时,大动脉压升高,一方面推动血液快速向前流动,另一方面使大动脉扩张,暂时储存了一部分血液。当心室舒张时,动脉瓣关闭,扩张的大动脉管壁依其弹性回缩,将在射血期储存的那部分血液继续运向外周,从而维持了血流的连续性,同时避免了心动周期中血压的剧烈波动。大动脉的这种功能称为弹性储器作用。

(二) 分配血管

从弹性储器血管以后到分支为小动脉前的动脉管道,即中动脉,可将血液输送分配到机体的各器官组织,称为分配血管(distribution vessel)。

(三) 毛细血管前阻力血管

小动脉和微动脉的管径小,对血流的阻力较大,称为毛细血管前阻力血管(precapillary resistance vessel)。微动脉的管壁富含平滑肌,其舒缩活动可使微动脉口径发生明显变化,从而影响对血流的阻力和所在器官组织的血流量。

(四) 毛细血管前括约肌

在真毛细血管的起始部常环绕有平滑肌,称为毛细血管前括约肌(precapillary sphincter)。它的舒缩活动可控制毛细血管的开放或关闭,因此可以决定某一时间内毛细血管开放的数量。

(五) 交换血管

真毛细血管(true capillary)的管壁仅由单层血管内皮细胞组成,其外包绕一薄层基膜,具有较高的通透性,因此成为血管内血液和血管外组织液进行物质交换的场所,故将真毛细血管称为交换血管(exchange vessel)。

Note

（六）毛细血管后阻力血管

微静脉的管径小，对血流也产生一定的阻力，称为毛细血管后阻力血管（postcapillary resistance vessel）。微静脉的舒缩可影响毛细血管前阻力与毛细血管后阻力的比值，继而改变毛细血管血压以及体液在血管和组织间隙中的分配。

（七）容量血管

与同级动脉相比，体内的静脉数量多、口径大、管壁薄、易扩张，故其容量大。安静状态下，循环血量的60%~70%都储存在静脉中，故将静脉称为容量血管（capacitance vessel）。当静脉的口径发生较小变化时，静脉内容纳的血量就可发生很大的变化，明显影响回心血量。因此，静脉在血管系统中起着血液储存库的作用。

（八）短路血管

小动脉和小静脉之间的直接吻合支，称为短路血管（shunt vessel）。它们可使小动脉内的血液不经毛细血管而直接流入小静脉。在手指、足趾、耳郭等处的皮肤中有许多短路血管存在，在功能上与体温调节有关。

二、血管的内分泌功能

（一）血管内皮细胞的内分泌功能

生理情况下，血管内皮细胞能合成和释放多种生物活性物质，以调节血管的收缩与舒张。其中，缩血管活性物质主要有内皮素、血栓素 A_2 等；舒血管活性物质主要有一氧化氮、前列腺素等。这两类血管活性物质相互制约，保持动态平衡。如果血管内皮细胞受损，其释放的血管活性物质明显减少，将会引发高血压、动脉粥样硬化等疾病。

（二）血管平滑肌细胞的内分泌功能

血管平滑肌细胞可合成和分泌肾素、血管紧张素，以调节血管的紧张性和血流量。

（三）血管其他细胞的内分泌功能

血管壁中的脂肪细胞、肥大细胞和淋巴细胞等也能分泌多种血管活性物质，以旁分泌、自分泌的形式调节血管的舒缩活动。

第二节　血流动力学

血液在心血管系统内流动的力学，称为血流动力学（hemodynamics），属流体力学的一个分支，主要研究血流量、血流阻力、血压以及它们之间的相互关系。

一、血流量和血流速度

单位时间内流经血管某一横截面的血量，称为血流量（blood flow），又称为容积速度（volume velocity），其单位通常为 ml/min 或 L/min。血流速度（blood velocity）是指血液中某一质点在血管内移动的线速度。血液在血管中流动时，其血流速度与血流量成正比，与血管的横截面积成反比。机体内主动脉的总横截面积最小，而毛细血管的总横截面积最大，故主动脉内的血流速度最快，而毛细血管内的血流速度最慢。

（一）泊肃叶定律

Poiseuille 研究了液体在管道系统内流动的规律，提出单位时间内液体的流量（Q）与管道两端的压力差（P_1-P_2）和管道半径（r）的4次方成正比，而与管道的长度（L）和该液体的黏度（η）成反比，即

$$Q=\pi(P_1-P_2)r^4/8\eta L$$

该公式即为泊肃叶定律（Poiseuille law），其中 π 为圆周率，是个常数。

（二）层流和湍流

血液在血管内流动时可呈现两种截然不同的方式,即层流(laminar flow)和湍流(turbulent flow)。在层流的情况下,血液中每个质点的流动方向是一致的,即都与血管的长轴平行,然而各质点的流速并不相同,血管轴心处流速最快,越靠近管壁,流速越慢。如图 9-1A 所示,箭头方向表示血流的方向,箭头的长度表示流速。因此,在血管的纵剖面上,各箭头的顶端相连而形成一抛物线。泊肃叶定律适用于层流的情况。当血流速度加快到一定程度时,层流情况即被破坏,此时血液中每个质点的流动方向不再一致,彼此交叉而出现漩涡,即形成湍流(图 9-1B)。在湍流的情况下,泊肃叶定律不再适用。

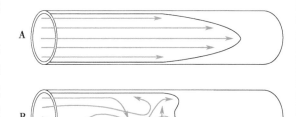

图 9-1 层流和湍流示意图
A. 血管中的层流；B. 血管中的湍流

关于湍流的形成条件,Reynolds 提出了一个经验公式,即

$$Re=VD\rho/\eta$$

式中 Re 为 Reynolds 常数,无单位,V 为血液的平均流速,单位为 cm/s,D 为管腔的直径,单位为 cm,ρ 为血液的密度,单位为 g/cm^3,η 为血液的黏度,单位为 $dyn \cdot s/cm^2$,又称为泊。一般来说,当 Re>2000 时即可发生湍流。由上式可知,当血流速度快、血管口径大以及血液的黏度低时,容易产生湍流。在生理情况下,心室腔和主动脉内的血流是湍流。但在病理情况下发生血管狭窄时,可因局部血流加速而出现湍流,并可在相应的体表处听到血管杂音。

二、血流阻力

血液在血管内流动时所遇到的阻力,称为血流阻力(vascular resistance),是由于血液流动时与血管壁以及血液内部分子之间相互摩擦而产生的。摩擦会消耗一部分能量,因此随着血液不断向前流动,压力将逐渐降低。发生湍流时,血液中各质点不断变换流动的方向,故血流阻力更大,消耗的能量较层流时更多。

血流阻力一般不能直接测量,需通过计算得出。在层流的情况下,血流量(Q)与血管两端的压力差(P_1-P_2)成正比,而与血流阻力(R)成反比。即

$$Q=(P_1-P_2)/R$$

结合泊肃叶定律,可以得到血流阻力的计算公式,即

$$R=8\eta L/\pi r^4$$

这一公式表示,血流阻力与血管的长度(L)和血液的黏度(η)成正比,而与血管半径(r)的 4 次方成反比。由于血管的长度和血液的黏度在一段时间内变化很小,因此血流阻力主要取决于血管的半径。当血管半径增大时,血流阻力将减小,血流量就增多;反之,当血管半径减小时,血流阻力将增大,血流量就减少。机体正是通过控制各器官阻力血管口径的大小,从而调节各器官的血流量。生理情况下,主动脉及大动脉产生的血流阻力约占总阻力的 9%,小动脉约占 16%,微动脉约占 41%,毛细血管约占 27%,静脉系统约占 7%。由此可见,富含平滑肌的小动脉和微动脉是产生血流阻力的主要部位。

在某些生理和病理情况下,血液黏度(blood viscosity)可以改变。影响血液黏度的因素主要有以下几个方面。

（一）血细胞比容(hematocrit)

血细胞比容是决定血液黏度的最重要因素。血细胞比容愈大,血液的黏度就愈高。

（二）血流的切率

在层流的情况下，相邻两层血液流速之差与液层厚度的比值称为血流的切率（shear rate）。匀质液体（如血浆）的黏度不随切率的变化而变化，这种液体称为牛顿液，而非匀质液体（如全血）的黏度则随切率的减小而增大，这种液体称为非牛顿液。切率越大，层流现象越明显，即红细胞集中在血流的中轴，其长轴与血管的纵轴平行，红细胞移动时发生的旋转以及红细胞之间的相互撞击都很小，故血液的黏度就很低。反之，切率越小，红细胞聚集越多，血液的黏度就增高。

（三）血管口径

大血管对血液的黏度影响较小，但当血液在口径小于 0.2~0.3mm 的微动脉内流动时，只要切率足够高，血液的黏度将随血管口径的变小而下降，从而显著降低血液在小血管内流动时的阻力。

（四）温度

血液的黏度可随温度的降低而升高。如果将手指浸在冰水中，局部血液的黏度可增加 2 倍。

三、血压

血压（blood pressure，BP）是指血管内流动的血液对单位面积血管壁的侧压力，也即压强。血压的国际标准单位是帕（Pa），因帕的单位较小，故常用千帕（kPa）表示，但传统习惯上血压通常以毫米汞柱（mmHg）为单位，1mmHg=0.133kPa。当血液从心室射出，依次流经动脉、毛细血管和静脉时，由于存在血流阻力，导致血压逐渐下降，即动脉血压 > 毛细血管血压 > 静脉血压（图 9-2）。通常所说的血压指的是动脉血压。

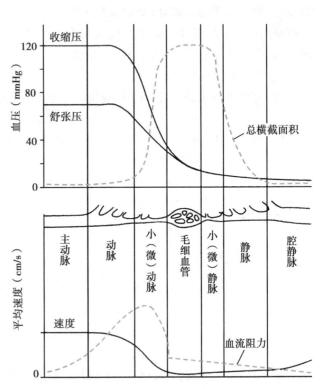

图 9-2　不同血管的血压、总横截面积、血流速度和血流阻力的变化示意图

第三节　动脉血压和动脉脉搏

动脉内流动的血液对单位面积血管壁的侧压力，称为动脉血压（arterial blood pressure），通常是指主动脉血压。每个心动周期中，动脉血压发生周期性的波动。这种周期性的压力变化可引起动脉血管发生搏动，称为动脉脉搏（arterial pulse）。在一些浅表动脉（如桡动脉等）部位，用手指能直接触到动脉搏动。

一、动脉血压

（一）动脉血压的形成

动脉血压的形成条件主要包括以下几个方面。

1. 循环系统内有足够的血液充盈　这是动脉血压形成的前提条件。循环系统内的血液充盈程度可用循环系统平均充盈压（mean circulatory filling pressure）来表示。电刺激用苯巴比妥麻醉的狗,使其发生心室颤动,以暂时停止心脏射血,血液流动也就暂停,此时在循环系统中各处所测得的压力都是相同的,这一压力数值就是循环系统平均充盈压,约为 7mmHg。人的循环系统平均充盈压估计接近 7mmHg。循环系统平均充盈压的高低取决于循环血量与血管系统容量之间的相对关系。如果循环血量增多或血管系统容量减小,循环系统平均充盈压就升高;反之,如果循环血量减少或血管系统容量增大,则循环系统平均充盈压就降低。

2. 心脏射血　这是动脉血压形成的必要条件。心室收缩时释放的能量分为两部分,一部分成为血液的动能,推动血液向前流动;另一部分则转化为势能(压强能),形成对血管壁的侧压并使大动脉扩张。当心室舒张时,大动脉弹性回缩,将储存的势能转变为推动血液向前流动的动能。因此,虽然心室射血是间断性的,但是血液在血管内的流动却是连续的。

3. 外周阻力　外周阻力(peripheral resistance)主要指小动脉和微动脉对血流的阻力,这是动脉血压形成的另一基本条件。由于外周阻力的存在,心室每次收缩射出的血液大约只有 1/3 能在心室收缩期流至外周,其余约 2/3 的血液暂时储存在主动脉和大动脉中,并使动脉血压升高。可以设想,如果没有外周阻力,则心室收缩时射入大动脉的血液将全部迅速地流到外周,这样就不能维持正常的动脉血压。

4. 主动脉和大动脉的弹性储器作用　主动脉和大动脉富含弹性纤维,具有弹性储器作用。当心室收缩射血时,主动脉和大动脉弹性扩张,使动脉压不会升得过高,同时又储存了一部分血液;当心室舒张时,扩张的大动脉弹性回缩,将储存的血液继续运向外周,既维持了血流的连续性,同时又使动脉压不会降得过低。因此,主动脉和大动脉的弹性储器作用可减小每一心动周期中动脉血压的波动幅度。

(二)动脉血压的正常值和生理变异

1. 动脉血压的正常值　在每个心动周期中,动脉血压随着心室的收缩与舒张而发生较大幅度的变化。心室收缩时动脉血压上升达最高值,称为收缩压(systolic pressure),心室舒张时动脉血压下降达最低值,称为舒张压(diastolic pressure)。收缩压和舒张压的差值称为脉搏压(pulse pressure),简称脉压。一个心动周期中每一瞬间动脉血压的平均值,称为平均动脉压(mean arterial pressure)。平均动脉压的精确数值可以通过血压曲线面积的积分来计算,粗略计算,平均动脉压约等于舒张压加 1/3 脉压(图 9-3)。由于在大动脉中血压的降幅很小,因此通常用上臂测得的肱动脉压来代表动脉血压。在安静状态下,我国健康青年人的收缩压为 100~120mmHg,舒张压为 60~80mmHg,脉压为 30~40mmHg,平均动脉压接近 100mmHg。

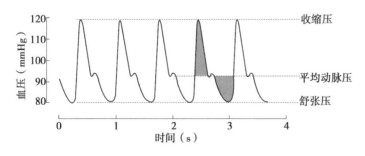

图 9-3　正常青年人肱动脉压曲线

2. 动脉血压的生理变异　动脉血压除存在个体差异外,还有性别和年龄的差异。一般来说,女性的血压在更年期前略低于同龄男性,而更年期后则与同龄男性基本相同或略有升高。男性和女性的血压都随年龄的增长而逐渐升高,并且收缩压比舒张压升高更显著。此外,正常人的血压还呈现明显的昼夜波动节律。大多数人的血压在凌晨 2~3 时最低,上午 6~10 时和下午 4~8 时各有一个高峰,晚上 8 时以后血压呈缓慢下降趋势。这种现象在老年人中尤为多见。

> 知识链接
>
> **高血压**（primary hypertension）是以体循环动脉压升高为主要临床表现的心血管综合征。高血压的诊断标准是根据临床及流行病学资料来界定的。目前，我国高血压的诊断标准为：未使用降压药的情况下诊室收缩压≥140mmHg 和（或）舒张压≥90mmHg。

（三）动脉血压的测量方法

动脉血压主要有两种测量方法，即直接测量法和间接测量法。

1. **直接测量法**　目前的生理学实验中多采用直接测量法，即将导管的一端插入动脉，另一端连接压力换能器，通过将压强能的变化转变为电能的变化，可以精确测算出心动周期中每一瞬间的血压数值。此法具有一定的创伤性，并且操作技术要求也较高，故在临床上较少应用。

2. **间接测量法**　目前临床上多采用无创、简便的 Korotkoff 音听诊法间接测量动脉血压。首先，将血压计的袖带缠于上臂中部，袖带下缘距肘窝 2~3cm，然后将听诊器胸件置于肘窝肱动脉搏动最明显处。向袖带内充气至肱动脉搏动消失（听不到任何声音）后再继续上升 20~30mmHg，随后缓慢放气。当听到第一个搏动声（Korotkoff 音）时，血压计水银柱所指刻度即为收缩压；当搏动声突然变弱或消失时，血压计水银柱所指刻度即为舒张压（图 9-4）。

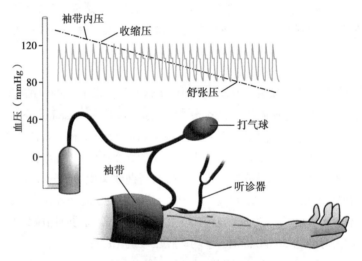

图 9-4　Korotkoff 音听诊法间接测量肱动脉血压的示意图

（四）影响动脉血压的因素

凡是参与动脉血压形成的各种因素，都能影响动脉血压，而且只要其中一个因素发生变化，其他因素也可能会随之发生变化。因此，生理情况下动脉血压的变化往往是多种因素综合作用的结果。为便于理解和讨论，下面单独分析某一影响因素时，都是假定其他因素不发生变化。

1. **每搏输出量**　当每搏输出量增大时，心缩期射入主动脉的血量增多，动脉壁所承受的侧压力增大，故收缩压明显升高。同时由于动脉血压升高，使血流速度加快，则流向外周的血量增多，到心舒末期大动脉内存留的血量并无明显增多，所以舒张压升高不明显，导致脉压增大。反之，当每搏输出量减少时，则主要使收缩压降低，导致脉压减小。因此，收缩压的高低主要反映每搏输出量的多少。

2. **心率**　当心率加快时，心舒期明显缩短，使心舒期流至外周的血量明显减少，故心舒末期主动脉内存留的血量增多，舒张压明显升高。由于心舒末期主动脉内存留的血量增多，使心缩期主动脉内的血量增多，收缩压也相应升高，但由于动脉血压升高，可使血流速度加快，则心缩期内可有较多的血液流至外周，故收缩压升高不如舒张压升高显著，导致脉压减小。反之，当心率减慢时,舒张压明显降低,则脉压增大。

3. **外周阻力**　当外周阻力加大时,心舒期中血液流向外周的速度减慢,使心舒末期存留在主动脉内的血量增多,故舒张压升高;在心缩期,由于动脉血压升高使血流速度加快,因此收缩压升高不如舒张压升高明显,故脉压减小。外周阻力减小时,舒张压降低也较收缩压明显,脉压增大。由此可见,在一般情况下,舒张压的高低主要反映外周阻力的大小。

4. **主动脉和大动脉的弹性储器作用**　如前所述,由于主动脉和大动脉的弹性储器作用,使动脉血压的波动幅度明显小于心室内压的波动幅度。老年人由于动脉壁硬化,大动脉的弹性储器作用减弱,故脉压增大。

5. **循环血量和血管系统容量的比例**　循环血量和血管系统容量的比例适当,才能使血管系统足够地充盈,从而产生一定的体循环平均充盈压。在正常情况下,循环血量和血管系统的容量是相适应的,血管系统充盈程度的变化不大。失血后,循环血量减少,此时如果血管系统的容量改变不大,则体循环平均充盈压必然降低,使动脉血压下降,甚至危及生命,故对大失血患者的急救措施主要是及时补充血量。在另一些情况下,如果循环血量不变而血管系统容量增大,例如药物过敏或细菌毒素的侵袭,使全身小血管扩张,血管内血液充盈不足,血压则急剧下降。对这种患者的急救措施主要是应用血管收缩药使小血管收缩,血管容积减小,使血压迅速回升。

二、动脉脉搏

(一) 动脉脉搏的波形

用脉搏描记仪记录到的浅表动脉脉搏的波形图,称为脉搏图(图9-5),一般包括上升支和下降支。

1. **上升支**　在心室快速射血期,动脉血压迅速上升,其管壁扩张,形成脉搏波形中的上升支。当射血速度慢、心输出量少以及射血阻力大时,可使上升支的斜率和幅度都减小;反之则都增大。

2. **下降支**　在心室减慢射血期,射血速度减慢,使进入主动脉的血量少于由主动脉流向外周的血量,故被扩张的大动脉开始回缩,动脉血压逐渐下降,形成脉搏波形中下降支的前段。随后,心室开始舒张,动脉血压继续下降,形成下降支的后段。在主动脉记录脉搏图时,其下降支上有一个切迹,称为降中峡(dicrotic notch),其后出现一个短而向上的小波,称为降中波(图9-5)。降中波是由于心室舒张时主动脉内反流的血液受到主动脉瓣阻挡后而形成的一个折返波。下降支的形状可大致反映外周阻力的大小。外周阻力大时,下降支的下降速率慢,降中峡的位置较高;反之,则下降支的下降速率快,降中峡的位置较低。

在某些病理情况下,动脉脉搏的波形可出现异常。例如,主动脉瓣关闭不全时,由于心舒期部分血液返流入心室,导致主动脉压迅速下降,故下降支陡峭;主动脉瓣狭窄时,射血阻力增大,则上升支的斜率和幅度都减小(图9-5)。

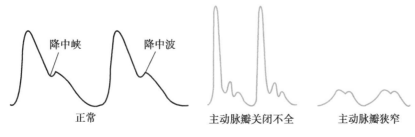

图9-5　正常及病理情况下的动脉脉搏图

Note

（二）动脉脉搏波的传播速度

动脉脉搏波可沿动脉管壁向外周血管传播,其传播速度远比血流速度快。一般说来,动脉管壁的可扩张性越大,脉搏波的传播速度就越慢。主动脉脉搏的传播速度为 3~5m/s,到大动脉为 7~10m/s,而到小动脉段则加快到 15~35m/s。由于小动脉和微动脉对血流的阻力大,故在微动脉段以后脉搏波动明显减弱,到毛细血管时脉搏已基本消失。

第四节　静脉血压和静脉回心血量

静脉不仅是血液回流入心脏的通道,而且还起着血液储存库的作用。静脉的收缩与舒张可有效调节回心血量和心输出量,从而使机体适应各种生理状态下的需要。

一、静脉血压

当体循环血液流经动脉和毛细血管到达微静脉时,血压已下降到约 15~20mmHg;到体循环的终点右心房时,血压最低,接近于零。通常将右心房和胸腔内大静脉的血压称为中心静脉压(central venous pressure,CVP),而将各器官静脉的血压称为外周静脉压(peripheral venous pressure)。中心静脉压的高低取决于心脏射血能力和静脉回心血量之间的相互关系。如果心脏射血能力强,可及时将回流入心脏的血液射入动脉,中心静脉压就较低。反之,当心脏射血能力减弱时,则中心静脉压较高。另一方面,如果静脉回心血量过多,或静脉回流速度过快,中心静脉压也会升高。因此,中心静脉压是反映心血管功能的重要指标。临床上在用输液治疗休克时,除须观察动脉血压的变化外,也要观察中心静脉压的变化。中心静脉压的正常变动范围为 4~12cmH₂O(1cmH₂O=0.098kPa)。如果中心静脉压偏低或有下降趋势,常提示输液量不足,而如果中心静脉压高于正常并有进行性升高的趋势,则提示输液过快或心脏射血功能减弱。

二、重力对静脉压的影响

血管内的血液因受地球重力场的影响,可对血管壁产生一定的静水压。因此,各部分血管内的血压除由于心脏做功形成以外,还要加上该部分血管处的静水压。血管静水压的高低取决于人体当时的体位。当人体平卧时,由于身体各部分血管大致都与心脏处于同一水平,故静水压也大致相同。但当人体从平卧位转为直立位时,则足部血管内的血压要比平卧位时高约 80mmHg,其增高的部分相当于从足到心脏这一段血柱所产生的静水压(图 9-6);而心脏水平以上的血管内血压则比平卧位时低,如颅顶矢状窦内压可降低到 −10mmHg。

重力形成的静水压,对处在同一水平的静脉的影响远大于动脉,这是因为静脉较动脉壁薄,故静脉的充盈程度受跨壁压的影响较大。跨壁压(transmural pressure)是指血管内血液对管壁的压力和血管外组织对管壁的压力之差。一定的跨壁压是维持静脉充盈扩张的必要条件,跨壁压越大,静脉就越充盈,容积也越大,当跨壁压减小到一定程度时,静脉就会发生塌陷。

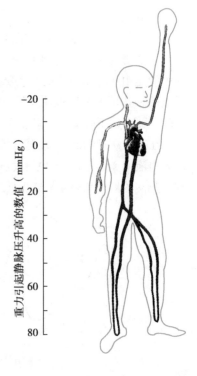

图 9-6　直立体位对静脉压的影响

三、静脉回心血量

单位时间内由静脉回流入心脏的血量，称为静脉回心血量。静脉回心血量取决于外周静脉压和中心静脉压之差，以及静脉对血流的阻力。

(一)静脉对血流的阻力

在静脉系统中，由微静脉至右心房的血压降落仅约 15mmHg，可见静脉对血流的阻力很小，这与其保证回心血量的功能是相适应的。

作为毛细血管后阻力血管的微静脉，其舒缩活动可影响毛细血管前、后阻力的比值，继而改变毛细血管血压。微静脉收缩时，使毛细血管后阻力升高，如果毛细血管前阻力不变，则毛细血管前、后阻力的比值变小，进而升高毛细血管血压，造成组织液生成增多(见本章第六节)。因此，机体可通过对微静脉舒缩活动的调节来控制血液和组织液之间的液体交换，并能间接调节静脉回心血量。

前面已经提及，跨壁压可影响静脉的充盈扩张，继而改变了静脉对血流的阻力。大静脉在处于扩张状态时，血流阻力很小；但当管壁塌陷时，静脉的总横截面积减小，导致血流阻力增大。另外，血管周围组织对静脉的压迫，如锁骨下静脉在跨越第 1 肋骨处受肋骨的压迫、腹腔内大静脉受腹腔器官的压迫等，都可增加静脉对血流的阻力。

(二)影响静脉回心血量的因素

凡能影响外周静脉压、中心静脉压以及静脉阻力的因素，都能影响静脉回心血量。

1. 体循环平均充盈压　体循环平均充盈压的高低取决于循环血量和血管系统容量之间的相对关系。当循环血量增多或容量血管收缩时，体循环平均充盈压升高，静脉回心血量即增多；反之，当循环血量减少或容量血管舒张时，体循环平均充盈压降低，静脉回心血量则减少。

2. 心脏收缩力量　心脏收缩力量增强时，射血量增多，而心室内剩余血量较少，则心室舒张末期压力就较低，从而对心房和大静脉内血液的抽吸力量增强，故静脉回心血量增多；相反，则静脉回心血量减少。例如，右心衰竭时，右心室收缩力量显著减弱，致心室舒张末期压力明显升高，使血液淤积在右心房和大静脉内，静脉回心血量显著减少，此时患者出现颈外静脉怒张、下肢浮肿等体征。左心衰竭时，血液淤积在左心房和肺静脉内，造成肺淤血和肺水肿。

3. 体位改变　当人体从平卧位转为直立位时，身体低垂部分静脉扩张，容量增大，故静脉回心血量减少。这种变化在健康人由于神经系统的迅速调节而不易被察觉，而长期卧床的患者，由于其静脉管壁的紧张性较低，更易扩张，同时下肢肌肉收缩力量减弱，故由平卧位突然直立时，可因大量血液淤滞在下肢，导致静脉回心血量过少而发生晕厥。

4. 骨骼肌的挤压作用　骨骼肌收缩时挤压肌肉内和肌肉间的静脉，使静脉血流加快，加之有静脉瓣的存在，使血液只能向心脏方向回流而不能倒流。这样，骨骼肌和静脉瓣一起，对静脉回流起着"泵"的作用，称为"静脉泵"或"肌肉泵"。当下肢肌肉进行节律性舒缩活动时，如步行或跑步，可使肌肉泵作用得到很好发挥，在一定程度上加速了全身的血液循环，对心脏的泵血起辅助作用。肌肉泵的这种作用，对于在直立情况下降低下肢静脉压、减少下肢静脉内血液潴留具有重要的生理意义。但是，如果肌肉不作节律性的舒缩，而呈持续性收缩状态，则静脉因持续受压导致回心血量明显减少。

5. 呼吸运动　胸膜腔内压通常低于大气压，为负压。吸气时，胸腔容积增大，胸膜腔负压增大，使胸腔内大静脉和右心房更加扩张，中心静脉压降低，因而静脉回心血量增加；呼气时则相反，使静脉回心血量减少。可见，呼吸运动对静脉回流也起着"泵"的作用，称为"呼吸泵"。如果在站立时呼吸加深，可以促进身体低垂部分的静脉血液回流。但是，呼吸对肺循环静脉回流的影响与对体循环的影响不同。吸气时，随着肺的扩张，肺部的血管容积显著增大，能储存较多的血液，故由肺静脉回流至左心房的血量减少，左心室的输出量也相应减少。呼气时的情况则相反。

体位性低血压是由于体位改变,如从平卧位突然转为直立位,或长时间站立而引起的低血压。通常认为,站立后收缩压较平卧位时下降 20mmHg 或舒张压下降 10mmHg,即为体位性低血压。体位性低血压分为突发性和继发性两种。突发性多因自主神经功能紊乱,引起直立性小动脉收缩功能失调所致,主要表现为直立位时血压偏低,还伴有站立不稳、头晕目眩等,严重时会发生晕厥;继发性多见于脊髓疾病、严重感染、慢性营养不良或使用降压药、镇静药之后。

第五节　微　循　环

微动脉和微静脉之间的血液循环,称为微循环(microcirculation)。作为血液与组织细胞之间进行物质和气体交换的场所,微循环对维持组织细胞的新陈代谢和内环境稳态具有重要作用。

一、微循环的组成

各器官、组织的结构和功能不同,微循环的结构也有所不同。典型的微循环由微动脉、后微动脉、毛细血管前括约肌、真毛细血管、通血毛细血管、动 - 静脉吻合支和微静脉组成(图 9-7)。

微循环的起点是微动脉,其管壁有环行的平滑肌,通过平滑肌的收缩和舒张可控制微循环的血流量,故微动脉起"总闸门"的作用。微动脉分支成管径更细的后微动脉(metarteriole),每根后微动脉向一至数根真毛细血管供血。真毛细血管起始端通常有 1~2 个平滑肌细胞,形成环状的毛细血管前括约肌,其

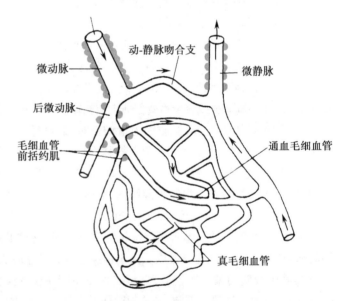

图 9-7　微循环的组成模式图

舒缩活动可控制进入真毛细血管的血流量,故毛细血管前括约肌起"分闸门"的作用。真毛细血管仅由单层内皮细胞组成,细胞间有裂隙,故具有较高的通透性。人体内约有 400 亿根毛细血管,总的有效交换面积将近 1000m²。毛细血管的血液经微静脉进入静脉。最细的微静脉口径不超过 20~30μm,其管壁没有平滑肌,属于交换血管。较大的微静脉管壁有平滑肌,其舒缩活动可影响毛细血管血压,故微静脉为毛细血管后阻力血管,起"后闸门"的作用。

二、微循环的血流通路

微循环有三条血流通路,分别具有不同的生理意义。

(一)迂回通路

血液从微动脉经后微动脉、毛细血管前括约肌、真毛细血管汇集到微静脉的通路,称为迂回通路(circuitous channel)。该通路因真毛细血管数量多且迂回曲折而得名,加之管壁薄、通透性大、血流缓慢,因此是血液和组织液之间进行物质交换的场所,故又称营养通路。该通路中的真

毛细血管是交替开放的,安静状态下,同一时间内约有 20% 的真毛细血管开放,从而使微循环的血流量与组织的代谢活动相适应。

(二)直捷通路

血液从微动脉经后微动脉和通血毛细血管进入微静脉的通路,称为直捷通路(thoroughfare channel)。通血毛细血管是后微动脉的直接延伸,其管壁平滑肌逐渐稀少以至消失。直捷通路经常处于开放状态,血流速度较快,在物质交换上意义不大。它的主要功能是使一部分血液快速进入静脉,以保证回心血量。直捷通路在骨骼肌中较为多见。

(三)动 - 静脉短路

血液从微动脉经动 - 静脉吻合支流入微静脉的通路,称为动 - 静脉短路(arterio-venous shunt)。该通路多见于人体的皮肤和皮下组织,特别是手指、足趾、耳郭等处,其主要功能是参与体温调节。当人体需要大量散热时,动 - 静脉吻合支开放增多,皮肤血流量增加,皮肤温度升高,有利于发散身体热量。

三、微循环的血流动力学

(一)微循环的血流阻力

微循环中的血流一般为层流,其血流量与微动脉和微静脉之间的血压差成正比,与微循环中总的血流阻力成反比。微动脉占总血流阻力的比例较高,血压降落也最显著。因而,血液流到毛细血管靠动脉端时,血压降至 30~40mmHg,中段血压为 25mmHg,至靠静脉端血压为 10~15mmHg 左右。毛细血管血压的高低取决于毛细血管前阻力和毛细血管后阻力之比。一般说来,当二者之比为 5:1 时,毛细血管的平均血压约为 20mmHg。比值增大时,毛细血管血压就降低;反之,则升高。

(二)微循环血流量的调节

通常情况下,通过微循环毛细血管网的血液是不连续的。这是由于后微动脉和毛细血管前括约肌不断发生每分钟 5~10 次的交替性收缩和舒张活动,称为血管舒缩活动(vasomotion),以此控制真毛细血管开放或关闭。当它们收缩时,真毛细血管关闭,导致毛细血管周围组织中乳酸、CO_2、组胺等代谢产物积聚以及 O_2 分压降低。代谢产物和低氧又能反过来引起局部后微动脉和毛细血管前括约肌舒张,于是真毛细血管开放,局部组织内积聚的代谢产物被血流清除。随后,后微动脉和毛细血管前括约肌又收缩,使真毛细血管关闭,如此周而复始。当组织代谢活动加强时,处于开放状态的真毛细血管增多,可使血液和组织细胞之间的交换面积增大,交换距离缩短,以满足组织代谢的需要。

四、血液和组织液之间的物质交换

微循环的基本功能是实现血液和组织液之间的物质交换,主要通过以下几种方式进行。

(一)扩散

扩散是血液和组织液之间进行物质交换的最主要方式。某种溶质分子在单位时间内扩散的速率与其在血浆和组织液中的浓度差、毛细血管壁对该分子的通透性以及毛细血管壁的有效交换面积等成正比,而与毛细血管壁的厚度成反比。脂溶性物质如 O_2、CO_2 等可直接透过毛细血管壁进行扩散,故扩散速率极快。非脂溶性物质如 Na^+、葡萄糖等,其直径小于毛细血管壁孔隙,也能通过管壁进出毛细血管,但分子越小,就越容易通过毛细血管壁孔隙,故扩散速率越大。

(二)吞饮

毛细血管内皮细胞外侧的物质可被细胞膜包裹并吞饮(pinocytosis)入细胞内,形成吞饮泡,继而被运送至细胞的另一侧,并被排出细胞外。一般认为,多数大分子物质如血浆蛋白等可以通过这种方式进行毛细血管内外的交换。

Note

（三）滤过和重吸收

当毛细血管壁两侧的静水压和渗透压不等时,水分子就会通过毛细血管壁从高压力一侧向低压力一侧移动。生理学中,将液体由毛细血管内向外的移动称为滤过(filtration),而将液体向相反方向的移动称为重吸收(reabsorption)。血液和组织液之间通过滤过和重吸收方式进行的物质交换,仅占很小一部分,对于物质交换来说并不起主要作用,但对于组织液的生成来说具有重要意义。

第六节　组织液的生成与回流

组织液是血浆经毛细血管滤过到组织间隙而形成的,其主要成分是胶原纤维和透明质酸细丝,故组织液绝大部分呈胶冻状,不能自由流动,因而不致因重力作用而流至身体的低垂部位,也难从组织间隙中抽吸出来。组织液中有极小一部分呈液态,可自由流动。组织液中各种离子成分与血浆基本相同,但组织液中蛋白质含量明显低于血浆。

一、组织液的生成

组织液生成的动力是有效滤过压,它取决于以下四个因素,即毛细血管血压、血浆胶体渗透压、组织液静水压和组织液胶体渗透压。其中,毛细血管血压和组织液胶体渗透压是促使液体向毛细血管外滤过的力量,而血浆胶体渗透压和组织液静水压则是促使液体重吸收入毛细血管的力量(图9-8)。滤过的力量与重吸收的力量之差,称为有效滤过压(effective filtration pressure,EFP)。可用下式表示

有效滤过压 =(毛细血管血压 + 组织液胶体渗透压)-(血浆胶体渗透压 + 组织液静水压)

如图9-8所示,在毛细血管动脉端,有效滤过压为13mmHg,表示液体滤出毛细血管而生成组织液;而在毛细血管静脉端,有效滤过压为 –5mmHg,表示大部分组织液又重吸收回毛细血管。总的说来,流经毛细血管的血浆,约有 0.5%~2% 在毛细血管动脉端被滤出到组织间隙,其中约90% 的滤出液在静脉端被重吸收回血液,其余约 10% 进入毛细淋巴管,成为淋巴液。

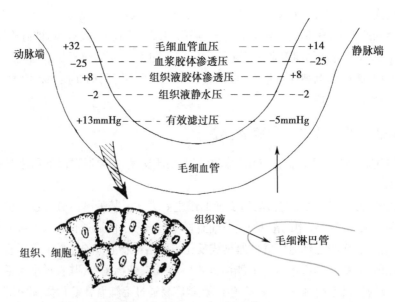

图9-8　组织液生成与回流示意图(图中数值单位为 mmHg)

二、影响组织液生成与回流的因素

正常情况下,组织液的生成与回流维持动态平衡,以保证体液的正常分布。一旦这种平衡

遭到破坏,造成组织液生成过多或回流减少,则组织间隙中有过多的液体潴留,产生水肿。

(一) 毛细血管血压

当毛细血管前、后阻力的比值增大时,毛细血管血压降低,则有效滤过压减小,组织液生成减少;反之,比值变小时,毛细血管血压升高,组织液生成增多。右心衰竭的患者,因静脉回流受阻,毛细血管血压逆行升高,有效滤过压加大,组织液生成增多而回流减少,常出现全身水肿。

(二) 血浆胶体渗透压

血浆胶体渗透压主要取决于血浆蛋白的浓度。当人体患某些肾脏疾病时,常排出蛋白尿,或者肝功能不佳时,蛋白质合成减少,从而导致血浆蛋白含量降低,使血浆胶体渗透压下降,有效滤过压增大,组织液生成增多,从而出现水肿。

(三) 毛细血管壁的通透性

正常情况下,毛细血管壁对蛋白质几乎不通透。但在感染、过敏、烧伤等情况下,毛细血管壁的通透性增加,部分血浆蛋白滤出毛细血管,使病变部位组织液胶体渗透压升高,有效滤过压增大,导致组织液生成增多,出现水肿。

(四) 淋巴回流

正常情况下,从毛细血管滤出的液体约10%经淋巴系统回流入血。当局部淋巴管病变或肿物阻塞淋巴管时,可使淋巴回流受阻,导致受阻部位远端的组织液回流障碍,出现局部水肿。

(王爱梅)

本章小结

1. 从生理功能上,可将体内的血管分为弹性储器血管、分配血管、阻力血管、交换血管、容量血管和短路血管。

2. 血流量是指单位时间内流经血管某一横截面的血量,其与血管两端的压力差成正比,而与血流阻力成反比。血流阻力是指血液在血管内流动时所遇到的阻力,富含平滑肌的小动脉和微动脉是产生血流阻力的主要部位。血压是指血管内流动的血液对单位面积血管壁的侧压力。

3. 动脉血压是指动脉内流动的血液对单位面积血管壁的侧压力。循环系统内有足够的血液充盈是动脉血压形成的前提,心脏射血和外周阻力的协同作用是决定动脉血压的重要因素,主动脉和大动脉的弹性储器作用既缓冲了心动周期中动脉血压的波动,又维持了血流的连续性。影响动脉血压的因素有每搏输出量、心率、外周阻力、主动脉和大动脉的弹性储器作用以及循环血量和血管系统容量的比例。

4. 静脉是血液回流入心脏的通道。右心房和胸腔内大静脉的血压称为中心静脉压,其高低取决于心脏射血能力和静脉回心血量之间的相互关系。各器官静脉的血压称为外周静脉压。单位时间内由静脉回流入心脏的血量称为静脉回心血量,影响静脉回心血量的因素有体循环平均充盈压、心脏收缩力量、体位改变、骨骼肌的挤压作用和呼吸运动。

5. 微循环是指微动脉和微静脉之间的血液循环。微循环的三条通路中,迂回通路主要完成血液和组织液之间的物质交换;直捷通路主要使一部分血液能迅速回流入心;动 - 静脉短路主要参与体温调节。

6. 组织液是血浆滤过毛细血管壁而形成的,其生成的动力取决于有效滤过压。在毛细血管动脉端,有效滤过压为正值,组织液经滤过而生成;而在毛细血管静脉端,有效滤过压为负值,组织液经重吸收而回流入血。影响组织液生成与回流的因素有毛细血管血压、血浆胶体渗透压、毛细血管壁的通透性和淋巴回流。

思考题

1. 试述大动脉的弹性储器作用。

2. 影响动脉血压的因素有哪些？

3. 简述影响静脉血流的因素。

4. 简述微循环的组成及其通路。

5. 影响组织液生成与回流的因素有哪些？

6. 案例分析：患者，男性，56 岁，近 3 个月来常感觉全身乏力，精神萎靡。1 个月前晨起时发现有面部水肿，并且水肿逐渐扩展至全身。入院检查结果显示：血压 100/70mmHg，尿蛋白 3.8g/d(↑)，血浆白蛋白 27g/L(↓)，血浆总胆固醇浓度 6.4mmol/L(↑)，尿量 200ml/d(↓)，后经肾活检结合辅助检查诊断为原发性肾病综合征。请问肾病综合征引起水肿的原因是什么？还有哪些因素可以引起机体水肿？

主要参考文献

1. 姚泰. 生理学. 第 2 版. 北京：人民卫生出版社，2010.

2. 朱大年，王庭槐. 生理学. 第 8 版. 北京：人民卫生出版社，2013.

3. 葛均波，徐永健. 内科学. 第 8 版. 北京：人民卫生出版社，2013.

4. 郑煜. 生理学. 北京：高等教育出版社，2010.

5. Guyton AC, Hall JE. Textbook of medical physiology. 12th ed. Philadelphia：Saunders，2011.

6. Noble A. Cardiovascular system. 第 2 版. 北京：人民卫生出版社，2011.

第十章　心血管活动的调节

正常情况下,在内外环境发生变化时,机体通过心血管活动的调节,包括神经调节、体液调节和自身调节等方式使心输出量、动脉血压和器官血流量等发生相应变化,从而适应机体和各器官组织在不同情况下的代谢水平和对血流量的需要。

第一节　心血管活动的神经调节

心脏和各部分血管的活动主要受自主神经和体液等因素的调节,通过调节心输出量和外周阻力以维持血压的相对稳定,并满足机体组织器官在不同机能和代谢状态下的血供需要。同时,心血管活动在一定程度还可受到自身的调节。

一、心脏和血管的传出神经支配

心肌和血管平滑肌都受自主神经的支配。

(一)心的传出神经支配

心脏受到心交感神经(cardiac sympathetic nerve)和心迷走神经(cardiac vagus nerve)双重支配。前者兴奋可加强心脏活动,后者兴奋则对心脏活动具有抑制作用,二者既对立又统一地调节心脏的活动。此外,心肌还受肽能神经元支配。

1. 心交感神经及其作用　　心交感神经的节前纤维来自于第 1~5 胸椎段脊髓中间外侧柱的神经元,其轴突末梢释放的递质为乙酰胆碱(acetylcholine,ACh),后者激活节后神经元膜上的烟碱型乙酰胆碱受体(nicotinic acetylcholine receptor,nAChR)。心交感神经节后神经元位于星状神经节或颈交感神经节内,其节后纤维支配心脏的各个部分,包括窦房结、房室交界、房室束、心房肌和心室肌。

心交感神经节后纤维末梢释放的递质为去甲肾上腺素(norepinephrine,NE),后者与心肌细胞膜上的 β_1 肾上腺素能受体(β_1-adrenergic receptor,β_1 受体)结合后,激活细胞膜上的兴奋型 G 蛋白(stimulatory G protein,Gs),进而激活胞质侧的腺苷酸环化酶(adenylate cyclase,AC),后者使细胞内的 ATP 转变为环磷酸腺苷(cyclic adenosine monophosphate,cAMP),激活蛋白激酶 A(protein kinase A,PKA),使细胞膜上的蛋白磷酸化,进而通过影响细胞膜的离子转运功能引起一系列生理效应,包括自律性增高,心率加快,即正性变时作用(positive chronotropic action);心肌收缩力加强,即正性变力作用(positive inotropic action);传导速度加快,即正性变传导作用(positive dromotropic action)。PKA 还可引起膜内的蛋白磷酸化,糖原分解酶活性增强,促进糖原分解,使细胞内葡萄糖浓度升高,有氧代谢增强,生成 ATP 增多,以提供心肌活动所需的能量。

在心交感神经的作用下,窦房结细胞膜上 L 型 Ca^{2+} 通道开放,Ca^{2+} 内流增多;起搏电流 I_f 增强,使窦房结细胞 4 期自动去极化速度加快,从而引起正性变时作用。窦房结发出的冲动由特殊传导系统迅速传导至左、右心室,使两心室同时进入兴奋和收缩状态。心交感神经可使房室交界区慢反应细胞 Ca^{2+} 内流增加,动作电位 0 期去极速度加快,动作电位幅度增高,从而引起正性变传导作用。心交感神经可使心房和心室肌细胞动作电位 2 期 Ca^{2+} 内流增加,激动肌浆网上

Note

的 ryanodine 受体和 Ca^{2+} 泵,分别促进肌浆网释放 Ca^{2+} 和对 Ca^{2+} 的回收,从而引起正性变力作用。心交感神经兴奋时,肌浆内 Ca^{2+} 浓度升高,兴奋 - 收缩耦联过程加强,心肌收缩能力增强;在舒张期,肌钙蛋白与 Ca^{2+} 的亲和力降低,使 Ca^{2+} 与肌钙蛋白的解离加速,肌浆网上的 Ca^{2+} 泵活动增强,加速肌浆内 Ca^{2+} 回收入 Ca^{2+} 库,同时 Na^+-Ca^{2+} 交换活动增强,使细胞排出 Ca^{2+} 增加,从而使肌浆内 Ca^{2+} 浓度迅速下降,导致心肌舒张过程加强。心室肌收缩能力增强可使搏出量增多,而舒张过程加强有利于心室的血液充盈。

两侧心交感神经对心不同部位的支配存在差异,右侧交感神经以支配窦房结为主,兴奋时主要引起心率加快;左侧交感神经对房室交界和心室肌的作用为主,兴奋时主要引起房室传导加快和心室收缩能力增强。

心交感神经对心脏多方面的作用是互相协调的。在心交感神经兴奋引起心率加快、收缩期和舒张期都缩短的情况下,心室舒张加速和心房收缩能力增强可减小因心室舒张期缩短对心室血液充盈造成的影响。心室收缩能力增强和收缩的同步性增强使射血量不致因心脏收缩期缩短而减少。所以,在心交感神经兴奋时,心率加快、搏出量不变或有所增加,心输出量明显增加。

在生理学中,将神经或肌肉等组织一定程度的持续性活动称为紧张(tonus)。机体在安静状态下,心交感神经都有一定频率的动作电位传出,维持心脏处于一定程度的活动状态,这种作用称为心交感紧张(cardiac sympathetic tone)。意思是心交感神经对心脏具有经常性的紧张性支配作用。

2. 心迷走神经及其作用　心迷走神经节前纤维起源于延髓迷走神经背核和疑核,行走于迷走神经干中,进入心脏后与心内神经节发生突触联系,末梢释放的递质也是乙酰胆碱,其受体也是节后神经元膜上的 nAChR;节后纤维支配窦房结、心房肌、房室交界、房室束及其分支,也有少量纤维支配心室肌,其末梢释放的递质也是 ACh。

知识链接

1920 年,美籍德裔学者 O. Loewi 将两蛙心离体后,刺激 A 蛙心的迷走神经可使其活动减弱,A 蛙心的灌流液也可使 B 蛙心活动减弱,说明迷走神经兴奋时通过释放某种化学物质使两心活动减弱,该研究首次发现了化学信息传递物质(递质),后经证实该物质为ACh。O. Loewi 为此获得 1936 年诺贝尔生理学或医学奖。

ACh 与心肌细胞膜上的毒蕈碱型乙酰胆碱受体(muscarinic acetylcholine receptor,M 受体)结合,通过抑制腺苷酸环化酶,使 cAMP 生成减少,PKA 的活性降低,Ca^{2+} 通道开放减少;同时,还通过 G 蛋白直接激活 ACh 依赖型 K^+ 通道,导致细胞膜对 K^+ 的通透性增大,K^+ 外流增多,由此对心肌细胞产生负性变时作用(negative chronotropic action)、负性变力作用(negative inotropic action)和负性变传导作用(negative dromotropic action)。心迷走神经兴奋时,心率减慢,搏出量和心输出量减少。

由于 K^+ 外流增加,使窦房结细胞发生超极化,最大复极电位增大,I_k 衰减过程减弱,4 期自动去极化速率降低,从而引起负性变时作用。ACh 在增高心肌细胞膜对 K^+ 通透性的同时,还抑制其对 Ca^{2+} 的通透性。Ca^{2+} 内流减少,房室交界区心肌细胞动作电位 0 期去极化速率减慢,引起负性变传导作用。心肌细胞因 K^+ 通透性增加,复极化时 K^+ 外流加快而致动作电位时程缩短,同时因 cAMP 浓度降低而抑制 Ca^{2+} 通道,因此动作电位 2 期进入细胞的 Ca^{2+} 量减少,触发肌浆网释放 Ca^{2+} 减少,肌浆内 Ca^{2+} 浓度降低,从而引起负性变力作用。

两侧心迷走神经对心不同部位的支配也存在差异,右侧以支配窦房结为主,兴奋时主要引起心率减慢;左侧以支配房室交界区为主,兴奋时主要引起房室传导减慢。

Note

心迷走神经也具有紧张性活动,持续性抑制心脏的活动,称为心迷走紧张(cardiac vagal tone)。

心交感紧张和心迷走紧张此消彼长,共同调节心脏的活动。人体窦房结的自律性约为 100 次 /min,但机体在安静状态下,心迷走紧张占优势,因此心率仅约 70 次 /min。经常进行体育锻炼的个体,安静时心迷走神经的紧张性较高,心率可以慢于 60 次 /min。如果用 M 受体阻断剂阿托品阻断迷走神经的紧张性作用,则心率可加快到 150~180 次 /min;如果用美托洛尔等 β_1 受体阻断药阻断心交感紧张,则心率可减慢到大约 50 次 /min。在运动状态下,心交感紧张增强,心迷走紧张减弱,共同引起心率加快,心肌收缩力增强,心输出量增多,以满足机体活动增强的需要。

3. 肽能神经元及其作用　在心内还存在着一些肽能神经元,它们可释放血管活性肠肽、降钙素基因相关肽、神经肽 Y、阿片肽等肽类物质。这些物质与上述的神经递质共存。目前,对于肽能神经元的功能了解不多,已知血管活性肠肽对心肌有正性变力作用和舒张冠状血管的作用,降钙素基因相关肽有正性变时、正性变力和血管舒张作用,并被认为是体内最强的舒血管物质。

(二)血管的传出神经支配

除真毛细血管以外,所有血管都有平滑肌。而绝大部分血管平滑肌的活动都受自主神经系统的调节;毛细血管前括约肌的神经分布很少,其舒缩活动主要受局部代谢产物的影响。引起血管平滑肌收缩的神经称为缩血管神经(vasoconstrictor nerve),引起血管平滑肌舒张的神经称为舒血管神经(vasodilator nerve),二者统称为血管运动神经(vasomotor nerve)。

1. 缩血管神经及其作用　缩血管神经都属于交感神经,故一般称为交感缩血管神经(sympathetic vasoconstrictor nerve)。交感缩血管神经节前神经元位于第 1 胸椎至第 3 腰椎节段脊髓灰质的中间外侧柱,其末梢释放 ACh,其受体亦为 nAChR;节后神经元位于椎旁神经节和椎前神经节,其末梢释放去甲肾上腺素,可分别作用于血管平滑肌细胞膜 α 肾上腺素能受体(α-adrenergic receptor,α 受体)和 β_2 肾上腺素能受体(β_2-adrenergic receptor,β_2 受体),作用于 α 受体导致血管平滑肌收缩,而作用于 β_2 受体则引起血管平滑肌舒张。

去甲肾上腺素与 α 受体结合的能力比与 β_2 受体结合的能力强,故缩血管神经兴奋时主要引起缩血管效应。

除毛细血管前括约肌外,全身所有血管平滑肌都受交感缩血管神经支配,但对于不同部位的血管,其密度有所不同。皮肤血管的交感缩血管神经分布密度最大;其分布密度在骨骼肌和内脏血管次之;而在冠状血管和脑血管中的分布最少。在同一器官的血管,交感缩血管神经分布的密度也有差异。动脉的交感缩血管神经分布密度高于静脉;微动脉的分布密度最大;毛细血管前括约肌不受交感缩血管神经支配。

在安静状态下,交感缩血管神经持续发放约 1~3 次 /s 的低频冲动,称为交感缩血管紧张(sympathetic vasoconstrictor tone)。这种紧张性活动使血管平滑肌保持一定程度的收缩状态。当交感缩血管紧张增强时,血管平滑肌进一步收缩;交感缩血管紧张减弱时,血管平滑肌收缩程度降低,血管舒张。在不同的生理情况下,交感缩血管神经的放电频率在低于 1 次 /s 至 8~10 次 /s 的范围内变动,可引起血管口径在很大范围内发生变化,从而调节不同器官的血流阻力和血流量。

2. 舒血管神经及其作用　体内有少部分血管平滑肌同时接受舒血管神经支配。

(1)交感舒血管神经及其作用:在动物实验中发现,支配骨骼肌微动脉的交感神经中除有缩血管纤维外,还有舒血管纤维。交感舒血管神经(sympathetic vasodilator nerve)节后纤维释放 ACh,引起骨骼肌血管平滑肌舒张,阿托品可阻断该效应。交感舒血管神经在平时并无紧张性活动,只有在机体情绪激动和运动等情况下才发放冲动,使骨骼肌血管舒张,血流量增多。在这种情况下,体内其他器官的血管则因交感缩血管神经的活动增强而发生收缩,体内血液重新分配,从而使骨骼肌得到充足的血液供应。

(2)副交感舒血管神经及其作用:脑膜、唾液腺、胃肠道外分泌腺和外生殖器等少数部位的血管除接受交感缩血管神经支配外,还接受副交感舒血管神经(parasympathetic vasodilator nerve)的支配。例如,面神经中有支配软脑膜血管的副交感纤维,迷走神经中有支配肝血管的副交感纤维,盆神经中有支配盆腔器官血管的副交感纤维等。这些神经纤维末梢释放 ACh,与血管平滑肌细胞膜上的 M 受体结合,引起血管舒张。副交感舒血管神经平时没有紧张性活动,而且只对局部组织血流起调节作用,故对循环系统总的外周阻力影响很小。

(3) 脊髓背根舒血管神经及其作用:皮肤伤害性感觉传入纤维在外周末梢处可发出分支到邻近的微动脉。当皮肤受到伤害性刺激时,感觉冲动在沿脊神经背根传入纤维向中枢传导的同时,也可沿着其末梢分支传至受刺激部位邻近的微动脉,引起微动脉舒张,使局部皮肤出现红晕。这是仅通过轴突外周部位即可完成的反应,称为轴突反射(axon reflex)。这类神经称为背根舒血管神经,其末梢释放的递质还不清楚,免疫细胞化学方法证明脊神经节感觉神经元中有降钙素基因相关肽与 P 物质共存。

(4) 血管活性肠肽神经元及其作用:有些自主神经元内有血管活性肠肽(vasoactive intestinal polypeptide)和 ACh 共存。这些神经元兴奋时,其末梢一方面释放 ACh,引起腺细胞分泌,另一方面释放血管活性肠肽,引起舒血管效应,使局部组织血流量增加。

综上所述,在安静状态下,交感缩血管神经的紧张性活动即可维持机体适宜的外周阻力和动脉血压的稳定;在运动状态下,支配骨骼肌的交感舒血管神经和分布在内脏器官的交感缩血管神经均兴奋,既保证了运动着的骨骼肌得到足够血液供应,又维持了适宜的外周阻力;在某些特殊情况下,副交感舒血管神经兴奋,使局部组织血流量增加。

二、心血管中枢

心血管中枢(cardiovascular center)是指与心血管活动调节有关的神经细胞集中的部位。调节心血管活动的神经细胞群分布在从脊髓到大脑皮层的各级水平,它们各具不同的功能但又密切联系,使心血管系统的活动与整体功能协调一致。

(一) 延髓心血管中枢

早在 19 世纪 70 年代,即有学者提出,最基本的心血管中枢位于延髓。动物实验依据为:①在延髓上缘横断脑干后,动物的血压并无明显变化,而且刺激坐骨神经引起的升压效应仍然存在。②横断水平逐步移向延髓尾端时,动物的血压逐渐降低,刺激坐骨神经引起的升压效应也逐渐减弱。③横断水平后移至延髓闩部时,血压降低至大约 40mmHg。以上结果表明,心血管的正常紧张性活动不是起源于脊髓或支配心血管的传出神经,而是起源于延髓头端。只要保留延髓及其以下中枢部分的完整,就能维持心血管的正常紧张性活动,并完成基本的心血管反射。

进一步研究表明,延髓心血管中枢包括四个功能部位。①缩血管区:缩血管区位于延髓头端腹外侧部(rostral ventrolateral medulla),包括心交感中枢和交感缩血管中枢,是心交感紧张和交感缩血管紧张的起源部位。该区神经元的轴突下行,支配脊髓中间外侧柱心交感神经节前神经元和交感缩血管神经节前神经元,维持心交感紧张和交感缩血管紧张。②心抑制区:心抑制区位于延髓迷走神经背核和疑核,亦称为心迷走中枢,产生和维持心迷走紧张。③舒血管区:舒血管区位于延髓尾端腹外侧部(caudal ventrolateral medulla),该区的神经元在兴奋时可抑制缩血管区神经元的活动,导致交感缩血管紧张降低,血管舒张。④传入神经接替站,即延髓孤束核。该区一方面接受来自颈动脉窦和主动脉弓压力感受器、颈动脉体和主动脉体化学感受器、心肺感受器和肾等内脏感受器的传入信息,以及来自端脑、下丘脑、小脑、脑干其他区域和脊髓等处与心血管调节有关的核团的纤维投射,另一方面又发出纤维投射到心迷走中枢、心交感中枢、交感缩血管中枢、脑桥臂旁核和下丘脑室旁核等区域,继而影响心血管活动。

(二) 延髓以上的心血管中枢

在延髓以上的脑干部分以及大脑和小脑中,都存在影响延髓心血管中枢活动的神经元。它们在心血管活动调节中所起的作用更加高级,表现为对心血管活动与机体其他功能活动之间的复杂整合作用。例如下丘脑在机体的体温调节、摄食、水平衡和情绪反应等功能活动的整合中起着重要作用。在动物实验中可以观察到,电刺激下丘脑的一些区域,可引起躯体肌肉以及心血管、呼吸和其他内脏活动的变化,这些变化往往是通过精细整合,在功能上相互协调的。电刺激下丘脑的"防御反应区",可引起动物的防御反应(defense reaction),表现为骨骼肌肌紧张加强和防御姿势等行为反应。机体处于紧张和恐惧等状态时,出现心率加快,心肌收缩能力增强,血压升高,以及呼吸活动加强和其他内脏功能活动的相应变化。边缘系统参与机体心血管活动与情绪活动的整合。大脑皮层运动区除引起骨骼肌收缩外,还通过交感舒血管神经引起骨骼肌血管的舒张。大脑皮层还参与心血管活动条件反射的建立。

(三)脊髓心血管神经元

在脊髓胸、腰段灰质中间外侧柱有支配心血管的交感节前神经元,在脊髓骶部有支配血管的副交感节前神经元。这些神经元的活动受高位中枢的调节,在完成各种心血管反射中起传出通路的作用。

三、心血管反射

机体在不同功能状态下,可通过多种心血管反射(cardiovascular reflex)来调节心血管的活动,使心输出量与机体代谢水平相适应。

(一)颈动脉窦和主动脉弓压力感受性反射

颈动脉窦和主动脉弓压力感受性反射(baroreceptor reflex),是指机体动脉血压升高时,通过增强对颈动脉窦和主动脉弓压力感受器的刺激作用,反射性地引起心输出量减少和外周阻力减小,使动脉血压迅速回降过程,又称为降压反射(depressor reflex)。反之,当机体动脉血压降低时,对压力感受器的刺激作用减弱,该反射活动减弱,引起心输出量增加和外周阻力增大,使动脉血压迅速回升。可见,该反射是一种负反馈调节机制。需要指出的是颈动脉窦和主动脉弓压力感受性反射必须是在血压快速变化时才能表现出来,对于血压变化缓慢的个体则不能发生该反射。这就是为什么高血压患者不能通过自身的颈动脉窦和主动脉弓压力感受性反射达到降压目的的原因。

1. 压力感受器的特性 颈动脉窦和主动脉弓压力感受器是分布在颈动脉窦和主动脉弓血管壁外膜下的感觉神经末梢,通常称其为动脉压力感受器(arterial baroreceptor)。如图 10-1 所示,颈动脉窦压力感受器的传入神经为颈动脉窦神经(carotid sinus nerve),它并入舌咽神经;主动脉弓压力感受器的传入神经为迷走神经。家兔主动脉弓压力感受器的传入神经自成一束,与迷走神经伴行,称为主动脉神经(aortic nerve)或减压神经(depressor nerve)。颈动脉窦和主动脉弓压力感受器的适宜刺激是血管壁的机械性牵张。当动脉血压升高时,管壁被牵张的程度增大,压力感受器传入的神经冲动随之增多,因此压力感受器在本质上属于牵张感受器。实验条件下,快

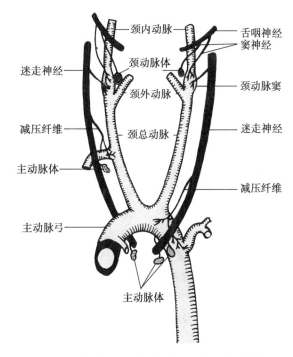

图 10-1 颈动脉窦区和主动脉弓区的压力感受器和化学感受器示意图

Note

速牵拉已阻断血流的颈动脉窦区,尽管此时颈动脉窦内压力很低,但牵拉仍可成为有效刺激而致窦神经传入冲动增加,导致血压急剧下降。由此证明,这种感受器的适宜刺激为任何原因对血管壁的机械牵张。

在同一血压水平,压力感受器对脉动性压力变化更为敏感。而且,脉动性压力变化速率愈快,感受器受到的刺激作用愈强,传入冲动频率就愈高(图10-2)。因此,压力感受性反射对急剧血压变化具有强而迅速的调节作用。研究表明,颈动脉窦压力感受器对牵张刺激比主动脉弓更敏感,故在心血管活动的压力感受性反射调节中更为重要。

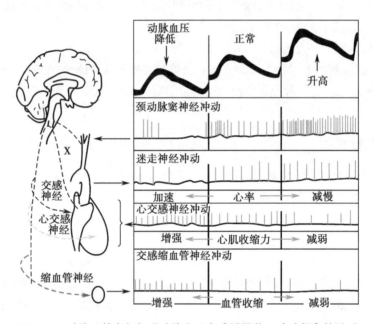

图 10-2 动脉压的高低与颈动脉窦压力感受器传入冲动频率的关系

体液中的某些物质,如心房钠尿肽和血管升压素等,可与压力感受器细胞膜上的相应受体结合,具有提高压力感受性反射敏感性的作用。

2. 压力感受器 传入神经与中枢的联系颈动脉窦和主动脉弓压力感受器的传入神经纤维将传入冲动传递到延髓孤束核,后者再通过延髓内的神经通路,兴奋心迷走中枢,使心迷走紧张增强;抑制心交感中枢和交感缩血管中枢,使心交感紧张和交感缩血管紧张减弱;此外,还可通过延髓内其他神经核团以及脑干和下丘脑等部位的一些神经核团使交感紧张减弱。

3. 反射效应 动脉血压升高时,对压力感受器的刺激增强,窦神经和迷走神经传入孤束核的冲动增多,通过延髓心血管中枢的整合作用,使心交感中枢和交感缩血管中枢的紧张性活动减弱,心迷走中枢的紧张性活动加强,进而引起心交感神经传出冲动减少和心迷走神经传出冲动增多,使心率减慢,心肌收缩力减弱,心输出量减少;同时交感缩血管神经传出冲动减少,外周血管平滑肌紧张性减弱,血管舒张,血流阻力减小,导致动脉血压迅速回降。

相反,当动脉血压降低时,对颈动脉窦和主动脉弓压力感受器的刺激减弱,传入孤束核的冲动减少,经延髓心血管中枢整合后,心交感中枢紧张性加强,心迷走中枢的紧张性减弱,引起心交感神经传出冲动增多而心迷走神经传出冲动减少,使心率加快,心肌收缩力增强,心输出量增多;同时,交感缩血管中枢紧张性增强,全身血管广泛收缩,外周阻力增大,导致动脉血压迅速回升。

这里需要提及的是,长期卧床的患者,整体功能状态差,压力感受器对动脉血压变化的敏感性降低,因此在临床工作中,要注意避免这类患者发生直立性低血压。另外,在做颈部手术时,应避免对颈动脉窦区的牵拉刺激,因为对颈动脉窦压力感受性反射敏感的患者,牵拉刺激可能导致心率过慢甚至心搏骤停。

Note

4. **压力感受性反射的意义** 由于压力感受器传入神经的传入冲动引起的反射具有缓冲血压的作用,故称为缓冲神经(buffer nerve)。在对正常犬的实验中观察到,在24h内,动脉血压仅在偏离平均动脉压(约100mmHg)10~15mmHg的范围内变化;在切除两侧缓冲神经的犬,24小时内平均动脉压虽然并未明显高于正常水平,但动脉血压的波动范围可高达平均动脉压上下各50mmHg。可见压力感受器反射的生理意义在于经常监视动脉血压的变化。在动脉血压升高或降低时,通过压力感受器传入冲动频率的增多或减少,经心血管中枢的整合,调整心输出量和外周阻力,使机体动脉血压维持相对稳定。压力感受性反射对动脉血压快速变化的调节作用显著,故该反射主要参与机体短时性血压变化的调节。

在动物实验中,将颈动脉窦区与其他部分分离,仅通过窦神经保留与中枢的联系,在这种情况下,人为地改变颈动脉窦区的灌注压,就可以引起体循环动脉血压的变化。据此可做出反映颈动脉窦内压与主动脉血压之间的关系曲线,即压力感受性反射功能曲线(图10-3)。由该曲线可见,其中部较陡,两端渐趋平坦,表明当窦内压在正常平均动脉血压水平范围内变化时,压力感受性反射最为敏感,调节作用最强;动脉血压偏离正常水平越远,压力感受性反射的调节作用越弱。在慢性高血压病患者,由于压力感受器对牵张刺激的敏感性降低而产生适应现象,压力感受性反射功能曲线向右移位,提示压力感受性反射在高于正常的

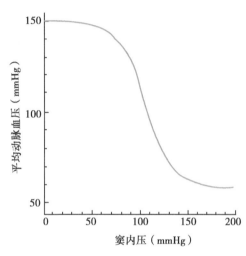

图10-3 压力感受性反射功能曲线

血压水平发挥作用,这种现象称为压力感受性反射的重调定(resetting)。压力感受性反射重调定的机制比较复杂,可发生在感受器水平,也可发生在反射的中枢部分。

(二)颈动脉体和主动脉体化学感受性反射

化学感受性反射(chemoreceptor reflex)的感受器位于颈总动脉分叉处和主动脉弓区域,分别为颈动脉体和主动脉体,其传入神经同样分别为窦神经和迷走神经(图10-1)。化学感受器的血液供应非常丰富,其适宜刺激是血中CO_2分压、H^+浓度升高以及O_2分压降低。化学感受器受到刺激后,经窦神经和迷走神经传入孤束核,引起延髓呼吸中枢和心血管中枢的活动发生变化。一般认为,在生理情况下,化学感受性反射主要参与对呼吸运动的调节,只有在低氧、窒息、酸中毒、失血、动脉血压过低等情况下,才参与对心血管活动的调节。例如,当机体失血导致血压降低到60mmHg或更低时,可通过化学感受性反射引起心率加快,心输出量增加;腹腔内脏和骨骼肌血管收缩,外周阻力增大,动脉血压升高。因此,有时将化学感受性反射称为加压反射(pressor reflex)。

> **知识链接**
>
> 心血管中枢与呼吸中枢之间存在着相互联系和影响。吸气时,心迷走中枢的紧张性降低而心交感中枢的紧张性升高,心率加快;呼气时则相反,心率减慢。此为窦性心律不齐的原因。

(三)心肺感受器引起的心血管反射

在心房、心室和肺循环大血管壁存在许多调节心血管活动的感受器,总称为心肺感受器(cardiopulmonary receptor)。心肺感受器可接受机械牵张刺激或化学刺激。在生理情况下,心

房壁的牵张主要是由血容量增多引起的,故心房壁的牵张感受器又称为容量感受器(volume receptor)。心肺感受器的传入神经纤维行于迷走神经干内。大多数心肺感受器受刺激时引起的效应是心交感紧张和交感缩血管紧张减弱,心迷走紧张增强,导致心率减慢、心输出量减少、外周阻力降低,动脉血压下降。在动物实验中证实,心肺感受器受刺激时,对肾交感神经活动的抑制特别明显,使肾血流量增加,肾排水和排 Na^+ 量增多。表明心肺感受器引起的反射在血量及体液成分的调节中具有重要的生理意义。心肺感受器受到压力或化学刺激时,引起肾交感神经活动抑制,肾血流量增多,尿量和尿 Na^+ 排出增多的过程称为心 - 肾反射(cardiorenal reflex),该反射使心肾两个器官的功能活动紧密地联系起来。

(四)躯体感受器引起的心血管反射

刺激躯体传入神经可引起多种心血管反射。反射的效应取决于感受器的性质、刺激强度和频率等因素。用弱至中等强度的低频电脉冲刺激骨骼肌传入神经,常引起降血压效应;用高强度和高频率的电脉冲刺激皮肤传入神经,则常引起升血压效应;扩张肺、胃、肠和膀胱等空腔器官以及挤压睾丸或眼球等,均可引起心率减慢和外周血管舒张等效应;脑缺血可以引起交感缩血管中枢的紧张性增强,外周血管强烈收缩,动脉血压升高,称为脑缺血反应。

第二节 心血管活动的体液调节

血液和组织液中的一些化学物质对心血管活动的调节,称为心血管活动的体液调节。前者通过血液运到全身而广泛作用于心血管系统,属于全身性体液调节;后者在组织中生成,主要对局部的血管和组织起调节作用,属于局部性体液调节。

一、肾上腺素和去甲肾上腺素

肾上腺素(epinephrine,EPI)和去甲肾上腺素(norepinephrine,NE)在化学结构上都属于儿茶酚胺类(catecholamine)。血液中的肾上腺素和去甲肾上腺素主要由肾上腺髓质分泌,其中肾上腺素约占 80%,去甲肾上腺素约占 20%。不同生理状态下,两者的比例可能发生变化。由肾上腺髓质分泌的肾上腺素和去甲肾上腺素,进入血液循环,作用范围广且持续时间长。而由交感神经节后神经纤维释放的去甲肾上腺素一般只在局部发挥作用,极少量可进入血液循环,所以它的作用快且时间短暂。

血液中的肾上腺素和去甲肾上腺素对心血管的作用既有共性又有各自的特点,它们都是通过与心肌和血管平滑肌上的 α 受体和 β 肾上腺素能受体(β-adrenergic receptor,β 受体)起作用的,但两者与不同肾上腺素受体的亲和力存在差异。另外,肾上腺素受体在心肌和各部位血管平滑肌的分布也存在差异。心肌细胞膜上以 $β_1$ 受体为主,冠状动脉、脑血管、骨骼肌血管和肝的血管平滑肌细胞膜上以 $β_2$ 受体占优势,而皮肤、肾和胃肠道的血管平滑肌细胞膜上以 α 受体为主。肾上腺素与 β 受体的亲和力强,与 α 受体的亲和力较弱。去甲肾上腺素与 α 受体的亲和力强,与 $β_1$ 受体次之,与 $β_2$ 受体的亲和力最弱。因此,肾上腺素主要作用于心肌细胞 $β_1$ 受体,使心肌的活动增强;也作用于皮肤、肾和胃肠道的血管平滑肌细胞 α 受体,引起血管收缩;小剂量肾上腺素可作用于心、脑、骨骼肌和肝的血管平滑肌细胞 $β_2$ 受体,引起血管舒张,但大剂量时则作用于 α 受体引起缩血管效应。去甲肾上腺素广泛作用于血管平滑肌 α 受体,引起血管收缩;作用于心肌 $β_1$ 受体,使心的活动增强,但去甲肾上腺素缩血管作用引起的动脉血压升高可通过压力感受性反射使心率减慢,而且该作用大于其通过心肌细胞 $β_1$ 受体引起的直接兴奋作用,故表现为减慢心率。临床上如果给患者静脉注射去甲肾上腺素可使体内大多数器官的血管广泛收缩,外周阻力增加,动脉血压升高,使压力感受性反射增强,反射性地引起心率降低。从上述可见,肾上腺素主要通过增加心输出量使动脉血压升高,同时对循环血液具有重新分配的作用。该作用保证机体处于运动状态下脑和心肌以及运动着的骨骼肌可以得到充足的血液供应。而去甲肾上腺素主要通过收缩血管而增大外周阻力,使血压升高。因此,在临床上,常把肾上腺素用作强心药,而把去甲肾上腺素用作缩血管的升压药。

> **知识链接**
>
> 　　机体处于极度紧张、情绪抑郁和烦恼等状态时,血液中肾上腺素和去甲肾上腺素的浓度可升高,长此以往可使心血管调节功能紊乱而致高血压病。

二、肾素 - 血管紧张素 - 醛固酮系统

肾素(renin)主要来自肾脏,是由近球细胞合成和分泌的一种酸性蛋白水解酶,可以将血浆中由肝生成的血管紧张素原(angiotensinogen)水解为血管紧张素Ⅰ(angiotensinⅠ,AngⅠ)。AngⅠ在血浆和组织(主要是肺血管内皮表面)的血管紧张素Ⅰ转换酶(angiotensinⅠ converting enzyme,ACE)的作用下,生成血管紧张素Ⅱ(angiotensinⅡ,AngⅡ);AngⅡ在血浆和组织中的血管紧张素酶A的作用下水解成血管紧张素Ⅲ(angiotensinⅢ,AngⅢ);AngⅢ在氨基肽酶的作用下生成血管紧张素Ⅳ(angiotensinⅣ,AngⅣ)。AngⅡ和AngⅢ为强缩血管物质和醛固酮分泌的刺激物,参与调节血压和体液平衡、调节红细胞的生成以及肾脏的发育等。

> **知识链接**
>
> 　　**血管紧张素原**经肾素途径生成血管紧张素Ⅰ(AngⅠ),后者又经一系列不同酶的水解,生成许多不同肽段,构成血管紧张素家族,其成员包括:AngⅠ(1-10)、AngⅡ(1-8)、AngⅢ(2-8)、AngⅣ(3-8)、Ang 1-9、Ang 1-7、Ang 2-7、Ang 3-7等。这些物质可通过作用于血管紧张素受体而起作用。
>
> 　　**血管紧张素受体**(angiotensin receptor)简称AT受体,目前已发现有四种亚型,分别为AT_1、AT_2、AT_3和AT_4受体。AT_1受体分布于人体的血管、心、肝、脑、肺、肾和肾上腺皮质等部位。AT_2受体主要分布在人胚胎组织和未发育成熟的脑组织中,在成年人心肌部分脑组织中有少量分布。AT_3受体尚未被克隆,该受体分布和信号通路等都不清楚。AT_4受体广泛分布于哺乳动物的心血管、脑、肾、肺等处。

AngⅠ一般不具有生理活性。AngⅡ的主要作用如下:①作用于血管平滑肌细胞膜上的血管紧张素Ⅱ受体1(angiotensinⅡ receptor 1,AT_1受体),使全身微动脉收缩,外周阻力增大;使静脉收缩,回心血量增加,心输出量增多,导致动脉血压升高。②作用于脑的某些部位,使交感缩血管中枢的紧张性活动增强。③作用于交感神经末梢,促进去甲肾上腺素释放。④刺激肾上腺皮质球状带细胞合成和释放醛固酮(aldosterone)。醛固酮促进肾远曲小管和集合管重吸收Na^+和水,使血容量增多。⑤引起或增强渴觉,导致饮水行为,使血量增多。AngⅢ可作用于AT_1受体,产生与血管紧张素Ⅱ相似的生物效应,但其缩血管效应仅为AngⅡ的10%~20%,而刺激肾上腺皮质球状带合成和释放醛固酮的作用较强。AngⅣ作用于AT_4受体,产生与经典AngⅡ不同的甚或相反的生理作用,能抑制左心室收缩并加强其舒张;促进血管收缩的同时,刺激一氧化氮的生成和释放,以调节它的血管收缩作用;还可参与对肾血流量和水盐平衡的调节。

正常状态下,血液中仅含有微量血管紧张素。在机体大量失血和腹泻等原因造成体内细胞外液量减少和血压降低时,肾血流量减少,可刺激肾球旁细胞分泌大量的肾素,引起血液中血管紧张素增多,从而促使血容量增加和血压回升。由于肾素、血管紧张素和醛固酮三者关系密

切,故将其称为肾素 - 血管紧张素 - 醛固酮系统(renin-angiotensin-aldosterone system,RAAS)(图10-4)。该系统主要在调节血容量和血管收缩等方面发挥作用,因此,在机体动脉血压的长期调节中具有重要意义。如临床上患慢性肾性高血压的患者,由于其肾血管周围发生炎症或血管壁硬化,引起肾血液供应不足时,肾素分泌增加,Ang Ⅱ 的浓度增高,从而促进血压升高。

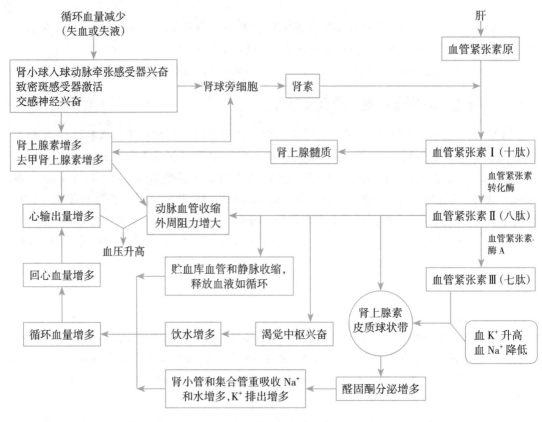

图 10-4　肾素 - 血管紧张素 - 醛固酮系统

三、血管升压素

血管升压素(vasopressin,VP)由下丘脑室旁核和视上核神经内分泌大细胞合成的九肽激素,经下丘脑 - 垂体束运送至神经垂体贮存和释放。神经垂体的分泌颗粒中含有神经垂体素运载蛋白。当室旁核和视上核神经元兴奋时,神经冲动到达位于神经垂体的神经末梢,引起钙离子内流,激素与运载蛋白释放进入血液循环。

VP 受体有 V_{1a}、V_{1b} 和 V_2 三种亚型,前两者主要分布于血管平滑肌和腺垂体,V_2 主要分布于肾集合管细胞膜上。VP 作用于 V_{1a} 受体,引起体内血管广泛收缩(脑血管不受影响),导致外周阻力增大。在生理情况下,VP 主要作用于 V_2 受体,促进肾集合管对水的重吸收而起抗利尿效应,故又称为抗利尿激素(antidiuretic hormone,ADH)。在机体失血或失液等病理情况下,血液中的VP 浓度明显升高并作用于 V_{1a} 受体,通过第二信使三磷酸肌醇(inositol trisphosphate,IP_3)/二酯酰甘油(diacylglycerol,DAG)介导的缩血管作用,发挥升压效应,这一效应不属于 VP 的生理性作用。所以 VP 主要作用为抗利尿作用。另外,下丘脑室旁核有一些合成 VP 的神经内分泌小细胞,它们合成的 VP 通过垂体门脉系统到达垂体前叶,通过 V_{1b} 受体促进垂体前叶促肾上腺皮质激素的释放。

近年研究表明,VP 还可通过提高压力感受性反射的敏感性、兴奋心血管交感中枢、抑制肾交感神经等,使肾素释放量减少。

Note

四、心房钠尿肽

心房钠尿肽(atrial natriuretic peptide, ANP)是由心房肌细胞合成和释放的一类多肽。心房充盈和离体的心房壁受牵拉均可引起 ANP 的释放。当血容量增加时,心房肌细胞释放 ANP 增加,产生利尿利钠作用,从而使血容量恢复至正常。生理状态下,ANP 和 VP 共同调节机体的水盐平衡。

> 知识链接
>
> 1981 年,加拿大学者 A. J. de Bold 等观察到,大鼠心房提取物可使大鼠尿 Na^+ 排泄量增加 30 倍,而用同样方法提取的心室液却无此作用。随后,阐明了该物质的氨基酸组成并命名为心房钠尿肽。

(一)对肾脏的作用

心房钠尿肽使肾小球入球动脉舒张,肾小球出球动脉收缩,肾毛细血管血流量增多,血压升高,有效滤过压增大,原尿生成增多;抑制肾集合管对 Na^+ 和水的重吸收;对抗血管升压素和醛固酮对水和 Na^+ 重吸收的促进作用,因而具有很强的利尿和利钠的作用。

(二)对心血管的作用

心房钠尿肽可刺激心感受器,经迷走神经传入中枢,使心交感紧张降低,心脏的活动减弱;可与血管平滑肌细胞上的相应受体结合,激活鸟苷酸环化酶(guanylate cyclase, GC),使细胞内环鸟苷酸(cyclic guanosine monophosphate, cGMP)升高,进而激活蛋白激酶 G,通过阻断 Ca^{2+} 通道和增强 Ca^{2+} 泵活动使血管舒张;使 AngⅡ 的生成和醛固酮的分泌减少,还可抑制 VP 的合成和分泌,产生降压作用。

五、血管内皮细胞生成的血管活性物质

血管内皮细胞可以合成、释放多种血管活性物质,引起血管平滑肌的收缩或舒张。

(一)缩血管物质

血管内皮细胞可生成内皮素、AngⅡ、血栓素 A_2 等多种缩血管物质,统称为内皮缩血管因子(endothelium-derived vasoconstrictor factor)。其中内皮素(endothelin, ET)是已知最强烈的缩血管物质,比血管紧张素Ⅱ强 10 倍以上。在生理情况下,血流对血管壁的切应力可促进内皮素的合成和释放。ET 具有强大的正性肌力作用,但其强心作用常被其强烈的收缩冠脉、刺激血管紧张素Ⅱ和去甲肾上腺素释放等作用所掩盖。ET 的缩血管效应持久,可能参与血压的长期调节。

(二)舒血管物质

血管内皮细胞合成的舒血管物质主要有前列环素和内皮舒张因子。内皮细胞内的前列环素合成酶可以合成前列环素(prostacyclin, PGI_2),后者可降低平滑肌细胞内 Ca^{2+} 浓度,使血管舒张。目前认为,内皮舒张因子(endothelium-derived relaxing factor)就是一氧化氮(nitric oxide, NO)。L-精氨酸在一氧化氮合酶(nitric oxide synthase, NOS)的作用下产生 NO。血流对血管内皮细胞的切应力、低氧、一些缩血管物质如去甲肾上腺素、血管升压素、血管紧张素等可促进内皮细胞释放 NO;此外,ATP、二磷酸腺苷(adenosine diphosphate, ADP)、P 物质、组胺、ACh 等也可促进内皮细胞释放 NO。NO 可使血管平滑肌内的鸟苷酸环化酶激活,使 cGMP 浓度升高,Ca^{2+} 浓度降低,血管舒张。此外,NO 还通过以下几个途径实现对心血管活动和交感神经的调节。①介导某些舒血管效应,如在冠状动脉,阻断 NO 合成后,由激动肾上腺素受体所引起的舒血管效应明显降低。②抑制交感神经末梢释放去甲肾上腺素。③作用于延髓的心血管中枢,降低交感缩血管紧张。

Note

六、激肽

激肽是一类具有舒血管活性的多肽类物质,最常见的有缓激肽(bradykinin)和血管舒张素(kallidin)。血浆激肽释放酶可使高分子量激肽原水解成为九肽的缓激肽;组织激肽释放酶可使低分子量激肽原水解成为十肽的血管舒张素,后者还可在氨基肽酶作用下脱去一个氨基酸而成为缓激肽。激肽受体(bradykinin receptor)分为 B_1 和 B_2 两种亚型。激肽与血管内皮细胞上的 B_2 受体结合,可促进内皮细胞释放 NO 和前列环素等舒血管物质使血管平滑肌舒张,抑制血小板聚集,并增加毛细血管通透性;但激肽对体内其他平滑肌如内脏平滑肌的作用则是引起收缩。

七、其他生物活性物质

(一) 前列腺素

前列腺素(prostaglandin,PG)是血管内皮细胞膜上磷脂中的花生四烯酸的代谢产物,由其前体 PGH_2 在前列腺素酶的作用下产生。是一族活性强、种类多的二十碳不饱和脂肪酸。全身各部的组织细胞几乎都含有合成前列腺素的前体及酶,因此都能产生 PG。PG 按其分子结构的差别可分为多种类型,包括 PGE_1、PGE_2、$PGF_{2\alpha}$、PGI_2、和 PGD_2 等。PGE_2 和 PGI_2 具有强烈的舒血管作用,而 $PGF_{2\alpha}$ 则使静脉收缩。

(二) 阿片肽

内源性阿片肽(endogenous opioid peptide,EOP)及其受体在心血管系统大量存在。EOP 包括 β- 内啡肽、脑啡肽和强啡肽等三大家族。阿片受体分为六种亚型:$\mu(\mu_1,\mu_2)$、δ、$\kappa(\kappa_1,\kappa_2)$、$\sigma$、$\varepsilon$ 和 λ。其中与心血管功能调节有关的是 μ、δ 和 κ。在心脏上占主导地位的是 κ 受体。心脏自身可合成 EOP,提示 EOP 对心血管系统具有直接的内分泌调节作用,主要表现为负性肌力作用和舒血管作用。垂体释放的 β- 内啡肽和促肾上腺皮质激素一起被释放入血液。β- 内啡肽进入脑内,作用于与心血管活动有关的神经核团,使交感紧张减弱,心迷走紧张增强,血压降低。内毒素、失血等可引起 β- 内啡肽释放,并可能成为引起休克的原因之一。脑啡肽也可作用于外周血管壁的阿片受体,引起血管舒张。此外,EOP 还可作用于交感缩血管神经纤维末梢的接头前阿片受体,使去甲肾上腺素释放减少。

(三) 组胺

组胺(histamine)是由组氨酸脱羧基而生成的。许多组织,特别是皮肤、肺、肠黏膜和神经系统等,含有大量的组胺。组织中的组胺是以无活性的结合型存在于肥大细胞和嗜碱性粒细胞的颗粒中,当组织受到损伤或发生炎症和过敏反应时,可引起这些细胞脱颗粒,导致组胺释放。组胺与其受体结合发挥强烈的舒血管作用,并能使毛细血管和微静脉的管壁通透性增加,组织液生成增多,导致局部组织水肿。

(四) 血管活性肠肽

血管活性肠肽是从小肠黏膜提取的肽,由 28 个氨基酸组成。血管活性肠肽可使体内大多数血管扩张从而降低血压的作用,对冠状动脉和脑血管的舒张作用尤为明显,使局部器官血流阻力降低,血流量明显增多。

(五)降钙素基因相关肽

降钙素基因相关肽(calcitonin gene related peptide,CGRP)是一种神经多肽,由 37 种氨基酸组成。广泛地存在于人体各系统中,具有较强的生理活性,研究表明该物质具有强烈的扩张血管作用。具有降低血压、降低外周阻力、舒张肾动脉和增加肾血流量等作用。另外,CGRP 结合于特异性的 CGRP 受体对冠状动脉亦有强大的舒张作用,对粥样硬化的冠状动脉亦有效,其舒张作用比硝酸甘油、硝普钠约强 240 倍。CGRP 对所有的血管均有明显的舒张作用,其作用较 ACh 等物质强。

(六)肾上腺髓质素

肾上腺髓质素因最初是从人的肾上腺髓质嗜铬细胞瘤组织中提取的,同时也存在于人的正常肾上腺髓质,故名为肾上腺髓质素。研究表明血浆中的肾上腺髓质素主要来源于血管组织,由血管内皮细胞和血管平滑肌细胞合成与分泌。肾上腺髓质素可强烈舒张外周血管、刺激 NO 的生成和释放、抑制内皮素和血管紧张素 Ⅱ 的缩血管作用,使外周阻力减小,血压降低。

最后需要提及的是,由心血管系统自身合成和释放的心房钠尿肽、肾上腺髓质素和 NO 等,除具有强烈的舒血管作用外,还具有对抗血管紧张素 Ⅱ、内皮素和血管升压素等的作用;血管紧张素和血管升压素等又可促使 NO 的释放,表明这些体液因子是彼此联系和相互作用的,这对于维持适度的血管紧张性和保证组织器官的血液供应均具有重要意义。

第三节　心血管活动的自身调节

在没有外来神经和体液因素的作用下,在一定的血压变动范围内,器官和组织的血流量通过局部血管依赖自身舒缩活动而实现对局部血流量的调节,称为血管的自身调节。一般认为血管的自身调节主要有以下两类。

一、代谢性自身调节

组织细胞在代谢活动中,不断地消耗 O_2,以氧化糖和脂肪获得能量,同时不断地产生 CO_2 和 H^+ 等代谢产物。在机体作剧烈运动致 O_2 供给不足时,乳酸和腺苷等生成增多,肌细胞内 K^+ 外流增多使局部 K^+ 浓度升高,乳酸使局部 pH 降低。腺苷、H^+、CO_2、乳酸、K^+ 在局部组织液中浓度升高和 O_2 浓度降低,都具有使微动脉和毛细血管前括约肌舒张的作用。整体情况下,这些代谢产物总是相互协调,共同发挥强大的舒血管效应。当血管舒张时,血流量增多,对组织的 O_2 和营养物质供应增加,同时将代谢产物运送到相应的排泄器官排出,继而局部的微动脉和毛细血管前括约肌收缩,组织的血流量减少。

二、肌源性自身调节

血管平滑肌本身常保持一定程度的紧张性收缩,称为肌源性活动(myogenic activity)。血管平滑肌被牵张时其肌源性活动加强。因此,当供应某一器官的血液灌注压突然升高时,由于血管跨壁压增大,血管平滑肌受到牵张刺激而使其收缩活动增强。这种现象在毛细血管前阻力血管特别明显,平滑肌受到牵张刺激而收缩,从而引起血流阻力增大,使器官或组织的血流量不致因灌注压升高而增多。相反,当灌注压降低时,血管平滑肌将舒张,使器官或组织血流量增加。肌源性自身调节在肾血管表现得最为明显,在脑、心、肝、肠系膜和骨骼肌的血管也能观察到。当使用抑制平滑肌收缩的药物如罂粟碱或水合氯醛后,肌源性自身调节的现象就不存在了。

总之,心血管系统活动的调节是由多种机制参与的复杂过程。神经调节一般是快速的、短期的调节,主要通过对心脏活动的阻力血管口径的调节来实现;体液调节多数较慢,但作用时间较长。另外,心血管系统还可以通过自身调节以及机体其他器官的相互协调来维持内环境的相对恒定。

Note

第四节　心血管活动的短期调节和长期调节

动脉血压的长期稳定有赖于体内神经、体液和自身调节,使心血管功能能够适应机体活动的改变。根据各种神经、体液因素对动脉血压调节的进程,可将动脉血压调节分为短期调节和长期调节。

一、动脉血压的短期调节

动脉血压的短期调节(short-term regulation)是指通过反射性活动对动脉血压变化进行的即刻(数秒至数分钟)调节。例如对机体直立性低血压的反射性调节。当正常机体从平卧位突然转为直立位时,静脉回心血量突然减少,心输出量减少,血压降低。这种变化立即通过压力感受性反射使心血管交感神经紧张性活动加强,引起心率加快,外周血管收缩,血压迅速回升到正常范围。而长期卧床的患者,从平卧位突然转为直立位时,发生严重的直立性低血压,且血压恢复到正常范围的时间延长,则是由于整体功能状态降低,压力感受性反射对血压变化的敏感性减弱所致。除压力感受性反射外,化学感受性反射也是一种短期的血压调节机制。在血压的短期调节中,有一些机制属于前馈调节,例如肌肉运动开始时以及防御反应时的心率加快和骨骼肌血管舒张就是这样。这些变化发生在肌肉代谢增强之前,所以属于前馈调节。这种调节需延髓以上的有关心血管中枢同时参与才能完成。此外,在短期调节中也有可能对压力感受性反射进行重调定的情况。例如,在防御反应时出现血压升高和心率加快,就是由于压力感受性反射发生重调定,心率不会因血压升高而减慢。

二、动脉血压的长期调节

动脉血压的长期调节(long-term regulation)是指动脉血压在较长时间内(数小时,数天,数月或更长)发生变化时,单纯的神经调节不足以将血压调节到正常水平,需要通过体液因素的作用才能实现的调节。对心脏活动的调节主要是通过改变心肌收缩力和心率,从而增加或减少心输出量,改变血压。对血管活动的调节则主要通过改变血管平滑肌的舒缩状态,从而改变阻力血管和容量血管的口径,进而调节外周阻力,改变血压。

通过肾脏的调节,体内细胞外液量可维持稳定,通常将这一调节途径称为肾 - 体液控制系统(renal-body fluid system)。肾 - 体液控制系统的活动主要受血管升压素、RAAS 和心房钠尿肽的影响。当体内细胞外液量增多,循环血量增多时,血量和循环系统容量之间的相对关系发生改变,使动脉血压升高,进而通过以下机制使之恢复到正常水平:①血管升压素释放减少,肾集合管对水的重吸收减少,肾脏排水量增多,有利于血量的恢复。②血管紧张素Ⅱ生成减少,引起血管收缩的作用减弱;醛固酮分泌减少,使肾小管对 Na^+ 和水的重吸收减少。③心房钠尿肽分泌增多,使肾集合管对 Na^+ 和水的重吸收减少,肾排 Na^+ 和排水增多。主要通过上述体液因素的作用,使血量和血压下降到正常范围。反之,在循环血量减少时,肾 - 体液控制系统的活动则发生相反的变化,使血量和血压增加到正常范围。

(裴建明)

本章小结

1. 调节心血管活动的基本中枢在延髓,通过改变心迷走、心交感和交感缩血管神经的紧张性活动,调节心脏和血管的活动。心脏受心交感神经和心迷走神经的双重支配。心交感神经通过去甲肾上腺素对心脏起兴奋作用。心迷走神经通过 ACh 对心脏起抑制作用。大多数血管只受交感缩血管神经的单一支配,交感缩血管神经通过去甲肾上腺素导致血管平滑肌收缩。

2. 维持血压的恒定主要靠颈动脉窦与主动脉弓压力感受性反射,压力感受性反射的过程:动脉血压升高时,压力感受器传入冲动增多,通过中枢机制,使心迷走紧张加强,心交感紧张和交感缩血管紧张减弱,其效应为心率减慢,心输出量减少,外周阻力降低,故动脉血压下降。反之,当动脉血压降低时,压力感受器传入冲动减少,使心迷走紧张减弱,心交感紧张加强,于是心率加快,心输出量增加,外周阻力增高,血压回升。化学感受性反射在平时对心血管活动并不起明显的调节作用。位于低压区的心肺感受器,感受血容量或压力的变化,反射性调节血量和血压。

3. 有许多全身性和局部性体液因素参与心血管活动的调节。在全身性体液因素中,较重要的有肾上腺素和去甲肾上腺素、RAAS 和血管升压素。肾上腺素有正性变时、变力作用,使心输出量增加,去甲肾上腺素有缩血管和升压作用,反射性引起心率减慢,血管升压素的抗利尿作用和醛固酮的保钠保水作用有助于恢复血容量,血管紧张素 II 有缩血管和刺激醛固酮分泌的作用。

思考题

1. 说明心交感和心迷走神经的作用及其机制。支配血管的神经有哪些? 简述其作用及机制。

2. 试述肾上腺素和去甲肾上腺素作用的异同点。

3. 说明调节心血管活动的体液因素及其作用。

4. 刺激家兔减压神经的向中端与离中端,刺激颈迷走神经和内脏大神经的外周端,血压有何变化? 为什么? 切断心交感神经和心迷走神经后,心率有何变化?

5. 说明从卧位到立位时心血管活动的调节过程。

6. 案例分析:患者薛某,男,28 岁,当日上午 8 点横穿马路时被小汽车撞伤,即感左髋部疼痛,送至附近医院就诊。体温 36.8℃,血压 87/70mmHg,体重 100kg,发育正常,营养中等。精神差,躁动,四肢湿冷,神志清楚,呼之能应。急诊行腹部 CT 示:腹腔出血。腹部 B 超示:腹腔积液(中量),肝、胰、双肾、脾脏图像未见明显异常。骨盆分离挤压试验阳性,双下肢活动受限。初步诊断为:①骨盆骨折;②失血性休克。试分析该患者机体可出现哪些心血管代偿性反应?

主要参考文献

1. 朱妙章. 大学生理学. 第 4 版. 北京:高等教育出版社,2013.

2. Noble A. Cardiovascular System. 第 2 版. 北京:人民卫生出版社,2011.

3. 姚泰. 生理学. 第 2 版. 北京:人民卫生出版社,2010.

4. 朱妙章. 心血管生理学与临床. 北京:高等教育出版社,2012.

5. 郑煜. 生理学. 北京:高等教育出版社,2010.

6. 朱大年. 生理学. 第七版. 北京:人民卫生出版社,2008.

7. 裴建明. College Physiology. 西安:第四军医大学出版社,2007.

8. 冯志强. 生理学. 北京:科学出版社,2006.

9. 王庭槐. 生理学. 北京:高等教育出版社,2004.

10. Guyton AC, Hall JE. Textbook of medical physiology. 11th ed. Philadelphia:Saunders,2005.

第十一章　器官循环

机体内各器官的血流量取决于该器官的动、静脉压之差以及阻力血管的舒缩状态。由于各器官的结构和生理功能不同，其内部的血管分布也会存在差别，因此，各器官血流量的调节机制也会有所不同。本章主要介绍冠脉循环、肺循环和脑循环。

第一节　冠脉循环

冠脉循环（coronary circulation）是指心脏自身的血液循环。左、右冠状动脉运送血液营养心肌细胞；血液流经毛细血管和静脉后回流入右心房。多数人的左冠状动脉主要供应左心室的前部，右冠状动脉主要供应左心室的后部和右心室。

一、冠脉循环的特点

（一）冠脉循环的解剖特点

左、右冠状动脉的主干和大分支走行于心脏表面，而其小分支多以垂直于心脏表面的方向穿入心肌，并在心内膜下层进一步分支成网。这种分支形式使冠脉小血管容易在心肌收缩时受到压迫。

相对于其他器官来说，心肌内的毛细血管极为丰富，毛细血管数和心肌纤维数的比例可达1∶1。在心肌的横截面上，每平方毫米内约有 2500~3000 根毛细血管，故有利于心肌与冠脉血液之间进行物质交换。

此外，冠状动脉各分支之间虽然有侧支互相吻合，但人类正常的冠脉侧支均较细小，因此血流量很少。这样，如果冠状动脉的某一分支突然阻塞，就不易在短时间内快速建立起侧支循环，常可导致心肌梗死。但如果冠脉阻塞是缓慢形成的，则侧支可逐渐扩张，建立起新的侧支循环，从而起到一定的代偿作用。

> **知识链接**
>
> **冠状动脉旁路移植术**（coronary artery bypass graft，CABG），又称为冠状动脉搭桥术，是治疗冠状动脉疾病的常用手术。CABG 是使用患者自身的血管（如大隐静脉）作为旁路移植材料，一端吻合在主动脉，另一端吻合在狭窄或阻塞的冠状动脉远端，即在主动脉和病变冠状动脉之间建立旁路（"桥"），使主动脉内的血液绕过冠状动脉的病变部位而直接到达其远端，从而改善心脏的血供和减少心肌梗死的发生。

（二）冠脉循环的生理特点

1. 血压高，血流量大　冠状动脉直接开口于主动脉根部，并且冠脉血流的途径短，因此即使在较小的分支血管内血压仍能维持在较高水平。正常成年人在安静状态下，每 100g 心肌的冠脉血流量为 60~80ml/min，较之全身组织每 100g 血流量 7~9ml/min，多了近 10 倍。中等体重的人安静状态下的总冠脉血流量约为 225ml/min，占心输出量的 4%~5%，而心脏的重量仅占体重的 0.5%。冠脉血流量的多少受心肌活动水平的影响，当心肌活动增强时，冠脉血流量亦明显增多，可达静息时的 5 倍。充足的冠脉血流量是心脏实现泵血功能的基本保证，一旦冠脉血流量不足，即可导致心肌缺血，心功能出现严重障碍。

2. **动、静脉血的氧含量差较大** 安静状态下，每 100ml 冠状动脉血中的氧含量约为 20ml，而每 100ml 冠状窦静脉血中的氧含量仅为 6ml，二者的氧含量差达 14ml，即动脉血流经心脏时，其中约 70% 的氧被心肌所摄取，远高于其他器官组织(25%~30%)。这是由于心肌富含肌红蛋白，具有较强的摄氧能力。当机体活动增强、心肌耗氧量相应增加时，心肌依靠提高从单位血液中摄取氧的潜力较小，故此时心肌主要依靠扩张冠状血管以增加冠脉血流量，从而满足心肌对氧的需求。

3. **血流量易受心肌收缩的影响** 冠脉循环的分支小血管(阻力血管)主要分布在心肌纤维之间，当心肌收缩时可使冠脉受压，冠脉血流量减少，而当心肌舒张时，冠脉受到的压迫解除，冠脉血流量增加，这是冠脉循环的另一生理特点。左冠状动脉血流受心肌收缩的影响尤为显著。左心室在等容收缩期开始时，由于心肌收缩的强烈压迫，左冠状动脉血流急剧减少，甚至发生逆流。在左心室快速射血期，主动脉压升高，冠状动脉压也随之升高，冠脉血流量增加；进入减慢射血期，主动脉压有所下降，冠脉血流量也有所下降；在等容舒张期，心肌对冠脉血管的压迫骤然解除，冠脉血流阻力减小，则冠脉血流量迅速增加，并在舒张早期达到高峰，然后随主动脉压下降而逐渐回降(图 11-1)。左心房收缩时对冠脉血流量也有一定影响，但不显著。右冠脉血流量也随右心室的舒缩活动而发生变化，只是由于右心室肌较薄，对冠脉血流的影响不如左心室明显。在安静状态下，右心室收缩期的血流量与舒张期相近，或略多于舒张期。总之，在整个心动周期中，心舒期冠脉血流量大于心缩期。由此可见，动脉舒张压的高低及心舒期的长短是影响冠脉血流量的重要因素。

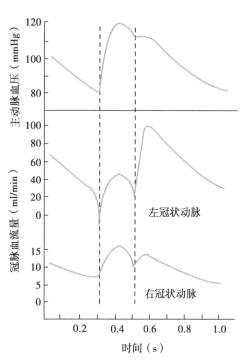

图 11-1 一个心动周期中冠脉血流量的变化示意图

知识链接

主动脉内球囊反搏(intra-aortic balloon pump, IABP)是一种利用反搏的原理与心脏的心动周期同步运行，以增加冠脉血流量和减小心脏后负荷的机械辅助循环方法。将一个带有球囊的导管植入降主动脉近心端，在心室收缩主动脉瓣开放前，球囊迅速放气，造成主动脉压瞬间下降，使左心室射血阻力减小，心输出量增加；在心室舒张主动脉瓣关闭后，球囊迅速充气，将主动脉内血液反搏至主动脉根部，使近端主动脉舒张压升高，以增加冠脉血流量和心肌供氧。IABP 于 1968 年首次应用于临床，主要为心脏围手术期血流动力学不稳定、心源性休克或心力衰竭患者提供辅助的循环支持。

二、冠脉血流量的调节

冠脉血流量主要受心肌代谢水平的调节,此外也受交感神经和迷走神经的调节,但二者对冠脉血流量的调节作用相对次要。

(一)心肌代谢水平的调节

冠脉血流量和心肌代谢水平呈正变关系,即使在切断支配心脏的神经和没有激素作用的情况下,这种关系仍旧存在。心肌收缩的能量绝大部分来源于心肌的有氧代谢。当心肌代谢增强时,可引起冠脉舒张,冠脉血流量增多,最多时可增至原来的 5 倍以上,这主要是由于心肌释放的腺苷、H^+、CO_2、乳酸、缓激肽和 PGE 等多种舒血管代谢产物引起的,其中腺苷发挥了最重要的调节作用。在肌肉运动、精神紧张等情况下,心肌代谢水平增高,耗氧量增加,使局部组织中氧分压降低,心肌细胞内 ATP 分解为 ADP 和单磷酸腺苷(adenosine monophosphate,AMP)。AMP 可被存在于冠脉血管周围间质细胞中的 5'-核苷酸酶进一步分解而产生腺苷。腺苷生成后几秒钟即被破坏,故并不引起其他器官的血管舒张。

(二)神经调节

冠状动脉同时受迷走神经和交感神经的双重支配。迷走神经兴奋时,可直接激活冠脉平滑肌的 M 受体,引起冠脉舒张;也可同时激活心肌的 M 受体,使心肌活动减弱,心肌代谢水平下降,继发性引起冠脉收缩,从而使迷走神经直接的舒血管效应被抵消。交感神经兴奋时,可直接激活冠脉平滑肌的 α 受体,引起冠脉收缩;也可同时激活心肌的 $β_1$ 受体,使心脏活动增强,心肌代谢水平增高,继发性引起冠脉舒张。在完整机体,神经调节的作用短时间内就会被心肌代谢改变所致的血流变化所掩盖。剧烈运动、大失血、严重缺氧等情况下,交感神经兴奋性增强,引起除冠脉及脑血管外的全身血管收缩,使机体内的血液重新分配,从而保证了心、脑等重要器官仍能维持相对较多的血供。

(三)体液调节

肾上腺素和去甲肾上腺素可通过增强心肌代谢水平,使冠脉舒张,冠脉血流量增加;也可直接作用于冠脉平滑肌的 α 受体和 $β_2$ 受体,引起冠脉收缩或舒张。甲状腺激素增多时,心肌代谢水平增强,引起冠脉扩张,冠脉血流量增多。大剂量血管升压素和 Ang II 可使冠脉收缩,导致冠脉血流量减少。

第二节　肺　循　环

肺循环是指血液由右心室射出,经肺动脉及其分支到达肺毛细血管,再经肺静脉回到左心房的血液循环。肺循环的功能是使血液在流经肺泡时与肺泡气之间进行气体交换,将含氧少的静脉血转变为含氧丰富的动脉血。呼吸性细支气管以上的呼吸道由体循环的支气管动脉供血。肺循环与支气管血管末梢之间有吻合支相沟通,少量支气管静脉血经这些吻合支直接进入肺静脉,转而进入左心房,从而使主动脉血中混入 1%~2% 的静脉血。

一、肺循环的生理特点

(一)血流阻力小、血压低

与主动脉相比,肺动脉壁较薄,其厚度仅为主动脉壁的 1/3,故肺动脉易于扩张;加之肺动脉及其分支短而粗,且肺循环的血管均位于胸腔内,被胸膜腔内负压所包绕,因此肺循环的血流阻力明显小于体循环。正常情况下,人肺动脉收缩压约 22mmHg,舒张压约 8mmHg,平均约 13mmHg,仅为主动脉压的 1/7~1/6。肺循环的终点,即肺静脉压和左心房内压为 1~4mmHg,平均约 2mmHg。由此可见,肺循环的血压较低。

(二) 血容量变化大

平静时,肺循环的血容量约为 450ml,约占全身血量的 9%。由于肺组织和肺血管的可扩张性大,因此肺循环的血容量变动较大,用力呼吸时的肺循环血容量可在 200~1000ml 范围内波动,故肺循环有"储血库"的作用。当机体失血时,肺循环可将一部分血液转移至体循环,从而发挥代偿作用。

呼吸时,肺循环的血容量可随呼吸时相的变化而发生周期性变化,即吸气时增多,而呼气时减少。这是因为吸气时可使胸膜腔内负压增大,从腔静脉回流入右心房的血量增多,右心室搏出量随之增多,导致肺循环血容量增多;呼气时则发生相反的变化。

(三) 毛细血管的有效滤过压较低

肺循环毛细血管血压平均为 7mmHg,血浆胶体渗透压平均为 25mmHg。由于肺毛细血管壁对血浆蛋白的通透性相对较高,故肺组织间液的胶体渗透压约为 14mmHg。肺组织间液的静水压约为 −5mmHg。因此,肺毛细血管的有效滤过压较低,约为 1mmHg[(7+14)−(−5+25)],这样肺部仅有极少量的组织液生成。生成的组织液除一部分渗入肺泡内被蒸发外,其余大部分则经肺淋巴管回流入血液循环。因此,正常情况下,肺部组织间液量处于动态平衡状态。然而,当左心功能不全时,由于肺静脉压和肺毛细血管血压升高,常引起较多血浆滤出毛细血管,进入肺泡或肺组织间隙内,造成肺水肿(pulmonary edema)。

二、肺循环血流量的调节

(一) 肺泡气 O_2 分压的影响

肺泡气 O_2 分压可显著影响肺血管的舒缩活动。当肺泡气 O_2 分压下降时,可引起肺泡周围的微动脉收缩,局部血流阻力增大,使血流量减少。当伴有肺泡气 CO_2 分压升高时,这一效应尤为显著。肺泡气中 O_2 分压降低引起肺血管收缩的机制目前尚不清楚,不过可以明确的是这种效应可使肺泡血流量得到有效分配,即通气不好、低氧的肺泡血流量减少,而通气好、高氧的肺泡血流量增加,从而提高了肺换气效率。长期在高海拔地区居住的人,由于吸入气体中 O_2 分压过低,肺泡内普遍低氧,可引起肺循环微动脉广泛收缩,导致肺血流阻力增大,常引发肺动脉高压甚至右心室肥厚。

(二) 神经调节

肺循环血管受交感神经和迷走神经的双重支配。交感神经兴奋时可直接引起肺血管收缩和血流阻力增大,但在整体情况下,由于交感神经兴奋时可使体循环血管收缩,将一部分血液挤入肺循环,导致肺循环血流量增加。迷走神经兴奋时可直接引起肺血管轻度舒张,肺血流阻力稍下降。

(三) 体液调节

多种体液因素均能使肺循环微动脉收缩,如肾上腺素、去甲肾上腺素、AngⅡ、$PGF_{2\alpha}$、血栓素 A_2 等。此外,组胺、5-羟色胺等能使肺循环微静脉收缩;而前列环素(PGI_2)、ACh 等则可引起肺血管舒张。

第三节 脑 循 环

脑循环(cerebral circulation)是指流经脑组织的血液循环。脑的血液供应来自颈内动脉和椎动脉。脑循环的主要功能是为脑组织提供氧和营养物质,并排出代谢产物,从而维持脑的内环境稳定。

一、脑循环的特点

(一) 血流量大,耗氧量大

虽然脑的重量仅占体重的 2%,但其血流量高达 750ml/min,占心输出量的 15% 左右。由于脑的代谢水平高,故其耗氧量很大,约为 50ml/min,约占全身总耗氧量的 20%。脑对缺血和缺氧极为敏感,当每 100g 脑组织的血流量低于 40ml/min 时,就会出现明显的临床症状,严重影响脑的功能。脑血流中断 10s 可导致意识丧失,中断 5~6min 以上将引起不可逆性脑损伤。

(二) 血流量变化小

脑位于容积较为固定的骨性颅腔内,颅腔同时还容纳了脑血管(包括血管内血流)和脑脊液。由于脑组织和脑脊液的不可压缩性,因此,脑血管的舒缩程度就受到很大限制,故脑血流量的变化范围明显小于其他器官。脑血液供应的增加主要依靠提高脑循环的血流速度来实现。

(三) 存在血 - 脑脊液屏障和血 - 脑屏障

在毛细血管血液和脑脊液之间存在限制某些物质自由扩散的屏障,称为血 - 脑脊液屏障(blood-cerebrospinal fluid barrier)。这一屏障由无孔的毛细血管壁和脉络丛细胞中的特殊载体系统构成。在毛细血管血液和脑组织之间也存在类似的屏障,称为血 - 脑屏障(blood-brain barrier),毛细血管内皮细胞是构成血 - 脑屏障的主要结构基础。O_2、CO_2、乙醇和某些脂溶性麻醉药容易通过血 - 脑脊液屏障和血 - 脑屏障;而不同的水溶性物质如葡萄糖、氨基酸及各种离子则需要毛细血管内皮细胞膜上特殊转运体的介导。

血 - 脑脊液屏障和血 - 脑屏障的存在,对于保持脑组织周围化学环境的稳定、防止血液中的有害物质侵入脑内具有重要意义。脑组织缺氧、损伤以及脑肿瘤可致该部位的毛细血管通透性升高,使某些不易通过血 - 脑屏障的物质进入脑部,并改变脑脊液的理化性质、血清学和细胞学特性。因而检查脑脊液标本,可为神经系统某些疾病的诊断提供参考依据。在临床上,通过将药物直接注入脑脊液内,可以使那些不易透过血 - 脑屏障的药物较快进入脑组织。

二、脑血流量的调节

(一) 自身调节

正常情况下,脑循环的灌注压为 80~100mmHg。当平均动脉压在 60~140mmHg 范围内波动时,脑血管可通过自身调节机制使脑血流量保持相对稳定。当平均动脉压低于 60mmHg 时,脑血流量明显减少,可引起脑功能障碍;当平均动脉压高于 140mmHg 时,脑血流量显著增加,严重时可因脑毛细血管血压过高而出现脑水肿。

(二) CO_2 分压和 O_2 分压的影响

脑血管的舒缩活动主要受血液中 CO_2、O_2 和 H^+ 等多种化学因素的影响,其中 CO_2 起主导作用。随着血中 CO_2 分压升高,细胞外液中 H^+ 浓度升高,可引起脑血管舒张,脑血流量增加。然而,过度通气导致 CO_2 呼出过多,使动脉血中 CO_2 分压过低时,可引起脑血管收缩,脑血流量减少,产生头晕等症状。脑血管对 O_2 分压十分敏感,低氧能使脑血管舒张,而高氧则可引起脑血管收缩。

(三) 神经调节

脑血管主要受交感缩血管纤维和副交感舒血管纤维的支配,此外,脑血管还受血管活性肠肽神经纤维的支配,但刺激或切断这些神经对脑血流量并无明显影响。在多种心血管反射活动中,脑血流量也无明显变化。

(王爱梅)

本章小结

1. 冠脉循环是指营养心脏自身的血液循环,具有血压高、血流量大、动、静脉血的氧含量差较大等特点。冠脉血流量主要受心肌代谢水平的调节,代谢产物腺苷是引起冠脉血管舒张的最强物质。此外,冠脉血流量也受交感和副交感神经的调节,但二者的调节作用相对次要。

2. 肺循环可使血液在流经肺泡时与肺泡气之间进行气体交换,具有血流阻力小、血压低、血容量变化大及毛细血管的有效滤过压低等特点。肺循环血流量可受肺泡气 O_2 分压的调节,当肺泡气中氧分压下降时,可引起肺泡周围的微动脉收缩,使肺循环血流量减少。此外,肺循环血流量还受神经及体液调节。

3. 脑循环具有血流量大、耗氧量大、血流量变化小等特点。当平均动脉压在60~140mmHg 范围内波动时,脑血管可通过其自身调节机制使脑血流量保持相对稳定。此外,脑血管的舒缩活动主要受 CO_2 分压和 O_2 分压的影响,而神经调节对脑血流量的影响很小。

思考题

1. 当心肌收缩时,左冠脉血量如何变化?为什么?
2. 简述冠脉血流量的调节机制。
3. 为什么肺循环的压力明显低于体循环?
4. 简述肺循环血流量的调节机制。
5. 案例分析:患者男性,64 岁,以"心前区闷痛持续不缓解 4 小时"为主诉入院。伴胸部紧迫感、气短、面色苍白、大汗淋漓,舌下含服硝酸甘油不能缓解,遂急诊入院。既往:冠状动脉粥样硬化性心脏病 11 年。查体:血压 90/60mmHg(↓),心率 140 次 /min(↑),心电图示:V_1~V_5 导联 ST 段呈弓背向上型抬高 0.2~0.4mV,肌钙蛋白 0.21ng/ml(↑),提示急性广泛前壁 ST 段抬高型心肌梗死。请分析该患者突发心肌梗死的可能原因。

主要参考文献

1. 姚泰. 生理学. 第 2 版. 北京:人民卫生出版社,2010.
2. 朱大年,王庭槐. 生理学. 第 8 版. 北京:人民卫生出版社,2013.
3. 葛均波,徐永健. 内科学. 第 8 版. 北京:人民卫生出版社,2013.
4. 郑煜. 生理学. 北京:高等教育出版社,2010.
5. Guyton AC, Hall JE. Textbook of medical physiology. 12th ed. Philadelphia:Saunders,2011.
6. Noble A. Cardiovascular system. 第 2 版. 北京:人民卫生出版社,2011.

Note

第三篇　心血管疾病与药物治疗基础

第十二章   心血管疾病概论

心血管疾病是世界范围内威胁人类健康和生命的重要疾病,居我国疾病死因的首位。随着我国经济和社会的迅速发展,以及城市化、老龄化加快,生活方式转变,心血管疾病危险因素水平持续上升,心血管疾病患病率快速升高,死亡率持续上升,严重威胁国民健康,并给家庭和社会带来巨大的经济负担。

第一节   概   述

一、心血管疾病的分类

心血管疾病是一组心脏和血管疾患,是全球范围造成死亡的主要原因之一。心血管疾病按照病因、病理和病理生理进行如下分类。

（一）病因分类

根据致病因素分为先天性和后天性两大类。

1. 先天性心血管病（先心病）   先天性心血管病为心脏和大血管在胎儿期发育异常所致。常见的有房间隔缺损、室间隔缺损、动脉导管未闭等。

2. 后天性心血管病   后天性心血管病主要包括:①动脉粥样硬化:常累及主动脉、冠状动脉、脑动脉、肾动脉、周围动脉等。当冠状动脉粥样硬化引起心肌血供障碍时,称为冠状动脉粥样硬化性心脏病（冠心病）。②风湿性心脏病（风心病）:急性期引起心内膜、心肌和心包炎症,称为风湿性心脏炎;慢性期形成瓣膜狭窄和（或）关闭不全,称为风湿性心脏瓣膜病。③原发性高血压:显著而持久的动脉血压增高可影响心脏、肾脏、脑等重要脏器,导致高血压性心脏病、高血压性肾病和脑卒中等。④肺源性心脏病（肺心病）:为肺、肺血管或胸腔疾病引起肺循环阻力增高而导致的心脏病。⑤感染性心脏病:为病毒、细菌、真菌、寄生虫等侵犯心脏而导致的心脏病。⑥内分泌性心脏病:如甲状腺功能亢进、甲状腺功能减退性心脏病。⑦血液性心脏病:如贫血性心脏病。⑧营养代谢性心脏病:如维生素 B_1 缺乏性心脏病。⑨心脏神经症:为自主神经功能失调引起的心血管功能紊乱。⑩其他:如药物毒性、结缔组织疾病、高原环境等引起的心脏病等。

（二）病理分类

不同的心血管疾病可引起心内膜、心肌、心包和大血管的病理变化。

1. 心内膜病   如感染性心内膜炎、弹性纤维组织增生、心瓣膜脱垂、黏液样变性等导致瓣膜狭窄或关闭不全。

2. 心肌病和（或）心律失常   如心肌炎症、变性、肥厚、缺血、坏死、纤维化等导致心脏扩大、心肌收缩、舒张功能下降和各种类型心律失常。急性心肌梗死可导致机械损伤如室间隔穿孔、乳头肌断裂、心室游离壁破裂等。

3. 心包疾病   如心包炎症、心包积液、积血或积脓、心包缩窄、心包缺损等。

4. 大血管病   如动脉粥样硬化、主动脉夹层、动脉瘤、中膜囊样变性、血管炎症、血栓形成、栓塞等。

Note

5. 心脏和血管各组织结构的先天性畸形。

(三) 病理生理分类

不同病因的心血管疾病可引起相同的或不同的病理生理改变。

1. 心力衰竭 主要指心肌收缩和舒张功能不全,心脏前和(或)后负荷增加导致心脏射血功能受损。

2. 心源性休克 指在血容量充足的情况下,由于心脏泵血功能衰竭,心排血量不足,而引起的动脉低血压和组织低灌注的临床综合征。

3. 心肌缺血 为冠状动脉粥样硬化或血栓事件导致的心肌供血不足。

4. 乳头肌功能不全 由于乳头肌缺血或病变,导致二尖瓣或三尖瓣不能正常地启闭,引起瓣膜关闭不全。

5. 心律失常 为心脏传导系统的冲动形成异常和(或)冲动传导异常导致的心脏的节律改变。

6. 高动力循环状态 由于甲状腺功能亢进、贫血等原因引起心排血量增多、血压增高、心率增快、周围循环血液灌注增多的综合状态。

7. 心包填塞 为心包腔大量积液、积血或积脓,或心包膜增厚、纤维化妨碍心脏舒张充盈。

8. 其他 体动脉或肺动脉、体静脉或肺静脉压力的增高或降低等。

二、我国心血管疾病的整体流行情况

随着社会和经济的繁荣,居民生活方式的变化,人口老龄化及城镇化的进程加速,我国心血管疾病危险因素流行趋势明显,导致了心血管疾病的发病人数增加。预计今后 10 年,我国心血管疾病患病人数仍将快速增长。国家心血管病中心颁布的《中国心血管病报告 2012》指出,全国心血管疾病患者 2.9 亿,其中高血压 2.66 亿,心肌梗死 250 万,心力衰竭 450 万,肺源性心脏病 500 万,风湿性心脏病 250 万,先天性心脏病 200 万。每 5 个成人中就有 1 人患心血管疾病。

我国心血管疾病死亡率呈现持续上升趋势,2011 年中国的冠心病死亡人数已经位列世界第二位。世界卫生组织预测,到 2030 年,全球 80% 以上的心血管疾病死亡病例将发生在低中等收入国家。欧美国家和日本经历了数十年的危险因素的综合防控,其心血管疾病的死亡率开始下降。而中国目前正在面临心血管疾病患病和死亡人数迅猛增加的巨大挑战。资料显示,我国心血管疾病死亡率城市人群由 2000 年的 234.61/10 万上升到 2011 年的 257.41/10 万。农村人群由 2000 年的 188.63/10 万上升到 2011 年的 262.37/10 万。城市心脏病死亡率高于脑血管病,农村则相反,脑血管病死亡率高于心脏病。预测研究提示,如仅考虑老龄化和人口增长因素,2010~2030 年我国 35~84 岁人群心血管事件将增加至少 50%。如果再将血压、总胆固醇、糖尿病和吸烟率纳入考虑范围,心血管事件数将额外增加 23%。

在 2010 年,我国城市冠心病死亡率为 86.34/10 万,农村为 69.2/10 万,男性高于女性。近年来农村急性心肌梗死死亡率呈快速上升趋势,已逐渐接近城市水平。我国 10 省市 35~74 岁人群中慢性心力衰竭患病率为 0.9%,其中男性为 0.7%,女性为 1.0%。随着年龄增高,心力衰竭的患病率显著上升。我国北方地区心力衰竭患病率为 1.4%,南方地区心力衰竭患病率为 0.5%,北方明显高于南方。城市人群心力衰竭患病率为 1.1%。农村人群心力衰竭患病率为 0.8%。近二三十年来,引起心力衰竭的主要原因已从风湿性瓣膜性心脏病转为冠心病。

自 2003 年以来,我国心血管疾病患者出院人次一直呈直线上升趋势,这反映出我国心血管疾病患者群体在不断扩大。2011 年,我国心脑血管病出院总人数为 1289.6 万人次,占同期总住院人次的 12%。其中心脏病 670.9 万人次,脑血管病 618.7 万人次。2011 年心血管疾病患者出院人次数中,以缺血性心脏病(446.3 万人次,其中急性心肌梗死 29.7 万人次)为主,占 34.6%,其余依次为高血压(201.6 万人次),风湿性心脏病 23.0 万人次。在费用方面,由于住院人次增加,住院总费用也在不断增长,但次均费用的增长仍然保持在合理范围内。近年来,我国高度重视

Note

心血管疾病的防控工作。2012 年,原卫生部等 15 个部门联合印发了《2012 中国慢性病防治工作规划(2012~2015 年)》,期待我国心血管疾病发病率拐点早日出现。

三、心血管疾病的危险因素

研究显示,高血压、血脂异常、吸烟、肥胖、糖尿病、精神压力大、蔬菜水果摄入少、缺乏体力活动和饮酒对心血管疾病有很强的预测力。说明可干预的危险因素是促使心血管疾病发病的主要原因,控制这些危险因素是降低心血管疾病发病率和死亡率的关键。高血压是脑卒中和冠心病发病的主要危险因素,我国有超过半数的心脑血管病发病与高血压有关。如果高血压发病率没有得到有效控制,心血管疾病高发的态势将很难遏制。在高血压防控中,尤其应关注正常高值高血压。目前,我国约有 3 亿人为正常高值高血压。正常高值高血压者较正常血压者发生高血压或心血管疾病的危险分别高 3.2 倍、1.74 倍。再过 10 年,正常高值血压人群中将有一半成为高血压患者。近年来,少年儿童高血压发病率以年均 0.58% 的速度增加,这一群体的防治工作也不能掉以轻心。血脂异常与心血管疾病关系密切,总胆固醇降低可以使各个年龄段人群的缺血性心脏病的发病率和死亡率均降低,他汀类药物调脂在减少冠心病事件的同时,也降低了卒中的发生率,但是目前成人血脂异常的知晓率、治疗率和控制率仍然非常低。我国是世界上最大的烟草生产国和消费国,男性吸烟率一直处于较高水平,如何有效控烟也是一个全社会的难题。与从不吸烟者相比,现在吸烟者冠心病、卒中及总心血管疾病的患病风险均显著升高。2011 年,我国发布并实施了室内公共场所禁止吸烟的规定,但由于居民整体戒烟意识不高,控烟工作仍然任重而道远。肥胖是心血管疾病的重要危险因素,2010 年的调查表明,成年人超重和肥胖率与 2002 年相比增加了将近 1 倍。成年人腰围和体重指数上升。2007 年的调查结果显示,我国成人糖尿病患病率已达 9.7%,15.5% 的调查对象处于糖尿病前期(包括空腹血糖受损和糖耐量减退)。人口老龄化、城市化、营养水平变化和体力活动减少是我国糖尿病患病率迅速增长的重要原因。

四、心血管疾病的常见症状和体征

(一) 常见症状

1. 胸痛　这是常见的心血管疾病症状,胸痛的程度因个体痛阈的差异而不同。常见于冠状动脉粥样硬化性心脏病(心绞痛、心肌梗死)、二尖瓣或主动脉瓣病变、急性心包炎、主动脉夹层、肺栓塞、肺动脉高压等。各种化学、物理因素及刺激因子均可刺激胸部的感觉神经纤维产生痛觉冲动,并传至大脑皮层的痛觉中枢引起胸痛。

2. 呼吸困难　患者主观感到空气不足、呼吸费力,客观上表现呼吸运动用力,严重时张口呼吸、端坐呼吸,甚至发绀,且有呼吸频率、深度、节律的改变。常见于各种原因所致的左心和(或)右心衰竭、心包填塞、肺栓塞和原发性肺动脉高压等。

3. 心悸　心悸是一种自觉心脏跳动的不适感或心慌感。当心率加快时感到心脏跳动不适,心率缓慢时则感到搏动有力。心悸时,心率可快、可慢也可有心律失常,心率和心律正常者亦可有心悸。

4. 心源性水肿　心源性水肿常见于右心衰竭,可自轻度踝部水肿以至于严重的全身性水肿。水肿特点首先是出现于身体下垂部位。发生于体腔内称积液,如胸腔积液、腹腔积液、心包积液。

5. 咳嗽与咳痰　当肺部淤血、肺水肿以及肺栓塞时,可出现咳嗽、咳痰。

6. 咯血　常见于二尖瓣狭窄,先天性心脏病所致肺动脉高压或者原发性肺动脉高压。

7. 发绀　血液中还原血红蛋白增多使皮肤和黏膜呈青紫色,常见于口唇、指(趾)、甲床等。常见于先天性心脏病艾森曼格综合征(见第十九章)。

8. 心源性晕厥　由于一时性广泛性脑供血不足所致的短暂性意识丧失,突然发作,迅速恢复,很少有后遗症。常见于严重心律失常、心脏排血受阻及心肌缺血性疾病等。

（二）常见体征

心血管病常见体征包括二尖瓣面容(两颧绀红色,口唇轻度发绀)、颈静脉怒张、心前区隆起、心尖搏动移位和强度、范围改变、震颤、心包摩擦感、水冲脉、交替脉、奇脉、周围血管征、心脏浊音界改变、心率改变、心律改变、二尖瓣开瓣音、心包叩击音、心脏杂音、心包摩擦音等。肺部听诊可闻及干啰音和(或)湿啰音。

五、心血管疾病的常用辅助检查

目前临床常用的心血管疾病检测类别有:冠状动脉疾病的危险因素检测、心肌损伤和心肌梗死检测、心力衰竭和心脏功能检测。冠脉疾病的危险因素检测包括血脂组合、同型半胱氨酸和超敏C-反应蛋白(C-reactive protein,CRP)。心肌损伤和心肌梗死检测包括心肌肌钙蛋白(cardiac troponin,cTn)、肌酸激酶同功酶(creatine kinase isoenzyme MB,CK-MB)、肌酸激酶同功酶质量浓度和肌红蛋白,这些标志物在正常情况下存在于心肌细胞中,心肌梗死发作后释放入血,若在血中发现这些物质水平升高则表明有心肌损伤存在。cTn 是目前诊断心肌损伤、坏死时特异度和敏感度较高的生物标志物,在急性冠脉综合征(acute coronary syndrome,ACS)的危险分层中也有重要的临床应用价值,取代 CK-MB 成为"金标准"。评价心脏功能的检测包括 B 型钠尿肽(B-type natriuretic peptide,BNP)和内皮素(ET)。国内外大量的研究表明,BNP 是诊断慢性心力衰竭和评价心脏功能的最佳心肌标志物,心衰患者血浆 BNP 水平随心力衰竭严重程度的增加而升高,是评价心功能的敏感指标,是严重心力衰竭患者一年期心血管事件发生的独立危险因子。ET 是由血管内皮细胞合成和释放的血管活性肽,对心血管起主要作用的是 ET-1,可引起血管收缩,尤以冠状动脉最为敏感。ET-1 在心力衰竭患者明显升高,其增高水平与心力衰竭严重程度及预后相关。

心血管疾病的器械检查除了传统的动脉血压测定、静脉压测定、心脏 X 线片、心电图等,随着医学发展,新的检查方法不断涌现,分为侵入性和非侵入性检查,这些检查对心血管疾病的临床诊断、危险分层、治疗方案选择以及预后判断都有重要意义。

侵入性检查主要指心导管检查,包括选择性心血管造影、临床心脏电生理检查、心内膜心肌组织活检以及心脏和血管腔内超声显像、血管内镜检查等。心导管检查创伤较小,可得到直接的诊断资料,临床意义大。

非侵入性检查包括各种类型心电图检查(遥测心电图、动态心电图、食道电生理检查、起搏电生理检查、心电图运动负荷试验、心室晚电位和心率变异性分析等);多普勒超声心动图;经食管超声心动图;负荷超声心动图;心肌声学造影;心脏多排 CT 血管显象;放射性核素心肌和血池显像;单光子发射体层显影;磁共振体层显影和磁共振血管造影等。这些检查对患者无创伤,容易被患者接受。

六、心血管疾病的遗传学检查

许多心血管病如肥厚型心肌病、扩张型心肌病、致心律失常右室心肌病等与遗传有关。随着人类基因组序列测定的完成和高通量基因检测方法学的应用,人们对疾病的遗传易感性有了全新的认识,从最初依赖于疾病家族史,发展到最近利用基因分型、特定基因检测等先进技术进行疾病遗传学评估,对临床医学产生影响。通过基因检测可以筛查家族中的高危患者,但基因检测也有一定的假阳性和假阴性。对已知致病基因的患者家族成员进行基因筛查,可以发现基因突变携带者并进行疾病风险分析,免除基因携带阴性者将来的临床随访观察而节约经费。

第二节　心血管疾病的防治

一、动脉粥样硬化性疾病的一级预防

心血管病一级预防,指心血管疾病尚未发生或疾病处于亚临床阶段时采取预防措施,控制或减少心血管疾病危险因素,预防心血管事件,减少群体发病率。在致残致死的心血管疾病中,75%以上是动脉粥样硬化性疾病。研究证实,动脉粥样硬化的发生发展是一个漫长的过程,其早期病变有可能在儿童时期就已经存在,不及时控制就可能在中老年期发生动脉粥样硬化性疾病。在动脉粥样硬化性疾病中,尤以冠心病和卒中为重,常在首次发病就有致死、致残的风险。

美国自20世纪40年代起冠心病死亡率持续升高,此后政府重视预防,主抓控制胆固醇、降压和戒烟,到2000年冠心病死亡率下降了50%,其中危险因素控制的贡献率最大,全人群胆固醇水平下降0.34mmol/L,收缩压下降5.1mmHg,吸烟量下降11.7%,对死亡率下降的贡献率分别为24%、20%和12%。二级预防(指对已经发生冠心病和其他动脉粥样硬化性血管疾病的患者早发现、早诊断、早治疗)和康复的贡献率为11%,三级预防(指重病抢救,预防并发症发生和患者的死亡)为9%,血运重建仅为5%。

美国心脏病学院/美国心脏协会(American College of Cardiology/American Heart Association, ACC/AHA)1997年制定了第一个《心血管疾病及卒中一级预防指南》,2006年WHO公布《心血管疾病预防指南》。我国卫生部2009年出台的新医改方案和"健康中国2020"战略,均明确提出"坚持预防为主,防治结合"的医疗方针。以此为契机,为提高中国医生对心血管疾病一级预防的重视,合理规范应用一级预防治疗措施,使我国尽快实现心血管疾病死亡率达下降拐点的目标。

大量流行病学调查和临床研究显示,心血管疾病的高发病率、高致残率和高病死率主要是由于心血管危险因素的流行。在我国不同地区14组人群(共17 330人)进行的前瞻性队列研究,平均随访6.4年,显示我国人群缺血性心血管疾病(冠心病、缺血性卒中)发病危险80%与高血压、吸烟、高胆固醇血症和糖尿病有关。2004年全球52个国家(包括中国)参与的Interheart研究发现,8种已知的可控的心血管危险因素预测个体未来发生心肌梗死危险的把握度为90%,包括高胆固醇血症、吸烟、糖尿病、高血压、腹型肥胖、缺乏运动、饮食缺少蔬菜水果和精神紧张。

目前我国每年新增高血压或血脂异常人数超过1000万人,1992~2002年10年间,我国居民超重和肥胖患病人数增加了1亿,大城市人群糖尿病患病率上升40%。在我国居民高血压、血脂异常、糖尿病、超重和肥胖患病率增加的同时,控制率却极低。2002年调查资料显示,全国血压控制率仅为6.1%;2006年第二次中国临床血脂控制状况多中心协作研究表明,治疗患者血脂控制率仅为50%,高危、极高危人群仅为49%和38%;2006年糖尿病调查表明,糖尿病患者糖化血红蛋白达标(<6.5%)仅25%。吸烟者中只有26%的人希望戒烟,戒烟成功率仅为11.5%,超过70%的吸烟者没有意识到吸烟对心血管健康的危害。在我国,心血管疾病危险因素的控制工作任重而道远。

加强筛查和早期诊断动脉粥样硬化是提高心血管疾病防治水平的关键环节。早在动脉管腔出现明显狭窄或闭塞性病变之前,动脉血管壁即已经发生功能和(或)结构改变。早期筛查并积极干预大动脉功能异常有助于延缓甚至避免管腔病变的发生。目前公认的无创动脉功能检测方法主要为动脉脉搏波传导速度(pulse wave velocity,PWV);动脉结构检测方法主要有颈总动脉内中膜厚度(carotid intima-media thickness,C-IMT)和踝肱指数(ankle-brachial index,ABI)。

对于心血管疾病的预防来说,推行健康的生活方式,包括平衡膳食、规律运动、戒烟、控制体重(将体重指数控制在22.5~25.0kg/m²)和心理平衡;有效控制危险因素,包括干预血脂异常、血糖和血脂的监测与控制;合理使用循证药物,才能有效地预防心血管疾病。

二、常用治疗方法及进展

(一) 药物治疗

应当熟悉每一种药物的药效学、药代动力学、剂量、用法、适应证、禁忌证和不良反应等基本知识。心血管疾病治疗的个体差异很大,应当遵循药物治疗的个体化原则。例如 β 受体阻断药和血管紧张素 I 转换酶抑制药对不同的患者以及同一患者治疗的不同阶段,所用剂量都不同,甚至差别很大。对心律失常的药物治疗,不仅要评估患者心律失常的类型,而且要评价药物的风险,因为很多抗心律失常药物有致心律失常的作用。有的药物治疗剂量与中毒剂量相近,如地高辛,需要严密监测毒性反应。某些非洋地黄类正性肌力药可能被应用于治疗严重的心力衰竭,但这类药物长期应用会增加死亡率。

(二) 固定复方制剂的应用

预防心血管疾病的最佳策略是控制多重危险因素,近年提出多效复方制剂(Polypill)的概念。多效复方制剂是由几种控制心血管疾病危险因素的不同药物组成的固定剂量复方制剂。已有的多效复方制剂组分包括三种半标准剂量的降压药物、抗血小板药物、他汀类药物、叶酸。在心血管疾病高危人群,这种多效复方制剂预计可将冠心病相对风险降低 44%。固定复方制剂通常选择具有附加或协同作用的单药,且某些药物可抵消另一种药物的不良反应。此外,通过减少患者服用的单药数目,简化治疗,利于提高患者依从性。

(三) 介入治疗

心血管疾病治疗的重大变革来源于介入治疗的发展和普及。在冠心病治疗领域,1977 年 Gruentzig 医师在瑞士苏黎世进行了世界上首例经皮冠状动脉腔内成形术(PCI),这一成功轰动了国际心脏病学界,从此开创了冠心病介入治疗的新纪元,改变了冠心病治疗学的总格局,被誉为"心脏病治疗的革命"。1987 年英国医师 Sigwart 首次将冠状动脉内支架植入术应用于临床,开创了冠心病血管重建介入治疗技术新的里程碑。随着支架材料、形态技术的研究,其种类不断增多,应用范围越来越广。21 世纪药物涂层支架(drug-eluting-stent,DES)问世,美国食品与药品监督管理局(U.S. food and drug administration,FDA)于 2003 年 4 月及 11 月先后批准雷帕霉素涂层支架和紫杉醇涂层支架用于冠脉 PCI 手术中。研究结果均已证实 DES 的安全性和有效性,以及显著降低再狭窄的效果。药物涂层支架在攻克支架再狭窄问题上的突破,成为 PCI 的第三个里程碑。随着新介入治疗和技术的不断问世和应用,新介入器械的不断改进和完善,经验的不断积累和成熟,更重要的是围绕 PCI 的研究重心也已经历了由术中并发症防治到术后再狭窄防治的巨大转变。

心律失常是心脏疾病中的常见病和多发病。由于各种心脏疾病产生心律失常的机制不同,以往必须给患者长期服用各种抗心律失常药物。但抗心律失常的药物疗效有限,副作用多,能够长期控制心律失常发作的药物较少,且长期服药费用高。心导管消融治疗快速性心律失常目前已发展成为十分成熟的治疗手段,心导管消融治疗是通过心导管将射频电流引入心脏,定位于心律失常产生或维持的关键部位,然后消融阻断折返环路或消除病灶,从而治疗心律失常。随着心脏电生理检查不断完善和导管消融技术的不断成熟,越来越多种类的心律失常能够被根治。

双心室起搏对于一些心力衰竭患者也是个福音,可以改善大部分患者的生活质量,减少因心衰发作而住院的次数,降低病死率。植入起搏器是一些心动过缓患者的必要选择,更加符合生理性的起搏,将有利于心功能的恢复,防止房颤的发生。冠脉造影、介入再血管化治疗对于冠心病患者已不再陌生,急性心肌梗死绿色通道的建立,急诊介入手术让许多患者转危为安。主动脉内球囊反搏(intra-aortic balloon pump,IBAP)为一些如出现心源性休克的危重患者赢得了珍贵的抢救时间,使他们有机会渡过疾病的难关。

(四) 外科手术治疗

对先天性心脏病、心脏瓣膜病、大血管疾病、冠心病及心脏肿瘤和心包疾病,外科手术是主要的治疗方法之一。手术方式和时机的选择常常需要内科医生参与。

(五) 基因筛查与基因治疗

肥厚型心肌病是多种复杂的遗传学和非遗传学因素相互作用的结果,而遗传学因素强于非遗传学因素。筛选致病基因对于遗传性或家族倾向性心脏病的防治具有重要意义。干细胞移植在心力衰竭治疗领域和血管新生治疗领域取得许多进展,具有良好的应用前景。基因治疗和靶向药物治疗可能成为治疗心血管疾病的又一新途径。

(六) 心理治疗

很多心脏科就诊的患者同时存在精神心理问题,患者常伴有焦虑抑郁等精神症状。心脏科就诊患者的精神心理问题跨度大,从普通人的患病反应,到患病行为异常及适应障碍,到慢性神经症患者的特殊应对方式,到药物不良反应造成的精神症状以及心脏疾病严重时出现的脑病表现等。由于传统的单纯医学模式,常忽视精神心理因素,使患者的治疗依从性、临床预后和生活质量明显降低,成为目前心血管医生在临床工作中必须面对又迫切需要解决的问题。医生应当给予健康教育、心理支持,提高患者治疗依从性,加强随访,对于焦虑抑郁症状重的患者可给予抗抑郁焦虑药物治疗。

三、心血管疾病治疗的循证医学原则

循证医学是近年来倡导的一种临床医学模式,它要求临床医生在诊断、治疗患者时,应参照大规模临床试验所提供的循证医学证据,而不是仅凭个人的临床经验。近年来循证医学领域取得了巨大发展,肯定了某些有争议的药物的疗效。心力衰竭是心血管疾病治疗中的一个难题,尽管过去的治疗方法如洋地黄和利尿剂的使用能改善患者的症状,却并不能改善预后。过去认为具有负性肌力作用的 β 受体阻断药对心衰患者是禁用的。然而,大规模的临床试验,如比索洛尔研究(cardiac insufficiency bisoprololstudy Ⅰ、Ⅱ,CIBIS Ⅰ、Ⅱ)和美托洛尔治疗心衰的随机对照试验(metoprolol CR/XL randomized intervention trial in heart failure,MERITHF)等均证明,β 受体阻断药不仅能改善心功能、缩短住院日、提高生存质量,而且能降低患者的病死率。

循证医学还否定了某些药物的疗效。Ⅰ类抗心律失常药物能有效地减少心肌梗死患者频发、复杂的室性早搏或非持续性室性心动过速的发作,但心律失常抑制试验(cardiac arrhythinia suppression trial,CAST)等临床研究却发现,Ⅰ类抗心律失常药物明显增加患者猝死和死亡的风险。因此循证医学要求我们在确定任何治疗措施的疗效时,不能单纯根据临床指标如血压、血流动力学、生化指标的变化判断其对疾病的治疗作用,而应根据大规模的临床试验结果,特别是随机对照试验,以改善患者预后为目标。随机对照试验的证据在循证医学评价体系被认为级别最高。但随机对照试验也有局限性,其主要局限于药物研究,很少涉及生活方式和行为;研究中大多排除了 75 岁以上老人,肾功能不全、肝功能损害、心功能不全、青年人群、女性的代表性不足。因此除了随机对照试验的结论外,流行病学研究和人类遗传学研究的成果对指导临床诊治亦非常重要。

(黄　岚)

本章小结

1. 我国心血管疾病总体流行趋势一直呈上升态势,预计今后 10 年,我国心血管疾病患病人数将快速增长。

2. 心血管疾病的常见症状包括胸痛、呼吸困难等，常见体征包括颈静脉怒张、心尖搏动移位和强度、范围改变、心率改变、心律改变、心脏杂音等。

3. 肌钙蛋白（cTn）是目前诊断心肌损伤、坏死时特异度和敏感度较高的生物标志物；B 型钠尿肽（BNP）是评价心脏功能的常用标记物。

4. 冠心病经皮介入治疗经历了三个里程碑，药物涂层支架的应用大大降低了支架再狭窄发生率。

5. 心血管疾病治疗应当遵循循证医学的原则。

思考题

1. 简述动脉粥样硬化性疾病的一级预防措施。

2. 解释什么是循证医学。

主要参考文献

1. 陆再英，钟南山. 内科学. 第 7 版. 北京：人民卫生出版社，2012.

2. 王文，朱曼璐，王拥军，吴兆苏，高润霖，孔灵芝，胡盛寿代表中国心血管病报告编写组.《中国心血管病报告 2012》概要. 中国循环杂志，2013，28（6）：408-412.

3. 中国医师协会心血管内科医师分会. 心血管疾病一级预防中国专家共识. 中华内科杂志，2010，49（2）：174-185.

4. Bangalore S，Pursnani S，Kumar S，et al. Percutaneous coronary intervention versus optimal medical therapy for prevention of spontaneous myocardial infarction in subjects with stable ischemic heart disease.Circulation，2013，127：769-781.

5. Savarese G，Musella F，DAmore C，et al. Changes of natriuretic peptides predict hospital admissions in patients with chronic heart failure：a meta-analysis.JACC Heart Fail，2014，2：148-158.

第十三章　休　克

休克(shock)是机体遭受强烈的致病因素侵袭后,由于有效循环血量锐减,机体无法有效代偿,组织缺血缺氧,细胞代谢紊乱和功能受损的一种危及全身的临床综合征。其主要特点是重要脏器组织中的微循环灌流不足,代谢紊乱和全身各系统的机能障碍。所谓有效循环血量,是指单位时间内通过心血管系统进行循环的血量。有效循环血量依赖于充足的血容量、有效的心输出量和适当的周围血管张力三个因素。当其中任何一因素的改变,超出了人体的代偿限度时,即可导致有效循环血量的急剧下降,造成全身组织、器官氧合血液灌流不足和细胞缺氧,进而发生休克。在休克的发生发展过程中,上述三个因素常都累及,且相互影响。简言之,休克是机体对有效循环血量减少的反应,是组织灌流不足引起的缺血缺氧和细胞受损的病理过程。

在休克发生发展的病理过程中,氧供给不足和需求增加是休克的本质,因此恢复对组织细胞的供氧,促进其有效利用,重新建立氧的供需平衡和保持正常的细胞功能是治疗休克的关键环节。现代观点将休克视为一个序贯性事件,是一个从亚临床阶段的组织灌注不足向多器官功能障碍综合征或多器官衰竭发展的连续过程。

第一节　概　述

一、休克的分类

休克的分类方法很多,目前尚无统一意见,主要的分类方法有以下几种。

(一) 按休克的病因分类

休克的病因分类是比较常用的分类方法。

1. 失血性休克　因大量失血,迅速导致有效循环血量锐减而引起周围循环衰竭称为失血性休克(hemorrhagic shock),常见于外伤引起的出血、消化性溃疡出血、食管静脉曲张破裂、妇产科疾病所引起的大出血等。失血后是否发生休克不仅取决于失血量,还取决于失血的速度。一般15分钟内失血量少于全血量的10%时,机体尚可代偿;若快速、大量(超过总血量的25%~35%)失血而又得不到及时有效补充时则可能导致失血性休克。

2. 创伤性休克　严重创伤特别是在伴有一定量出血时常引起休克,称为创伤性休克(traumatic shock)。

3. 感染性休克　严重感染特别是革兰阴性细菌感染常可引起感染性休克。在革兰阴性细菌引起的休克中,内毒素起着重要的作用,故亦称为内毒素性休克(endotoxin shock)或中毒性休克。感染性休克常伴有败血症,故又称脓毒症性休克(septic shock)。

4. 心源性休克　大面积急性心肌梗死、急性重症心肌炎、急性心包填塞、严重心律失常等常可导致心源性休克(cardiogenic shock)(详见本章第二节)。

5. 过敏性休克　当已致敏的机体再次接触到抗原物质时,可发生强烈的变态反应,容量血管扩张,毛细血管通透性增加并出现弥散性非纤维蛋白血栓,血压下降、组织灌注不良致过敏性休克(anaphylactic shock)。

6. 烧伤性休克　大面积烧伤伴有大量血浆丧失者常导致烧伤性休克(burn shock)。休克早期与疼痛及低血容量有关,晚期可继发感染,发展为感染性休克。

7. 神经源性休克　剧烈疼痛、高位脊髓麻醉或损伤等可引起神经源性休克(neurogenic shock)。通常为交感神经系统急性损伤或被药物阻滞引起相应的神经所支配的小动脉扩张,血管容量增加,出现相对血容量不足和血压下降。这类休克预后好,通常可自愈。

(二) 按休克发生的始动环节分类

尽管引起休克的原因很多,但休克的始动环节不外乎血容量减少,毛细血管和小静脉扩张致血容量相对不足,毛细血管通透性增加,心脏泵血功能严重障碍,导致有效循环血量下降和微循环灌注减少。据此,可将休克进行如下分类。

1. 低血容量性休克　低血容量性休克(hypovolemic shock)的始动发病环节是血容量减少,引起心室充盈不足和心输出量减少,如果机体通过增加心率仍不能代偿,可导致器官组织灌注不足。快速大量失血、大面积烧伤所致的大量血浆丧失、大量出汗、严重腹泻或呕吐等情况所引起的大量体液丧失都可使血容量急剧减少而导致低血容量性休克。创伤性休克常伴有不同程度的失血,其发生与疼痛和血容量不足有关。

2. 血管源性休克　血管源性休克(vasogenic shock)的始动发病环节是外周血管(主要是微小血管)扩张导致血管容量扩大,血容量相对不足,致有效循环血量减少。过敏性休克和神经源性休克属于此类。此类休克血容量和心泵功能可能正常,但由于广泛的小血管扩张和血管床扩大,大量血液淤积在外周微血管中而使回心血量减少。

3. 心源性休克　心源性休克(cardiogenic shock)的始动发病环节是由于泵衰竭引起的心输出量急剧减少,最常见于急性心肌梗死。

(三) 按休克时的血流动力学特点分类

1. 低排高阻型休克　亦称低动力型休克(hypodynamic shock),其血流动力学特点是心脏排血量低,而总外周血管阻力高。由于外周血管收缩,血流量减少,使皮肤温度降低。本型休克在临床上最为常见。低血容量性、心源性、创伤性和大多数感染性休克均属此类。

2. 高排低阻型休克　亦称高动力型休克(hyperdynamic shock),其血流动力学特点是总外周血管阻力低,心脏排血量高。由于皮肤血管扩张,血流量增多,使皮肤温度升高。部分感染性休克属此类。

二、病理生理

各类休克虽然由于致休克的动因不同,在发生发展过程中各有特点,但有效循环血量锐减,器官组织缺血缺氧,炎症介质激活是其共同的病理生理基础。

(一) 微循环变化

微循环占循环总量的 20%,在正常情况下,毛细血管开放与关闭受毛细血管前括约肌的舒张与收缩的调节。休克时微循环相应地发生不同阶段的变化,大致可分为三期,即微循环缺血期、微循环淤血期和微循环衰竭期。

1. 微循环缺血期(缺血性缺氧期)　休克早期,由于有效循环血容量显著减少,动脉血压下降,机体通过一系列代偿机制进行调节和矫正。通过主动脉弓和颈动脉窦压力感受器引起血管舒缩中枢加压反射,交感 - 肾上腺系统强烈兴奋导致儿茶酚胺大量释放,RAAS 活性增加等,可引起心率增快,心输出量增加,总外周阻力增高。同时通过选择性收缩外周(皮肤、骨骼肌)和腹腔内脏(肝、脾、胃肠)的小血管使循环血量重新分布,保证心、脑等重要器官的血液灌注。

受儿茶酚胺等缩血管因子影响,微动脉、后微动脉和毛细血管前括约肌收缩,毛细血管前阻力明显升高,微循环灌流量急剧减少,压力降低;增多的儿茶酚胺还能刺激血小板产生更多的血栓素 A_2(thromboxane A_2,TXA_2),TXA_2 具有强烈的缩血管作用;同时由于微静脉和小静脉对儿茶酚胺敏感性较低,收缩较轻;动静脉吻合支不同程度的开放,血液从微动脉经动静脉吻合支直接流入小静脉。总之,由于毛细血管前括约肌收缩和动静脉吻合支开放,致使微循环"少灌少流,灌少于流",组织处于缺血缺氧状态。若能在此期去除病因积极治疗,休克常较容易得到纠正。

2. 微循环淤血期　在休克的微循环缺血期,如未能及早进行救治,改善微循环,组织细胞持续缺氧,局部酸中毒、舒血管物质(如组胺、激肽、乳酸、腺苷等)增多,后微动脉和毛细血管前括约肌舒张,毛细血管大量开放,微循环容量扩大、淤血,发展为休克微循环淤血期。由于微静脉和小静脉对局部酸中毒耐受性较大,儿茶酚胺仍能使其收缩,毛细血管后阻力增加,而使微循环血流缓慢。由于毛细血管前括约肌舒张,毛细血管大量开放,而微静脉仍处于收缩状态,结果微循环内"多灌少流,灌大于流"。毛细血管壁通透性升高,血浆渗出,血液浓缩,红细胞聚集,血小板黏附和聚集,可使微循环血流变慢甚至停止。由于大量血液淤积在微循环内,回心血量减少,使心输出量进一步降低,加重休克的发展。

患者表情淡漠或神志不清,患者皮肤颜色由苍白而逐渐发绀,尤其是口唇和指端。由于静脉回心血量和心输出量减少,患者静脉萎陷,动脉血压明显降低,脉压小,脉细速。此期为休克的危急状态,应立即抢救,补液,解除小血管痉挛,给氧,纠正酸中毒,防止发生弥散性血管内凝血。

3. 微循环衰竭期　从微循环淤血期发展为微循环衰竭期是休克恶化的表现。微循环血液淤滞黏稠呈高凝状态,红细胞和血小板聚集形成微血栓,甚至发生弥散性血管内凝血(disseminated intravascular coagulation,DIC),更加重组织缺氧和代谢障碍。细胞内溶酶体膜破裂,组织细胞坏死,引起各器官功能严重障碍。由于凝血因子(如凝血酶原、纤维蛋白原等)和血小板大量被消耗,纤维蛋白降解产物增多,使血液凝固性降低,血管壁受损,继而发生局灶性或弥漫性出血。

弥散性血管内凝血一旦发生,将使微循环障碍更加严重,休克病情进一步恶化。患者可表现为神志不清,血压测不到,无尿。心、脑、肝、肾等重要器官功能障碍甚至衰竭。此期治疗非常棘手,亦称为休克难治期。

(二) 代谢改变

1. 无氧代谢致代谢性酸中毒　休克时细胞代谢改变比较复杂,由于休克的类型、发展阶段以及组织器官的特异性,其代谢改变的特点和程度也都有所不同,但仍有基本的共同的代谢改变。休克时由于组织的低灌流和细胞缺血缺氧,使有氧氧化受抑,无氧酵解过程加强,从而使乳酸产生增多,导致酸中毒。当严重酸中毒时,心血管对儿茶酚胺的反应性降低,表现为心率减慢、血管扩张和心输出量下降。

2. 能量代谢障碍　休克时由于组织细胞的缺血缺氧和酸中毒,使脂酰辅酶 A 合成酶和肉毒脂酰转移酶的活性降低,因而脂肪酸的活化和转移发生障碍。同时线粒体受缺氧和酸中毒的影响,呼吸功能受抑制,脂酰辅酶 A 氧化分解受阻并在细胞内蓄积,从而加重细胞损害。创伤和感染使机体处于应激状态,机体儿茶酚胺和肾上腺皮质激素明显升高,从而抑制蛋白质合成,加速蛋白分解,促进糖异生,抑制糖酵解,使血糖水平升高。在应激状态下,当具有特殊功能的酶类蛋白质被消耗后,将影响到细胞的正常生理功能,导致器官功能障碍。

(三) 炎症介质释放和缺血 - 再灌注损伤

休克可刺激机体释放过量炎症因子,形成"瀑布样"连锁放大效应。炎症介质包括白细胞介素(interleukins,ILs)、肿瘤坏死因子(tumor necrosis factor,TNF)、集落刺激因子、干扰素(interferon,IFN)等。活性氧代谢产物可引起脂质过氧化和细胞膜破裂。经过治疗组织微循环恢复后,可能出现组织器官的缺血再灌注损伤,与活性氧自由基大量释放有关。

(四) 细胞结构破坏

休克时细胞结构的破坏主要是指生物膜(包括细胞膜、线粒体膜和溶酶体膜等)发生损害。

1. 细胞膜损害　最早的改变是细胞膜通透性增高,与下述原因有关:①休克时组织细胞缺血缺氧,细胞膜不能维持正常结构和功能;②脂肪酸氧化受阻,蓄积于细胞内的游离脂肪酸和脂酰辅酶 A 对细胞膜有直接破坏作用;③细胞内酸中毒对细胞膜有直接损害作用;④休克时氧自由基大量产生,通过膜脂质过氧化反应而破坏生物膜;⑤溶酶体酶、内毒素等也可破坏细胞膜的功能与结构。由于细胞膜的完整性在维持细胞的生命活动中起着重要作用,故当细胞膜完整性破坏时,即意味着细胞发生不可逆性损伤。

2. 线粒体损害　线粒体是维持细胞生命活动的"能源供应站"。休克时最早出现的线粒体损害是呼吸功能受抑和 ATP 合成减少,线粒体 ATP 酶活性降低。随后发生线粒体超微结构的改变,如基质颗粒减少或消失,嵴内腔扩张,嵴肿胀等。休克时线粒体损害与内毒素、细胞缺血缺氧以及氧自由基产生增加有关。

3. 溶酶体膜破裂　休克时组织缺血、缺氧、酸中毒、氧自由基以及内毒素可导致溶酶体膜破裂。溶酶体释放多种水解酶,如组织蛋白酶、多肽酶、磷酸酶等,溶解和消化细胞内、外的各种大分子物质,尤其是蛋白类物质,加速细胞结构和功能损害。

(五) 器官功能障碍

休克时全身各器官功能发生继发性改变,主要包括肺、心、肾、脑、肝脏及胃肠等重要器官的功能障碍甚至衰竭。

1. 肺　休克早期,由于呼吸深快,缺氧和代谢性酸中毒,可能出现低碳酸血症和呼吸性碱中毒。随着病情进展,由于交感系统兴奋和缩血管物质增加,可使肺血管阻力升高,肺低灌注,继而引起肺淤血、肺水肿、局限性肺不张、微循环血栓形成和栓塞以及肺泡内透明膜形成等重要病理改变。上述休克肺的病理改变将影响肺的通气功能,妨碍气体弥散,造成死腔样通气和(或)功能性分流,从而导致呼吸衰竭。高龄患者发生急性呼吸窘迫综合征(acute respiratory distresssyndrome,ARDS)的危险性更大。ARDS 常发生于休克期内或稳定后 48~72h 内。休克肺是休克死亡的重要原因,约有 1/3 的休克患者死于休克肺。

2. 心　休克时血压降低,心率增快引起心室舒张期缩短,可使冠脉血流量减少和心肌供血不足。同时心率增快、心肌收缩力加强,导致心肌耗氧量增加,更加重了心脏缺氧。酸中毒对心脏的影响是多方面的,不仅使肌浆网对钙的摄取和释放减少,还导致心肌细胞能量物质产生和利用减少,降低心肌的舒缩功能,诱发和加重心力衰竭。此外,心肌内微血栓形成,可引起局灶性心肌梗死。上述因素共同促进心力衰竭的发生,对于有冠状动脉狭窄的患者,则更容易、更早出现心力衰竭。一般而言,休克早期可出现心功能代偿性增强,随着休克的进展,心功能逐渐被抑制,直至出现心力衰竭。一旦发生心力衰竭,患者的病情迅速恶化,并给治疗带来困难。

3. 肾　休克早期肾血流量不足,同时 RAAS 和交感神经系统激活使肾血管收缩,肾血流量进一步减少,导致肾小球滤过率减少。此时,肾小管上皮细胞缺血时间不长,仍能保持正常的重吸收功能,加之醛固酮和抗利尿激素分泌增多,因此肾小管重吸收功能相对增强。由于肾小球滤过率减少,肾小管重吸收增强,患者可出现少尿或无尿。此时肾功能的变化是可逆的,一旦休克逆转,血压恢复,肾血流量增加,肾功能和尿量即可恢复正常。因此尿量变化是临床判断休克预后和疗效的重要指标。当休克持续时间较长时,可引起急性肾小管坏死,发生器质性肾衰竭,此时即使肾血流量随着休克的好转而恢复,患者的尿量也难以在短期内恢复正常。肾功能障碍会导致严重的内环境紊乱,包括高钾血症、氮质血症和酸中毒等。

4. 脑　休克早期一般不会出现明显的脑功能异常。随着休克的进展,脑血流量进行性下降,会出现逐渐加重的缺血缺氧性脑损伤。在微循环凝血期,脑循环内可有血栓形成和出血。大脑皮层对缺氧极为敏感,当缺氧逐渐加重,患者神志由兴奋转为抑制(表情淡漠),甚至发生惊厥和昏迷。

5. 肝　休克时肝细胞缺血缺氧,严重时可导致肝小叶中央部分肝细胞坏死,同时肠道产生的毒性物质经门脉进入肝,导致肝功能障碍。患者可出现转氨酶、血氨升高。受损肝的解毒和代谢能力下降,蛋白质和凝血因子合成障碍,可引起内毒素血症、低蛋白血症和出血。

6. **胃肠道**　胃肠道的缺血缺氧可使消化液分泌受抑,胃肠道运动减弱,胃肠黏膜糜烂或形成应激性溃疡,肠壁水肿甚至坏死。休克时肠道黏膜屏障功能破坏,致使肠道细菌毒素被吸收入血,加之肝的解毒能力下降,易引起机体中毒和感染。

7. **多器官衰竭**　多器官衰竭(multiple organ failure,MOF)是指心、脑、肺、肾、肝、胃肠、胰腺及血液等器官,在 24 小时内有两个或两个以上的器官相继或同时发生功能衰竭。MOF 又称多系统功能衰竭。休克的晚期常出现 MOF,是患者致死的重要原因,衰竭的器官越多,病死率越高。如有三个器官发生功能衰竭时,病死率可高达 80% 以上。MOF 的发病机制尚不很清楚,现认为MOF 是组织缺血缺氧、代谢障碍、酸中毒以及炎症失控等因素共同作用的结果。

三、临床表现

(一)休克早期

机体对有效循环血量减少早期有相应的代偿能力。在原发症状体征为主的情况下出现轻度兴奋征象,患者意识尚清,但烦躁焦虑,精神紧张。由于皮肤血管收缩,使面色、皮肤苍白,口唇甲床轻微发绀。交感 - 肾上腺系统兴奋和 RAAS 激活,使心率增快,呼吸频率增加,脉搏细速,血压可骤降,也可略降,甚至正常或稍高,脉压缩小。有效循环血容量减少,致尿量减少。

(二)休克中期

由于脑组织缺氧,患者反应迟钝,神志尚清楚。四肢温度下降,皮肤湿冷。心肌收缩力降低致心音低钝。脉搏细弱,血压进行性降低,脉压差小于 20mmHg。尿少。

(三)休克晚期

由于脑组织持续缺血缺氧,患者出现意识不清或昏迷。呼吸表浅,心音低钝,脉搏细弱,血压测不到,无尿。此时处于微循环衰竭期,表现为弥散性血管内凝血(DIC)和多器官衰竭(MOF)。DIC 表现为顽固性低血压,皮肤发绀或广泛出血,甲床微循环淤血,血管活性药物疗效不佳,常与器官衰竭并存。急性呼吸功能衰竭表现为吸氧难以纠正的进行性呼吸困难,进行性低氧血症,呼吸急促,发绀,肺水肿和肺顺应性降低等表现。急性心功能衰竭表现为呼吸急促,发绀,心率增快,心音低钝,可有奔马律、心律不齐。中心静脉压及肺毛细血管楔压(pulmonary capillary wedge pressure,PCWP)升高,严重者可有肺水肿表现。肾衰竭表现为少尿或无尿、氮质血症、高血钾等水电解质和酸碱平衡紊乱。肝功能障碍出现黄疸,血胆红素增加,转氨酶升高,白蛋白进行性下降。由于肝脏具有强大的代偿功能,肝性脑病发病率并不高。胃肠道功能紊乱常表现为腹痛、消化不良、呕血和黑便等。

四、休克的临床监测

通过对休克患者的临床监测可以及时了解患者的病情,为制定和调整治疗方案提供依据。

(一)一般监测

1. **血压**　休克患者应密切监测血压,血压高低是判断患者病情的重要指标,维持稳定的血压对患者十分重要。休克早期由于剧烈的血管收缩,可使血压保持或接近正常。如血压逐渐下降,收缩压 <90mmHg、脉压 <20mmHg 是休克存在的证据。如血压回升、脉压增大,表明休克好转。

2. **精神状态**　精神状态能够反映脑组织灌流的情况。如果患者神志清楚,反应良好,表明脑组织血液灌注尚可;如患者出现神志淡漠,反应迟钝,改变体位时出现晕厥,提示脑循环血量不足。

3. **皮肤温度、色泽**　皮肤温度、色泽反映体表灌流的情况。休克时,患者四肢皮肤苍白、湿冷,轻压指甲或口唇时颜色变苍白,在松压后恢复红润缓慢。如患者四肢温暖,皮肤干燥,轻压指甲或口唇时,局部暂时缺血呈苍白,松压后迅速转红润,表明休克好转。

4. **心率及脉率**　心率和脉率是判断休克病情,指导治疗的重要指标。脉率细速早于血压下降,当血压回升之前出现脉搏有力、手足温暖,常提示休克好转。常用脉率/收缩压(mmHg)计算休克指数,帮助判断休克的有无和轻重。休克指数在 0.5 以下提示无休克;超过 1~1.5 提示有休克;大于 2.0 提示严重休克。

5. **尿量**　尿量是判断肾脏等内脏系统灌流的重要指标。患者留置导尿管,观察每小时尿量。尿量每小时少于 25ml,比重增加,表明肾血管收缩仍存在或血容量仍不足;血压正常,但尿量仍少,比重降低,则可能已发生急性肾衰竭;尿量稳定在每小时 30ml 以上时,提示休克已经纠正。

6. **实验室检查**　休克的实验室检查应当尽快进行并且注意检查内容的广泛性。一般项目包括:①血常规;②电解质、肝功能;③肾功能检查以及尿常规及比重测定;④出、凝血指标检查;⑤血清酶学检查和肌钙蛋白、肌红蛋白、D-二聚体等;⑥各种体液、排泄物等的培养、病原体检查和药敏检测等。

(二)特殊监测

1. **中心静脉压**　中心静脉压(CVP)反应右心房的压力和回心血量,是反映右心前负荷的指标。CVP 的正常值为 4~12cmH_2O。在心功能正常的情况下,CVP 的高低反映血容量的状况。在低血压情况下,CVP 低于 4cmH_2O 时,提示血容量不足;高于 15cmH_2O 时,提示心功能不全、静脉血管床过度收缩或肺循环阻力增加;高于 20cmH_2O 时,提示存在心力衰竭。将 CVP 与血压进行综合比较,可鉴别心功能和血容量的问题,特别是低血压,高 CVP 时应警惕心衰。为取得可靠结果,CVP 应作连续测定,进行动态观察。

2. **肺毛细血管楔压(PCWP)**　应用 Swan-Ganz 漂浮导管经周围静脉最终进入肺动脉,测定肺动脉压(pulmonary arterial pressure,PAP)和肺毛细血管楔压,可了解肺静脉、左心房和右心室舒张末期的压力。PAP 的正常值为 10~22mmHg;PCWP 的正常值为 6~15mmHg。如 PCWP 降低,反映血容量不足。PCWP 升高反映左房压力增高,当 PCWP 超过 30mmHg 时提示肺水肿。由于 PCWP 较 CVP 更加敏感,因此当 PCWP 已升高,而 CVP 尚无增高时,应限制输液量以免发生肺水肿,并考虑降低肺循环阻力。亦可通过导管采血进行混合静脉血气分析,了解肺动静脉分流情况,掌握肺的通气/灌流比的变化情况。由于 Swan-Ganz 导管检查是一项有创技术,有可能发生严重并发症,故应当严格掌握适应证。

3. **心输出量(CO)和心指数(CI)**　心输出量是心率和每搏输出量的乘积,可经 Swan-Ganz 导管应用温度稀释法算出。成人心输出量的正常值为 4~6L/min。CI 是指单位体表面积上的心输出量,正常值为 2.5~3.5L/(min·m^2)。还可按下列公式算出总外周血管阻力:总外周血管阻力 = [(平均动脉压 – 中心静脉压)/心输出量] × 80,正常值为 100~130kPa·s/L。休克时,心输出量一般都降低,但在感染性休克时,心输出量可较正常值偏高。

4. **动脉血气分析**　动脉血氧分压(partial pressure of O_2 in artery,PaO_2)正常值为 80~100mmHg,动脉血二氧化碳分压(partial pressure of CO_2 in artery,$PaCO_2$)正常值为 36~44mmHg。休克时可因肺换气不足,出现 $PaCO_2$ 升高;也可因过度换气使 $PaCO_2$ 下降。若 $PaCO_2$ 超过 45~50mmHg 而通气良好时,往往存在严重的肺泡通气功能障碍。当 PaO_2 低于 60mmHg,吸入纯氧后仍无明显升高,常为急性呼吸窘迫综合征的信号。动脉血 pH 正常值为 7.35~7.45,通过血气分析监测 pH、碱剩余、缓冲碱和标准重碳酸盐的动态变化还可了解休克时代谢性酸中毒的演变,反映休克的严重程度和指导治疗。

5. **动脉血乳酸盐测定**　休克患者组织灌注不足可引起无氧代谢和高乳酸血症,监测动脉血乳酸盐有助于估计休克及复苏的变化趋势。正常值为 1~1.5mmol/L。休克时间愈长,动脉血乳酸盐水平也愈高。乳酸盐浓度持续升高,表示病情严重,预后不佳。此外,还可结合乳酸盐/丙酮酸盐比值判断病情,正常比值约 10∶1,高乳酸血症时该比值升高。

6. **弥散性血管内凝血(DIC)的实验室检查**　对疑有 DIC 的患者应进行有关血小板、凝血因子消耗程度以及反映纤维蛋白溶解活性的检查。以下五项检查中出现三项以上异常，结合临床有休克及微血管栓塞和出血倾向时，即可诊断 DIC。①血小板计数低于 80×10^9/L；②血浆纤维蛋白原少于 1.5g/L 或呈进行性降低；③凝血酶原时间较正常延长 3 秒以上；④血浆鱼精蛋白副凝试验阳性；⑤血涂片中破碎红细胞超过 2%。

7. **胃黏膜内 pH 测定**   休克时胃肠道较早处于缺血、缺氧状态，易于引起细菌移位、诱发脓毒血症和多器官功能障碍。胃黏膜内 pH 正常值为 7.35~7.45。这项无创的检测技术有助于判断内脏供血状况、及时发现早期的内脏缺血表现为主的"隐性代偿性休克"，也可通过准确反映胃肠黏膜缺血缺氧改善情况，指导休克复苏治疗的彻底性。

8. **感染和炎症因子的血清学检查**   通过血清免疫学检测手段，检查血中降钙素原（procalcitonin, PCT）、CRP、念珠菌或曲霉菌特殊抗原标志物或抗体以及脂多糖（lipopolysaccharide, LPS）、TNF、IL-1 等因子，有助于快速判断休克是否存在感染因素、可能的感染类型以及体内炎症反应紊乱状况。

五、诊断

当出现典型临床表现时，休克的诊断并不难，重要的是要在休克早期及时发现并处理，避免病情发展到更加严重的阶段。当遇到严重创伤、大出血、严重感染、过敏和严重心脏疾病的患者，应想到并发休克的可能。

（一）早期诊断

当出现交感神经 - 肾上腺系统功能亢进征象时，即应考虑休克的可能。早期症状诊断包括：①血压升高而脉压差减少；②心率增快；③口渴；④皮肤潮湿、黏膜苍白、肢端发凉；⑤皮肤静脉萎陷；⑥尿量减少（少于 25~30ml/h）。

（二）诊断标准

临床上延续多年的休克诊断标准是：①有诱发休克的病因；②有意识障碍；③脉搏细速，超过 100 次 / 分或不能触知；④四肢湿冷，胸骨部位皮肤指压阳性（压迫后再充盈时间超过 2 秒钟），皮肤有花纹，黏膜苍白或发绀，尿量少于 30ml/h 或尿闭；⑤收缩压低于 80mmHg；⑥脉压差小于 20mmHg；⑦原有高血压者，收缩压较原水平下降 30% 以上。凡符合上述第①项以及第②、③、④项中的两项和第⑤、⑥、⑦项中的一项者，即可诊断为休克。

六、治疗

休克是临床上常见的危急情况，一旦诊断应当及时救治。在休克早期进行有效的干预，控制引起休克的原发病因，遏止病情发展，纠正器官组织缺血缺氧，防止多器官功能障碍，改善患者的预后。

患者通常取平卧位，必要时采取头和躯干抬高 20°~30°、下肢抬高 15°~20° 的体位，以利于呼吸和下肢静脉回流，同时保证脑灌注压力。保持呼吸道通畅，可用鼻导管法或面罩法吸氧，必要时建立人工气道，呼吸机辅助通气。尽早建立静脉通路，并用血管活性药物维持血压。尽量保持患者安静，可用小剂量镇痛、镇静药，但要防止呼吸和循环抑制。

（一）病因治疗

引起休克的病因各异，根除或控制引起休克的病因对阻止休克的进一步发展十分重要，尤其是某些外科疾病引起的休克，原发病灶大多需手术处理。失血性休克是常见的休克类型，在针对休克救治的同时应当积极止血。创伤性休克的病情比较复杂，不仅有低血容量，而且还由于不同部位的创伤而引起不同的器官功能障碍。对危及生命的创伤如张力性气胸等，应进行相应的紧急处理。但对于其他创伤，一般应待血压回升稳定后进行。感染性休克伴有全身炎症反应，应当积极控制感染。

(二) 补充血容量

休克治疗的共同目标是恢复有效的组织灌注,需要补充足够的血容量。不仅要补充已经丢失的血容量,还要补充因毛细血管床扩大引起的血容量相对不足。在连续监测血压、尿量和CVP 的基础上,结合患者皮肤温度、末梢循环、脉率及毛细血管充盈时间等情况,判断需要补充的液体量。

(三) 维持酸碱平衡

患者在休克状态下,由于组织灌注不足和细胞缺氧常存在不同程度的代谢性酸中毒。这种酸性环境对心肌、血管平滑肌和肾功能都有抑制作用,应予纠正。但在机体代偿机制的作用下,患者产生过度换气,呼出大量 CO_2,可引起呼吸性碱中毒,这时患者的动脉血 pH 可在正常范围内。按照血红蛋白氧离曲线的规律,碱中毒环境不利于氧从血红蛋白释出,会加重组织缺氧,因此对早期休克患者不宜盲目地输注碱性药物。轻微的酸性环境有利于氧从血红蛋白解离,对组织供氧有利。机体在获得充足血容量和微循环得到改善之后,轻度酸中毒常可缓解而不需再用碱性药物。但当严重休克经扩容治疗后仍有严重的代谢性酸中毒时,需要使用碱性药物。

(四) 血管活性药物的应用

血管活性药物辅助扩容治疗,可迅速改善微循环,升高血压。理想的血管活性药物不仅能快速升高血压,还能改善心、脑等重要脏器灌注。血管活性药物包括缩血管药和扩血管药两大类。缩血管药有多巴胺、间羟胺和去甲肾上腺素等。扩血管药包括硝酸酯类、酚妥拉明等(详见本章第二节心源性休克部分)。

(五) 其他治疗

当出现 DIC 可用肝素抗凝,一般用量为 1.0mg/kg,每 6 小时一次。应用阿司匹林抗血小板聚集。皮质类固醇可用于感染性休克和较为严重的休克。休克患者应加强营养代谢支持和免疫调节治疗,给予适当的肠内和肠外营养。还可辅助应用改善微循环、对抗氧自由基和提高细胞能量代谢的药物。

第二节　心源性休克

心源性休克(cardiogenic shock)是指在血容量充足的情况下,由于心脏泵血功能衰竭,心输出量不足,而引起的动脉低血压和组织低灌注的临床综合征。

一、心源性休克的诊断标准

诊断标准包括:①动脉收缩压≤90mmHg 或平均动脉压下降≥30mmHg,至少持续 30min;②心指数≤2.2L/(min/m²);③肺毛细血管楔压(PCWP)≥15mmHg;④脏器低灌注表现:神态改变、发绀、肢体发冷、尿量 <0.5ml/(kg·h)。

二、心源性休克的病因及病理生理

心源性休克的病因很多,常见的有急性心肌梗死、心包填塞、严重心律失常、终末期心肌疾病等。

(一) 急性心肌梗死

心源性休克最主要的病因是急性心肌梗死,占 80% 左右。同时心源性休克也是急性心肌梗死患者最主要的死亡原因,非常凶险,其发病率为 7%~10%,多发生于 48 小时内。在急性心肌梗死的患者中,休克多发生于老年、糖尿病和前壁心梗的患者。心源性休克的患者既往多有心肌梗死病史,周围血管病和脑血管病史。近年来,随着临床医疗水平的提高,尤其是急性冠脉血运重建成功率的提升,急性心肌梗死后发生心源性休克的比率有所下降。既往这部分患者的病死率高达 70%~85%,随着急性心肌梗死治疗的进步,目前急性期死亡率下降到 50% 左右。

临床研究发现,急性大面积心肌梗死时,如左室心肌丧失 40% 以上常出现泵衰竭。此时心肌收缩力严重下降,心输出量减少,导致体循环灌注不足、低血压。一方面造成冠状动脉灌注压下降,加重心肌缺血,使心肌受损进行性加重;另一方面机体通过激活交感神经系统和 RAAS 收缩血管、增加水钠潴留,神经体液激活虽然有助于维持重要器官的灌注,但同时也导致心脏后负荷加重、心率增快、心肌耗氧量增加。由于心肌收缩力降低,导致左室舒张末容积增大、左室充盈压增大,造成肺淤血、肺水肿,出现低氧血症,加重心功能异常,如此形成恶性循环,导致身体各脏器严重供血不足,从而发生多器官衰竭,甚至死亡。此外,急性心肌梗死时引起全身炎症反应,由于炎症细胞及炎症因子的产生增加,使一氧化氮合酶表达增加,引起血管扩张,体循环血管阻力下降,造成体循环灌注减少和冠状动脉灌注压下降,通过上述机制再次加重心肌损害,最终导致心脏泵血功能衰竭。

急性心肌梗死后可出现乳头肌断裂、室间隔穿孔、心室游离壁穿孔等机械并发症。当乳头肌断裂或乳头肌功能不全时,出现急性大量二尖瓣反流、急性肺水肿、心输出量急剧减少而危及生命。急性心肌梗死后心源性休克患者中室间隔破裂发生率高达 6%,大的室间隔穿孔会出现大量左向右分流,导致右室容量负荷和压力负荷急剧增加,继而出现心衰甚至是休克。左室游离壁破裂(占心源性休克的 3%)造成急性心包填塞和循环衰竭,患者常很快死亡,偶有存活者表现为心源性休克。此外,约 20% 的急性心肌梗死为单纯右室梗死,约 40% 的下壁急性心肌梗死同时合并右室心肌梗死,此时出现右室心功能不全导致右心输出量减少,同时伴有左心功能不全,较易出现心源性休克。

(二) 心律失常

严重的快速性或缓慢性心律失常可诱发心源性休克,患者常有心肌病变的病理基础。快速性心律失常致心脏舒张期明显缩短,左室充盈时间和左室充盈量减少,心输出量明显降低。同时由于心输出量降低,左室舒张期明显缩短,导致冠状动脉灌注压和灌注量明显减少,引起心肌缺血,加重泵衰竭进展。由于心输出量 = 每搏量 × 心率,当严重心动过缓时,心输出量会明显减少,这是缓慢性心律失常导致心源性休克的主要机制。

(三) 器质性心脏病的终末期

缺血性心脏病、扩张型心肌病、心脏瓣膜病等器质性心脏病的终末期出现心功能失代偿,表现为难治性心力衰竭和心源性休克。此时患者心肌收缩功能和(或)舒张功能严重受损,常伴有各种类型心律失常,大多数患者继发贫血、肝肾功能障碍及水、电解质紊乱。

(四) 其他

急性心包填塞、急性重症心肌炎(感染性、中毒性、风湿性、非特异性)、应激(Takotsubo)心肌病、某些严重内分泌疾病(如甲状腺功能亢进或低下、嗜铬细胞瘤)、药物不良反应或创伤等可出现心源性休克。

三、心源性休克的临床表现

发生心源性休克前的临床表现取决于病因。急性心肌梗死患者多有胸痛症状和冠心病史,部分急性心肌梗死患者仅表现为逐渐加重的呼吸困难和乏力,几天后以心源性休克就诊。由于患者发生急性心肌梗死到心源性休克的间隔时间比较短,所以出现呼吸困难、胸痛等临床症状的时间也比较短,如果不及时治疗,死亡率很高。急性心肌梗死的机械并发症一般发生在梗死后几天至一周内,甚至更早,患者常见的症状是突发呼吸困难。心律失常的患者多有心悸、黑朦、晕厥等。

休克早期患者常表现为烦躁、恐惧和紧张。皮肤血管收缩出现面色和皮肤苍白,肢端湿冷、多汗。交感 - 肾上腺系统兴奋和 RAAS 激活,使心率增快,呼吸深快,血压尚正常或稍低,但脉压差小,尿量减少。休克中期患者脑缺血表现为表情淡漠,反应迟钝,意识模糊或不清。血压进行性下降使脉搏不能扪及,心率增快。休克晚期由于重要器官持续缺血、缺氧,患者出现肾、肺、肝、脑等器官功能衰竭的相应症状,表现为进行性呼吸困难,发绀,血氧饱和度下降等。

查体时患者可有意识模糊、反应迟钝、昏睡、呼吸困难。大部分患者双肺满布湿啰音,单纯右室心肌梗死患者可无肺淤血或肺水肿表现。收缩压 <90mmHg,脉搏细弱,心率增快,部分患者心界扩大,心尖搏动弥散,心音低弱或遥远(心包填塞),可闻及第三心音或第四心音。如出现乳头肌断裂或室间隔穿孔可闻及粗糙的收缩期杂音。如患者继发于心脏瓣膜病,可闻及相应的心脏杂音。明显右心衰的患者可出现肝脏肿大。

四、心源性休克的辅助检查

(一)实验室检查

如患者继发于急性心肌梗死,可有心肌标记物显著升高。如患者继发于终末期心衰或出现多器官障碍,可出现心衰标记物明显升高、电解质紊乱、肝肾功能障碍、酸碱平衡紊乱、低氧血症及凝血系统异常。

(二)心电图

可发现急性心肌梗死或陈旧性心肌梗死的心电图表现。对诊断急性心肌梗死的患者应进行常规 18 导联心电图,这样有助于发现右室心肌梗死。可出现各种类型的心律失常,常见的有频发室性早搏、阵发性室性心动过速、房颤、窦性心动过速、窦性心动过缓、窦性停搏、房室传导阻滞等。

(三)胸部 X 线

可发现心影增大、肺淤血或肺水肿。急性心肌梗死伴室间隔穿孔或二尖瓣反流者可以仅有肺淤血表现,而心影不大。右心衰伴低血容量的患者,肺淤血或肺水肿可不明显。

(四)心脏超声

继发于心肌梗死患者可出现节段性室壁运动异常、瓣膜反流、室间隔穿孔、乳头肌断裂、心包积液等。继发于缺血性或扩张型心肌病患者心脏超声显示心腔扩大及收缩、舒张功能下降。继发于心脏瓣膜病的患者可见二尖瓣或主动脉瓣的狭窄或关闭不全。

(五)Swan-Ganz 漂浮导管检查

自 1970 年 Swan 和 Ganz 在新英格兰医学杂志首次介绍利用 5F 的双腔导管测定肺毛细血管压以来,Swan-Ganz 导管的作用已由原来单一测压和抽取血标本,发展到利用 Swan-Ganz 导管进行心脏起搏及心输出量、混合静脉血氧饱和度、右心射血分数、连续心输出量测定等多种功能,在临床诊断和治疗中应用十分广泛。

心源性休克可利用 Swan-Ganz 漂浮导管进行血流动力学管理。经皮颈内静脉或锁骨下静脉穿刺,床旁应用 Swan-Ganz 漂浮导管,分别测定右心房压(right atrial pressure,RAP)、右心室压(right ventricular pressure,RVP)、肺动脉压(PAP)、肺毛细血管楔压及心输出量,并计算心指数。PCWP 为 15~18mmHg 提示为最佳的左室充盈压。如果 PCWP 增高超过 20mmHg,提示心脏过度充盈;如果 PCWP≤15mmHg,提示心脏充盈不足。根据连续血流动力学监测数据作为补液、使用血管活性药物或利尿剂的依据,避免了治疗的盲目性,提高了心源性休克的抢救成功率。

五、心源性休克的药物治疗

心源性休克非常凶险,其治疗尚面临重大挑战,急性期死亡率很高,一旦诊断预后不佳。早期识别高危患者,及早给予重症监护和器官功能支持,对急性心肌梗死患者及早进行心肌血运重建,阻止其向心源性休克发展已经成为重要的救治策略。

(一)血流动力学监测

心源性休克患者应尽早给予血流动力学(有创或无创)以及水、电解质、酸碱平衡的监测。

Note

心源性休克时可伴有血容量过多或血容量不足,两者的治疗截然不同。血容量过多时需利尿治疗,而血容量不足时则应小心地扩容治疗,因此精确了解血容量状况对心源性休克的治疗非常重要。如果 PCWP 增高超过 20mmHg,表明心脏容量负荷过重,应当应用利尿剂。如果 PCWP≤15mmHg,提示心脏充盈不足,此时应提高左室充盈压,在密切的血流动力学监测下补充血容量。

(二)缩血管药

如血流动力学监测存在循环血量不足,在充分补液后,或在紧急处理病因和其他诱因的同时,收缩压仍 <85mmHg,且 PCWP 在正常状态,需应用缩血管药。

1. **多巴胺**　多巴胺同时具有兴奋 α、β_1 受体和多巴胺受体(dopamine receptor,DR)的作用,既有升压,也有正性肌力作用,是最常用的缩血管药。使用多巴胺时需根据血压水平从合适剂量开始,逐渐滴定直到维持患者正常范围内的收缩压。通常剂量从 2~4μg/(kg·min)开始,静脉滴注。多巴胺的药理作用复杂,对心血管的作用呈剂量依赖性。小剂量 2~5μg/(kg·min)主要兴奋肾、脑、冠状动脉和肠系膜血管壁上的多巴胺受体 D_1 亚型(D_1 subtype of dopamine receptor,D_1 受体),有肾血管扩张作用,尿量可能增加。中等剂量 5~10μg/(kg·min)可兴奋 α 受体和 β_1 受体,发挥正性肌力作用使心肌收缩力加强,心输出量增加,并收缩外周血管,从而既能维持血压水平,又能改善心脏功能。大剂量 >10μg/(kg·min)使用时,α 受体激动效应占主要地位,致体循环和内脏血管床动、静脉收缩,血压升高;肾、肠系膜等血流量减少,引起恶心、呕吐,同时使心率加快,甚至引起心律失常。因此不主张盲目应用大剂量多巴胺,为提升血压,可将中小剂量多巴胺与其他缩血管药物合用。

2. **间羟胺**　间羟胺亦名阿拉明,是拟肾上腺素药物,激动 α、β 受体,部分作用是通过促进交感神经末梢释放去甲肾上腺素。间羟胺具有收缩血管、增强心肌收缩力、升高血压的作用,升压作用较多巴胺强,较去甲肾上腺素弱而持久。心源性休克患者当多巴胺升压效果欠佳时可合用间羟胺。静滴以 10~40mg 加入 5% 葡萄糖注射液或生理盐水 500ml 中,以每分钟 20~30 滴的速度滴注或根据病情调整滴速与用量,当静脉滴注浓度过高、时间过长或药液漏出血管可能导致局部组织缺血坏死。

3. **去甲肾上腺素**　去甲肾上腺素一般不作为首选药物推荐,当长时间使用多巴胺,患者血压仍然不能维持正常时,则应考虑使用去甲肾上腺素。去甲肾上腺素具有 α 受体强烈激动作用,引起血管极度收缩,血压升高;同时也激动 β 受体,使心肌收缩力增强,心输出量增加,较少产生致心律失常作用。通常剂量为 0.2~1.0μg/(kg·min)静脉滴注,同时避免溢出,否则有可能导致组织蜕皮及局部坏死,因此建议通过中心静脉导管应用。静脉给药后起效迅速,停止滴注后作用维持 1~2min。当患者的血压恢复到 90mmHg,可考虑使用多巴酚丁胺,其可有效增加心输出量,同时不会造成血压的大幅度波动。

> **知识链接**
>
> 发表在新英格兰杂志上的一项研究结果表明,对于休克患者而言,使用多巴胺会比去甲肾上腺素发生更多的不良反应,特别是心房颤动等心律失常。同时在心源性休克的亚组分析发现多巴胺会增加病死率,其确切原因尚不可知,推测为多巴胺使患者心率升高,增加了缺血性事件的发生率。因此,从目前的研究来看,心源性休克患者更适合使用去甲肾上腺素,在血压维持正常水平之后则可以使用多巴酚丁胺,因为它具有较好的增强心肌收缩力的效果。

尽管上述儿茶酚胺类药物能够维持心源性休克患者血流动力学的稳定,但长时间应用并不能改善患者预后,甚至增加患者短期和长期的死亡率,这可能与儿茶酚胺类药物增加心肌氧耗、使细胞内钙增高、致心肌细胞死亡以及增加致死性心律失常的发生等因素有关。此外,上述药物可增加房性和室性心律失常的发生,需要持续的心电监测。因此,当患者血流动力学恢复稳定后,应尽早逐渐停止使用儿茶酚胺类药物。

(三)扩血管药

应用缩血管药后,收缩压 >90mmHg,PCWP>18mmHg,可从小剂量开始应用血管扩张剂(如酚妥拉明、硝酸酯类或硝普钠)降低心脏前后负荷,改善组织灌流。血管扩张剂易导致血压下降,临床需密切监测血压变化。在使用扩血管药时,前提是必须充分扩容,否则将导致明显的血压下降。

(四)正性肌力药物

经缩血管药及血管扩张药(收缩压 >90mmHg 时用)治疗后,如果患者心功能仍改善不佳,外周微循环仍未明显改善,则需应用正性肌力药物。正性肌力药物首选多巴酚丁胺,多巴酚丁胺能增加心输出量,降低 PCWP。多巴酚丁胺的血流动力学效应和剂量呈正比,一般初始剂量为 2~3µg/(kg·min)静脉滴注。急性心肌梗死 24 小时内使用强心苷类药物有增加室性心律失常的危险,因此急性心肌梗死早期不主张使用。当合并快速型室上性心律失常时可使用强心苷类药物减慢心室率,但其用量为正常人用量的 1/2~2/3,需密切观察强心苷中毒的可能。磷酸二酯酶抑制剂具有正性肌力和扩张血管作用。当有外周组织低灌注证据,对最适宜剂量的利尿剂和血管活性药物无效时可使用。临床应用的有米力农和依诺昔酮,但此类药物增加心肌耗氧量,长期应用对预后不利。左西孟坦是一种新型正性肌力药物,其通过与肌钙蛋白 C 相结合,使肌钙蛋白 C 与钙离子复合物的构象更稳定,增强心肌收缩力而不提高细胞内钙离子浓度,从而使心肌收缩力增加,不增加心肌耗氧量,对心率也未见明显影响,不影响心肌舒张功能,也不增加心律失常。左西孟坦还开放血管平滑肌钾通道,使细胞膜超极化,抑制钙离子内流,同时活化钠钙交换体将钙排出,使细胞内钙减少,有很强的血管扩张作用,包括冠状动脉扩张,从而增加心肌血供。左西孟坦在大剂量时能抑制心脏的磷酸二酯酶活性,与磷酸二酯酶抑制剂一样增强心肌收缩力。由于目前尚缺乏心源性休克患者使用左西孟坦的大样本临床研究,因此它在心源性休克中的治疗作用需要进一步研究论证。

(五)治疗心律失常

低钾血症和低镁血症是室性心律失常的易患因素,应积极纠正电解质紊乱。快速性心律失常导致的心源性休克应立即电转律。缓慢性心律失常可以先使用阿托品、异丙肾上腺素等药物,必要时行临时或永久心脏起搏。由于心律失常继发的心源性休克多伴有器质性心脏病,因此积极治疗原发病非常重要。

六、继发于急性心肌梗死的早期心肌血运重建

80% 的心源性休克患者继发于急性心肌梗死,这部分患者病情非常凶险,如不及时开通梗死相关血管,死亡率可达 80%。因此尽早治疗原发病,及时开通梗死相关血管,尽可能挽救濒死心肌,对预防其发展为心源性休克以及提高心源性休克的救治成功率显得至关重要。

(一)静脉溶栓

仅用于超过经皮冠状动脉介入治疗(percutaneous coronary intervention,PCI)最佳治疗时间窗或是不具备 PCI 条件的 ST 段抬高型急性心肌梗死患者。溶栓治疗可缓解病情,改善预后。我国指南建议,对急性 ST 段抬高型急性心肌梗死并发心源性休克的患者,若不能立即行 PCI 治疗,则应进行静脉溶栓治疗。

随着 PCI 技术在临床越来越广泛的应用,而静脉溶栓存在失败和再闭塞的缺陷,目前其在国内大医院的使用正逐渐减少。对于无法立即行 PCI 的患者,在急性心肌梗死 6 小时内,最晚

12 小时内溶栓,临床获益十分肯定。溶栓治疗快速、简便、经济、易行,尤其适用于无 PCI 技术的二级医院。

(二) 经皮冠状动脉介入治疗(PCI)

PCI 是指经心导管技术疏通狭窄甚至闭塞的冠状动脉管腔,从而改善心肌的血流灌注的治疗方法。急诊 PCI 可显著提高急性心肌梗死合并心源性休克患者闭塞血管的再通率,特别是在主动脉内球囊反搏的支持下行 PCI 治疗可明显降低死亡率,其疗效优于溶栓治疗,是合并心源性休克的急性心肌梗死的首选治疗。大量的临床试验表明,随着抗凝、抗血小板、调脂药物的规范应用,PCI 技术的提高,术者经验的积累,介入器械的改进以及新型药物支架的不断面世,急诊 PCI 的安全性和远期疗效明显提高。

(三) 冠状动脉旁路移植术

冠状动脉旁路移植术(coronary artery bypass graft,CABG),也称作冠脉搭桥术。在 20 世纪 60 年代起源于美国,经过半个世纪的发展,整体手术技术已经相当成熟。CABG 的主要原理是使用自身血管(乳内动脉、桡动脉、胃网膜右动脉、大隐静脉等)在主动脉和病变的冠状动脉间建立旁路,使主动脉内的血液跨过血管狭窄的部位直接灌注到狭窄远端,从而恢复心肌血供(图 13-1)。

CABG 也是急性心肌梗死合并心源性休克的常用治疗手段。急诊 CABG 是严重三支冠脉病变和左主干病变的首选治疗措施,尤其是出现心梗机械并发症如室壁瘤形成、室间隔穿孔、二尖瓣乳头肌断裂或功能失调时。当 PCI 出现并发症时,需急诊进行 CABG。由于 CABG 需在体外循环下完成,容易造成全身炎症反应以及多器官功能障碍,现在非体外循环下 CABG 正逐步得到发展和重视。

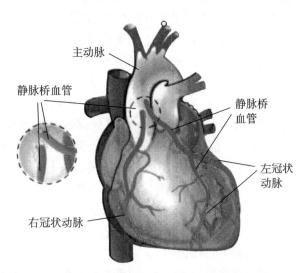

图 13-1　冠状动脉旁路移植术示意图

七、心源性休克的非药物治疗

(一) 主动脉内球囊反搏

主动脉内球囊反搏(IABP)是将球囊导管植入至患者胸主动脉部位,在心室舒张早期主动脉瓣关闭后,球囊快速充气膨胀,增加峰值舒张压,从而增加冠状动脉和中枢神经系统的血液灌注压力;在心室舒张末期主动脉瓣开放前,球囊会快速收缩,使主动脉的舒张压减少,左心室后负荷降低,减少室壁张力和心肌对氧的需求,增加心输出量,且不增加心肌氧耗,从而纠正心源性休克(图 13-2)。

当心源性休克患者药物治疗后仍然不能维持血流动力学稳定时,尤其是伴有室间隔穿孔或乳头肌断裂的急性心肌梗死患者,应当及早应用 IABP,争取手术机会。气囊导管的选择标准为气囊充盈后

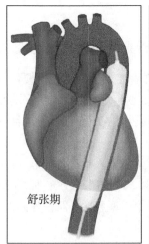
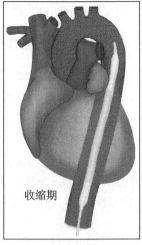

图 13-2　主动脉内球囊反搏示意图

阻塞主动脉管腔的 80%~90%,常规胸部 X 线定位确定球囊位置,持续肝素钠静脉泵入,监测活化凝血时间。

急性心肌梗死合并心源性休克的患者,尽早在 IABP 辅助下行 PCI,可提高院内生存率并能改善患者预后。IABP 为心源性休克患者进行血运重建赢得了治疗时间和提供了必要的保障,作为辅助手段是非常有必要的。但当患者心脏收缩功能严重受损或血流动力学完全崩溃时,IABP 的效果较差,甚至无效。长期使用 IABP 可能出现一些严重的并发症,如肢体缺血、主动脉壁损伤、血栓形成、炎症反应、血小板减少、出血等。

知识链接

近来有研究显示,IABP 对心脏指数的提高效果和常规疗法相比没有显著差异,并没有降低病死率的效果。IABP-SHOCK 研究认为,对于已进行血管再通治疗的急性心肌梗死合并心源性休克患者,使用 IABP 并不能降低 30 天病死率。因此学术界认为指南中使用 IABP 治疗心源性休克的观念到了需要重新认识和修改的阶段了。

(二) 机械通气治疗

心源性休克患者当出现心跳、呼吸骤停进行心肺复苏时,出现严重呼吸衰竭影响到意识状态时应当进行气管插管人工机械通气治疗。在气管插管早期,患者意识和自主呼吸尚未恢复时采用容量控制模式;当患者自主呼吸恢复并较稳定的情况下使用辅助通气模式,包括同步间歇指令通气、压力支持模式和呼气末正压通气模式。

通过监测血气分析来调节呼吸机参数。当血氧分压过低时,提高吸氧浓度,提高呼气末正压通气值,如通气不足可增加每分钟通气量、延长吸气时间等;当血氧分压过高时,降低吸氧浓度,逐渐降低呼气末正压通气值;当血二氧化碳分压过高时,增加呼吸频率,增加潮气量;当血二氧化碳分压过低时,减慢呼吸频率,可同时延长呼气和吸气时间,但应以延长呼气时间为主,减小潮气量。

(三) 体外膜肺氧合

体外膜肺氧合(extracorporeal membrane oxygenation,ECMO)是一种呼吸循环支持技术,是指一种将部分静脉血从体内引流到体外,经膜肺氧合后再由驱动泵将氧合的血液泵入人体内的中短期心肺辅助技术(图 13-3)。ECMO 通过对循环呼吸功能较长时间的有效辅助使心肺得到充分的休息,支持期间保证全身氧供,维持机体内环境和血流动力学的相对稳定,降低血乳酸水平,阻止进一步的器官灌注损伤,为心肺功能的恢复赢得时间。ECMO 建立简单方便,可以提供强大的循环和呼吸辅助,与其他心室辅助装置比较价格便宜,是目前国内外临床可用的一种机械辅助方式。急性心肌梗死心源性休克患者病死率极高,部分严重患者虽经 IABP 及大剂量血管活性药物仍不能有效维持血流动力学稳定,ECMO 的出现为高危患者心脏及循环系统的稳定及恢复提供了可能。

(四) 经皮左室辅助装置

近年来经皮左室辅助装置(percutaneous left ventricular assist device,PLVAD)逐渐应用于临床,左室辅助装置可以提供部分或完全的循环支持,增加心输出量,甚至完全代替左室功能。当药物治疗效果不佳时,在其他重要脏器衰竭出现前可考虑 PLVAD,改善组织器官缺血缺氧状态,提高心源性休克患者存活率。但该技术尚未大范围开展,其实际治疗效果有待相关的研究给予验证。

目前应用的 PLVAD 主要有两种:TandemHeart 系统和 Impllea 2.5 及 Impllea 5.0 系统。TandemHeart 系统的原理是利用体外低速离心泵供能,通过房间隔穿刺,将左房中动脉化的血液

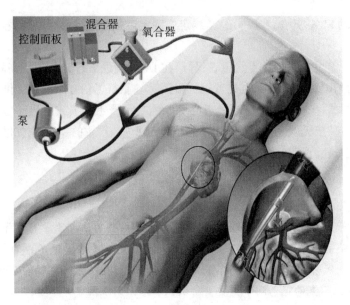

图 13-3　体外膜肺氧合示意图

通过导管运送至腹主动脉或髂动脉来重新灌注腹主动脉。Impella 2.5 和 Impella 5.0 系统是一种微型的潜水泵,工作原理是使用微型轴流泵模拟正常生理过程,将血泵至升主动脉以直接降低左室负荷并主动地向全身供血。

　　近年来,随着 PCI、CABG 等心肌血运重建技术的熟练应用,药物和主动脉内球囊反搏技术的有效配合,以及新型正性肌力药物左西孟坦和心室辅助装置、体外膜肺氧合的应用,心源性休克的病死率已由 70 年代的 80% 下降到 50%。在心源性休克患者中,女性、高龄、射血分数低、弥漫性冠脉病变、左主干或者桥血管急性闭塞、心动过速、低血压、二尖瓣重度反流是预后不良的危险因素。相信随着有效心肌血运重建的更广泛普及和更早期实施,以及心源性休克的综合化治疗措施的不断进步,心源性休克的预后定将得到进一步改善。

第三节　其他类型休克

一、失血性休克

　　快速、大量失血引起的休克称为失血性休克。常见于创伤、外科大手术的失血、消化道溃疡、食道静脉曲张破裂及产后大出血等疾病引起的急性大失血。失血后是否发生休克不仅取决于失血的量,还取决于失血的速度,休克往往是在快速、大量(超过患者总血容量的 20% 以上)失血的情况下发生的。成人的平均估计血容量占体重的 7%,一个 70kg 体重的人约有 5L 的血液。血容量随着年龄和生理状况而改变,高龄者的血容量较少(占体重的 6% 左右),儿童的血容量占体重的 8%~9%,新生儿估计血容量占体重的 9%~10%。大量失血可以定义为 24 小时内失血量超过患者的估计血容量,或 3 小时内失血量超过估计血容量的一半。

　　失血性休克的主要病理生理改变是有效循环血容量急剧减少,心输出量减少,血压下降,导致组织低灌注、无氧代谢增加、乳酸酸中毒、再灌注损伤以及内毒素移位,最终导致多器官功能障碍综合征(multiple organ dysfunction syndrome,MODS)。

　　对于失血性休克患者,应当立即评价患者生命体征,尽早明确出血部位,估算失血量。应询问患者是否有外伤史、中毒史、出血性疾病史,既往外科病史。是否有呕血、黑便、咯血、创伤出血、阴道出血、泌尿道出血等症状。除了常规的休克监测项目外,应密切监测血常规,动态观察红细胞计数、血红蛋白及血细胞比容的数值变化,可了解血液有无浓缩或稀释,对失血性休克的诊断和判断是否存在活动性失血有重要参考价值。

失血性休克所导致的组织器官损害程度与失血量、失血速度直接相关,因此尽快明确失血部位,采取有效止血措施非常重要。对于出血部位明确的失血性休克患者,在进行合理的液体复苏基础上,早期进行手术或介入止血非常必要。对于存在失血性休克又无法确定出血部位的患者,进一步评估很重要,只有早期发现、早期诊断才能早期进行处理。对于多发创伤和以躯干损伤为主的失血性休克患者,床边超声或 CT 可以早期明确出血部位,从而早期提示手术的指征。

失血性休克具有伤情复杂、病情变化快的特点,抢救工作稍有延误即可危及患者的生命,所以应遵循边诊断、边救治的原则,从而提高抢救成功率。迅速全面评估患者伤情,保持患者呼吸道畅通,迅速为患者建立两条以上静脉通道,立即进行液体复苏(最好在中心静脉压监测下),输液的速度应快到足以迅速补充丢失液体,以改善组织灌注。液体复苏治疗时可以选择晶体液(如生理盐水和平衡盐溶液)和胶体液(如白蛋白、羟乙基淀粉、右旋糖酐和血浆),应用人工胶体液进行复苏时,应注意不同人工胶体液的安全性问题。胶体液和晶体液的主要区别在于胶体液具有一定的胶体渗透压,且胶体液和晶体液在体内分布也明显不同。失血性休克时,为保证组织的氧供,血红蛋白降至 70g/L 时应考虑输血,无活动性出血患者每输注 200ml 红细胞,血红蛋白升高约 10g/L。对于有活动性出血的患者、老年人以及有心肌梗死风险者,血红蛋白保持在较高水平更为合理。血小板输注主要适用于血小板数量减少或功能异常伴有出血倾向的患者。对大量输血后并发凝血异常的患者联合输注血小板和冷沉淀可显著改善止血效果。新鲜冰冻血浆含有纤维蛋白原与其他凝血因子,输注新鲜冰冻血浆可补充凝血因子的不足,有利于止血。冷沉淀内含凝血因子 V、Ⅷ、Ⅻ、纤维蛋白原等,适用于特定凝血因子缺乏所引起的疾病、肝移植围术期以及肝硬化食道静脉曲张等出血。对大量输血后并发凝血异常的患者及时输注冷沉淀可提高血液循环中凝血因子及纤维蛋白原等凝血物质的含量,缩短凝血时间,纠正凝血异常。在积极进行容量复苏状况下,对于存在持续性低血压的低血容量休克患者,可选择使用血管活性药物。

未控制出血的失血性休克是低血容量休克的一种特殊类型,常见于严重创伤(贯通伤、血管伤、实质性脏器损伤、长骨和骨盆骨折、胸部创伤、腹膜后血肿等)、消化道出血、妇产科出血等。对出血未控制的失血性休克患者,短时间内快速大量的液体复苏造成凝血因子稀释,难以形成凝血块或已经形成的凝血块脱落,失血加速。同时由于血液稀释,加重缺氧和酸中毒。过早地增高血压,不但不能提高患者的存活率,反而增加病死率和并发症的发生。对于未控制出血的失血性休克患者,应当进行限制性液体复苏。限制性液体复苏又称为低血压性液体复苏或延迟液体复苏,即通过控制液体输注的速度和量,使患者血压维持在一个能保证重要器官血供处于一个较低水平范围内,直至彻底止血。使机体的代偿机制和液体的复苏作用都得到充分发挥,从而达到理想的复苏效果。

对于失血性休克的复苏治疗,以往人们经常把意识改善、心率减慢、血压升高和尿量增加作为复苏目标。然而,在机体应激反应和药物作用下,这些指标往往不能真实地反映休克时组织灌注的有效改善,因此这些传统指标的正常化不能作为复苏的终点。动脉血乳酸恢复正常的时间和血乳酸清除率、碱缺失与失血性休克患者的预后密切相关,复苏效果的评估应参考这几项指标。

二、感染性休克

感染性休克是发生在严重感染的基础上,由致病微生物及其产物所引起的急性循环障碍,毛细血管扩张和通透性增加,有效循环血量减少,组织器官灌注不足而导致的综合征。感染性休克发病率以每年 1.5%~9.0% 的速度不断增长,易引发 MODS,病死率高达 30%~50%,尽管临

Note

床广泛应用抗感染药物和血管活性药物,感染性休克仍是目前重症监护病房(intensive care unit, ICU)最常见的死因之一。

感染性休克的发生率和死亡率随着患者年龄增大而增高,老年患者各器官功能下降,免疫力降低,基础疾病增多,病死率较高。感染性休克常发生于原有基础疾病、长期使用糖皮质激素的患者。临床表现常不典型,易被基础疾病症状所掩盖,部分患者无发热,以神志不清、反应淡漠、呕吐、胸闷、腹胀等非特异性症状为主要临床表现。

感染性休克目前缺乏早期确诊的特异性指标,临床常用的有 IL-6、CRP 和白细胞水平,但这些指标的敏感性和特异性均不理想。血清降钙素原由甲状腺 C 细胞合成,正常人体内含量很低,但在细菌感染时,血清降钙素原水平明显升高。对诊断感染性休克而言,血清降钙素原的敏感性与特异性均较高,不仅有助于早期诊断,而且有助于评价抗菌药物治疗效果,指导抗感染药物的合理使用。

感染性休克的早期处置过程中,首先要保持呼吸道通畅以保证组织氧饱和度达到 93% 以上。采集血液标本做细菌培养后及时应用抗生素治疗。绝大多数感染性休克患者都需做颈静脉或锁骨下中央静脉内插管,以便快速补液、给药、监测血液动力学,以及必要时检测中央静脉氧饱和度。感染性休克早期需要有效扩容,使中心静脉压在 8~12cmH$_2$O,平均动脉压在 65mmHg 以上。如果大量补液后仍不能纠正低血压,应该及时应用缩血管药。确定感染原并早期正确地应用抗生素是治疗感染性休克的重要步骤。初期选择抗生素的原则是"早、重、广"。在采集血培养标本后 1 小时开始应用抗生素(早)、静脉给予抗生素(重)、应用广谱抗生素或联合应用抗生素(广)。但联合应用抗生素的时间以 3~5 天为宜。控制感染原也是重要的一步,感染原若不清除,抗感染治疗无法奏效。选用抗生素时还要考虑药物是否能及时有效地抵达感染灶或受感染的组织器官内。经过初期补液和抗生素等治疗后,应对重要脏器功能进行支持的治疗,减轻器官的损伤。

早在 20 世纪 40 年代,糖皮质激素就用于严重全身性感染的治疗。糖皮质激素可调节血管收缩,改善微循环,抑制促炎介质的释放,调节机体对应激的免疫反应。对感染性休克患者小剂量应用糖皮质激素有利于病情恢复。

三、过敏性休克

过敏性休克是特异性过敏原作用于致敏个体而产生的严重的以血管通透性增加,急性循环灌注不足及呼吸功能障碍为主的全身速发变态反应。过敏性休克的表现与程度,依机体反应性、抗原进入量及途径等有很大差别。通常突然发生且很剧烈,若不及时处理,常可危及生命。昆虫蜇伤及使用某些药品(尤其是含青霉素的药品)是最常引发过敏性休克的原因。某些食物(例如花生、贝类、蛋和牛奶)也会引起过敏性反应。

过敏原初次进入机体,诱发机体产生抗体(IgE),结合到肥大细胞(结缔组织)和嗜碱性粒细胞(血液)表面后,机体处于致敏状态。当相应的过敏原再次进入机体,与被 IgE 致敏的肥大细胞和嗜碱性粒细胞结合,同时与皮肤、支气管、血管壁等部位的"靶细胞"表面的 IgE 结合,激活的靶细胞、肥大细胞和嗜碱性粒细胞迅速脱颗粒释放大量的组胺,导致体循环血管扩张,血管的通透性增加,低血压,血管性水肿,气管痉挛,高渗出性肺水肿及皮肤瘙痒等。

过敏性休克大都猝然发生,不仅有休克表现,即血压急剧下降,患者出现意识障碍,甚至昏迷,而且在休克出现之前或同时,常有一些与过敏相关的症状如皮肤潮红、瘙痒,继而广泛的荨麻疹和(或)血管神经性水肿,还可出现喷嚏、水样鼻涕、音哑、甚而影响呼吸,这些皮肤黏膜症状常常首先出现。呼吸道阻塞症状是本病最多见的表现,也是最主要的死因。由于气道水肿、分泌物增加,喉和(或)支气管痉挛,患者出现喉头堵塞感、继而呼吸困难,甚至窒息死亡。

过敏性休克非常凶险,病情进展迅速,抢救必须迅速及时、分秒必争。立即停止进入并移除可疑的过敏原或致病药物,平卧、吸氧,保持呼吸道畅通,必要时可行气管切开术或气管插管。立即给予 0.1% 肾上腺素皮下注射,肾上腺素能通过 β 受体效应使支气管痉挛快速舒张,通过 α 受体效应使外周小血管收缩,它还能对抗部分 I 型变态反应的介质释放,因此是救治本病的首选药物,在病程中可重复应用数次。还可给予糖皮质激素和抗组胺类药物。同时进行抗休克治疗,静脉扩容,如果血压仍不升,可应用血管活性药物。

(黄 岚)

本章小结

1. 休克是机体遭受强烈的致病因素侵袭后,由于有效循环血量锐减,机体失去代偿,组织缺血缺氧,细胞代谢紊乱和功能受损的一种危及全身的临床综合征。

2. 有效循环血量锐减,器官组织缺血缺氧,炎症介质激活是休克共同的病理生理基础。

3. 心源性休克是指在血容量充足的情况下,由于心脏泵血功能衰竭,心输出量不足,而引起的动脉低血压和组织低灌注的临床综合征。

4. 心源性休克最主要的病因是急性心肌梗死,对急性心肌梗死引起的心源性休克,应当尽早开通梗死相关血管,恢复心肌血运。

5. 常用的缩血管药物包括多巴胺、间羟胺和去甲肾上腺素。

思考题

1. 什么是休克? 休克的微循环变化有哪些?

2. 心源性休克最常见的病因是什么? 针对该病因最主要的救治措施有哪些?

3. 抢救休克常用的缩血管药有哪些?

4. 案例分析:患者男性,78 岁,有冠心病史 18 年,突发剧烈胸痛伴大汗 3 小时入院。入院查体:血压 80/65mmHg(↓),四肢皮肤苍白,脉搏细弱,心率 112 次 / 分(↑),律齐,双肺满布湿啰音。急诊查心电图提示急性广泛前壁心肌梗死,血肌钙蛋白较正常升高 24 倍。临床诊断急性广泛前壁心肌梗死,心源性休克。对照该患者分析休克的病理生理改变进程。

主要参考文献

1. 吴在德,吴肇汉. 外科学. 第 7 版. 北京:人民卫生出版社,2008.

2. De Backer D,Biston P,Devriendt J,et al. Comparison of dopamine and norepinephrine in the treatment of shock. N Engl J Med,2010,362:779-789.

3. McMurray JJV,Adamopoulos S,Anker SD,et al. ESC Guidelines for the diagnosis and treatment of acute and chronic heart failure. Eur Heart J,2012,33:1787-1847.

4. Thiele H,Zeymer U,Neumann FJ,et al. Intraaortic balloon support for myocardial infarction with cardiogenic shock. N Engl J Med,2012,367:1287-1296.

5. Goldberg RJ,Spencer FA,Gore JM,et al. Thirty-year trends (1975 to 2005) in the magnitude of,management of,and hospital death rates associated with cardiogenic shock in patients with acute myocardial infarction:a population-based perspective. Circulation,2009,119:1211-1219.

Note

第十四章　缺血 - 再灌注损伤

　　组织血液灌流量减少可导致组织器官发生缺血性损伤(ischemia injury),尽早恢复组织的血液再灌注是改善缺血性损伤的根本措施。然而,某些情况下,缺血后再灌注,组织器官的结构与功能损伤不仅没有改善,反而使原缺血组织器官的结构损伤和功能障碍更加严重。这种在缺血基础上恢复血流后组织损伤反而加重,甚至发生不可逆性损伤的现象称为缺血 - 再灌注损伤(ischemia-reperfusion injury)。

　　早在 1955 年 Sewell 就报道,结扎狗冠状动脉一段时间后再恢复冠脉血流,部分动物可出现心室纤颤而死亡。1960 年 Jennings 发现缺血后再灌注可导致心肌组织水肿、收缩带形成和线粒体内磷酸钙沉积等心肌超微结构损伤,并首次提出了心肌再灌注损伤的概念。随后,陆续有其他器官缺血 - 再灌注损伤的报道,如 1968 年 Ames 报道了脑缺血 - 再灌注损伤、1972 年 Flore 报道了肾缺血 - 再灌注损伤、1978 年 Modry 报道了肺缺血 - 再灌注损伤、1981 年 Greenberg 报道了肠缺血 - 再灌注损伤。现已证实,在心、脑、肾、肝、肺、胃肠道、肢体及皮肤等多种组织器官都可发生缺血 - 再灌注损伤。

　　近年来,随着一些新的治疗手段和技术的应用,如动脉搭桥术、溶栓疗法和介入术等再灌注方法的建立和推广应用,心脏外科体外循环,断肢再植与器官移植,以及休克治疗和心脑肺复苏等,使许多组织器官缺血后重新获得血液供应。但是,临床观察发现,在恢复缺血组织血液再灌注的治疗过程中,有时不仅不能使组织器官功能恢复,反而加重组织结构损伤和器官功能障碍。缺血 - 再灌注损伤已成为阻碍缺血组织从血运重建医疗新技术治疗中获得最佳疗效的主要难题。因此,探索缺血-再灌注损伤的发生机制,对于推广和提高新治疗技术的应用具有重要意义。

第一节　缺血 - 再灌注损伤发生的原因与影响因素

一、原因

　　凡是在组织器官缺血后重新恢复血液再灌注均可能成为缺血 - 再灌注损伤的发生原因。常见的原因包括:

　　1. 全身循环障碍后恢复血供如休克时微循环的疏通、心脏骤停后心脑肺复苏、心脏外科体外循环后恢复血流供应等,可引起机体多器官受累。

　　2. 组织器官缺血后血流恢复如断肢再植和器官移植后重新供血等,主要累及移植的单个器官。

　　3. 某一血管血运重建如冠状动脉痉挛的缓解、经皮冠状动脉腔内成形术、溶栓疗法、动脉搭桥术等,主要累及相关血管支配的局部组织。

二、影响因素

　　再灌注损伤是否出现及其严重程度,受许多因素影响,主要包括:

　　1. 缺血时间　缺血时间长短与再灌注损伤的发生有依赖关系。组织器官对缺血有一定的耐受能力,短时间缺血后,较快的恢复血流可无明显的再灌注损伤。缺血时间超出组织器官对缺血的耐受时限时,再恢复血供则易导致再灌注损伤。但是,如果缺血时间过长,组织器官已经因严重缺血发生了不可逆性损伤,甚至坏死,反而观察不到再灌注损伤。此外,不同动物、不同器官发生再灌注损伤所需的缺血时间也不同。如小动物相对较短、大动物相对较长;如犬心脏一般为 15~45 分钟(冠状动脉左前降支血流阻断),肝脏一般为 45 分钟(部分肝血流阻断),肾脏一般为 60 分钟,小肠大约为 60 分钟,骨骼肌甚至为 4 小时。

2. **侧支循环状况**　缺血后侧支循环容易形成者,因可缩短组织缺血时间和减轻缺血程度,不易发生再灌注损伤。

3. **组织需氧程度**　代谢旺盛、对氧需求量高的组织器官,如心、脑等,易发生再灌注损伤。

4. **再灌注条件**　缺血后恢复血流再灌注时,灌注压的高低、灌注液的温度、pH 值以及电解质的浓度都与缺血 - 再灌注损伤的发生发展密切相关。适当降低灌注压和灌注液的温度、pH 值及钠、钙含量,可减轻心肌再灌注损伤。如:降低灌注压和灌注量可避免因灌流量和氧骤增而引起的组织水肿及自由基的大量产生,抑制"氧反常";低温液(25℃)有助于降低组织代谢率,减少耗氧量和代谢产物聚积;低 pH 液可减轻细胞内液碱化,抑制"pH 反常";低钙液可减轻因钙超载所致的细胞损伤,减轻"钙反常";低钠液有助于减少心肌内钠离子积聚,减轻细胞肿胀。反之,给予正常压力、温度、钠和钙浓度的液体灌注,则可诱发或加重缺血 - 再灌注损伤。

知识链接

氧反常(oxygen paradox):是指预先用低氧溶液灌注组织器官或在缺氧条件下培养细胞一定时间后,再恢复正常氧供应,组织及细胞的损伤不仅未能恢复,反而更趋严重;pH 反常(pH paradox):缺血引起的代谢性酸中毒是细胞功能及代谢紊乱的重要原因,但在再灌注时迅速纠正缺血组织的酸中毒,反而加重细胞损伤,称为 pH 反常;钙反常(calcium paradox):是指以无钙溶液灌流离体心脏后再以含钙溶液灌注时,心肌电生理信号、心脏功能、代谢及形态结构发生异常变化的现象。

第二节　缺血 - 再灌注损伤的发病机制

缺血 - 再灌注损伤的发病机制复杂,至今尚未完全阐明。目前认为自由基的作用、细胞内钙超载和白细胞激活在缺血 - 再灌注损伤的发生与发展中起重要作用。

一、自由基的作用

自由基(free radical)是外层电子轨道上含有单个不配对电子的原子、原子团和分子的总称。

(一)自由基的种类

自由基的种类很多,主要包括:

1. **氧自由基**　由氧诱发的自由基称为氧自由基(oxygen free radical,OFR),包括超氧阴离子(O_2^-)和羟自由基(hydroxyl radical,OH·)等。

2. **脂性自由基**　是指氧自由基与多价不饱和脂肪酸作用后生成的中间代谢产物,主要包括烷自由基(L·)、烷氧自由基(LO·)和烷过氧自由基(LOO·)等。

3. **其他自由基**　如氯自由基(Cl·)、甲基自由基(CH₃·)和一氧化氮自由基(NO·)等。

此外,单线态氧($^1O_2$)和过氧化氢(hydrogen peroxide,H_2O_2)虽不是自由基,但因其氧化作用很强,故常与氧自由基共同称为活性氧(reactive oxygen species,ROS)。活性氧是一类由氧形成的、化学性质较基态氧活泼的含氧代谢物质,主要包括 O_2^-、H_2O_2、OH·、$^1O_2$ 以及过氧亚硝酸基阴离子

$(O_2$ 与 NO·反应后生成的产物)等。机体内活性氧产生过多和(或)清除减少,可导致体内氧化损伤与抗氧化防御之间平衡紊乱,引发氧化应激(oxidative stress)反应。

(二) 自由基的代谢

生理情况下,自由基的产生与清除维持动态平衡。

1. 自由基的产生　在生理情况下,氧通常是通过细胞色素氧化酶系统接受4个电子还原成水,同时释放能量。但也有1%~2%的氧接受一个电子生成 O_2^-,或再接受一个电子生成 H_2O_2,接受3个电子则生成 OH·(图14-1)。

此外,在血红蛋白、肌红蛋白、儿茶酚胺及黄嘌呤氧化酶等氧化过程中也可生成 O_2^-。 O_2^- 可在 Fe^{3+} 的催化下与 H_2O_2 反应生成 OH·。由铁催化的 Fenton 型 Haber-Weiss 反应可迅速形成 OH·,而单纯的 Haber-Weiss 反应速度很慢,很难由此形成 OH·(图14-1)。

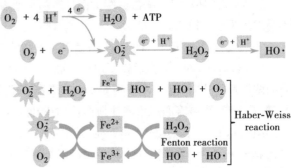

图 14-1　活性氧生成反应式及 Haber-Weiss 反应示意图

在病理情况下,尚可产生其他自由基。如氧自由基增多可以与 NO_2、Cl^-、脂质等作用产生 NO·、OCl·、脂性自由基等;细胞内的诱导型 NO 合酶(inducible isoform of NO synthase, iNOS)可以促进 NO·产生;NO_2、氯氟碳类(CFCs)可以在紫外线作用下发生光解离,产生 NO·、OCl·和 Cl·等。

2. 自由基的清除　在生理情况下,体内主要有两大抗氧化防御系统,可以及时清除机体产生的少量自由基。

(1) 酶性抗氧化剂:主要包括超氧化物歧化酶(superoxide dismutase, SOD)、谷胱甘肽过氧化物酶(glutathione peroxidase, GSH-PX)和过氧化氢酶(catalase, CAT)等抗氧化酶类,可以及时清除活性氧(图 14-2)。

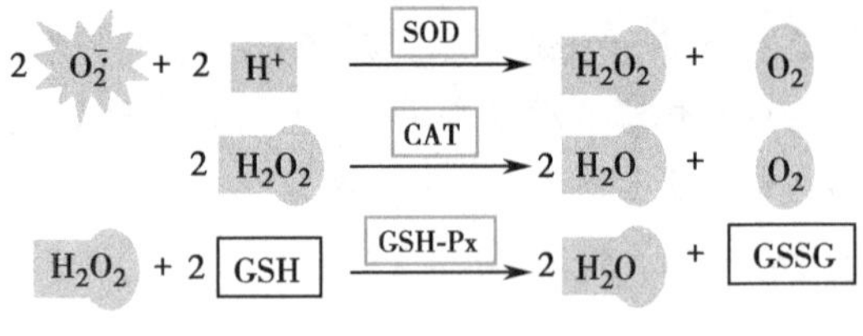

图 14-2　酶性抗氧化剂作用示意图

(2) 非酶性抗氧化剂:主要包括维生素 E、维生素 C、维生素 A 和泛醌等。

(三) 缺血 - 再灌注导致自由基产生增多的机制

1. 线粒体电子传递链受损　在生理状态下,线粒体内的氧绝大部分在细胞色素氧化酶作用下还原成水,仅1%~2%的氧经单电子还原生成少量的氧自由基。缺血、缺氧时,细胞内 ATP 减少,使 ATP 依赖的 Ca^{2+} 泵运转障碍,Ca^{2+} 进入线粒体增多,导致线粒体氧化磷酸化功能障碍,细胞色素氧化酶系统功能失调,电子传递链受损,以致再灌注时进入细胞内的氧分子经单电子还原形成活性氧增多。此外,Ca^{2+} 进入线粒体内可使锰 - 超氧化物歧化酶(Mn-superoxide Dismutase, Mn-SOD)活性降低,自由基清除减少,也导致自由基增加。

2. 血管内皮细胞黄嘌呤氧化酶增多　黄嘌呤氧化酶(xanthine oxidase, XO)的前身是黄嘌呤脱氢酶(xanthine dehydrogenase, XD),这两种酶主要存在于毛细血管内皮细胞。正常情况下,血管内皮细胞中以 XD 为主。当组织缺血时,一方面由于 ATP 减少,ATP 依赖的 Ca^{2+} 泵运转障碍,Ca^{2+} 进入细胞激活 Ca^{2+} 依赖性蛋白水解酶使 XD 大量转变为 XO;另一方面因氧分压阵低,ATP 分解,ADP、AMP 含量升高,并依次分解生成次黄嘌呤。再灌注时,大量分子氧随血液进入缺血组织,XO 催化次黄嘌呤生成黄嘌呤,继而又将黄嘌呤转化为尿酸,这两个过程都会释放出大量电子,被氧分子接受后产生大量的 O_2^- 和 H_2O_2,后者再在金属离子参与下形成更为活跃的 OH·。因此,再灌注时组织内 O_2^-、OH·、H_2O_2 等活性氧大量增加(图 14-3)。

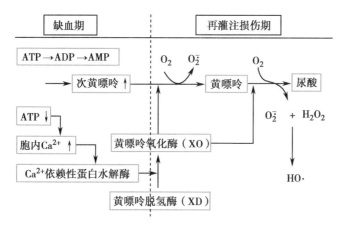

图 14-3　黄嘌呤氧化酶在活性氧生成中的作用示意图

3. **中性粒细胞呼吸暴发**　中性粒细胞在吞噬活动时被激活,其耗氧量显著增加,产生大量氧自由基,称为呼吸暴发(respiratory burst)或氧暴发(oxygen burst)。其摄入 O_2 的 70%~90% 在烟酰胺腺嘌呤二核苷酸磷酸(nicotinamideadenine dinucleotide phosphate,NADPH)氧化酶和烟酰胺腺嘌呤二核苷酸(nicotinamideadenine dinucleotid,NADH)氧化酶的催化下,接受电子形成氧自由基,用于杀灭病原微生物(图 14-4)。组织缺血过程中,可产生 C3 片段、白三烯等多种趋化因子,吸引和激活中性粒细胞,再灌注时又可涌入大量的 O_2 分子,从而使激活的中性粒细胞产生大量氧自由基。

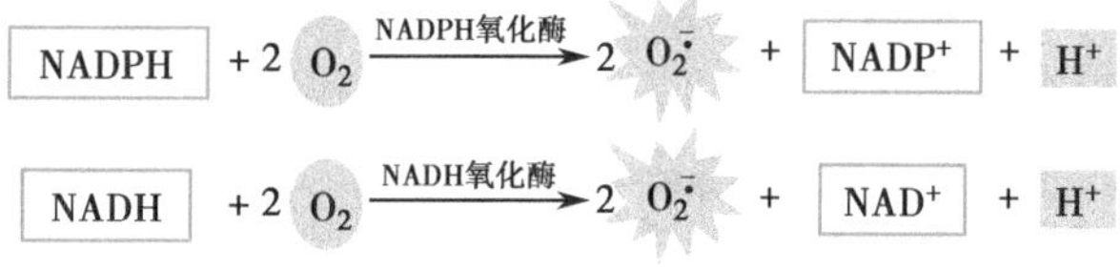

$$NADPH + 2 \; O_2 \xrightarrow{NADPH氧化酶} 2 \; O_2^- + NADP^+ + H^+$$

$$NADH + 2 \; O_2 \xrightarrow{NADH氧化酶} 2 \; O_2^- + NAD^+ + H^+$$

图 14-4　中性粒细胞氧自由基生成示意图

4. **儿茶酚胺　自身氧化**　缺血 - 再灌注也是一种应激状态,此时机体交感 - 肾上腺髓质系统兴奋,儿茶酚胺分泌增多,具有重要的代偿调节作用。但过多的儿茶酚胺可通过自身氧化产生大量具有细胞毒性的氧自由基,如肾上腺素代谢产生肾上腺素红的过程中有 O_2^- 产生。

5. **诱导型一氧化氮合酶表达增强**　中性粒细胞和单核细胞未激活时有诱导型一氧化氮合酶(inducible nitric oxide synthase,iNOS)的低表达。缺血 - 再灌注导致白细胞激活后,iNOS 表达上调,导致 NO· 大量生成。NO· 是一种弱氧化剂,与 O_2 反应后可生成过氧亚硝基阴离子(peroxynitrite,ONOO⁻)。ONOO⁻ 在偏酸条件下极易自发分解生成 NO_2· 和 OH·,具有很强的氧化能力而产生损伤效应。

知识链接

线粒体是自由基的主要来源之一。心肌缺血时,线粒体受损不能有效的转移电子,通过线粒体复合物Ⅰ、Ⅲ产生大量活性氧(ROS);在再灌注期,线粒体既是产生 ROS,同时也是 ROS 引起损伤的主要细胞器。ROS 可以通过修饰并抑制腺苷酸转移酶(adenine nucleotide translocase,ANT)影响 ATP 产生,最终导致线粒体通透性转换孔(mitochondrial permeability transition pore,mPTP)的开放,导致线粒体内多种蛋白功能丧失,DNA 损伤,使线粒体膜和蛋白氧化,改变细胞内生物能。有研究提示抑制线粒体氧化磷酸化或缺失线粒体复合物Ⅰ活性可增加 ROS 的含量。

(四) 自由基引起组织损伤的机制

自由基的化学性质极为活泼,可与各种细胞成分,如膜磷脂、蛋白质、核酸等发生反应,造成细胞结构损伤和功能代谢障碍(图14-5)。

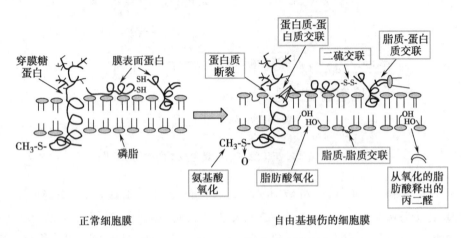

图 14-5　自由基对生物膜的损伤作用示意图

1. **膜脂质过氧化增强**　膜脂质微环境的稳定是保证生物膜(细胞膜、线粒体膜、溶酶体膜和内质网膜)结构完整和膜蛋白功能正常的基本条件。膜磷脂富含多价不饱和脂肪酸,易发生脂质过氧化(lipid peroxidation)。膜脂质过氧化反应是自由基损伤细胞的早期表现,主要包括:

(1) 细胞膜结构破坏:脂质过氧化使膜不饱和脂肪酸减少,以致不饱和脂肪酸/蛋白质的比例失调,膜的液态流动性降低,通透性增加,导致膜功能障碍,细胞内外离子分布发生改变。如,可使细胞外 Ca^{2+} 内流增加。

(2) 细胞器膜结构破坏:细胞器膜脂质过氧化损伤可导致:①线粒体功能抑制,ATP 生成减少,细胞能量代谢障碍加重;②溶酶体破裂释放溶酶体酶,导致组织细胞自溶和结构破坏;③肌浆网钙 ATP 酶活性降低使肌浆网对钙的运转功能障碍,导致细胞内钙超载。

(3) 脂质信号分子异常:磷脂是细胞膜所特有的成分,其中肌醇磷脂在细胞信号转导过程中具有重要作用。肌醇磷脂的脂质过氧化可使前列腺素(PG)、IP_3 和 DAG 等生成障碍,从而导致细胞信号转导异常。

(4) 促进自由基及其他生物活性物质的生成:膜脂质过氧化可激活磷脂酶 C(phospholipase C,PLC)和磷脂酶 D,分解膜磷脂,催化花生四烯酸代谢反应,在增加自由基生成和增强脂质过氧化的同时,形成多种生物活性物质如前列腺素、TXA_2、白三烯等,促进组织细胞损伤。

2. **蛋白质结构与功能受损**　自由基对细胞蛋白质功能的抑制包括直接和间接两个方面。

(1) 直接抑制作用:自由基可使细胞结构蛋白和酶的巯基氧化形成二硫键,也可使氨基酸残基氧化,导致蛋白质、蛋白质与膜脂质之间发生聚合、交联或肽链断裂,严重影响蛋白质的结构和功能。如,膜离子通道蛋白的抑制与膜磷脂微环境的改变可共同导致跨膜离子梯度异常;肌纤维蛋白的损伤可导致心肌收缩力减弱;肌浆网钙转运蛋白的受损可导致钙调节功能异常等。

(2) 间接抑制作用:脂质过氧化可使膜脂质发生交联、聚合,从而间接抑制钙泵、钠泵及 Na^+-Ca^{2+} 交换系统等的功能,导致 Ca^{2+} 超载和细胞肿胀等。此外,脂质过氧化尚可抑制膜受体、G 蛋白与效应器的耦联,导致细胞信号转导异常。

3. **核酸和染色体破坏**　自由基可使碱基羟化或 DNA 断裂,从而引起染色体畸变或细胞死亡。造成 DNA 损伤的自由基主要为 OH·,因 OH·最易与脱氧核糖核酸和碱基反应,并导致DNA 片断缺失、点突变及插入突变等结构改变。

二、钙超载的作用

各种原因引起的细胞内钙含量异常增多并导致细胞结构损伤和功能代谢障碍的现象,称为钙超载(calcium overload)。静息状态下,细胞外钙浓度约是细胞内钙浓度的万倍。但是,再灌注损伤发生时再灌注区细胞内钙离子浓度明显增加,并且钙浓度升高的程度往往与细胞受损程度呈正相关。正常状态下维持细胞内外钙浓度差的机制有:①细胞膜对 Ca^{2+} 的低通透性;②细胞膜钙泵(Ca^{2+}-Mg^{2+}-ATP 酶)逆电化学梯度将 Ca^{2+} 主动转运至细胞外;③通过肌浆网和线粒体膜上的 Ca^{2+} 泵和 Na^+-Ca^{2+} 交换将胞质 Ca^{2+} 贮存至细胞器内;④通过细胞膜 Na^+-Ca^{2+} 交换,将胞质 Ca^{2+} 转运到细胞外;⑤钙与特殊配基形成可逆性复合物等(图 14-6)。

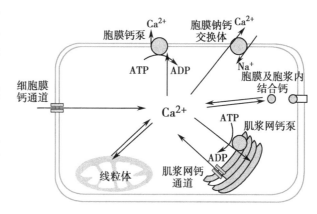

图 14-6　细胞 Ca^{2+} 转运示意图

(一)缺血-再灌注导致钙超载的机制

有关心肌缺血-再灌注损伤时跨膜钙转运的研究,发现缺血后再灌注开始数分钟,细胞内钙流入明显增加,并持续较长时间,而钙流出相对只有短暂增加,表明细胞内钙超载主要发生在再灌注期,且主要原因是钙内流增加,而不是钙外流减少。再灌注时钙超载的发生机制目前尚未完全清楚,可能与下列因素有关。

1. Na^+-Ca^{2+} 交换异常　Na^+-Ca^{2+} 交换蛋白是心肌细胞膜钙转运蛋白之一,在跨膜 Na^+、Ca^{2+} 梯度和膜电位驱动下对细胞内外 Na^+、Ca^{2+} 进行双相转运,交换比例为 $3Na^+$:Ca^{2+}。正向转运是指 Na^+-Ca^{2+} 交换蛋白将细胞外 Na^+ 移入细胞,将细胞内 Ca^{2+} 转运至细胞外;反向转运则指 Na^+-Ca^{2+} 交换蛋白将细胞内 Na^+ 排出,细胞外 Ca^{2+} 转运进入细胞。生理条件下,Na^+-Ca^{2+} 交换蛋白以正向转运为主,与肌浆网和细胞膜钙泵共同维持静息状态时的细胞内低钙浓度。在动作电位达到峰值时,正常心肌细胞也会发生短暂的反向转运。病理条件下,Na^+-Ca^{2+} 交换的方向发生了逆转,反向运转增强是导致缺血-再灌注时 Ca^{2+} 超载的主要途径。

(1)直接激活-细胞内高 Na^+ 的作用:缺血时 ATP 生成减少,导致钠泵运转障碍,细胞内 Na^+ 含量明显升高。再灌注时缺血细胞重新获得氧及营养物质供应,细胞内高 Na^+ 除激活钠泵外,还迅速激活 Na^+-Ca^{2+} 交换蛋白,以反向转运的方式加速 Na^+ 向细胞外转运,同时将大量 Ca^{2+} 运入胞质,从而导致细胞内 Ca^{2+} 浓度增加。

(2)间接激活-细胞内高 H^+ 的作用:质膜 H^+-Na^+ 交换蛋白主要感受细胞内 H^+ 浓度的变化,是维持细胞内 pH 稳定的重要蛋白。缺血时,由于无氧酵解增强使 H^+ 生成增多,导致组织间液和细胞内酸中毒。再灌注时,通过血液缓冲和稀释作用,使细胞外 H^+ 浓度迅速下降,细胞内外形成显著的 pH 梯度差,由此激活细胞膜的 H^+-Na^+ 交换蛋白,促进细胞内 H^+ 排出,细胞外 Na^+ 内流,细胞内 Na^+ 增加。如果内流的 Na^+ 不能被钠泵充分排出,细胞内高 Na^+ 则可继发性激活 Na^+-Ca^{2+} 交换蛋白和反向转运,促进 Ca^{2+} 内流,导致钙超载。

2. 儿茶酚胺增加　缺血-再灌注时,内源性儿茶酚胺释放增加,一方面作用于 α_1 肾上腺素能受体(α_1-adrenergic receptor,α_1 受体),激活 G 蛋白-磷脂酶 C(PLC)介导的细胞信号转导通路,促进磷脂酰肌醇(phosphatidylinositol,PIP_2)分解,生成 IP_3 和 DAG。其中 IP_3 促进肌浆网钙释放通道开放,使肌浆网内的 Ca^{2+} 释放进入胞质;DAG 经激活蛋白激酶 C(protein kinase C,PKC)促进 H^+-Na^+ 交换,进而激活 Na^+-Ca^{2+} 交换蛋白和反向转运,促进胞外 Ca^{2+} 内流,使胞质内 Ca^{2+} 浓

Note

度进一步升高(图 14-7)。另一方面儿茶酚胺作用于 β 受体，通过激活腺苷酸环化酶增加 L 型钙通道的开放，从而促进胞外 Ca^{2+} 内流，加重细胞内钙超载。

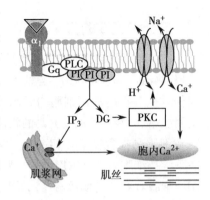

图 14-7　α_1 受体介导的细胞内信号对细胞 Ca^{2+} 转运影响示意图

3. 生物膜损伤　细胞膜和细胞内膜性结构是维持细胞内、外以及细胞内各间区离子平衡的重要结构。生物膜损伤可使其通透性增强，细胞外 Ca^{2+} 顺浓度差进入细胞，或使细胞内 Ca^{2+} 分布异常，加重细胞功能紊乱与结构破坏。

(1) 细胞膜损伤：正常生理状态下，细胞膜外板(external lamina)与外层的糖被(glycocalyx)由 Ca^{2+} 紧密联结在一起，形成完整的细胞膜，维持细胞内低钙与细胞外高钙。缺血造成细胞膜外板与糖被分离，使细胞膜对 Ca^{2+} 的通透性增加。再灌注时，Ca^{2+} 顺细胞内外的浓度差大量进入细胞内。细胞内 Ca^{2+} 增加可激活磷脂酶，促使膜磷脂降解，进一步增加细胞膜对 Ca^{2+} 的通透性，形成恶性循环，加速细胞外 Ca^{2+} 进入细胞内。此外，再灌注时生成大量的自由基，使细胞膜的脂质过氧化，加重膜结构的破坏和细胞膜通透性增加，加重细胞内钙超载。

(2) 肌浆网膜与线粒体膜损伤：自由基的损伤作用及膜磷脂的降解可造成肌浆网膜损伤，Ca^{2+} 泵功能障碍使肌浆网对 Ca^{2+} 的摄取减少，导致细胞内 Ca^{2+} 浓度升高。细胞内 Ca^{2+} 浓度增加可使大量钙盐沉积于线粒体，造成线粒体氧化磷酸化障碍，ATP 生成减少。此外，自由基的损伤及膜磷脂的降解也可使线粒体膜受损，抑制氧化磷酸化，使 ATP 生成进一步减少，导致细胞膜和肌浆网 Ca^{2+} 泵能量供应不足，促进细胞内钙超载的发生。

(二) 钙超载引起组织损伤的机制

细胞内钙超载是导致缺血 - 再灌注发生不可逆性损伤的关键因素，其损伤机制尚未完全阐明，主要与以下因素有关。

1. 线粒体损伤　缺血 - 再灌注时，胞质内 Ca^{2+} 明显增多，刺激线粒体钙泵摄钙，线粒体因此消耗大量 ATP，同时进入线粒体的 Ca^{2+} 与含磷酸根的化合物结合，形成不溶性磷酸钙，干扰线粒体的氧化磷酸化，使 ATP 生成减少，同时可导致活性氧产生增多和清除减少。此外，钙超载还可引起线粒体通透性转换孔(mitochondrial permeability transition pore,mPTP)的开放，导致线粒体膜通透性增加，使线粒体内的细胞色素 C 等促凋亡蛋白进入胞质，激活半胱氨酸蛋白酶 -9 (caspase-9)及 caspase-3，诱导细胞凋亡。

2. 钙依赖性蛋白酶激活　细胞内 Ca^{2+} 增多可增强多种钙依赖性蛋白酶的活性，主要包括：①激活磷脂酶，促使膜磷脂降解，造成细胞膜结构受损；②激活 Ca^{2+} 依赖性蛋白水解酶，使 XD 大量转变为 XO，催化次黄嘌呤生成黄嘌呤，继而又将黄嘌呤转化为尿酸，这两个过程都会释放出大量电子，导致活性氧的产生增加；③激活某些 ATP 酶，导致细胞高能磷酸盐水解，释放出大量 H^+，加重细胞内酸中毒等；④激活胞内的蛋白酶，使细胞膜和结构蛋白分解，导致质膜及细胞骨架的破坏等。

此外，在心肌缺血 - 再灌注期间，细胞内钙超载尚可引起心肌纤维过度收缩，并通过心肌动作电位后形成短暂的后除极诱发再灌注性心律失常，共同促进心肌缺血 - 再灌注损伤的发生发展。

三、白细胞的作用

实验研究和临床观察证明，缺血 - 再灌注损伤组织可见大量白细胞(主要是中性粒细胞)浸润，抑制白细胞的浸润和聚集可以改善缺血 - 再灌注损伤。因此，白细胞在缺血 - 再灌注损伤的发生发展中起着重要作用。

（一）缺血 - 再灌注导致白细胞聚集和激活的机制

1. 黏附分子表达增加　黏附分子（adhesion molecule）是指由细胞合成的、可促进细胞与细胞之间、细胞与细胞外基质之间黏附的一类大分子物质的总称。如，整合素（integrin）、选择素（selectin）、细胞间黏附分子（intercellular adhesion molecule，ICAM）、血管细胞黏附分子（vascular cell adhesion molecule，VCAM）等。

正常情况下，微血管内皮细胞仅表达少量黏附分子，而且血液以层流形式流动，故血管内皮细胞和血液中流动的白细胞互相排斥，这是保证微循环灌流的重要条件。缺血 - 再灌注时，血管内皮细胞和中性粒细胞的黏附分子表达明显增多，导致缺血 - 再灌注损伤局部中性粒细胞增多、聚集，促使中性粒细胞与血管内皮细胞黏附、滚动并穿过血管壁游走到细胞间隙。

2. 趋化因子产生增多　趋化因子（chemokines）是指具有吸引白细胞定向移动的化学刺激物。组织缺血 - 再灌注损伤时，细胞膜磷脂降解，花生四烯酸代谢产物如白三烯（leukotriene，LT）、血小板活化因子（platelet-activating factor，PAF）、补体及激肽等增多，具有很强的趋化作用，因而能吸引大量的白细胞进入损伤组织。同时，已趋化、聚集和激活的白细胞自身也能合成和释放具有趋化作用的致炎物质，如 LTB_4 等，使缺血 - 再灌注损伤局部白细胞进一步增加。

（二）白细胞聚集和激活引起组织损伤的机制

大量激活的白细胞黏附、聚集在缺血 - 再灌注区，可加重局部微循环障碍并释放致炎物质和细胞毒性因子，导致组织细胞损伤。

1. 微血管壁通透性增高和微循环阻塞　再灌注时，白细胞的趋化、聚集、激活，可合成与释放大量致炎物质，如组胺、缓激肽、LTB_4 等，导致组织炎症反应过度激活。炎症反应是引起微血管床及血液流变学改变进而产生无复流现象（no-reflow phenomenon）的病理生理基础。无复流现象是指在血管再通血流恢复后，尽管较大分支的血管得到血液灌注，但部分缺血区的微循环并不能得到充分血液灌流的现象。其机制主要包括：①白细胞黏附、聚集、激活后释放的致炎物质可增加微血管壁的通透性，微血管壁通透性增高，既能引发组织水肿，又可导致血液浓缩，有助于形成无复流现象，还可进一步加剧白细胞的边集、附壁与渗出，形成恶性循环；②再灌注时，损伤的血管内皮细胞肿胀，可导致管腔狭窄，阻碍血液灌流。特别是激活的中性粒细胞和血管内皮细胞释放缩血管物质（如内皮素、TXA_2 等）增加，扩血管物质（如 NO、PGI_2 等）减少，可使微血管收缩，血流减少；③与红细胞相比，白细胞体积大，变形能力弱。因此，白细胞在缺血 - 再灌注导致的微血管阻塞中起着关键作用。在血流状态改变及黏附分子参与下，白细胞容易黏附在血管内皮细胞上，而且不易分离，极易嵌顿、堵塞微血管，导致微血管机械性堵塞。

2. 细胞损伤　激活的中性粒细胞可释放大量的 ROS 和各种蛋白水解酶及细胞因子，导致组织细胞损伤。

（1）释放 ROS：再灌注时，活化的白细胞发生呼吸爆发可产生大量活性氧（如 O_2^- 与 H_2O_2 等）。H_2O_2 在白细胞髓过氧化物酶作用下，可与 Cl^- 作用生成次氯酸，H_2O_2 和次氯酸均可损伤内皮细胞。O_2^- 等氧自由基可导致细胞内蛋白质交联，使蛋白质结构改变并丧失活性；引起核酸碱基改变或 DNA 断裂；使细胞膜结构变化，通透性增加等，导致细胞损伤。

（2）释放各种蛋白水解酶：聚集的白细胞能释放 20 多种酶，其中含丝氨酸的弹性蛋白酶，几乎可降解所有细胞外基质成分，并能攻击未受损的细胞；另外胶原酶和明胶酶，可降解各种类型的胶原，导致血管壁通透性增加并加重组织损伤。

（3）产生各种促炎细胞因子：白细胞被激活后，可释放促炎细胞因子，通过旁分泌或自分泌作用，促进中性粒细胞、巨噬细胞、淋巴细胞、肥大细胞、成纤维细胞等产生更多的细胞因子，引起瀑布反应，导致组织细胞损伤。

综上所述,缺血-再灌注损伤时,由于黏附分子、趋化因子增加,微血管血流状态改变,白细胞与血管内皮细胞黏附,继而渗出、聚集与激活。一方面引起微循环障碍,另一方面通过释放大量活性氧、蛋白水解酶、促炎细胞因子等,引起组织与细胞的损伤(图14-8)。

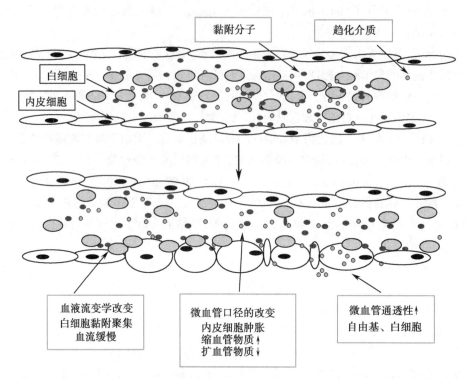

图14-8   缺血-再灌注导致白细胞聚集和激活引起组织损伤的机制示意图

第三节   心肌缺血-再灌注损伤的功能代谢与形态结构变化

近年来心肌缺血-再灌注损伤已从动物实验进入临床研究,特别是随着一些新的治疗手段和技术的应用,如动脉搭桥术、溶栓疗法和介入术等再灌注方法的建立和推广应用,心脏外科体外循环、心肺复苏和心脏移植等,打开了再灌注损伤的临床研究领域。心肌缺血-再灌注损伤时,其功能、代谢和心肌形态结构均发生明显变化。

一、心功能变化

(一)心肌舒缩功能降低-心肌顿抑

心肌顿抑(myocardial stunning)的概念是1982年由Braunwald和Kloner率先提出的,是指缺血心肌在恢复血液灌注后一段时间内出现的可逆性舒缩功能降低的现象。心肌顿抑时心肌舒缩功能障碍主要表现为静止张力(指心肌在静息状态下受前负荷作用而被拉长时产生的张力)随缺血时间的延长逐渐升高,发展张力(指心肌收缩时产生的主动张力)逐步下降,再灌注时静止张力更加增高,如心室舒张末期压力(Ventricular end diastolic pressure,VEDP)增大,发展张力如心室收缩峰压(Ventricular peak systolic pressure,VPSP)降低以及左心室内压上升与下降的最大速率($\pm dp/dt_{max}$)降低。目前临床运用彩色多普勒超声等影像技术,可直接观测再灌注对心肌舒缩功能的影响。

根据心肌顿抑的定义,再灌注后心肌功能障碍的时间可能远超过再灌注前心肌缺血的时间,但只要时间充足,这种暂时性的心肌舒缩功能障碍可以完全恢复。心肌顿抑是缺血-再灌注损伤的表现形式之一,自由基暴发性生成和钙超载是心肌顿抑的主要发病机制(图14-9)。有研究发现,再灌注早期应用自由基清除剂可改善心肌顿抑。

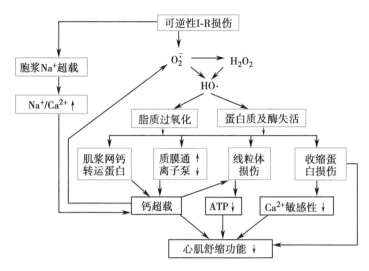

图 14-9　心肌顿抑的发生机制示意图　I-R:缺血 - 再灌注

(二) 电生理紊乱——再灌注性心律失常

缺血心肌再灌注过程中出现的心律失常,称为再灌注性心律失常(reperfusion arrhythmia)。再灌注性心律失常以室性心律失常居多,如室性心动过速和心室纤颤等。再灌注性心律失常的发生与再灌注前心肌缺血的时间、程度、受累心肌数量以及再灌注血流的速度和电解质紊乱等因素相关。

再灌注性心律失常的发生机制十分复杂,目前认为主要与以下因素相关:①再灌注心肌动作电位时程的不均一性:研究发现,再灌注的最初 30s,心肌动作电位迅速恢复,但缺血区心肌与正常区心肌动作电位的恢复有明显不同,即使是缺血细胞,动作电位的恢复也不相同。有的幅度高,持续时间长。有的幅度低,持续时间短。再灌注时不同区域心肌之间动作电位时程的不均一性增强了心肌兴奋折返,可能是导致再灌注性心律失常发生的主要原因;②钙超载:再灌注时细胞内高 Na^+ 激活 Na^+-Ca^{2+} 交换蛋白进行反向转运,使动作电位平台期进入细胞内的 Ca^{2+} 增加,出现一过性内向电流,在心肌动作电位后形成短暂除极,即延迟后除极,可造成传导减慢,触发多种心律失常;③纤颤阈降低:近年来研究表明,再灌注可使纤颤阈降低,易致严重心律失常。其机制可能与体内一氧化氮水平下降有关系。此外,再灌注时增加的 PIP_2 可导致 ATP 敏感性钾离子通道(ATP-sensitive K^+ channel,K_{ATP})激活使动作电位时程更加缩短,加重再灌注性心律失常。再灌注血流将积聚在细胞外的 K^+、乳酸等代谢产物冲走,也可暂时性影响心肌的电生理特性,促使心律失常的发生。

二、心肌能量代谢变化

短时间的缺血 - 再灌注,心肌获得氧和代谢底物供应后,心肌高能磷酸化合物含量可较快恢复正常。长时间的缺血再灌注时,由于自由基和钙超载等对线粒体的损伤使心肌能量合成减少。加之再灌注血流的冲洗,核苷类物质含量下降,以致合成高能磷酸化合物的底物不足,造成心肌高能磷酸化合物的进一步降低。

三、心肌结构变化

缺血 - 再灌注损伤心肌的结构变化与单纯缺血心肌的变化基本相同,但可进一步加重。主要表现为心肌细胞超微结构变化、心肌细胞肿胀和间质水肿、心内膜下出血或出血性梗死等。

（一）心肌细胞超微结构变化

主要表现为心肌细胞线粒体的改变,包括线粒体数目减少、线粒体肿胀、空泡化、线粒体嵴减少或消失、颗粒密集、线粒体内外膜断裂等。此外,还可出现肌原纤维断裂,收缩带坏死和横纹消失,内质网扩张空泡化等超微结构的变化。

> 知识链接
>
> 根据线粒体破坏程度及肿胀的不同,Kloner 将其分为四级。0 级:正常线粒体;1 级:线粒体肿胀,显示嵴的分隔,间质密度增高;2 级:肿胀较 1 级明显;3 级:极度肿胀,结构破坏;4 级:极度肿胀,结构破坏,线粒体内膜和外膜断裂。

（二）心肌细胞死亡

缺血 - 再灌注损伤心肌主要存在坏死和凋亡两种细胞死亡形式。此外,存在一定数量的自噬。

1. 心肌细胞坏死　心肌细胞在缺血再灌注损伤时会发生坏死,主要表现为心肌细胞肿胀、核染色质边集和呈块状,肌膜局灶性溶解。心肌缺血时,高能磷酸化合物合成储备减少,Na^+-K^+泵功能障碍,导致细胞内 Na^+ 增加,细胞发生水肿。再灌注时,由于自由基和钙超载等对线粒体的损伤使心肌能量合成严重障碍,细胞水肿进一步加重。而且再灌注损伤可造成血管内皮受损、微血管通透性增加。同时,心肌细胞间质代谢产物与坏死物聚集,渗透压增加,导致心肌间质水肿。此外,由于溶酶体损伤破裂,大量溶酶体酶释放,可引起细胞成分自溶,心肌细胞变性坏死。

2. 心肌细胞凋亡　细胞凋亡是再灌注损伤引起细胞功能障碍和结构改变的重要病理基础,可出现胞质脱水,细胞膜空泡化,细胞体积缩小,核固缩、碎裂、溶解,并可出现凋亡小体。研究表明,心肌缺血 - 再灌注时,钙超载、活性氧增多、线粒体膜电位下降,mPTP 开放等导致线粒体膜通透性增加,引起细胞色素 C 进入细胞质,与凋亡酶激活因子（apoptotic protease activating facter-1,Apaf-1）蛋白结合,激活 caspase-9 及 caspase-3,导致细胞凋亡。此外,心肌缺血再灌注也可导致非 caspase 途径的凋亡。

> 知识链接
>
> 心肌细胞自噬是溶酶体对细胞内部分细胞质、细胞器等进行的一系列降解过程的统称,是营养缺乏时细胞的适应性反应。自噬一般有四个过程:自噬的诱导、自噬体的形成、自噬溶酶体的形成和内容物的降解。心肌缺血 - 再灌注时,缺血应激的诱导以及再灌注过程的发生均可促使心肌细胞发生自噬。然而,心肌缺血 - 再灌注时,细胞自噬对心肌究竟

起保护作用还是损伤作用,目前尚存在争议。研究发现,自噬在缺血期和再灌注期可能扮演不同的角色。缺血初期主要起保护作用,而再灌注期自噬则可能会引起细胞死亡。

第四节 缺血 - 再灌注的适应性保护

缺血 - 再灌注的适应性保护是机体的内源性保护机制,按照适应性保护发生的时间可以分为缺血预适应及缺血后适应。

一、缺血预适应

(一)缺血预适应的发现与证实

缺血预适应(ischemic preconditioning,IPC)是指组织器官经反复短暂缺血后,会明显增强对随后较长时间缺血及再灌注损伤耐受力的现象。

1986 年 Murry 等人首先描述了心肌缺血预适应现象,结扎犬冠状动脉 40min 可引起心肌细胞不可逆性损伤,出现心肌梗死。但是,在结扎冠状动脉之前给予反复 4 次的 5 分钟缺血 /5 分钟再灌注,即可使随后冠状动脉 40 分钟结扎所致的心肌梗死面积明显减小。随后,这种保护作用在小鼠、大鼠、家兔甚至猪等不同物种以及在体心脏、离体心脏及体外细胞等不同模型中得到了广泛的证实。此外研究表明,小肠、肾等心外组织短暂缺血预处理亦可使心肌发生缺血预适应。并且临床上试用 IPC 可预防 PCI 或心脏手术所致的心肌缺血性损伤。

(二)缺血预适应的发生机制

缺血预适应主要有早期保护及延迟保护两个时相。早期保护时相是指细胞在预适应后其抗损伤能力立即增强,约可持续 1~3h;延迟保护时相又称第二窗口保护作用,是细胞的亚急性适应保护反应,是指在早期保护时相消失后又重新出现的保护作用,一般在 24h 出现,持续 1~3d。早期保护时相与延迟保护时相的机制不尽相同,现分述如下:

1. **早期保护作用的机制** 早期保护作用的机制主要涉及:

(1) 触发因子:短暂缺血过程中释放的可以刺激细胞内信号途径并导致细胞保护反应的一类物质称为内源性触发因子。已有多种神经内分泌、旁分泌及自分泌因子被证明是早期保护作用发生的启动剂或中介物,主要包括:①腺苷:腺苷是 ATP 分解的代谢产物,是第一个被证实的重要激活物;IPC 可诱导腺苷受体密度的增加及受体的激活。大量研究证实,腺苷具有扩张冠脉、保护心肌与血管内皮细胞、增加葡萄糖摄取及改善能量供应等多种生物学效应;②活性氧:大量自由基生成是造成缺血 - 再灌注损伤的重要机制,但在短暂缺血 - 再灌注时少量活性氧和一氧化氮可以启动心肌的自我保护机制。目前认为,缺血过程中由线粒体呼吸链、黄嘌呤氧化酶系统、中性粒细胞 NADPH 氧化酶及内皮型一氧化氮合酶(endothelial nitric oxide synthase,eNOS)等产生的亚致损剂量的 ROS 亦是预适应保护机制的触发因子;③缓激肽:IPC 可增加内源性缓激肽的生成。研究发现,缓激肽可刺激心肌细胞摄取葡萄糖,减少细胞内钾离子丢失,缩小心肌梗死面积;④去甲肾上腺素:在大鼠和家兔实验中发现,短暂缺血可诱导去甲肾上腺素水平增加,短暂给予外源性去甲肾上腺素可模拟 IPC 的保护作用。

(2) 信号转导通路和效应蛋白:在激活相之后,是一系列信号转导瀑布事件。主要包括:①蛋白激酶 C(PKC):有研究表明,缺血或药物预适应可引起 PKC 活性升高,使用 PKC 激动剂可模拟 IPC 的保护作用,而非特异性 PKC 抑制剂多黏菌素 B 则能消除预适应的保护作用。而且 PKC 抑制剂可以消除腺苷受体激动剂或 α 受体激动剂诱导的预适应性保护作用。以上结果表明,PKC 活化是预适应保护调节中的中心信号转导环节。PKC 激活可通过调节

Note

多种蛋白的磷酸化以及与细胞内多条信号转导通路发生交互作用参与预适应的早期保护作用;②PI3K/Akt 信号通路:磷脂酰肌醇 3 激酶(phosphatidylinositol 3-kinase,PI3K)/蛋白激酶B(protein kinase B,PKB,Akt)信号通路是细胞内重要的信号转导通路。PI3K 下游的 Akt/PKB 是一种丝/苏氨酸(Ser/Thr)蛋白激酶。激活的 Akt 通过促进下游多种底物磷酸化而发挥抗凋亡及促细胞生存的生物学效应;③G 蛋白 - 磷脂酶 C(PLC):腺苷 A_1 和 A_3 受体、缓激肽 β 受体、$α_1$ 受体等均可通过 G 蛋白耦联传导信号。内源性物质与相应的 G 蛋白耦联受体结合后,可激活 PLC,分解 PIP_2 生成 IP_3 及 DAG,后者可进一步激活 PKC。④线粒体 ATP- 敏感性 K^+ 通道:线粒体内膜上 K_{ATP} 的开放可以减少线粒体及细胞内 ATP 水解和 Ca^{2+} 超载,减轻缺血 - 再灌注损伤。IPC 时多种重要的信号通路汇聚于线粒体,促进线粒体 K_{ATP} 的开放。有研究表明,应用线粒体 K_{ATP} 开放剂可模拟 IPC 的保护作用,而线粒体 K_{ATP} 阻滞剂则可取消 IPC 的保护作用。

2. 延迟保护作用的机制延迟保护作用的机制主要有:

(1) 触发因子:除上述腺苷、自由基、缓激肽及去甲肾上腺素等早期保护作用触发因子外,NO 被认为是延迟保护作用中一个十分重要的触发因子。研究表明,IPC 可增加内源性 NO 的表达。预先给予外源性 NO,可模拟 IPC 的延迟保护作用。而 NOS 抑制剂可取消 IPC 的延迟保护作用。而且临床上应用 NO 释放剂具有模拟 IPC 延迟保护作用的能力。

(2) 信号转导通路和效应物:除涉及早期保护作用的多种激酶外,延迟保护作用主要依赖于启动核转录因子,增加基因表达,从而合成一系列保护性蛋白及酶。核因子 -κB(nuclear factor-κB,NF-κB)是目前公认的延迟保护作用中发挥重要作用的一种核转录因子。此外活化蛋白 -1(activator protein-1,AP-1)、信号传导与转录活化因子(signal transducers and activators of transcription,STAT)、热休克因子(heat shock factor,HSF)等转录因子亦被证实参与 IPC 的延迟保护作用。细胞保护蛋白的合成及其活性是延迟保护发挥作用的重要机制。目前的研究主要集中在热休克蛋白和超氧化物歧化酶:①热休克蛋白(heat shock protein,HSP):IPC 可诱导多种 HSP 的表达上调。在心肌预适应保护中 HSP70 是研究最多的亚家族。大量动物实验证明,HSP70 预适应 24h 后,HSP70 表达上调,并对心肌缺血 - 再灌注损伤具有重要的保护作用。此外,HSP27 及 α 晶体蛋白可能通过稳定细胞骨架参与预适应的心肌保护作用;②Mn-SOD:Mn-SOD 是清除超氧阴离子的线粒体抗氧化剂,具有细胞保护作用。研究发现 IPC 可显著增加心肌细胞中 Mn-SOD 的含量,减轻炎症反应。

(三) 缺血预适应的临床意义

随着缺血预适应的研究不断深入,其临床应用价值亦逐步凸显。有研究发现,临床心绞痛患者存在缺血预适应,其病死率低于无心绞痛病史的患者。心电图运动负荷实验表明,心肌缺血患者第一次负荷运动后,其第二次负荷运动时心肌缺血的阈值明显增高。这些临床研究为缺血预适应的应用提供了依据,预适应已成为缺血损伤内源性保护的热点。

二、缺血后适应

(一) 缺血后适应的发现与证实

缺血后适应(ischemic postconditioning)是指组织缺血后,在恢复血流之前先进行多次短暂的再灌注和缺血,然后恢复持续灌注,可减轻再灌注损伤。

临床上在治疗心肌梗死时,心肌缺血早已发生,心肌缺血发生时间的不可预知使得缺血预适应的临床应用受到很大限制。2003 年 Zhao 等人首先报道,结扎犬心左冠状动脉前降支 60 分钟,予以再灌注 30s、再结扎 30s 的连续 3 次循环,随后再灌注 3 小时,可以减少活性氧生成,减轻微血管损伤和细胞凋亡,缩小心肌梗死范围,从而提出心肌缺血后适应的概念。目前已在多种属动物模型上证实缺血后适应具有明显的保护效果。并且临床研究发现,30 例急性心肌梗死患者的冠脉造影术中,后适应能够明显降低肌酸激酶 CK 的释放及心肌梗死面积。缺血后适应的保护作用及机制研究已在多方面取得进展,为减轻再灌注损伤提供了新的思路和依据。

(二)缺血后适应的发生机制

缺血后适应是一种启动内源性机制的救助措施。其心肌保护作用涉及复杂的调控机制,目前尚未完全阐明。本文主要从后适应保护的触发介质及介导后适应的细胞内信号转导通路两方面进行阐述。

1. **触发因子** 缺血后适应与预适应的保护机制相似,在再灌注的最初几分钟内触发腺苷、阿片肽、缓激肽等多种内源性生物活性物质的释放。这些生物活性物质的作用及机制在缺血预适应中已详细阐述(参见前文)。

2. **信号转导通路** 缺血后适应保护涉及再灌注损伤救助激酶(reperfusion injury salvage kinase,RISK)通道,包括细胞外信号调节激酶 1/2(extracellular signal-regulated kinase1/2,ERK1/2)及 PI3K/Akt 通路。研究表明,与缺血预适应相似,缺血后适应可以通过激活这些促细胞存活的信号通路,引起激酶级联反应,对心肌缺血 - 再灌注损伤发挥保护作用。

(三)缺血后适应的临床意义

心肌梗死是严重危害人类健康的常见疾病,多年来医学界一直在探索治疗该疾病的有效方法,溶栓、PCI 等再灌注疗法可以恢复缺血心肌的血供,挽救缺血心肌组织,是最常见的治疗心肌梗死的方法。但是,缺血 - 再灌注对心肌造成的损伤却是一个无法忽视和避免的问题。与缺血预适应相同,缺血后适应是一种十分重要的缺血损伤的内源性保护作用。但是,由于缺血后适应是在疾病发生后进行的保护性措施,更易为临床所接受,因此相较缺血预适应具有更加重要的临床应用价值。

第五节 缺血 - 再灌注损伤防治的病理生理基础

缺血 - 再灌注损伤的防治要务就是寻找一种安全可行的方法,既可以使缺血组织恢复血流,又能够最大程度地避免再灌注过程对组织造成的不可逆性损伤。尽管再灌注损伤的发生机制尚未阐述清楚,但是已初步证实的相关发病因素和发病机制已开始成为对其防治措施的理论依据,一些防治手段已进入临床实验观察阶段。

一、针对发病原因的治疗

减轻缺血性损伤是防治心肌缺血 - 再灌注损伤的基础,应针对不同的病因,采取有效的措施,尽可能地缩短组织缺血时间,尽早恢复血液灌注。在缺血期使用钙通道阻滞药或 β 受体阻断药可以通过增加侧支循环和降低心脏负荷,减轻心肌缺血的程度,改善心肌顿抑。此外,采用低压、低温、低流、低 pH、低钠及低钙等再灌注条件亦可减轻再灌注损伤。

二、针对发病机制的治疗

(一)抗氧化治疗

1. **含巯基化合物** 巯基可提供氢原子,使氧自由基变为不活泼的分子从而减轻其对组织的损伤作用。临床证据表明,急性心肌梗死的患者,溶栓治疗前给予卡托普利(一种含巯基的血管紧张素转换酶抑制药)可明显降低其再灌注心律失常的发生率。而预先应用依那普利(一种不含巯基的血管紧张素转换酶抑制药)则不能保护心肌缺血再灌注损伤。N- 乙酰基 -L 半胱氨酸(N-acetyl cysteine,NAC)是一种富含巯基的高通透性自由基清除剂。动物实验表明,NAC 可以减轻再灌注损伤。但是,NAC 对心肌缺血再灌注损伤的保护作用尚缺乏有力的临床证据。

2. **超氧化物歧化酶及过氧化氢酶** SOD 及 CAT 可以分别通过降解超氧化物及羟自由基抑

制缺血再灌注过程中的自由基活性。但是,SOD 及 CAT 是否可以减少实验动物的心肌梗死面积目前尚存在争议。

3. 黄嘌呤氧化酶抑制剂   之前的研究认为,缺氧时生成的大量黄嘌呤在再灌注时可以通过黄嘌呤氧化酶途径产生大量氧自由基。因此,从理论上讲,应用黄嘌呤氧化酶抑制剂可以保护缺血再灌注损伤。但是,人类心肌组织中的黄嘌呤氧化酶含量是极其微弱的,黄嘌呤氧化酶途径不可能是氧自由基的主要来源,所以,黄嘌呤氧化酶抑制剂的应用价值就不大了。

4. 低分子清除剂   主要包括维生素 E、维生素 A、半胱氨酸、抗坏血酸及还原型谷胱甘肽等。上述自由基清除剂可以提供电子使自由基还原。但是,心脏预后预防(the Heart Outcomes Prevention Evaluation,HOPE)试验表明,冠心病或有冠心病危险因素的患者长期服用维生素 E 并未取得令人满意的保护心肌缺血 - 再灌注损伤的作用。

> ### 知识链接
>
> 实验研究表明,使用内源性 ROS 清除剂,如超氧化物拟似物 - 巯丙酰甘氨酸 (mercaptopropionyl glycine,MPG)或谷胱甘肽前体 -N- 乙酰半胱氨酸(NAC)可减轻由于缺血 - 再灌注损伤引起的心肌损伤。然而,在临床上使用高剂量的 NAC 虽然可以减少氧化应激,却不能改善由于缺血 - 再灌注引起的心肌损伤。因此,从基础研究到临床应用之间还需要大量的转化医学研究。
>
> 虽然现在基础研究的实验成果并不能完全有效地转化为临床治疗手段,但在临床上使用活性氧清除剂防治心肌缺血 - 再灌注损伤仍是一种具有可行性的方法,如 L- 精氨酸 (L-arginine)和谷氨酸盐(glutamate)在临床试验中的应用。

(二)减轻钙超载

在再灌注前应用钙通道阻滞药可以抑制细胞内钙超载,减轻再灌注损伤。钙通道阻滞药主要包括硫氮䓬酮及维拉帕米(异搏定),最近有研究报道,Na^+-Ca^{2+} 交换抑制剂可以更有效地防止钙超载的发生,山莨菪碱有抑制 Na^+-Ca^{2+} 交换的作用,对心肌缺血 - 再灌注损伤具有一定的防治效果。

(三)中性粒细胞抑制剂

中性粒细胞的黏附聚集是炎症反应的关键步骤,已有研究表明,炎症反应在心肌缺血再灌注损伤中具有十分重要的作用。因此,中性粒细胞抑制剂从理论上讲可望减轻心肌缺血再灌注损伤。

前列环素及布洛芬等抗炎药均有一定的抑制白细胞作用。动物实验发现,其可降低心肌梗死面积。但是,临床应用的效果却不十分理想,因此,还需要进一步探索具有临床疗效的抑炎保护剂。

(四) 改善缺血组织的代谢

缺血组织有氧代谢低下,糖酵解过程增强,因此补充糖酵解底物可以保护缺血组织。外源性 ATP 作用于细胞表面与 ATP 受体结合,既可使细胞膜蛋白磷酸化,促进细胞膜功能恢复,又可直接穿过细胞膜进入细胞直接供能。

三、启动机体内源性保护作用

适应性保护作用是机体对于缺血 - 再灌注损伤的内源性保护现象,主要包括缺血预适应及缺血后适应。如在心肌缺血 - 再灌注损伤时,适应性保护作用主要可以通过减轻心肌梗死面积、减少缺血及再灌注后恶性心律失常的发生及促进心肌功能恢复三个方面发挥保护作用。

缺血预适应具有普遍性,但由于临床中发生缺血往往是无法预知的,因此该方法的应用具有很大的局限性。研究发现,使用其他与方法,如药物预处理也能起到保护缺血 - 再灌注损伤的作用。药物预处理是根据缺血预适应的机制,预先给予亚致损量的药物处理,从而调动机体对后续缺血缺氧抵抗力的方法。目前多种药物,如单磷酰脂 A 和腺苷等均可用于预处理。

缺血后适应的保护措施发生在缺血后,而且与传统的预处理一样具有同等的保护作用,故具有更显著的临床意义。常规缺血后适应的应用方法,由于需要介入缺血器官施加额外的缺血,因此,该方法的临床应用受到一定的限制。最近,一种新的后适应措施——远隔后适应被提出。远隔后适应是指通过远端器官或组织(如四肢)形成缺血后适应保护性信号分子,作用于缺血靶器官,代替传统后适应发挥内源性组织保护作用。动物实验与临床研究均发现远隔后适应对缺血 - 再灌注损伤具有一定的保护作用。

四、细胞保护剂

此外,内、外源性细胞保护剂可以通过增强细胞对内环境紊乱的耐受力而发挥其细胞保护的作用。山莨菪碱及牛磺酸等可以稳定细胞膜结构,减轻再灌注时的膜损伤,从而维持细胞的结构和功能。

(李跃华)

本章小结

1. 在缺血基础上恢复血流后组织损伤反而加重,甚至发生不可逆性损伤的现象称为缺血 - 再灌注损伤。缺血 - 再灌注损伤是否发生及其严重程度受缺血时间、组织微循环状态、再灌注条件等影响。

2. 目前认为自由基、细胞内钙超载和白细胞的激活在缺血 - 再灌注损伤的发生与发展中具有重要作用,其机制主要为:①线粒体电子传递链受损、血管内皮细胞黄嘌呤氧化酶形成增多、中性粒细胞呼吸暴发、儿茶酚胺自身氧化、iNOS 表达增强共同促进自由基的产生,同时自由基的清除减少。自由基可导致膜脂质过氧化增强、蛋白质结构与功能受损、核酸和染色体破坏,从而引起组织损伤;② Na^+-Ca^{2+} 交换异常、生物膜损伤、儿茶酚胺增加导致胞内钙超载,钙超载通过损伤线粒体、激活钙依赖性蛋白酶等参与组织细胞损伤;③白细胞黏附、聚集、激活,通过阻塞微循环、增加微血管壁通透性、产生活性氧、释放蛋白水解酶与促炎因子等参与组织损伤。

3. 心肌缺血 - 再灌注损伤时,其功能、代谢和心肌形态结构均发生明显变化,心功能损伤的突出表现为心肌顿抑与再灌注性心律失常。缺血 - 再灌注的适应性保护是机体的内源性保护机制,按照适应性保护发生的时间可以分为缺血预适应及缺血后适应。心肌缺血 - 再灌注损伤的防治主要是在针对上述病因和发病机制的基础上,通过缺血预和(或)后适应及药物预处理启动机体的内源性保护机制。因此,探索缺血 - 再灌注损伤的发生机制,对于解决缺血组织从动脉血运重建治疗中获得最佳疗效具有重要的指导意义。

思考题

1. 何谓心肌缺血 - 再灌注损伤?
2. 哪些因素可影响缺血 - 再灌注损伤的发生发展?
3. 缺血 - 再灌注损伤后自由基产生增多的机制是什么?
4. 钙超载引起缺血 - 再灌注损伤的机制是什么?
5. 缺血预适应与缺血后适应有何不同?

6. 案例分析：患者男，56岁，因胸闷、胸部疼痛、大汗1小时，含服硝酸甘油不能缓解，急诊入院。体检：血压80/50mmHg，意识淡漠，全身湿冷，双肺满布湿啰音，心率92次/min，心律齐。既往有高血压病史15年，否认冠心病史。心电图（ECG）显示：Ⅰ、avL、V1-V6导联ST段弓背向上抬高。冠状动脉造影证实：左主干未见明显狭窄，前降支近端完全闭塞，回旋支中段粥样硬化斑块形成80%狭窄病变，右冠未见明显狭窄病变。初步诊断为：急性前壁、侧壁心肌梗死，心源性休克，Kiliip分级Ⅳ级。给予阿司匹林300mg嚼服，波立维（血小板聚集抑制剂）600mg口服，低分子肝素（克赛）4000U皮下注射，以及多巴胺静脉滴注升压，并立即采取急诊PCI（经皮冠状动脉介入治疗），手术进行顺利，术中于前降支闭塞段植入2枚药物洗脱支架，术后血压100/60mmHg，心电监护显示，窦性心率，78次/min，患者神清、自觉胸痛症状缓解。术后2小时，患者突然心慌气促明显加重，ECG显示室性心动过速，立即予以抗心律失常和规范双联抗血小板、抗凝、他汀等药物及对症支持治疗，16天后复查心肌标志物正常，出院。请分析采取PCI后，患者出现心律失常的原因和机制。

主要参考文献

1. 王建枝，殷莲华，吴立玲．病理生理学．第8版．北京：人民卫生出版社，2013．

2. 邵耕，胡大一．现代冠心病．北京：北京大学医学出版社，2006．

3. 王迪浔，金惠铭．人体病理生理学．第3版．北京：人民卫生出版社，2008．

4. 陈琪．中华医学百科全书-病理生理学卷．北京：中国协和医科大学出版社，2013．

5. 肖献忠．病理生理学．北京：高等教育出版社，2013．

6. Walters AM，Porter GA Jr，Brookes PS. Mitochondria as a drug target in ischemic heart disease and cardiomyopathy. Circ Res，2012，111：1222-36.

7. Ozaydin M，Peker O，Erdogan D，Kapan S，Turker Y，Varol E，Ozguner F，Dogan A，Ibrisim E.N-acetylcysteine for the prevention of postoperativeatrial fibrillation：a prospective，randomized，placebo-controlledpilot study.Eur Heart J，2008，29：625-31.

8. Charlagorla P，Liu J，Patel M，Rushbrook JI，Zhang M. Loss of plasmamembraneintegrity，complementresponse and formation of reactiveoxygenspecies during earlymyocardialischemia/reperfusion.Mol Immunol，2013，56：507-12.

9. Baines CP.The mitochondrial permeability transition pore and ischemia-reperfusion injury. Basic Res Cardiol，2009，104：181-8.

10. Shintani-Ishida K，Inui M，Yoshida K. Ischemia-reperfusion induces myocardial infarction through mitochondrial Ca^{2+} overload. J Mol Cell Cardiol，2012，53：233-9.

第十五章　高　血　压

高血压（hypertension or high blood pressure）是一种以体循环动脉血压持续升高为特征的心血管综合征，是心脑血管疾病发生的最主要危险因素，可引起脑卒中、心肌梗死、心力衰竭和慢性肾脏疾病等多种并发症。流行病学研究发现，高血压的患病率在不同国家、地区、种族、年龄和性别之间存在明显差别。总体来说，全球高血压的患病率呈上升趋势，我国 1959 年 15 岁以上人群高血压患病率为 5.1%，1991 年上升为 13.6%，2002 年 18 岁以上人群高血压患病率达到 18.8%，而且城市成人高血压患病率高于农村，北方人群高血压的患病率高于南方人群。随着年龄的增长，高血压的患病率也显著增加，我国学龄前儿童高血压的患病率为 2%~4%，学龄儿童为 4%~9%，而 60 岁及以上人群高血压的患病率为 49%。无论男性还是女性，平均动脉血压随年龄增长而增高，特别是收缩压，50 岁以后舒张压的增加减少，可引起脉压增加。女性在更年期前高血压的患病率略低于男性，但更年期后开始升高，甚至高于男性。值得注意的是，近年来高血压的发病年龄日趋年轻化，儿童和青年高血压的患病率有上升趋势，超重与肥胖是重要的危险因素。2008 年世界卫生组织估计，全球超过 10 亿高血压患者，每年约有 710 万人死于高血压。目前，我国高血压患者达 2.66 亿，约 62% 的脑卒中及 50% 的缺血性心脏病与高血压有关。重要的是，收缩压在 115mmHg 以上每增加 20mmHg，舒张压在 75mmHg 以上每增加 10mmHg，缺血性心脏病和脑卒中等心脑血管疾病的发病率与死亡率将增加 1 倍，而且降低高血压患者的动脉血压能显著降低脑卒中和冠状动脉性心脏病的发生率。显然，高血压已成为当今世界威胁人类健康的重要公共卫生问题，严重消耗了人类的医疗资源和社会资源。

尽管近 50 年来高血压对人类健康的危害备受关注、高血压的防治与相关基础研究工作也取得了重大进展，但是目前全球范围内高血压的控制并不理想，仅在我国接受治疗的高血压患者中，就有 75% 的患者血压没有达到控制目标。造成这种状况的原因十分复杂，不仅涉及公共卫生服务、诊断以及现有治疗措施的合理有效应用，而且与现有降压治疗措施的相对缺乏以及高血压发病机制没有被充分阐明密切相关。因此，进一步了解高血压的病因、发病机制，寻找更加有效的治疗措施对高血压的防治具有重要意义。

第一节　高血压的定义与分类

一、高血压的定义

人群中动脉血压水平呈正态分布，正常血压和高血压的划分是根据临床及流行病学资料人为界定的。根据 2010 年中国高血压防治指南规定，18 岁以上的成年人，在未使用降压药物的情况下，非同日 3 次测量诊室血压（office blood pressure），收缩压≥140mmHg 和（或）舒张压≥90mmHg，即为高血压。当收缩压≥140mmHg，而舒张压 <90mmHg 时，则定义为单纯收缩期高血压。如果患者有高血压病史，在使用降压药物期间，即使收缩压 <140mmHg 和（或）舒张压 <90mmHg，也应诊断为高血压。由于收缩压处于 120~139mmHg 和（或）舒张压处于 80~89mmHg 的个体，未来发生高血压的风险是血压低于此水平者的 2 倍，因此，将未使用降血

Note

压药物时诊室测得的收缩压在 120~139mmHg 和(或)舒张压在 80~89mmHg 之间者,定义为正常高值血压(表 15-1)。

表 15-1　血压水平的定义与分类

类别	收缩压(mmHg)		舒张压(mmHg)
正常血压	<120	和	<80
正常高值血压	120~139	和(或)	80~89
高血压	≥140	和(或)	≥90
1 级(轻度)	140~159	和(或)	90~99
2 级(中度)	160~179	和(或)	100~109
3 级(重度)	≥180	和(或)	≥110

　　临床上有时会发生高血压急症和高血压亚急症。高血压急症是指高血压患者在某些诱因的作用下,血压突然明显升高,伴有进行性的心、脑和肾等重要靶器官功能不全。高血压亚急症是指血压明显升高但不伴靶器官损害,患者伴有血压明显升高造成的症状,如头痛,胸闷和烦躁不安等。血压升高的程度不是区别高血压急症与高血压亚急症的标准,两者鉴别的标准是有无急性进行性的靶器官损害。此外,一些患者在改善生活方式的基础上,应用足量且合理联合的 3 种降压药物(包括利尿剂)进行治疗,但血压水平仍难以降至目标水平,这种高血压称为难治性高血压(resistant hypertension),或称顽固性高血压。

　　随着高血压诊断及防治的进展,家庭血压监测(home blood pressure monitoring)和 24 小时动态血压监测(ambulatory blood pressure monitoring)得到了较为广泛的应用。人们发现,一些患者在诊室内血压升高,而家庭自测血压及 24 小时动态监测血压均为正常,这种现象被定义为白大衣高血压(white-coat hypertension)。相反,有些患者诊室血压低于 140/90mmHg,但 24 小时动态监测血压升高(白天平均血压高于 135/85mmHg),被称之为隐蔽性高血压(masked hypertension)。24 小时动态血压监测不仅有利于诊断白大衣高血压和隐蔽性高血压,而且对查明难治性高血压的原因,评估血压升高程度、短时变异和昼夜节律均具有重要意义。

> 知识链接
>
> 　　24 小时动态血压监测发现,人体 24 小时血压出现昼夜节律变化,夜间血压逐渐下降,在睡眠最初几小时内血压降至最低,早晨 6:00~10:00 血压上升出现第一峰值(血压晨峰),随后血压逐渐降低但仍维持较高水平,第二个血压峰值在 16:00~20:00,从而形成"两峰一谷"的构型。通常夜间血压下降百分率[(白天平均血压值－夜间平均血压值)/白天平均血压值]在 10%~20% 之间。这种昼夜节律变化可能与体内肾素、血管紧张素及醛固酮等存在昼夜变化节律有关。多数高血压患者的夜间睡眠血压下降百分率 <10%,称作非构型,而睡眠血压显著升高者称作反构型,睡眠血压下降百分率 >20% 者称为超构型。我国动态血压的正常参考标准为:24 小时平均血压值 <130/80mmHg,白天平均血压值 <135/85mmHg,夜间平均血压值 <125/75mmHg。如果 24 小时平均血压值≥130/80mmHg,白天平均血压值≥135/85mmHg,夜间平均血压值≥125/75mmHg,则定义为高血压。其中夜间平均血压值≥125/75mmHg,又称为夜间高血压。研究表明,夜间高血压比白天高血压更具危害性,夜间高血压与心血管疾病的发生率呈直线正相关。

二、高血压的分类

　　根据发病原因,高血压可分成原发性高血压和继发性高血压;根据高血压患者病变进展的快慢,高血压可分成良性高血压和恶性高血压;根据高血压患者血压升高的水平,高血压又可分为1、2、3级,当收缩压和舒张压分别属于不同级别时,则以较高的级别为准(表15-1)。

因为大部分高血压患者存在血压升高以外的心血管危险因素,所以高血压的诊断和治疗不能只依据患者的血压水平,必须对患者其他心血管危险因素进行评估。故根据心血管危险因素(如血脂异常,早发心血管疾病家族史,无症状靶器官损害,心脑血管疾病、肾脏病和糖尿病等),高血压患者可分为低危、中危、高危和很高危4个层次。

知识链接

与成年人不同,儿童动脉血压水平的定义与分类则依据不同性别和年龄组血压值的百分位数确定。对个体而言,3次及以上不同时间测量的诊室平均收缩压和(或)平均舒张压水平等于或高于同年龄、同性别、同身高儿童的第95百分位数($\geq P_{95}$),即定义为高血压。根据高血压患儿的血压水平,进一步分为1级高血压(平均收缩压和(或)平均舒张压为 P_{95}~P_{99} +5mmHg)和2级高血压(平均收缩压和(或)平均舒张压$\geq P_{99}$+5mmHg)。当收缩压和(或)舒张压$\geq P_{90}$,但 <P_{95},或12岁及以上儿童收缩压$\geq$120mmHg和(或)舒张压$\geq$80mmHg时,则定义为儿童正常高值血压。

(王华东)

第二节　高血压的病因和发病机制

一、高血压的病因

高血压的病因十分复杂,约90%以上的高血压患者没有明确的发病原因,这类高血压称为原发性高血压(primary hypertension),其余5%~10%的高血压由某些特定的疾病或病因引起,称为继发性高血压(secondaryhypertension)。

(一)原发性高血压发病的危险因素

尽管近50多年来人们对高血压的发病机制进行了大量深入的研究,但原发性高血压的病因仍未完全明确。目前认为,原发性高血压的发生是遗传因素、先天性因素、环境因素、行为和社会心理因素等相互作用的结果。

1. 遗传因素　原发性高血压的发病具有明显的家族聚集性。约60%原发性高血压患者有高血压家族史;原发性高血压患者直系亲属的血压水平比同龄非直系亲属的高;有原发性高血压家族史的人群,原发性高血压的患病率是无高血压家族史人群的2倍。这些现象表明原发性高血压的发生与遗传因素有关。目前的研究表明,原发性高血压是一种多基因遗传的复杂性状疾病,迄今已筛选出数百种与原发性高血压相关的基因位点,如血管紧张素I转化酶、肾上腺素能受体、血管紧张素原、脂联素等,这些基因的单核苷酸多态性(single nucleotide polymorphisms,SNPs)与原发性高血压的发生相关。然而,这些基因在不同人群的研究中重复性较差,甚至在同种族人群中也有差异。近年来,全基因组关联分析(genome-wide association study,GWAS)技术的出现,进一步推动了高血压的遗传学研究。一些学者利用GWAS技术在欧洲后裔人群中发现13个与收缩压、20个与舒张压、10个与高血压关联的位点。随后,东亚人群的GWAS研究,不仅证实了欧洲后裔人群研究中发现的7个位点,还发现了东亚人群中特有的新位点。这些研究提示,在不同种族、不同人群中,原发性高血压存在某些共同的分子遗传机制,也存在某些人群特异的分子遗传机制。令人遗憾的是,虽然利用GWAS技术发现了一些高血压的遗传易感位点,

Note

但是多数位点与血压调节的关系不明,对人群血压水平的影响及高血压发病风险的贡献甚微。显然,遗传因素参与高血压发病的细节仍未明了。目前的研究提示,表观遗传学(epigenetics)的发展可能会为进一步阐明遗传因素在原发性高血压发病机制中的作用带来新的希望。

> **知识链接**
>
> 　　表观遗传是指在 DNA 序列没有发生改变的情况下、由染色体改变引起的稳定的可遗传的表现型,即在 DNA 序列不发生变化时,基因表达发生了可遗传的改变。表观遗传的分子机制主要包括:DNA 甲基化修饰,组蛋白修饰和非编码 RNA(如 microRNA)的调控作用等。评估遗传、表观遗传和环境因素在高血压发病中的相对作用,对研究高血压的发病机制具有重要意义。

　　2. 先天性因素　目前的研究表明,低出生体重是高血压的易感因素(predisposing factor)之一,约 29% 的低出生体重婴儿,成年后会发生高血压。低出生体重婴儿常伴有肾脏发育不良、肾单位数目减少,儿童期内皮功能障碍和发生肥胖的风险增加、成年期发生高血压的风险也明显增加。研究发现,母亲血尿酸水平升高是低出生体重婴儿的重要风险因素之一。小分子的尿酸可进入胎儿血循环,抑制肾小球的内皮细胞增殖和肾单位的发育。流行病资料进一步证实,低出生体重婴儿,在儿童期(8~13 岁)收缩压和血尿酸水平明显升高,并伴有内皮功能改变。因此,母体血尿酸增高可作为先天性因素成为低出生体重婴儿易患高血压的原因之一。

　　3. 饮食因素　目前已证实,高钠、低钾饮食与高血压的发生密切相关。膳食中钠的摄入量与血压(特别是收缩压)的水平存在明显正相关。人类早期,常是低钠高钾饮食,饮食中 Na^+/K^+ 比值接近 0.09。随着人类的进化,一定的血压升高有利于肌肉与重要器官的血流供应和人类生存。由于机体钠的含量与血压水平呈正相关,天然食物中钠的含量较低,为了保证机体的钠含量,人体必须增加钠的摄入,于是形成了人类对钠盐的偏爱,即钠食欲(sodium appetite),以推动机体对钠的摄入。同时,机体形成了强大的肾脏保钠机制(如 RAAS),增加肾脏对钠的重吸收。另外,当人类发现盐可用于保存食物,人类的钠食欲和巨大的经济利益推动了人体摄入过多的钠盐,使 Na^+/K^+ 摄入比例超过 2.0,但人类肾钠重吸收并没有明显减少,从而导致体钠含量增加、血压升高。流行病学观察发现,24 小时尿 Na^+ 和尿 Na^+/K^+ 比值与血压水平呈正相关;低盐饮食人群血压水平较低,随年龄增长,其血压水平也未见显著升高,这些人群高血压的患病率也较低。有研究发现,每天摄入钠分别为 1.15g、2.3g 和 3.45g 的三组人群,90 天后的血压水平与钠的摄入量呈正相关;正常高值血压个体每天减少 25%~35% 的盐摄入量,可将心血管疾病的发生风险降低 25%~30%。我国 60% 的高血压患者属于盐敏感性高血压,世界卫生组织建议个体盐的摄入量应少于 5~6g/d,而现代社会人们的平均摄盐量约为 10g/d,我国人均摄盐量远高于其他国家,尤其在北方,摄盐量可高达 12~18g/d,这可能是造成我国北方地区高血压发病率明显增高的重要原因之一。但值得注意的是,在过去 30 年间,高血压的患病率增加了近 3 倍,但钠盐的摄入量并没有显著增加,这种现象可能与超重人群的比例明显增多有关。此外,钾离子缺乏是高血压发生的重要促进因素。低钾饮食可导致体钠潴留、血压水平升高;相反,对盐敏感性高血压人群,高钾饮食对钠离子敏感性具有强大的抑制作用,补充钾盐,可促进肾脏排钠、降低血压、抑制高血压诱导的心血管和肾脏损伤。

　　4. 超重与肥胖　超重和肥胖是高血压发生的重要危险因素之一。一般用体重(kg)/身高(m)^2,即体重指数(body mass index,BMI)来判定超重和肥胖。我国成人 BMI 在 18.5~23.9kg/m^2 之间为正常体重,BMI 在 24~27.9kg/m^2 之间为超重,而 BMI≥28kg/m^2 即为肥胖。如果男性腰围 >90cm,女性腰围 >85cm 或中心型肥胖指数(index of central obesity,ICO)- 腰围身高比值(waist to height ratio,WHtR)>0.5,则称为中心型肥胖或腹型肥胖。超重和肥胖儿童患原发性高血压的风险是正常体重儿童的 3 倍,超重和肥胖成年人高血压的患病率也明显高于正常体重的成人。原发性高血压患者中,70% 有超重现象,体重每增加 10kg,收缩压升高 2~3mmHg,舒张压升高 1~3mmHg。不仅超重个体易患原发性高血压,而且身体脂肪的分布特点也与原发性高血压的发病密切相关,中心型肥胖者患原发性高血压的风险远远高于一般人群。

5. 胰岛素抵抗　　胰岛素抵抗(insulin resistance,IR)是指各种原因使胰岛素处理葡萄糖的效率下降,机体必须代偿性的分泌过多胰岛素才能维持血糖的稳定。研究表明,高胰岛素血症是高血压发病的危险因素,约 50% 原发性高血压患者存在不同程度的胰岛素抵抗。胰岛素可通过激活交感神经系统和 RAAS、促进远端肾单位对钠的重吸收、刺激小动脉平滑肌收缩与增生以及诱导内皮细胞功能障碍等多种途径导致高血压的发生。临床观察证实,胰岛素增敏剂罗格列酮可明显降低原发性高血压患者的血压水平。然而,有些存在胰岛素抵抗的患者却没有发生高血压。黑种人的高血压患病率高,但胰岛素抵抗的发生率却较低,且血压值与胰岛素敏感性也未见相关性,在这种情况下,胰岛素抵抗与高血压发生之间的关系尚需进一步研究。

6. 阻塞性睡眠呼吸暂停综合征　　阻塞性睡眠呼吸暂停综合征(obstructive sleep apnea syndrome,OSAS)是指睡眠状态下因上呼吸道阻塞导致呼吸暂停,从而引发一系列病理生理改变的临床综合征。患者反复出现呼吸暂停、间歇性低氧、高碳酸血症和睡眠紊乱。流行病学证据显示,阻塞性睡眠呼吸暂停综合征的严重程度与血压升高的程度密切相关,约 50% 严重阻塞性睡眠呼吸暂停综合征患者发生高血压,采用无创气道正压通气治疗阻塞性睡眠呼吸暂停综合征可降低患者血压水平;20%~40% 的高血压患者伴有阻塞性睡眠呼吸暂停综合征,70%~85% 的难治性高血压患者存在阻塞性睡眠呼吸暂停综合征。因此,阻塞性睡眠呼吸暂停综合征参与了高血压的发生、发展,是高血压、特别是难治性高血压的独立危险因素。目前的研究证实,间歇性低氧、胸腔内压变化和睡眠紊乱等引起交感神经系统兴奋、RAAS 激活、炎症反应(如 TNF-α、CRP、IL-6 等水平升高)、氧化应激以及血管内皮功能障碍,可能是阻塞性睡眠呼吸暂停综合征诱导高血压的重要机制。

7. 心理应激　　工作紧张、注意力需要高度集中的职业人群,原发性高血压的发病风险明显增加。长期精神紧张、环境的恶性刺激、劳累、睡眠不足以及焦虑等可引起心理应激,长期劣性应激可导致交感神经活动增强,引起血管的收缩、血管平滑肌增生,从而导致原发性高血压的发生。

8. 高尿酸血症　　血尿酸水平升高与高血压的发生发展密切相关。高血压患者血尿酸水平明显高于血压正常者,约 90% 的青少年原发性高血压患者伴有血尿酸水平明显升高。而且同为高血压患者,血压水平越高,血尿酸水平也越高。血尿酸水平升高作为原发性高血压发病的危险因素,可能通过以下途径引起和促进高血压的发生:①尿酸可直接刺激血管平滑肌细胞增生,使血管阻力升高;②尿酸损伤血管内皮功能、下调内皮细胞一氧化氮合酶的表达,使血管舒张功能失调,血管阻力升高;③激活 RAAS,致 AngⅡ生成增加等。另外,高血压也可导致血尿酸增高。因此,高血压和高尿酸血症互为因果、相互促进。

9. 过量饮酒、吸烟和体力活动不足　　研究显示,过度饮酒与原发性高血压的发生有关。男性饮酒超过 20~30g 乙醇/d,女性饮酒超过 10~15g 乙醇/d 即为过量饮酒。长期过量饮酒能引起并加重原发性高血压。一般认为酒后数小时血管扩张、血流加速、精神放松、可暂时引起血压降低,但过量饮酒的慢性效应是引起血压上升,饮酒越多,血压越高,每天饮酒超过 50g 乙醇者高血压的发病风险明显增加。长期大量吸烟可以引起小动脉持续收缩,甚至小动脉硬化,从而促进原发性高血压的发生,虽然流行病学研究并没有完全确定吸烟与原发性高血压相关,但是原发性高血压患者大量吸烟可使心脏病的发病风险增加,并降低降压药的疗效。此外,体力活动不足也可促进高血压的发生。流行病学调查和干预性研究证实,运动较多的人群原发性高血压的患病率明显低于运动较少者。每天适当强度和时间的有氧运动可显著降低高血压患者的血压,其作用机制可能与降低交感神经活性、血浆去甲肾上腺素和肾素水平、全身血管阻力和改善血管内皮功能有关。美国运动医学研究院和欧洲高血压学会推荐将体力运动作为改变生活方式防治高血压的措施之一。

此外,一些高血压患者存在维生素 D 缺乏及甲状旁腺激素(parathyroid hormone,PTH)水平升高,得到纠正后血压水平明显下降,提示维生素 D 缺乏及 PTH 水平偏高是高血压发病的危险因素。维生素 D 缺乏可激活 RAAS,维生素 D 受体基因敲除小鼠出现 RAAS 功能亢进和血压升高。慢性 PTH 升高也可导致血压升高,遗传性高血压小鼠切除甲状旁腺后,血压水平可明显下降。近期研究还发现,高同型半胱氨酸(homocysteine,Hcy)血症与高血压、心脑血管疾病和糖尿病等的发病也高度相关。血浆 Hcy 水平 >18μmol/L 者,患高血压的风险可增加 3 倍。值得注意的是,空气污染也可能是高血压发病的危险因素,小鼠长时间暴露在高浓度 $PM_{2.5}$(直径小于等于 2.5μm 的颗粒物)的空气环境中,其下丘脑弓状核炎症反应和交感神经系统活性增强、平均动脉压也显著升高。

(二)继发性高血压的病因

继发性高血压与原发性高血压不同,它是在某些疾病过程中并发的血压升高,血压的升高只是该病的一种临床表现,虽然病因复杂,但是大部分病因已经明确,及早正确治疗原发疾病,可以有效控制血压升高。然而,近年也发现部分继发性高血压患者,即使及时祛除病因,也不能降低血压,这可能与其同时患有原发性高血压或长时间血压升高导致不可逆性血管重塑有关。

引起继发性高血压的疾病有肾脏疾病、内分泌性疾病、心血管疾病、颅脑疾病和一些遗传性疾病等。此外,一些药物的应用也会引起血压升高,如甘草、糖皮质激素、口服避孕药、生长激素和拟交感神经药等(表 15-2)。

表 15-2　引起继发性高血压的主要疾病或原因

分类	具体疾病或原因
肾脏疾病	肾小球肾炎
	慢性肾盂肾炎
	多囊肾
	继发性肾脏病变(糖尿病肾病、结缔组织病等)
	肾动脉狭窄
	肾脏肿瘤
内分泌性疾病	原发性醛固酮增多症
	嗜铬细胞瘤
	皮质醇增多症(Cushing 综合征)
	甲状腺功能亢进症
	甲状腺功能减退症
	甲状旁腺功能亢进症
	肢端肥大症
心血管疾病	主动脉缩窄
	多发性主动脉炎
	主动脉瓣关闭不全
颅脑疾病	脑外伤
	脑肿瘤
	脑干感染

续表

分类	具体疾病或原因
遗传性疾病	糖皮质激素可治性醛固酮增多症(家族性 I 型高醛固酮血症)
	家族性 II 型高醛固酮血症
	假性 II 型低醛固酮血症(Gordon 综合征)
	Liddle 综合征(假性醛固酮增多症)
	表观盐皮质类固醇激素过多综合征(apparent mineralocorticoid excess,AME)
其他	妊娠高血压综合征
	红细胞增多症
	药物作用(甘草、可的松、口服避孕药、生长激素、雄激素、拟交感神经药等)

二、高血压的发病机制

(一)原发性高血压的发病机制

血压稳态涉及多重调节因素。一种因素引起血压变化,同时启动其他负反馈调节及代偿调节因素使血压趋于正常。如果代偿调节机制不能对抗干扰因素的作用就可导致血压升高。原发性高血压的发生涉及遗传、环境和行为等多种因素的相互作用,不同阶段和不同个体的发病机制不尽相同,而且启动因素与代偿机制互相影响、其发病环节与高血压引起的病理生理变化有时难以截然区分。因此,尽管目前的研究显示血管功能状态、肾脏和中枢神经系统在高血压的发生发展过程中发挥重要作用,但是高血压的确切发生机制并没有被充分阐明。

根据流体动力学的 Ohm's 定律,血压主要取决于血流和外周血管阻力,动脉血压 = 血流 × 总外周血管阻力。血流与心输出量和血容量(blood volume)有关,而总外周血管阻力取决于全身小动脉和微动脉的收缩状态。因此,血压的稳态调节涉及血管、中枢和交感神经系统以及肾脏等多系统的相互作用。早期认为,血压的快速动态调节主要涉及压力感受器介导的负反馈机制,即减压反射。长时间的血压调节(long-term blood pressure controlling),不仅涉及心输出量、总外周阻力的调节,而且受肾钠排泄(natriuresis)的影响。在肾脏压力 - 利钠机制(renal pressure-natriuresis mechanism)的控制下,动脉血压增加可导致肾脏水钠排出增多,从而减少血容量、降低心输出量和动脉血压。新近的研究发现,在肥胖诱导的高血压动物模型中,持续电刺激颈动脉窦可导致长时间的动脉血压降低,颈动脉窦去神经可消除这种效应,而且慢性持续刺激原发性高血压患者的颈动脉窦也可引起长时间的血压下降。这些研究表明,压力感受器也参与了长时间的血压调控。根据上述血压调控的基本环节,人们对原发性高血压的发生机制进行了深入的研究,获得了一些重要结果。目前认为原发性高血压的发生机制主要包括下列几个方面。

1. 交感神经系统功能亢进　早期通常利用血浆中去甲肾上腺素的水平来间接判定交感神经系统的兴奋程度。研究发现,40% 的高血压患者血浆去甲肾上腺素水平升高,而且高血压患者血浆去甲肾上腺素的水平显著高于同龄正常血压者。此外,心率也是反映心脏交感神经兴奋的间接指标,研究发现心动过速是高血压和其他心血管疾病发病的危险因素。近期利用骨骼肌交感神经活性(muscle sympathetic nerve activity,MSNA)分析方法直接评价交感神经的激活程度,同样发现 40%~65% 的高血压患者骨骼肌交感神经活性明显增加。目前的研究已经明确,原发性高血压患者存在交感神经系统功能亢进,有高血压家族史、即使血压水平正常的青年人,其交感神经活性也明显高于无高血压家族史者。与男性相比,女性骨骼肌交感神经活性随年龄增长而增强,绝经后女性 β 受体介导的血管舒张作用减弱,交感神经活性增强会导致更加明显的血管收缩,致使绝经后女性高血压的患病率增加。动物实验同样表明,各种实验性高血压动物,如肥胖型高血压、自发性高血压和肾血管性高血压等,其交感神经活性也明显增强,而且去肾脏交

Note

感神经可显著降低高血压动物的血压水平。因此,交感神经激活在原发性高血压的发生机制中发挥重要作用。

然而,迄今为止,原发性高血压患者交感神经活性增强的原因并不十分清楚。遗传因素、高钠低钾饮食、肥胖、心理应激和生活方式(如体力活动减少)等均可能涉及这一过程。

早期研究认为,肾脏水钠潴留可增加机体血容量、静脉回流和心输出量,从而引起血压升高。然而,在人或实验动物盐敏感性高血压中,心输出量并没有持续升高,而血浆钠离子浓度升高和钾离子浓度降低才是高血压严重程度的重要决定因素。目前的研究已经证实,高浓度钠离子、低浓度钾离子以及 Ang Ⅱ 等均可通过中枢机制增加交感神经的活性参与高血压的发生机制。

中枢室周器官,如下丘脑终板血管器(the organum vasculosum of the lamina terminalis,OVLT)和穹窿下器官(the subfornical organ,SFO)存在离子与激素信号的感受器,如上皮性钠通道(epithelial Na$^+$ channel,ENaC)、盐皮质激素受体、AT$_1$ 受体和钾离子感受器等。该区缺乏完整的血-脑屏障,对体液因素,如 Na$^+$、K$^+$、Ang Ⅱ 的刺激十分敏感。高钠低钾饮食导致血浆和脑脊液 Na$^+$ 浓度升高和 K$^+$ 浓度降低,血浆和(或)脑脊液中 Na$^+$ 浓度升高、K$^+$ 浓度降低以及 Ang Ⅱ 浓度升高,均可刺激 OVLT 和 SFO 的感受器产生刺激信号,来自 SFO 及 OVLT 的信号经正中视前核(median preoptic nucleus,MnPO)整合,进一步传至下丘脑室旁核的前交感小细胞神经元(presympathetic hypothalamic parvocellular neurons of the paraventricular nucleus,pPVN),进而引起交感神经系统激活,这一过程主要由 Ang Ⅱ-AT$_1$ 受体介导的突触传递。此外,在原发性高血压时,间接的 SFO-OVLT-pPVN 通路也涉及交感神经系统激活,这种间接神经调节性通路依赖蛋白质的磷酸化和表达变化,涉及 AT$_1$ 受体、醛固酮合酶和 NADPH 氧化酶的表达上调和 NOS 的表达下调。慢性(数天或数周)的血浆或脑脊液 Na$^+$ 浓度或 Ang Ⅱ 水平升高可激活这一间接神经调节性通路。刺激信号起源于 SFO 和 OVLT,直接投射到 pPVN,主要通过 AT$_1$ 受体介导,其中间环节涉及醛固酮表达上调、盐皮质激素受体激活、上皮 Na$^+$ 通道的开放、内源性哇巴因(endogenous ouabain,EO)表达上调以及哇巴因敏感性 Na$^+$-K$^+$-ATP 酶的活性降低,最终通过某种中介环节激活 AT$_1$ 受体和交感神经系统。这一通路同时受 ROS 和 NO 的调节,ROS 生成增多和 NO 水平降低均可促进该通路的活化。间接神经调节通路可维持 pPVN 神经元的活性增强,进一步增加交感神经活性,从而引起交感神经系统功能亢进和高血压的发生(图 15-1)。另外,血浆和(或)脑脊液中 K$^+$ 浓度降低可通过上述环节促进交感神经系统的活化,而补充钾离子可抑制高钠引起的交感神经系统激活(表 15-3)。

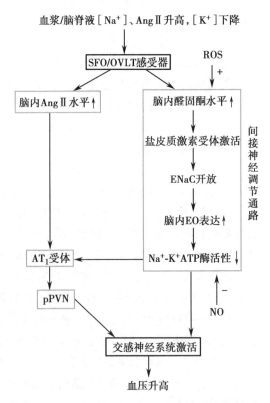

图 15-1　高钠低钾饮食及 AngⅡ 激活中枢交感神经的分子机制

ROS:活性氧;NO:一氧化氮;EO:内源性哇巴因;↑:升高;↓:降低;+:增强;−:抑制。

表 15-3 低钾和高钾饮食对高钠饮食升高血压和增加心血管发病风险的影响

高钠饮食	
低钾饮食	高钾饮食

全身情况

加重原发性高血压	改善原发性高血压
增加钠离子敏感性	抑制钠离子敏感性、减少降压药的用量
减少尿钠排泄	增加尿钠排泄
刺激循环和组织释放肾素 - 血管紧张素	抑制循环和组织释放肾素 - 血管紧张素
降低压力感受器的敏感性	恢复压力感受器敏感性

器官特异性作用

肾脏：

增加肾素释放(直接作用)	抑制肾素释放(直接作用)
增加肾脏血管阻力	降低肾脏血管阻力
减少肾小球滤过率	增加肾小球滤过率
促进肾脏损伤:肾小球与肾小动脉损伤	减轻肾脏损伤
促进纤维化相关炎症反应	抑制纤维化相关炎症反应

脑：

抑制神经细胞 Na^+-K^+-ATP 酶的活性	增加神经细胞 Na^+-K^+-ATP 酶的活性
增加交感神经活性	抑制交感神经活性
增加醛固酮的中枢效应	抑制醛固酮的中枢效应
增加哇巴因的中枢效应	抑制哇巴因的中枢效应
增加脑血管意外的风险	抑制脑血管意外的风险

心脏及血管床：

促进心肌肥大和纤维化	抑制心肌肥大和纤维化
引起脑、心、肾、肠系膜血管床血管收缩	引起脑、心、肾、肠系膜血管床血管舒张增
降低主动脉顺应性	加主动脉顺应性
促进动脉粥样硬化形成	抑制动脉粥样硬化形成

血管壁：

抑制 Na^+-K^+-ATP 酶的活性	增加 Na^+-K^+-ATP 酶的活性
抑制内向整流 K^+ 通道和 K_{ATP} 通道	激活内向整流 K^+ 通道和 K_{ATP} 通道
抑制内皮依赖的血管舒张	促进内皮依赖的血管舒张
刺激血管平滑肌细胞增殖	抑制血管平滑肌细胞增殖
增加对血管紧张素Ⅱ的反应性	降低对血管紧张素Ⅱ的反应性

新近的研究发现,肥胖也能增加交感神经系统的活性。即使血压正常,肥胖者支配肾脏和骨骼肌血管的交感传出纤维的活性也明显增强。肥胖者交感神经激活的原因可能包括:①高胰岛素血症;②阻塞性睡眠呼吸暂停综合征,患者发生低氧血症和高碳酸血症通过化学感受器激活交感神经;③肥胖性高血压状态下,脂肪因子(瘦素、脂联素、抵抗素等)代谢失调,瘦素、抵抗素水平升高而脂联素水平下降,这些变化激活肾交感神经和中枢交感神经系统。实验研究发现,给大鼠静脉注射瘦素,可激活中枢交感神经系统。

此外,大脑低血流灌注、心理应激等均可增加交感神经系统的活性。

上述因素导致的交感神经系统功能亢进可通过下列途径引起和促进高血压的发生:①交感神经激活引起儿茶酚胺释放增多,导致血管平滑肌收缩、血管重塑和外周血管阻力增加;②引起心肌收缩力加强、心肌肥大和心输出量增加;③肾脏交感神经活性增加,通过促进肾素释放、降低肾小球滤过率和增加肾小管对 Na^+ 的重吸收,引起血压升高。研究表明,肾交感神经过度激活可能是高血压产生和维持的关键因素。即使肾脏交感神经活性增强不足以引起血管收缩,也可以增加肾素的分泌和肾脏水钠潴留,引起血压升高。肾脏交感神经激活通过 α_1 受体促进肾脏 Ang Ⅱ的产生,通过 β_1 受体增加肾素和 Ang Ⅱ的释放,从而增加近曲小管对钠离子的重吸收;另一方面,肾脏交感神经激活通过刺激肾脏 β_2 受体,降低肾脏 WNK(with-no-lysine)激酶家族成员 WNK4 的活性、进而提高远曲小管 Na^+-Cl^- 协同转运蛋白(Na^+-Cl^-cotransporter,NCC)的活性和远曲小管对钠离子的吸收。通过上述三个方面的作用,最终引起动脉血压升高(图 15-2)。

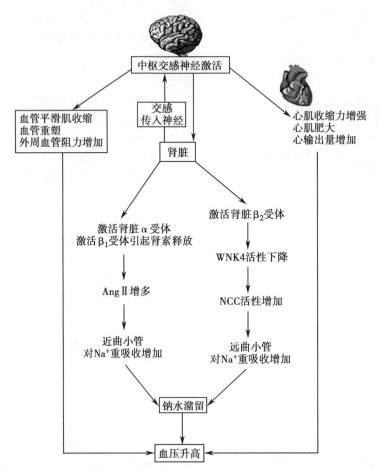

图 15-2　交感神经系统激活导致血压升高的机制
NCC:Na^+-Cl^- 协同转运蛋白

　　2. 肾素 - 血管紧张素 - 醛固酮系统激活 盐敏感性高血压常常伴有 RAAS 的活性增强,高钠低钾饮食、肾脏交感神经系统活性增强均可激活 RAAS。在经典的 RAAS 中,肾小球入球动脉的球旁细胞释放肾素,作用于肝脏产生的血管紧张素原,生成 Ang Ⅰ,经肺组织血管紧张素Ⅰ转换酶(ACE)的作用,产生 Ang Ⅱ作用于 AT_1 受体通过下列途径引起血压升高:①使全身微动脉收缩、外周阻力增大,同时使静脉收缩、回心血量增多、心输出量增加,两方面共同作用引起动脉血压升高;②刺激肾上腺皮质球状带释放醛固酮,后者促进肾小管对 Na^+ 的重吸收,导致钠水潴留和血压升高;③作用于交感神经末梢,促进其释放去甲肾上腺素,增强交感神经的心血管效应;④作用于中枢、引起交感缩血管神经活性加强,从而使外周血管阻力增大。动物实验表明,同时含有人类血管紧张素原和肾素基因的转基因小鼠血压明显升高,敲除血管紧张素转化酶或 AT_1 受体基因的小鼠血压明显降低。近年来的研究发现,除经典的 RAAS 外,在脑、肾脏、心血管和脂肪等器官组织中还存在各自独立的 RAAS。肾脏 Ang Ⅱ的生成可不依赖经典的 RAAS,

Note

Ang Ⅱ作用于 AT₁ 受体刺激集合管合成肾素，上调表达的肾素可进一步促进肾脏 Ang Ⅱ 的生成，从而放大和维持机体血压升高状态。而且肾脏存在血管紧张素转换酶相关羧肽酶 2（angiotensin-converting enzyme-related carboxypeptidase 2，ACE2），ACE2 可分解 Ang Ⅱ，产生 Ang(1-7)，Ang(1-7) 通过抑制肾脏 ACE-Ang Ⅱ-AT₁ 受体通路的功能，进而限制血压升高。GWAS 分析发现，ACE2 的单核苷酸多态性与高血压发生相关；高血压和糖尿病肾病患者肾脏组织中 ACE2 蛋白水平显著降低；ACE2 基因敲除小鼠对 Ang Ⅱ 的升压反应显著增强，而自发性高血压大鼠过表达 ACE2 可明显降低动脉血压水平。这些证据表明，经典和局部组织 RAAS 的活化均参与了高血压的发生机制（图 15-3）。

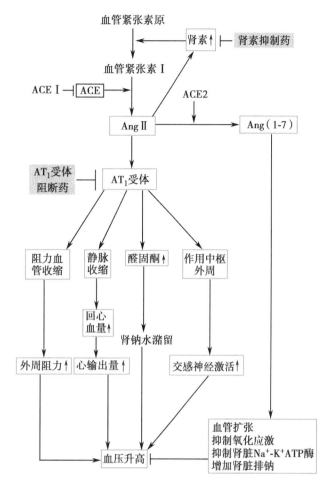

图 15-3　肾素 - 血管紧张素 - 醛固酮系统激活引起血压升高的机制及其抑制药的作用环节

3. 肾脏钠水潴留　交感神经系统功能亢进、RAAS 激活是导致肾脏钠水潴留的主要因素。除上述神经内分泌系统过度激活外、肥胖患者脂肪组织产生的醛固酮释放因子以及高胰岛素血症均可增加血浆醛固酮的水平。升高的醛固酮通过作用于盐皮质激素受体刺激远端肾单位远曲小管和集合管上皮 Na⁺ 通道（epithelial Na⁺ channel，ENaC）增加肾小管对 Na⁺ 的重吸收。在某些情况下，即使血浆醛固酮的水平没有明显上升，高钠负荷也可以通过增强肾脏盐皮质激素受体的活性导致血压升高。如在 Dah1 盐敏感性高血压大鼠，高钠饮食状态下血浆醛固酮水平反而降低。然而，肾脏盐皮质激素受体的活性却增强。研究发现，高钠饮食可引起大鼠肾脏 Rho 鸟苷三磷酸酶（guanosine triphosphatases，GTPases）家族成员 Rac1 蛋白的表达；上调和激活肾脏 Rac1 可增强盐皮质激素受体的活化，引起肾脏钠水潴留。

对于盐敏感性高血压人群，高钾饮食对钠离子敏感性具有强大的剂量依赖性的抑制作用，钾离子缺乏可通过增强肾小管 Na⁺-H⁺ 交换、增加肾小管对 Na⁺ 的重吸收。此外，胰岛素对肾脏的直接作用、肾脏病变、肾小球滤过率下降以及钠尿肽水平的下降、肾小球滤过分数增加等均可导致肾脏钠水潴留。

肾脏钠水潴留，一方面增加机体血容量，可在一定时间内导致心输出量增加，机体为了避免心输出量增高引起的组织过度灌注，发生代偿性小动脉收缩，进而引起外周血管阻力增加。另一方面，肾脏对钠离子的重吸收增加可引起肾脏压力 - 利钠曲线右移（图 15-4），此时机体必须通过升高动脉血压才能足以排出钠离子达到机体水钠代谢的平衡。因此，肾脏钠水潴留可通过上述多种途径介导血压升高。

4. 血管内皮和平滑肌细胞功能紊乱　高血压的重要病理生理特征是外周血管阻力明显增加。实际上，无论何种原因引起血压升高，外周阻力血管重塑、引起外周阻力增加均是慢性血压升高的重要中间环节。阻力动脉血管平滑肌的收缩，即平滑肌肌张力增加，是维持血压的重要因素。

血管内皮细胞通过释放各种血管活性因子调节血管张力，如内皮细胞释放一氧化氮可诱导内皮依赖性的血管舒张。高血压的危险因素可以激活血管组织 RAAS，引起大量 Ang Ⅱ 的产生导致血管内皮损伤；细胞外钠离子浓度增加可降低血管内皮一氧化氮的合成，钾离子浓度降低可导致内皮依赖的血管舒张功能障碍；胰岛素水平升高可抑制内皮细胞 eNOS 的表达，增加内皮细胞合成与分泌内皮素。此外，氧化应激导致的炎症反应、血尿酸水平升高均可引起血管内皮细胞功能障碍。

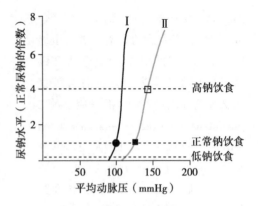

图 15-4　肾脏压力 - 利钠曲线
Ⅰ：正常情况；Ⅱ：高血压患者

高血压时内皮细胞功能障碍可导致一氧化氮生成减少。当内皮细胞中 L- 精氨酸缺乏时，eNOS 诱导 NO 和超氧阴离子的产生，从而促进过氧亚硝基的形成，引起内皮功能障碍。此外，内皮细胞中非对称性二甲基 -L- 精氨酸（asymmetric dimethyl-L-arginine，ADMA）是 eNOS 的竞争性抑制剂，ADMA 的降解与二甲基精氨酸二甲基氨基水解酶 -2（dimethylarginine dimethylaminohydrolase-2，DDAH-2）有关，Ang Ⅱ 作用于血管内皮细胞诱导活性氧产生可降低 DDAH-2 的活性、升高 ADMA 的水平，进而引起 NO 生成减少和内皮依赖性血管舒张反应减弱。而且，内皮细胞可以表达精氨酸酶，该酶与 eNOS 竞争底物 L- 精氨酸。高血压时各种因素引起血管内皮细胞氧化应激增强，提高精氨酸酶的表达与活性，从而导致 NO 生成减少和内皮依赖性血管舒张反应减弱。抑制内皮细胞精氨酸酶的表达或活性均可促进内皮细胞产生 NO，从而改善内皮细胞依赖性血管舒张反应，预防高血压的发生。

然而，内皮细胞依赖的血管舒张反应并非完全依赖 NO 的产生。内皮源性超极化因子（endothelium-derived hyperpolarizing factors，EDHFs）介导的血管平滑肌超极化反应在内皮依赖的阻力动脉舒张反应中发挥更重要的作用。内皮源性超极化因子，如 PGI_2、K^+、C 型钠尿肽等，介导血管平滑肌超极化反应可作为一种血管舒张储备，在内皮细胞 NO 合成功能障碍时发挥代偿作用。高血压时，内皮损伤导致内皮源性超极化因子介导的血管平滑肌超极化反应减弱。另一方面，高血压时血管内皮细胞发生功能障碍，释放大量的血管收缩因子，如内皮素、TXA_2、$PGF_{2\alpha}$ 等，引起血管收缩。

高血压的致病因素和神经内分泌激素还可直接作用于血管平滑肌。Ang Ⅱ 可直接激活血管平滑肌 PI3Kγ 信号通路，引起钙通道开放和 Ca^{2+} 内流，从而导致血管收缩。缺乏 PI3Kγ 基因的小鼠，对慢性 Ang Ⅱ 灌注产生的升压反应明显减弱，并伴有血管平滑肌细胞外钙内流减少和血管张力降低。Na^+ 潴留和 K^+ 缺乏可直接作用于动脉血管平滑肌，引起血管收缩。低钾血症可抑制血管平滑肌细胞钠泵的活性，引起细胞膜去极化和血管收缩；钾缺乏或低钾血症还可抑制钾通道，引起血管平滑肌细胞膜去极化和血管收缩。高胰岛素血症可降低平滑肌细胞膜钠钾泵和钙泵的活性，使细胞内钠及钙含量增加，从而导致血管平滑肌张力以及对缩血管物质的反应性增加，引起血压升高。研究证实，自发性高血压大鼠，小动脉平滑肌细胞膜电压门控型钾通道（voltage-gated K^+ channel，K_V）显著下调，血管平滑肌对钾离子通透性降低引起细胞膜去极化，激活电压门控性 L- 型钙通道（voltage-gated L-type Ca^{2+} channel，Ca_L），最终导致 Ca^{2+} 依赖性外周阻力血管张力增加。另一方面，高血压大鼠血管平滑肌细胞 Ca_L 数量增加，Ca_L 电流强度与血压水平正相关；敲除小鼠血管平滑肌 Ca_L 的 α_{1C} 亚单位，可显著降低动脉血管张力和血压水平。而且，血压升高本身也可引起血管平滑肌细胞 Ca_L 的 α_{1C} 亚单位表达明显上调，这种 Ca_L 表达增加与平滑肌细胞 Ca^{2+} 内流增加、小动脉血管张力增加和进一步的血压升高密切相关。

显然,血管内皮细胞和平滑肌细胞的功能障碍引起阻力血管张力增加参与了高血压的发病机制。

5. 脂肪组织增多与脂肪细胞功能异常   脂肪组织可释放多种脂肪因子,被认为是具有重要生理功能的内分泌器官。肥胖性高血压状态下,脂肪因子(瘦素、脂联素、抵抗素等)代谢失调,患者血中瘦素、抵抗素水平升高,脂联素水平下降。研究证实,循环中瘦素浓度是独立于体质量指数和胰岛素抵抗之外的诱导高血压发生的危险因素。慢性瘦素处理或体内瘦素过表达均可引起交感神经系统活性增强、升高动物的血压水平。血浆高浓度瘦素不仅激活交感神经系统,而且引起肾脏瘦素抵抗、抑制肾钠排泄。Ang Ⅱ可促进脂肪细胞生长和分化、降低循环脂联素水平、加重胰岛素抵抗、诱导 CRP 表达、进一步促进瘦素的分泌。更重要的是,脂肪组织增多和脂肪细胞功能异常不仅通过瘦素激活交感神经和经典的 RAAS,而且脂肪组织本身具备完整的 RAAS。脂肪组织中 RAAS 系统活化,可以通过自分泌和旁分泌方式诱导脂肪细胞向炎症和肥大表型发展。炎症表型的脂肪细胞产生 TNF-α,IL-6、CRP 和单核细胞趋化蛋白 -1(monocyte chemoattractant protein-1,MCP-1)等,炎症和氧化应激导致胰岛素信号通路的异常和脂肪细胞功能障碍。新近的研究发现,血管周脂肪组织累积和功能变化参与了自发性高血压和 Ang Ⅱ诱导性高血压大鼠外周血管阻力增加的形成机制。正常情况下,血管周脂肪组织可抑制离体主动脉环对去甲肾上腺素的收缩反应,这种作用与这些脂肪细胞释放的血管舒张因子有关。血管周脂肪组织来源的棕榈酸甲酯(palmitic acid methyl ester,PAME)是一种重要的血管舒张因子,血管周脂肪细胞以钙离子依赖的方式自发释放 PAME,PAME 可直接作用于血管平滑肌,引起平滑肌电压依从性钾通道开放,从而导致血管舒张。自发性高血压大鼠血管周脂肪组织 Ang Ⅱ释放明显增加,而 PAME 的释放显著减少,PAME 诱导的血管平滑肌舒张反应也明显减弱。AT$_1$ 受体拮抗剂氯沙坦可以通过增强 PAME 的血管舒张效应发挥抗高血压作用。因此,肥胖时脂肪组织增多与脂肪细胞功能异常可通过多种途径参与高血压的发生机制(图 15-5)。

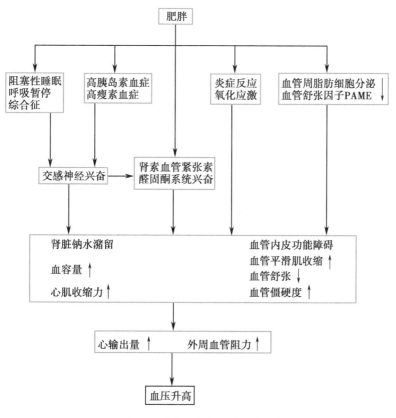

图 15-5   肥胖导致血压升高的机制

另外,不同部位的脂肪细胞在脂肪因子的合成与释放方面存在显著差异。中心型肥胖促使高血压的发生,内脏脂肪细胞在高血压的形成中发挥更重要的作用。与皮下脂肪细胞相比,内脏脂肪细胞有丰富血液供应和神经支配,多数以大脂肪细胞的形式存在,并具有如下特点:①内脏脂肪细胞对瘦素介导的脂肪分解不敏感,对胰岛素的敏感性较低。②中心型肥胖个体促炎性细胞因子(如 TNF-α、IL-6 和 CRP 等)的水平高于正常人。内脏脂肪细胞更易释放炎症细胞因子,这些细胞因子可抑制胰岛素信号传导通路,从而导致胰岛素抵抗;而且内脏脂肪细胞释放过多游离脂肪酸,通过门静脉循环到达肝脏,抑制肝脏对胰岛素的降解和清除,剩余胰岛素进入外周循环,引发高胰岛素血症。实验研究证实,饮食诱发中心型肥胖可引起肝脏胰岛素抵抗,手术去除大鼠内脏脂肪后,其胰岛素抵抗有所好转;严重肥胖个体进行外科手术减少腹部脂肪两年后,胰岛素抵抗明显改善。③脂联素具有增强胰岛素敏感性的作用,内脏脂肪细胞释放的炎症细胞因子,如白细胞介素 -6,可抑制脂联素的表达和分泌。④除肝脏外,内脏脂肪细胞可产生大量的血管紧张素原。⑤内脏脂肪细胞释放的炎症细胞因子,增加血管炎性反应,诱导血管平滑肌细胞增殖。因此,中心性肥胖人群更易患高血压,其原因可能与内脏脂肪细胞的这些特点有关。

6. 氧化应激   ROS 涉及炎症、细胞增殖、迁移和功能障碍、细胞外基质的沉积、纤维化、血管生成以及心血管的重构等。原发性高血压和肾血管性高血压等患者均存在氧化应激增强,动物实验也证实氧化应激和血压增高之间存在明显的关系,如自发性高血压大鼠,ROS 生成增多先于血压升高,且随着 ROS 的生成增加,血压也逐渐增高。

生理情况下,在底物 L- 精氨酸和辅因子四氢生物蝶呤(tetrahydrobiopterin,BH_4)存在的情况下,eNOS 催化一氧化氮的生成。当细胞产生 ROS 引起过氧亚硝基形成时,过氧亚硝基氧化 BH_4 导致 BH_4 含量降低,从而导致 eNOS 的稳定性发生变化,使该酶的氧化酶结构域发生分子解耦联,此时 eNOS 催化分子氧不再与 L- 精氨酸耦联产生一氧化氮,而是产生大量的超氧阴离子自由基,这一过程称为 eNOS 的解耦联(eNOS uncoupling)。血管产生的超氧阴离子和过氧化氢主要依靠 NADPH 氧化酶的作用,NADPH 氧化酶来源的活性氧可进一步激活 eNOS 解耦联和黄嘌呤氧化酶、并作用于线粒体,引起细胞产生大量的 ROS。研究发现,血管平滑肌和内皮细胞 NADPH 氧化酶激活产生的活性氧在高血压的发病机制中发挥重要作用。高血压时,eNOS 解耦联导致活性氧的产生,可引起内皮功能障碍;Ang Ⅱ可通过 AT_1 受体激活血管 NADPH 氧化酶产生活性氧,引起血管收缩;内皮素 -1(endothelin-1,ET-1)作用于 ET_A 受体、NE 作用于 $α_1$ 受体均能激活血管 NADPH 氧化酶,进而诱导活性氧的生成,导致血管收缩;高胰岛素血症可通过刺激线粒体产生活性氧,诱导血管平滑肌细胞增殖与迁移。自发性高血压大鼠存在线粒体功能障碍和活性氧生成增多,改善线粒体功能可减少 ROS 的生成,降低高血压大鼠的动脉血压水平,并增强降压药物的疗效。

另有研究证实,肾脏合成的多巴胺在水电解质代谢和血压的调节中发挥重要作用。多巴胺可通过 D_1 样受体(D_1-like receptors,D_1R)和 D_2 样受体(D_2-like receptors,D_2R)发挥生理作用。小鼠肾近曲小管细胞表达 D_2R 和抗氧化应激蛋白 DJ-1,敲除小鼠 D_2R 基因可诱发氧自由基依赖性高血压,D_2R 基因敲除小鼠肾脏 DJ-1 蛋白表达下调,并伴有动脉血压升高;选择性降低肾脏 DJ-1 的表达,可引起肾脏 NADPH 氧化酶活性升高、氧自由基生成增多和小鼠血压升高。这些结果说明,肾脏 D_2R 活化可通过诱导抗氧化应激蛋白 DJ-1 的表达,抑制 ROS 诱导的血压升高。

此外,如前文所述,延髓头端腹外侧区线粒体来源的活性氧也在自发性高血压大鼠交感神经激活和动脉血压升高的发生机制中发挥重要作用。

另外,机体存在自由基降解系统,如过氧化氢酶和 SOD。SOD 包括三个亚型,胞质铜锌 SOD(SOD1),线粒体锰 SOD(SOD2)和细胞外 SOD(SOD3)。过表达 SOD1 可降低 Ang Ⅱ诱导的自由基生成和血压升高,向自发性高血压大鼠延髓头端腹外侧区微量注射编码 SOD1 或 SOD2 的腺病毒,增加该区 SOD1 或 SOD2 的表达,可引起长时间的血压降低;过表达 SOD2 减轻线粒体氧化应激可增强降压药物的疗效,并减轻小鼠对 Ang II 灌注产生的血压升高反应。由于 SOD3 存在于血管内皮细胞和血管平滑肌细胞之间的间质中,因此 SOD3 在内皮介导的血管舒张反应中发挥重要作用,它有利于内皮产生的一氧化氮弥散至血管平滑肌。血管过表达 SOD3 可降低血管活性氧的产生、降低自发性高血压大鼠的动脉血压。

显然,氧化应激可能通过影响中枢神经系统、肾脏和血管的功能,参与高血压的发生机制。

7. 免疫机制 近年来的研究发现,免疫机制在高血压的发生、发展中发挥了重要作用。自发性高血压大鼠循环中可检测到抗胸腺细胞抗体,切除小鼠的胸腺可预防高血压的发生;用免疫抑制剂处理盐敏感性高血压和自发性高血压大鼠,也可预防高血压的发生。高血压患者肾组织活检发现,肾小管间质中浸润的免疫细胞明显增多。自发性高血压大鼠,肾间质中浸润的免疫细胞增多发生在血压升高之前,肾间质免疫细胞浸润程度与高血压的严重程度密切相关,而且重构的血管和血管周脂肪组织中均可观察到 T 淋巴细胞浸润。

进一步的研究发现,效应 T 淋巴细胞可能参与了原发性高血压的发生机制。效应 T 淋巴细胞包括辅助性 T 细胞(T helper cells,Th)1、Th2、Th17 和调节性 T 细胞(T regulatory lymphocytes,Treg)等。Th1 细胞主要产生干扰素 -γ 和 IL-2,Th2 细胞主要产生 IL-4、IL-5 和 IL-10,Th17 产生 IL-17,IL-21 和 IL-22,Treg 产生 IL-10 和转化生长因子 -β(transforming growth factor-β,TGF-β)。IL-12 促进初始 T 细胞向 Th1 分化,TGF-β 促进 Treg 分化,而 TGF-β 和 IL-6 共同作用促进 Th17 分化。

Ang II 作用于 T 淋巴细胞,可通过血管紧张素 AT_1 受体增强 Th1 细胞因子(IFN-γ)的产生、抑制 Th2 细胞因子的生成。Ang II 还可通过 NADPH 氧化酶途径引起 ROS 的产生和 NF-κB 的活化,进而促进 T 细胞生成 TNF-α,促进血管内皮细胞、肾脏组织细胞产生 TNF-α、IL-6、单核细胞趋化蛋白 -1(monocyte chemotactic protein-1,MCP-1)、VCAM-1 和 ICAM-1,从而引起 T 细胞向肾脏、血管以及血管周脂肪组织浸润。

静脉注射 Ang II 和醋酸脱氧皮质酮 - 钠,可诱导野生型小鼠主动脉和小动脉的氧化应激与重塑,并显著升高小鼠血压,但缺乏 T 和 B 淋巴细胞的 rag1 基因敲除小鼠血压升高并不明显,而且 Ang II 诱导的血管氧化应激与重塑也明显减轻。给 rag1 基因敲除小鼠过继性转移野生型小鼠的 T 淋巴细胞,能恢复 rag1 基因敲除小鼠对 Ang II 产生的血压升高反应。这些结果说明,T 淋巴细胞在 Ang II 和醋酸脱氧皮质酮 - 钠诱导性高血压的发生机制中发挥关键作用。同样,静脉灌注 Ang II 可促进野生型小鼠血管组织和血管周脂肪组织中 T 淋巴细胞浸润,增强主动脉氧化应激,增加循环中 Th17 细胞数量,并引起动脉血压显著升高;而敲除 IL-17 基因能明显抑制 Ang II 引起的血管周脂肪组织 T 细胞浸润、主动脉氧化应激和动脉血压升高,说明 Th17 也参与了 Ang II 诱导性高血压的发生机制。

Treg 可通过产生 IL-10 或 TGF-β 发挥抗炎作用。研究发现,Ang II 诱导的高血压大鼠,肾皮质 Treg 细胞明显减少。盐敏感性高血压大鼠,血管组织中 Treg 产生的 IL-10 和 TGF-β 明显减少;Treg 来源的 IL-10 能抑制 Ang II 诱导的血管氧化应激反应、减轻血管舒张功能障碍;敲除 IL-10 基因显著增强 Ang II 诱导的血管氧化应激和血管舒张功能障碍,将 Treg 过继转移给慢性 Ang II 处理的野生型小鼠,可限制小鼠血压的升高、减少血管和肾脏免疫细胞浸润和氧自由基的产生。因此,在高血压的发生过程中,Treg 可能通过 IL-10 的作用抑制血管氧化应激反应、改善血管舒张功能、进而限制高血压的发生。

然而,在高血压发生过程中,何种因素激活免疫系统尚不明了。目前认为,高血压发生过程中,低水平的炎症反应以及血压升高引起机体新抗原或损伤相关分子模式(如盐敏感性高血压大鼠肾组织中过度表达的热休克蛋白 70)的产生可能是免疫系统激活的重要原因。在炎症细胞因子、损伤相关分子模式、高钠、Ang II 和醛固酮等的作用下,抗原提呈细胞向促炎表型(proinflammatory phenotype)转化,促进初始 T 细胞向 Th1 和 Th17 细胞分化,减少向 Treg 分化,

Note

通过 Th1、Th17 细胞的直接作用或它们产生的炎症细胞因子的间接作用,导致血管重塑、血管周脂肪细胞和肾脏功能变化,从而促进高血压的发生发展(图 15-6)。

此外,压力感受器反射在快速和长时间血压调节中均发挥重要作用。目前的研究发现,Ang Ⅱ可降低压力感受器反射的敏感性,肥胖性高血压状态下压力反射敏感性也明显受损。因此,压力感受器反射的敏感性降低、对肾交感神经的抑制作用减弱,也可能参加了高血压的发生机制。一般认为,外周阻力增加往往引起舒张压升高。青年高血压患者收缩压升高主要与心肌收缩力增强、心输出量增加有关,但这些因素并不能解释老年人收缩压升高的机制。在心脏收缩过程中,快速的左心室收缩可产生动脉压力波,这种压力波被外周阻力血管反射,并在舒张早期到达升主动脉。因此,在年轻人主动脉压力描记中可见到明显的重搏切迹(dicrotic notch)。随着年龄的增长,由于动脉粥样硬化等因素的作用使主动脉弹性降低,阻力动脉血管弹性下降、张力增加,动脉压力波反射速度增快,提前在收缩末期快速到达主动脉,此时这种反射压力波与主动脉收缩压力波发生叠加,从而使收缩压明显升高。

(二)继发性高血压的发病机制

继发性高血压的病因明确,其发病机制基本明了。继发性高血压的发病机制各具特点,现将常见的继发性高血压的发病机制简述如下:

1. **肾性高血压**　肾性高血压(renal hypertension)包括肾实质病变引起的肾实质性高血压和肾血管病变引起的肾血管性高血压。多由慢性肾脏病、原发性肾小球疾病、间质性肾炎、多囊肾、多发性大动脉炎和肾动脉硬化等引起。在原发性肾小球疾病中,肾性高血压的发病率为 75%~80%,多囊肾病中肾性高血压的发病率占 60%,而慢性间质性肾炎中肾性高血压的发病率约为 35%。因此,肾性高血压是常见的继发性高血压。其发病机制与肾小球滤过率下降,RAAS 激活导致机体钠水潴留,交感神经系统活化,肾脏组织中 PGI_2、NO 等降压物质的分泌减少,内皮素等缩血管活性物质增多,胰岛素水平升高以及甲状旁腺功能亢进导致血管平滑肌细胞内 Ca^{2+} 浓度升高和外周血管阻力增加等有关。

2. **原发性醛固酮增多症**　原发性醛固酮增多症(primary hyperaldosteronism)是内分泌功能异常导致继发性高血压的常见疾病,由双侧肾上腺球状带增生或醛固酮腺瘤分泌过多的醛固酮引起,血、尿醛固酮水平增加和肾素活性的降低是原发性醛固酮增多症的特征性改变,临床上表现为高钠血症、低钾血症和血浆醛固酮/肾素比值增大。患者临床表现酷似原发性高血压,常出现头痛、头晕、乏力和耳鸣等,大多数表现为缓慢发展的良性高血压过程,呈轻中度高血压(150~170/90~109mmHg),随着病程、病情的进展,多数患者有舒张期高血压和头痛,有的患者舒张压可高达 120~150mmHg。原发性醛固酮增多症引起高血压的发生机制主要与醛固酮分泌增多、激活盐皮质激素受体、促进肾小管上皮细胞对 Na^+ 的重吸收和 K^+ 排泄增多有关。Na^+ 重吸收增加引起钠水潴留,导致血容量增多和血压升高。低钾血症和高钠血症可激活交感神经系统、引起血管内皮和平滑肌细胞功能障碍,从而促进高血压的发生。研究发现,原发性醛固酮增多

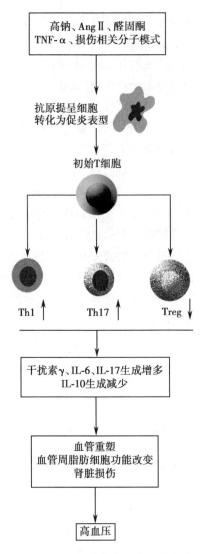

图 15-6　原发性高血压发生的免疫学机制示意图

症缺钾患者,补充 K⁺ 可通过中枢作用显著降低交感神经活性,恢复压力感受器的敏感性,降低血压水平。

3. 皮质醇增多症　皮质醇增多症又称为 Cushing 综合征,高血压是皮质醇增多症最特征性的临床表现,约 80% 的成年皮质醇增多症患者和 47% 的儿童皮质醇增多症患者发生高血压。患者主要表现为满月脸、向心型肥胖、痤疮、高血压、继发性糖尿病、性腺功能紊乱和骨质疏松等,尿 17 羟皮质类固醇 24 小时含量明显升高。糖皮质激素分泌过多导致高血压与下列因素有关:①大量的皮质醇可激活盐皮质激素受体,通过醛固酮类似的机制导致水钠潴留;②糖皮质激素促进血管紧张素原的生成,增加机体对血管紧张素的敏感性;③糖皮质激素导致血管内皮细胞损伤、增加缩血管因子内皮素的合成、降低一氧化氮等血管舒张因子的生成,下调血管平滑肌 Na⁺-Ca²⁺ 交换体的表达、增加细胞内钙离子浓度,增加血管 β 受体对儿茶酚胺的敏感性,增加心排血量、肾血管和外周血管阻力。此外,胰岛素抵抗和阻塞性睡眠呼吸暂停也与这种高血压的发生有关。

三、高血压对机体的影响

高血压是心血管疾病的重要危险因素,可引起心、脑、肾等重要器官损伤。高血压引起靶器官损伤的程度取决于血压升高和血流(特别是中心主动脉血流)动力学变化的速度、程度和持续时间等因素。

(一)高血压对心脏的影响

高血压早期,由于交感神经系统兴奋、钠水潴留引起的血容量增加,导致心脏前负荷增加、心肌收缩力增强和心输出量增加,这种适应性代偿反应使心脏能在较高外周阻力的情况下,保证重要器官的血液供应。但是长时间外周血管阻力升高,使左心室后负荷过度增加,可引起心肌肥大、甚至心力衰竭。

(二)高血压对大脑的影响

脑卒中是我国高血压患者最主要的并发症。脑卒中(stroke)是指脑部血液循环障碍引起的突发性脑功能丧失,又称为脑血管意外(cerebrovascular accident),包括缺血性脑卒中和出血性脑卒中。长期高血压可引起全身小动脉痉挛、血管内膜下玻璃样变、血管壁纤维性坏死和动脉硬化,从而影响大脑的血液供应。由于脑血管病变、血压升高和脑血管自身调节机制障碍,高血压患者可发生脑缺血、脑出血、血管性痴呆和高血压性脑病。

(三)高血压对肾脏的影响

持续高血压可引起肾小动脉和微动脉硬化、纤维组织增生,促进肾脏大血管发生粥样硬化,甚至形成血栓,从而引起肾缺血、肾单位萎缩和纤维化。肾脏轻度损害者可表现为肾功能降低,出现多尿、夜尿、等渗尿和蛋白尿等;严重者可发生肾衰竭。反之,肾脏损伤又促进高血压的发展。

(四)高血压对视网膜血管的影响

长期血压升高可引起视网膜血管痉挛、硬化、通透性增高和出血,有时还引起视盘水肿。

(王华东)

第三节　高血压的病理改变

根据临床起病的缓急和病理改变进展的快慢,高血压可分为良性高血压和恶性高血压两种类型。

一、良性高血压

良性高血压(benign hypertension)因病程长,进展缓慢,也称为缓进型高血压(chronic

Note

hypertension),约占高血压病的95%,多见于中、老年人。患者常最终死于心、脑器官病变,死于肾病变者较少。根据病变的发展过程,良性高血压可分为三期:

(一)第一期功能紊乱期

此期为高血压病的早期阶段,其基本病变是全身细小动脉的间歇性痉挛,可伴有高级中枢神经功能失调等,但血管本身无器质性病变。细小动脉包括血管中膜仅有1~2层平滑肌的细动脉和血管口径在1mm以下的小动脉。

临床上,此期患者仅有波动性血压升高,表现为头昏和头痛,服用镇静药、心情放松或停止活动后症状可减轻或消失,不一定服用降压药。长期反复的细小动脉痉挛和血压升高,使受累的血管逐渐发生器质性病变,则进展至下一期。

(二)第二期动脉病变期

1. **细动脉硬化**　细动脉硬化是高血压病最主要的特征性病变,主要表现为细动脉壁的玻璃样变,如肾小球入球动脉、脾中央动脉及视网膜小动脉等的玻璃样变,均具有诊断意义。细动脉壁的玻璃样变是由于血管持续痉挛,管壁缺氧导致内皮受损、间隙增大,使内膜通透性增高,血浆蛋白漏入内皮下甚至中膜;同时,内皮细胞及中膜平滑肌细胞分泌细胞外基质增多,平滑肌细胞因缺氧等发生凋亡。随着上述病变的进展,动脉壁逐渐被血浆蛋白和细胞外基质所代替。此时,血管管壁增厚,管腔狭窄甚至闭塞;内皮下间隙以至管壁全层为均质、伊红染色无结构物所取代(图15-7)。

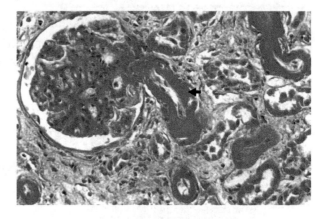

图15-7　肾小球入球动脉硬化
箭头所示肾小球入球动脉管壁增厚、玻璃样变,管腔狭窄

2. **小动脉硬化**　小动脉硬化主要累及肌型小动脉,如肾弓形动脉、小叶间动脉及脑的小动脉等。肌型小动脉由于长期处于高压状态,内膜胶原纤维及弹力纤维增生,内弹力板分裂;中膜平滑肌细胞不同程度的增生、肥大,伴细胞外基质增多,最终导致血管壁增厚,管腔狭窄。

3. **大动脉弹力肌型及弹力型大动脉**　大动脉弹力肌型及弹力型大动脉无明显病变,可伴发动脉粥样硬化。

此期患者临床表现为血压进一步升高,并维持在较高水平,失去波动性,需服用降压药才能降低血压,尿中可出现少许蛋白。

(三)第三期内脏病变期

1. **心脏病变**　长期慢性高血压可导致心脏病变,称为高血压性心脏病(hypertensive heart disease),特征性病变为左心室肥大。由于血压持续升高,外周循环阻力增加,左心室因后负荷增加而发生代偿性肥大。心脏重量增加可达400g以上(正常重量为250~350g),有的甚至达800g以上。左心室壁增厚,厚度可达1.5~2.5cm(正常<1.2cm);乳头肌和肉柱增粗、变圆;但心腔不扩大,甚至略缩小,称之为向心性肥大(concentric hypertrophy)(图15-8)。光镜下,心肌细胞增粗、变长,出现较多分支;细胞核增大、深染。早期,心输出量可以维持在正常水平,不引起明显的临床症状,此时高血压心脏病的诊断主要依据胸部X线、心脏超声和心电图等的改变。随着病变进展,肥大的心肌失代偿,细胞因供血不足而收缩力降低,搏出量减少,心腔因舒张末期容积增加而扩张,称为离心性肥大(eccentric hypertrophy)。此时心脏仍然很大,但左心室腔扩大,心室壁相对变薄,肉柱、乳头肌变扁平。此阶段患者心肌收缩力降低,心功能失代偿,可出现左心衰

竭的表现,如合并冠状动脉粥样硬化,可进一步加重心肌组织供血不足,出现心肌缺血的临床表现,如心绞痛等。高血压心脏病患者如果出现心力衰竭,预后不良,存活5年以上者仅有50%。

2. 肾脏病变　肾脏病变是由入球动脉和肌型小动脉硬化引起,受累的肾单位因缺血而发生萎缩和纤维化,导致肾的萎缩硬化,晚期表现为原发性颗粒性固缩肾(primary granular atrophy of the kidney)或细动脉性肾硬化(arteriolar nephrosclerosis)。肉眼观,双肾对称性体积缩小,质地变硬,重量减轻,单肾质量常小于100g,表面呈均

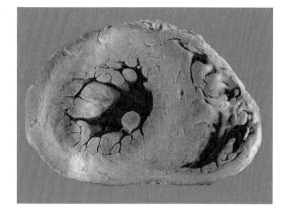

图 15-8　高血压性心脏病
左心室壁显著增厚,乳头肌增粗

匀弥漫的细小颗粒状(图 15-9),被膜不易剥离。切面见肾皮质变薄,肾盂相对扩张,皮、髓质界限较为模糊,肾盂周围脂肪组织填充性增生。光镜下,入球动脉管壁发生玻璃样变而增厚,肌型动脉(弓形动脉和小叶间动脉)硬化,导致管腔狭窄或闭塞。病变严重区域肾小球因缺血发生纤维化和玻璃样变,体积缩小;所属肾小管因缺血及功能失用而萎缩、消失,间质纤维化伴少量淋巴细胞浸润(肉眼萎缩凹陷区)。病变轻微处,肾小球及所属肾小管因功能性代偿而肥大,管腔扩张(图 15-10),肾小管内可见蛋白管型(滤出的蛋白在小管内凝集成铸型)(肉眼向表面凸起区)。肾皮质萎缩区与代偿区弥漫交杂分布,致使肾表面形成肉眼所见的均匀细小颗粒状。

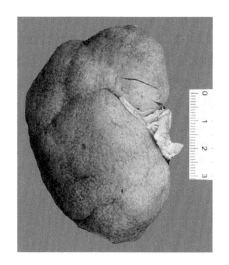

图 15-9　原发性颗粒性固缩肾
肾脏体积缩小,表面呈弥漫的细小颗粒状

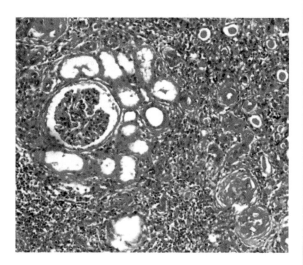

图 15-10　细动脉性肾硬化
部分肾单位萎缩、玻璃样变,部分肾单位代偿性肥大

3. 脑病变　高血压病时,由于脑部细小动脉痉挛和硬化,患者脑组织可出现一系列病变,主要有脑水肿、脑软化和脑出血。

(1)脑水肿:高血压时,由于脑内细小动脉的痉挛和硬化,局部脑组织缺血,毛细血管通透性增加,发生脑水肿。临床上,患者可出现头痛、头晕和眼花等,严重时可发生高血压脑病(hypertensive encephalopathy)或高血压危象(hypertensive crisis)。高血压脑病是指高血压时,由血压骤升引起急性脑水肿和颅内压升高,导致患者出现以中枢神经系统功能障碍为主要表现的临床综合征。主要表现为血压显著升高、剧烈头痛、呕吐和视物障碍等。严重者可出现意识障碍和抽搐,病情

Note

危重,极易导致患者死亡,称为高血压危象,它也可出现于高血压病发展的各个时期。

(2) 脑软化(encephalomalacia):脑软化是由脑细小动脉痉挛和硬化引起的供血区脑组织的缺血性坏死,属液化性坏死,病灶质地疏松,呈筛网状。通常梗死灶多而小,称为微梗死灶(microinfarct)或脑腔隙状梗死(cerebral lacunar infarct),常发生于壳核、丘脑、脑桥和小脑等部位,一般不引起严重后果。最终病灶吸收后,由胶质瘢痕取代。

(3) 脑出血(cerebral hemorrhage):又称脑卒中,俗称中风(stroke),是高血压病最严重和致命性的并发症。出血量大,多发生于基底节、内囊,其次为大脑白质、脑桥和小脑,也可破入侧脑室。出血区脑组织完全被破坏,形成充满坏死脑组织和血凝块的囊腔(图 15-11)。引起脑出血的主要原因是脑细小动脉硬化使血管变脆,血压突然升高时可致破裂出血。此外,血管壁病变使其弹性降低,当失去壁外组织支撑(如微梗死灶处)时,可发生微动脉瘤(microaneurysm),在此基础上,如血压突然升高或剧烈波动,可致微动脉瘤破裂出血。脑出血多见于基底节区域(主要是豆状核区),是因为供应该区的豆纹动脉比较细,且从大脑中动脉直角分出,已有病变的豆纹动脉受压力较高的大脑中动脉血流直接冲击和牵引,极易发生破裂出血。脑出血的临床表现取决于出血部位和出血量的

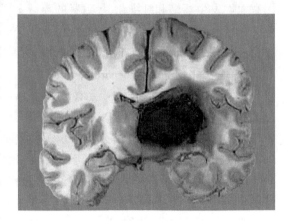

图 15-11　高血压脑出血
内囊、基底节区脑组织被凝血块取代

多少。患者可表现为突发性昏迷、呼吸加深、脉搏加快、肢体弛缓、腱反射消失、大小便失禁等。严重者可出现陈 - 施(Cheyne-Stokes)呼吸、瞳孔及角膜反射消失。内囊出血者可出现对侧肢体偏瘫及感觉消失。当出血破入脑室,可引起患者昏迷,甚至死亡。左侧脑出血可引起失语。桥脑出血常引起同侧面神经麻痹及对侧肢体瘫痪。此外,脑出血可因血肿及脑水肿引起颅内高压和脑疝形成,临床上出现相应症状。小出血可被完全吸收,由胶质瘢痕取代。中等大小出血多由胶质瘢痕包裹,形成血肿或液化为囊腔。

4. 视网膜病变　高血压时眼底的病变通过眼底镜检查发现,其特征性改变是视网膜中央动脉硬化。眼底镜下,视网膜中央动脉变细、迂曲、反光增强,并出现动脉交叉压迫现象;晚期可出现视网膜渗出、出血和视盘水肿等,患者可出现视物障碍。

二、恶性高血压

恶性高血压(malignant hypertension),因临床起病急,病情进展迅速,又称为急进型高血压(accelerated hypertension),多见于青壮年,血压升高显著,以舒张压升高更为明显,常高于130mmHg,患者较早出现肾衰竭。多为原发性,也可由良性高血压恶化进展而来。

恶性高血压特征性的病理改变为坏死性细动脉炎(necrotizing arteriolitis)和增生性小动脉硬化,主要累及肾脏。坏死性细动脉炎主要发生于入球动脉,表现为动脉内膜和中膜的纤维素样坏死,免疫组化染色证实,坏死物中除纤维蛋白外,尚含有免疫球蛋白和补体成分。此外,血管壁及其周围可见核碎片及单核细胞、中性粒细胞等炎症细胞浸润。当病变波及肾小球时,肾小球血管丛可发生节段性坏死,伴发微血栓形成或血管破裂,引起微梗死和出血。肉眼观,双侧肾脏表面平滑,可见较多点状出血和微梗死灶。增生性小动脉硬化则主要累及小叶间动脉及弓形动脉等,主要表现为内膜明显增厚,内弹力膜断裂,中膜平滑肌细胞增生肥大,细胞外基质增多,使血管壁呈同心圆状增厚,如洋葱皮样,管腔明显狭窄。以上病变亦可发生于脑和视网膜。

临床上,患者血压显著升高,超过 230/130mmHg 时,多发生高血压脑病,出现视网膜出血和

视盘水肿。患者常有持续性蛋白尿、血尿和管型尿,较早出现肾衰竭,多因迅速发展的尿毒症而死亡,也可死于脑出血或心力衰竭。

(王国平)

第四节 抗高血压药

根据高血压发生的危险因素和病理生理机制,高血压的防治策略包括非药物治疗和药物治疗。

非药物治疗主要是通过改变生活方式使血压达到正常范围,主要措施包括减少钠盐摄入、增加钾盐摄入、控制体重、戒烟限酒、进行适当的有氧运动和减轻心理应激等。改变生活方式不仅可以延迟高血压的发生,而且还可以降低血压、提高降压药物的疗效。

药物治疗是目前控制高血压的主要措施。其治疗目标在于降低血压,使其达到相应患者的目标水平,以期通过降压治疗有效地降低心血管疾病的发病率和死亡率,防止脑卒中、冠心病、心力衰竭及肾病等并发症的发生和发展,有效控制高血压的进程。目前认为,对于 60 岁以下的高血压患者,应将血压降至 140/90mmHg 以下;对于 60 岁及以上患者,应将血压控制在 150/90mmHg 以下;对于伴有肾脏疾病、糖尿病或病情稳定的冠心病的高血压患者,应将血压降至 140/90mmHg 以下。病理生理学研究表明,人体 24 小时血压出现昼夜节律变化,夜间血压逐渐下降,在觉醒后(早晨 6:00~10:00)血压上升出现第一峰值(血压晨峰),随后血压逐渐降低但仍维持较高水平,在 16:00~20:00 出现第二个血压峰值。因此,血压高峰出现前是高血压患者服用降压药的最佳时期。除血压升高外,血压水平波动也是高血压患者靶器官损伤的重要影响因素。因此,高血压患者在降低血压的同时应尽量维持血压的稳定。

高血压的药物治疗始于 20 世纪 50 年代,神经节阻断药如六甲溴铵(hexamethonium bromide)、美卡拉明(mecamylamine)等开始应用,这类药物通过选择性阻断神经节突触后膜上 nAChR 产生强大的降压作用,但不良反应较多。1957 年,利尿药问世并用于高血压的治疗,大规模临床试验已证明,噻嗪类利尿药可降低高血压并发症如脑卒中和心力衰竭的发生率和病死率,2004 年我国公布的高血压指南已将利尿剂作为降压治疗的一线基础用药。1952 年肼屈嗪作为血管扩张药用于降压。随后胍乙啶(guanethidine)与利血平(reserpine)开始应用,二者均可通过影响儿茶酚胺的贮存和释放,导致去甲肾上腺素神经末梢囊泡内递质耗竭而降压,但因其神经系统与消化系统不良反应较多,目前仅作为工具药使用。60 年代中枢降压药可乐定、扩张血管药二氮嗪、β 受体阻断药普萘洛尔等用于高血压治疗。此后,选择性 α_1 受体阻断药哌唑嗪等、钾通道开放药米诺地尔等以及选择性咪唑啉受体激动药莫索尼定、雷美尼定相继问世。70 年代血管紧张素 I 转化酶(ACE)抑制药卡托普利(captopril)应用于临床。1978 年 WHO 将 β 受体阻断药作为治疗高血压的一线药物。1994 年第一个血管紧张素 II 受体阻断药(angiotensin II receptor blocker,ARB)氯沙坦应用于临床。ACE 抑制药与 ARB 应用于临床使高血压的药物治疗进入一个新时代,这类药物不仅能有效地降低血压,且能防止和逆转高血压所致心室肥厚。

理想的抗高血压药应具有以下特点:①能有效降压而不产生耐受;②不良反应少,不增加或能改善心血管疾病的危险因素;③可逆转靶器官的损伤;④能改善患者的生活质量;⑤服用方便,价格经济。随着对高血压发病机制研究的不断深入,基因与生物工程技术的不断发展,将会有更多适合于临床应用的新型抗高血压药物问世。

一、抗高血压药物的分类

动脉血压的形成有赖于循环血量、心脏射血及外周阻力,脑、心、血管、肾等器官由神经 - 体液因素调控参与血压的调节。抗高血压药通过作用于上述系统的一个或多个环节而达到降低血压的目的(图 15-12)。

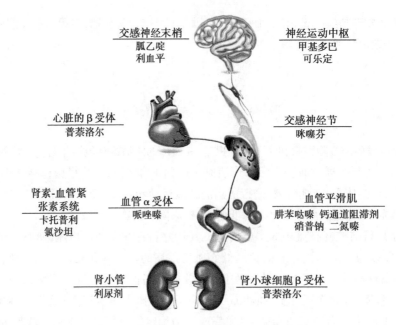

图 15-12   各类抗高血压药物的作用部位

根据抗高血压药物的作用部位或作用机制,可将其分为:

(一) 利尿药

1. 中效利尿药氢氯噻嗪等。

2. 高效利尿药呋塞米等。

3. 低效利尿药螺内酯、氨苯蝶啶等。

(二) 钙通道阻滞药

硝苯地平、维拉帕米、地尔硫草等。

(三) 肾素 - 血管紧张素系统抑制药

1. ACE 抑制药卡托普利、依那普利、雷米普利等。

2. 血管紧张素 II 受体阻断药(ARB)氯沙坦、替米沙坦、缬沙坦等。

3. 肾素抑制药雷米克林等。

(四) 交感神经抑制药

1. 中枢降压药可乐定等。

2. 神经节阻断药樟磺咪芬等。

3. 去甲肾上腺素能神经末梢阻滞药利血平、胍乙啶等。

4. 肾上腺素受体阻断药包括:

(1) β 受体阻断药:普萘洛尔、美托洛尔等。

(2) α_1 受体阻断药:哌唑嗪等。

(3) α 及 β 受体阻断药:拉贝洛尔、卡维地洛。

(五) 血管扩张药

1. 直接舒张血管平滑肌药:肼屈嗪、硝普钠等。

2. 钾通道开放药:二氮嗪、米诺地尔等。

目前我国临床常用的抗高血压药主要有利尿药、ACE 抑制药、ARB 及钙通道阻滞药。β 受体阻断药、中枢降压药和血管扩张药现已较少单用,多用于抗高血压的联合用药或复方制剂,以及高血压危象的治疗。

二、常用的抗高血压药

(一)利尿药

循环血量是形成动脉血压的基本因素,机体的神经-体液机制通过调节水盐平衡,维持循环血量的相对稳定。高血压的非药物疗法即可通过减少 Na^+ 摄入量而抑制循环血量的增加,从而缓解血压的升高;临床则可采用利尿药单独或与其他药物合用,通过影响体内 Na^+ 平衡治疗高血压。

【药理作用与机制】 应用高效、中效及低效利尿药均可通过排钠利尿减少细胞外液容量、降低心输出量而使血压下降。临床治疗高血压最常选用具有中等程度利尿作用的噻嗪类药物。其降压作用温和、持久,一般用药 2~4 周可达最大疗效。长期用药无明显耐受性。噻嗪类利尿药降低动脉血压的确切机制尚未完全阐明。主要机制如下:

1. 初期降压机制应用噻嗪类可通过抑制肾脏远曲小管 Na^+ 的重吸收,产生利尿作用而减少机体细胞外液量和循环血量,从而减少心输出量,降低血压。

2. 长期降压机制连续应用噻嗪类利尿药 6~8 周后血容量、心输出量可逐渐恢复至用药前水平,但外周血管阻力持续下降。有实验表明,肾切除患者及动物应用噻嗪类未见降压作用,对血管平滑肌亦无作用。因此,噻嗪类利尿药长期降压作用机制可能是因排钠而降低血管平滑肌内 Na^+ 浓度,通过平滑肌细胞 Na^+-Ca^{2+} 交换机制,降低胞内 Ca^{2+} 含量,从而降低血管平滑肌细胞对缩血管物质的亲和力与反应性,增强对舒血管物质的敏感性所致。

此外,噻嗪类利尿药的降压机制可能还包括下调 AT_1 受体、开放血管平滑肌细胞钾通道及诱导血管壁产生扩血管物质等。

【临床应用】 噻嗪类利尿药是临床治疗高血压的基础药物,能明显提升高血压患者的生活质量。单用适于治疗轻、中度高血压,具有疗效好、费用低、副作用少、降低心脑血管并发症等优点;与其他抗高血压药合用可有协同效应,能抵消血管扩张药及交感神经抑制药等引起的水钠潴留,用于治疗各类高血压,尤其对老年或伴有心力衰竭者效果好。低效利尿药螺内酯适用于低血钾症、高尿酸血症或原发性醛固酮增多症患者;高效利尿药适用于高血压危象及伴有慢性肾功能不良的高血压患者。

吲哒帕胺(indapamide)属非噻嗪类利尿药,具有轻度利尿和钙通道阻滞作用,降压作用温和,疗效确切,且有心脏保护作用;不良反应少,不引起血脂改变,对伴有高脂血症患者可用吲哒帕胺替代噻嗪类利尿药。

【不良反应】 长期应用利尿药会引起水电解质平衡紊乱,连续或大剂量应用噻嗪类利尿药可引起高血糖、高血脂,并增高血浆肾素活性。患者适度限钠或与留钾利尿药、β 受体阻断药、ACE 抑制药、ARB 合用可避免或减少不良反应。肾功能不良或少尿者禁用螺内酯、氨苯蝶啶等具有留钾作用的利尿药。

(二)钙通道阻滞药

钙通道阻滞药降压机制主要为阻滞血管平滑肌细胞 L 型钙通道,抑制细胞外 Ca^{2+} 内流,松弛血管平滑肌,降低外周阻力,产生降压作用。本类药物还具有抗动脉粥样硬化作用,适用于高血压伴动脉粥样硬化的患者;各类钙通道阻滞药对心脏和血管的选择性不同,二氢吡啶类(硝苯地平等)、苯烷胺类(维拉帕米等)和苯硫氮䓬类(地尔硫䓬)均具有一定的降压作用,以二氢吡啶类对血管作用较强,苯烷胺类对心脏作用最强,苯硫氮䓬类介于二者之间。

硝 苯 地 平

【药理作用】 硝苯地平(nifedipine)对血压正常者影响不明显。但对高血压者能扩张外周血管,降压作用快而强,伴反射性引起心率加快,心输出量增加及血浆肾素活性增高;可改善冠状动脉血流量,改善心绞痛患者的症状。

【体内过程】　口服易吸收,半衰期(half-life, $t_{1/2}$)为 3~4h,主要在肝脏代谢,少量以原形药经肾脏排出。

【临床应用】　对各类高血压均有降压作用,尤其适用于低肾素性高血压,可单用或与利尿药、β 受体阻断药、ACE 抑制药合用。临床常用缓释与控释剂型,不良反应较少,适用于高血压者的长期治疗。

【不良反应】　副作用轻微而短暂,与药物的扩血管作用相关。常见头痛、颜面潮红、眩晕、心悸、踝部水肿等。能反射性兴奋交感神经而引起心率增加,故慎用于伴有缺血性心脏病者,以免加剧缺血症状。

尼 群 地 平

尼群地平(nitrendipine)药理作用与硝苯地平相似,但舒张血管与降压作用较硝苯地平强,维持时间较长,不良反应与硝苯地平相似,反射性心率加快等不良反应较少。适用于各类高血压的治疗。肝功能不良者慎用或减量,与地高辛合用可增加地高辛血药浓度。

拉 西 地 平

拉西地平(lacidipine)对血管的选择性高,降压作用起效缓慢,维持时间较长,不易引起反射性心率加快和心排出量增加,用于轻、中度高血压。不良反应有心悸、头痛、面红及水肿等。

氨 氯 地 平

氨氯地平(amlodipine)作用与硝苯地平相似,降压作用较硝苯地平温和, $t_{1/2}$ 为 40~50h,作用维持时间长,不易引起交感神经反射性兴奋。不良反应同硝苯地平。

(三)肾素-血管紧张素系统抑制药

肾素-血管紧张素系统(renin-angiotensin system, RAS)是由肾素、血管紧张素及其受体等组成的体液调节系统,参与机体血压稳态、水电解质平衡及心血管重塑等功能的调控。机体 RAS 分为全身性及局部 RAS,在心肌、血管平滑肌、骨骼肌、脑、肾等多种器官组织中存在相对独立的局部 RAS,通过旁分泌和(或)自分泌方式直接调控心血管活动。

机体 RAS 呈链式反应过程,即肝脏产生的血管紧张素原在肾素作用下水解为 Ang Ⅰ,后者在 ACE 的作用下转变为 Ang Ⅱ;此外,血管内皮、平滑肌、心肌等局部组织中存在糜酶(chymase)途径,可将 Ang Ⅰ转化为 Ang Ⅱ。Ang Ⅱ或 Ang Ⅰ可直接转化为 Ang Ⅲ。Ang Ⅲ的生物学效应与 Ang Ⅱ相似,但其缩血管作用弱于 Ang Ⅱ。

Ang Ⅱ是机体 RAS 的主要效应分子,Ang Ⅱ通过激动 AT_1 受体,产生对心血管系统广泛的影响:

(1) 对血管的作用:①Ang Ⅱ可直接激活血管平滑肌细胞 AT_1 受体,促进全身微动脉收缩,升高血压;亦可促静脉收缩,使回心血量增多。②Ang Ⅱ可作用于交感缩血管纤维末梢上突触前血管紧张素Ⅱ受体 2(angiotensin Ⅱ receptor 2, AT_2 受体),使递质释放增多,从而导致外周交感神经张力增高。③Ang Ⅱ还可作用于中枢神经系统,增加中枢交感神经放电活动,使交感缩血管中枢紧张加强,外周血管阻力增大,血压升高。④Ang Ⅱ作为一种血管生长刺激因子能引起血管平滑肌的增生和血管构型重建。

(2) 对心脏的作用:循环中 Ang Ⅱ可直接作用于心脏,引起心率加快、心肌收缩力增强,局部 RAS 产生的 Ang Ⅱ对心脏主要导致正性变力作用、心肌肥大,影响冠状动脉阻力和抑制心肌细胞增长。Ang Ⅱ亦可作用于心脏交感神经末梢突触前膜 AT_2 受体,促进去甲肾上腺素释放,表现为正性肌力和正性频率作用。Ang Ⅱ心脏刺激胶原合成与纤维化,促进成纤维细胞增生与心肌细胞肥大,导致心脏肥厚。

（3）对肾脏的作用：循环与局部组织中 Ang Ⅱ作用于肾皮质球状带，促进醛固酮的合成与分泌，增加水钠潴留，使循环血容量增加；刺激肾上腺细胞生长；可收缩肾血管及通过增加肾交感神经张力，降低肾血流量，减少 Na$^+$ 排泄；Ang Ⅱ还可引起或增强渴感，并导致饮水行为。

因此，Ang Ⅱ几乎参与了高血压发生与发展过程的每一环节，循环中 Ang Ⅱ主要发挥对血流动力学的急性调节作用；局部组织 Ang Ⅱ主要与高血压的进展、血管及心肌肥大等长期效应有关。如应用药物干预 Ang Ⅱ的作用，将会影响由 Ang Ⅱ所致血压升高及心血管疾病的发生及发展。

目前作用于 RAS 的抗高血压药有血管紧张素Ⅰ转化酶抑制药(angiotensin Ⅰ-converting enzyme inhibitor，ACEI)、Ang Ⅱ受体阻断药和肾素抑制药(图 15-3)。

1. 血管紧张素Ⅰ转化酶抑制药　目前临床应用的 ACE 抑制药有二十余种，根据化学结构分为三类：含巯基(-SH)的包括卡托普利(captopril)、阿拉普利(alacepril)；含羧基(—COOH)包括依那普利(enalapril)、赖诺普利(lisinopril)、喹那普利(quinapril)、培哚普利(perindopril)等；含次磷酸基(—POOR)包括福辛普利(fosinopril)。

【药理作用与机制】　ACE 为大分子含锌酸性糖蛋白，ACE 抑制药可与 Ang Ⅰ或缓激肽竞争 ACE，从而竞争性拮抗 ACE 发挥作用。因此，ACE 抑制药可抑制 Ang Ⅰ转化为 Ang Ⅱ，降低循环及局部组织中 Ang Ⅱ浓度，发挥降压与靶器官保护作用。具体表现为：

（1）抑制循环与组织 RAS：ACE 抑制药通过抑制 ACE，减少循环及心、脑、肾、血管壁组织中 Ang Ⅱ的生成，减弱其缩血管作用；同时，减少缓激肽降解，提高缓激肽含量而产生舒血管效应。因此，ACE 抑制药扩张小动脉及小静脉，降低外周阻力，降低心脏的前负荷与后负荷。

（2）抑制心脏与血管重塑：ACE 抑制药通过降低心肌 ACE 活性，减少心肌细胞肥大，预防与逆转心肌肥大，改善心脏的收缩与舒张功能；抑制血管组织 ACE 活性，阻止 Ang Ⅱ促平滑肌细胞增生与成纤维细胞增殖，抑制血管肥厚，改善动脉顺应性，抑制血管重塑。

（3）肾脏保护作用：ACE 抑制药能增加肾血流量，并减少肾脏组织中 Ang Ⅱ，促进水钠排泄，减轻水钠潴留。

（4）减弱神经系统 Ang Ⅱ作用：ACE 抑制药作用于对交感神经末梢突触前膜 AT 受体，减少去甲肾上腺素释放；同时能抑制中枢 RAS，降低外周交感神经活性，降低血压。

（5）抗动脉粥样硬化：ACE 抑制药能抑制 Ang Ⅱ对血管内皮的毒性作用，改善血管内皮功能，拮抗高血压、高血脂等对内皮细胞的损伤，保护血管内皮功能。一些 ACE 抑制药能通过抗氧化作用促内源性舒张因子的释放，扩张血管，抑制动脉粥样硬化的形成。

（6）改善胰岛素的敏感性：卡托普利等可增加胰岛素敏感性，减轻胰岛素抵抗。有临床试验表明，卡托普利、赖诺普利、培多普利及雷米普利可降低高血压患者及正常血压而有糖尿病肾病者的微量蛋白尿。

与其他抗高血压药相比，ACE 抑制药具有以下优点：①降压时对心输出量基本无影响，基本无反射性心率加快；②可预防和逆转心肌与血管的重塑；③改善肾功能，保护肾脏；④改善胰岛素抵抗。

【临床应用】　适用于各型高血压，轻、中度高血压患者。单用即可控制血压，临床与利尿药及钙通道阻滞药合用产生协同作用。ACE 抑制药对肾性、原发性高血压、老年性高血压、高血压合并脑或外周血管疾病及高血压合并肾功能减退等疗效较好。由于其对心、脑、肾的保护作用及抑制心脏与血管重塑，增加胰岛素抵抗患者的胰岛素敏感性，适用于伴有慢性心功能不全、心脑血管缺血性疾病、糖尿病及肾病的高血压患者，显著改善生活质量。

【体内过程】　ACE 抑制药的体内过程方面差异较大。多数 ACE 抑制药如依那普利、喹那普利、培哚普利等为前体药，须在体内转化后才能发挥作用。除福辛普利和司派普利通过肝、肾清除外，ACE 抑制药主要通过肾脏清除，ACE 抑制药血浆清除率降低，肾功能显著降低者，应减少用量。

【不良反应】　多数患者对 ACE 抑制药耐受良好。常见不良反应如下:

(1) 首剂现象:口服吸收快、生物利用度高的药物易于发生首剂后低血压,用药宜从小剂量开始使用,并监测动脉血压变化。

(2) 刺激性干咳:为最常见不良反应,是少数患者停药的原因。常发生于用药 1 周至数月之内,一般昼轻夜重。咳嗽较重的患者有时需要停药,停药后约 1 周内基本消失。依那普利与赖诺普利引起干咳的发生率比卡托普利高,而福辛普利的发生率较低。

(3) 高钾血症:多见于肾功能减退、慢性心力衰竭、糖尿病及老年患者,以及应用钾盐或保钾利尿剂、肝素、非甾体类抗炎药物者。

(4) 急性肾衰竭:正常人应用一般对肾小球滤过率无明显影响;多发生于心功能不全者过度利尿、血容量低下、低钠血症、双侧肾动脉狭窄及肾移植等。

(5) 血管性水肿:罕见,多发生在治疗第 1 个月内。症状可从恶心、呕吐、腹泻、肠绞痛等轻度胃肠功能紊乱,到喉头水肿、呼吸困难而死亡,停用 ACE 抑制药后数小时症状消失。

(6) 致畸作用:有致畸作用,孕妇服用可引起羊水过少、肺发育不良、胎儿生长延缓、肾脏发育障碍、新生儿无尿及新生儿死亡等,故孕妇禁用。亲脂性 ACE 抑制药雷米普利与福辛普利可由乳汁分泌,故哺乳期妇女忌用。

2. 血管紧张素Ⅱ受体阻断药(ARB)　Ang Ⅱ是已知作用最强的缩血管物质,它通过靶器官上的受体介导而产生生物学效应。目前发现 AT 受体有四种亚型,即 AT_1、AT_2、AT_3 和 AT_4 受体。其中 AT_1 受体主要分布于心脏、血管、肾脏及肾上腺,主要介导血管收缩、醛固酮分泌、促钠重吸收及心肌和血管壁细胞的生长与增殖。本类药可选择性阻断 AT_1 受体,降低血压,逆转心室重构。

最初发现的 AT 受体阻断药为沙拉新(saralasin),属肽类,不能口服,临床应用受限。非肽类 AT_1 受体阻断药包括氯沙坦(losartan)、厄贝沙坦(irbesartan)、缬沙坦(valsartan)、坎地沙坦(candesartan)、替米沙坦(telmisartan)等,具有受体亲和力高、选择性强、口服有效、作用时间长、无激动效应等优点。

【药理作用与机制】　本类药物选择性阻断交感神经末梢突触前膜的 AT_2 受体,抑制去甲肾上腺素释放,降低交感神经活性而降低血压。

(1) 改善交感神经功能:氯沙坦为第一个用于临床的 AT_1 受体阻断药,通过降低交感神经活性,改善血管内皮及交感神经功能,具有缓慢的降压作用;同时可维持血压的正常昼夜节律变化,适于老年人血压波动较大的高血压患者。

(2) 防止心肌肥大:Ang Ⅱ具有促生长因子作用,引起心血管组织细胞增生、组织重塑而影响靶器官功能。AT_1 受体阻断药可抑制心脏及血管的增生与重构,逆转动脉内皮功能障碍,防止心室肥厚。

(3) 保护肾功能:氯沙坦能降低肾脏血管阻力,减少高血压者的蛋白尿,对肾功能具有保护作用。

与 ACE 抑制药相比,血管紧张素Ⅱ受体阻断药具有的优点如下:①阻断作用更完全:体内大部分的 Ang Ⅱ是通过非 ACE 途径(糜酶途径)形成的,ACE 抑制药不能抑制糜酶途径,但 AT_1 受体阻断药能阻断不同代谢途径生成的 Ang Ⅱ的作用;②选择性更强:不影响 ACE 介导的缓激肽降解;③不良反应少:不引起咳嗽及血管神经性水肿等不良反应。

【临床应用】　常用于轻、中度高血压,尤其适用于伴有糖尿病、肾病和慢性心功能不全患者。与利尿药或钙通道阻滞药合用,可增强降压疗效。

【体内过程】　氯沙坦口服吸收迅速,首过消除明显,$t_{1/2}$ 约 2h,血浆蛋白结合率 >98%。大部分随胆汁排泄,部分经肾脏排出,每日服药 1 次,降压作用可维持 24h。

【不良反应】　不良反应较 ACE 抑制药少,可引起低血压、肾功能障碍、高血钾等。肝功能不全时,应减少初始剂量。

（四）交感神经抑制药

1. 肾上腺素受体阻断药 交感神经活性增强是高血压形成的始动因素。肾上腺素受体广泛分布于机体的神经与心血管系统，参与动脉血压的调节。当交感神经兴奋或体液中去甲肾上腺素释放时，可通过激动心脏、血管的 α 受体或 β 受体而升高血压。因此，临床应用肾上腺素受体阻断药治疗高血压。

根据药物对 α 和 β 受体的选择性不同，可分为 α 受体阻断药、β 受体阻断药及兼有 α 与 β 受体阻断作用的药物。

（1）β 受体阻断药：β 受体阻断药通过阻断神经递质对 β 受体的激动作用，可减慢心率，降低血压，改善心脏重构；同时抑制肾素的释放，影响中枢性血压调节机制而产生降压作用。现临床常用普萘洛尔（propranolol）、美托洛尔（metoprolol）、阿替洛尔（atenolol）、倍他洛尔（betaxolol）、比索洛尔（bisoprolol）等药物。

根据药物作用的选择性，可将其分为：非选择性 β 受体阻断药、选择 β 受体阻断药，前者包括普萘洛尔，可作用于 β_1、β_2 受体；后者包括美托洛尔、比索洛尔等，主要作用于 β_1 受体。

【药理作用与机制】 本类药物起效缓慢，连续用药数周后才出现临床疗效。长期应用可降低心、脑血管并发症的发生率和病死率。

β 受体阻断药的降压作用可能通过下列途径实现：①阻断心脏 β_1 受体，减少心输出量；②阻断肾小球旁器的 β_1 受体，减少肾素分泌，导致 RAS 的抑制；③可通过血 - 脑屏障进入中枢神经系统，阻断中枢 β 受体，降低外周交感神经活性；④阻断外周去甲肾上腺素能神经末梢突触前膜 β_2 受体，抑制递质释放的正反馈调节作用，减少去甲肾上腺素的释放；⑤促进 PGI_2 的生成。

【临床应用】 可单用或联合用药治疗各型高血压，尤其是年轻患者。其上调 β 受体数目，提高儿茶酚胺对 β 受体的敏感性，一定程度地保护心肌组织；能抑制血小板聚集；较少影响正常糖代谢及脂代谢。其临床应用特点如下：①在降压同时不引起反射性交感神经兴奋，临床适于治疗交感活性增高患者；②长期应用可逆转高血压性左室肥厚（除有拟交感作用的 β 受体阻断药外），适用于高血压伴心室肥厚者；③降低心肌耗氧量，并有抗心律失常作用，临床对已发生过心肌梗死或心绞痛、伴有快速性心律失常患者为最佳选药；④本类药物一般不引起水钠潴留，与利尿药合用可加强降压作用。β 受体阻断药、利尿药与扩血管药联合应用能有效治疗重度或顽固性高血压。

【不良反应】 一般可有腹泻、恶心、胃痛、消化不良、便秘等消化系统症状。主要副作用如下：

1）心血管系统不良反应：临床常见因阻断 β 受体导致的低血压、心动过缓等。

2）低血糖反应：一般不影响胰岛素的降血糖作用，但对正在使用胰岛素治疗的糖尿病患者，可使胰岛素引起低血糖反应后的血糖恢复速度延缓，故糖尿病患者或低血糖患者应慎用此类药物。

3）支气管痉挛：应用非选择性 β 受体阻断药时，由于阻断 β_2 受体，引起支气管收缩，增加呼吸道阻力，能诱发或加重支气管哮喘。

4）肢端循环障碍：少数患者出现四肢冰冷、发绀、脉搏消失，以普萘洛尔发生率最高。

5）中枢神经系统不良反应：脂溶性高的 β 受体阻断药易通过血脑屏障，较易引起多梦、幻觉、失眠、疲乏、眩晕及抑郁等症状。

6）反跳现象：长期应用不能骤然停药，否则可引起原来疾病症状的加重。应逐渐减量停药，至少经过 3 天，一般为 2 周。

本类药物初次使用应从小剂量开始，根据病情逐渐调整剂量，直至到达治疗目的，以降低药物的副作用。禁用于严重左心室功能不全、窦性心动过缓、房室传导阻滞及支气管哮喘患者。

（2）α 受体阻断药：外周阻力增高是高血压形成的基本因素之一，α 受体阻断药通过阻断儿茶酚胺收缩血管平滑肌的作用,产生降压效应。由于非选择性 α 受体阻断药(如酚妥拉明)阻断 α 受体可反射性激活交感神经和肾素 - 血管紧张素系统,不良反应多,降压效果差,目前仅用于控制嗜铬细胞瘤患者术中血压及高血压危象。而选择性 $α_1$ 受体阻断药长期应用时,产生持久的降压作用。现用于临床的常用药物有哌唑嗪(prazosin)、特拉唑嗪(terazosin)、多沙唑嗪(doxazosin)等。

【药理作用】　$α_1$ 受体阻断药可扩张动静脉、降低外周阻力,对立位和卧位血压均有降低作用。本类药物对代谢无明显不良影响,长期应用特拉唑嗪能降低血浆三酰甘油、总胆固醇、低密度脂蛋白胆固醇的含量,升高高密度脂蛋白胆固醇水平,并增加胰岛素的敏感性,具有改善糖代谢的作用。

【临床应用】　临床可用于各类高血压的治疗,单用治疗轻、中度高血压,联合应用利尿药、β 受体阻断药可用于治疗重度高血压。$α_1$ 受体阻断药可阻断膀胱括约肌、前列腺等处 $α_1$ 受体,减轻肌肉紧张,改善前列腺良性增生患者排尿困难、夜尿次数增多及残余尿量增加等症状,故适用于高血压合并良性前列腺增生者的治疗。由于本药对糖代谢及脂代谢的影响,因此特拉唑嗪等适用于高血压合并糖脂代谢异常者的治疗。

【体内过程】　哌唑嗪口服易吸收,2 小时血药浓度达峰值,$t_{1/2}$ 为 2.5~4 小时,降压作用可持续 4~6 小时,血浆蛋白结合率约 90%,主要在肝脏代谢,10% 原形药经肾排泄。特拉唑嗪、多沙唑嗪的生物利用度为长效制剂,$t_{1/2}$ 分别为 12 小时和 19~22 小时。

【不良反应】　主要不良反应为直立性低血压、心动过速或心律失常、眩晕等,尤在老年人易发生,限制了其临床应用。哌唑嗪可出现首剂现象(first-dose phenomenon),即首次给药可引起严重的直立性低血压、晕厥、心悸等,多发生于首次用药 90 分钟内,发生率高达 50%,尤其在应用利尿药或 β 受体阻断药者更易发生。其机制可能是药物阻断交感神经的缩血管效应,减少回心血量所致。缓解措施为将哌唑嗪首次剂量减为 0.5mg 或睡前服用以避免发生首剂现象。长期用药可引起水钠潴留,同服利尿药可增强降压作用、减轻不良反应。

(3) α 及 β 受体阻断药:拉贝洛尔(labetalol)兼有 α 及 β 受体阻断作用,其阻断 β 受体的作用强于阻断 $α_1$ 受体的作用,对 $β_1$ 及 $β_2$ 无选择作用,对 $α_2$ 肾上腺素能受体($α_2$-adrenergic receptor,$α_2$ 受体)无作用。可降低卧位血压和外周血管阻力,减慢立位及运动时的心率,一般不影响心输出量。适用于各型高血压,静脉注射可治疗高血压危象。无严重不良反应。

卡维地洛(carvedilol)能选择性阻断 $α_1$ 受体和非选择性阻断 β 受体,降低外周阻力,抑制肾脏分泌肾素,阻断 RAAS,产生降压作用,而不影响心输出量和肾功能。也可舒张冠状动脉和肾血管,还有抗氧化作用。用于治疗轻、中度高血压或伴有肾功能不全、糖尿病的高血压以及充血性心力衰竭。该药口服首过消除明显,作用迅速,可长时间维持降压作用。药效可维持 24 小时。大部分经肝脏代谢,故严重肝功能不良者不宜应用。

2. 中枢降压　中枢降压药作用于中枢神经系统,激活中枢 $α_2$ 或咪唑啉 I_1 受体 1(I_1-imidazoline receptor),降低中枢神经活性,引起心输出量减少,外周血管阻力降低,产生降压作用。中枢降压药有甲基多巴(methyldopa)、可乐定(clonidine)、雷美尼定(rilmenidine)、莫索尼定(moxonidine)等。其中甲基多巴通过激动孤束核(nucleus tractus solitarii,NTS)$α_2$ 肾上腺素受体产生降压作用,但不良反应多,现已少用。

可 乐 定

【药理作用与机制】　可乐定降压作用中等偏强,可抑制交感神经活性,减少心输出量及降低外周阻力;抑制肾素分泌;具有中枢镇静作用,并抑制胃肠道的分泌和运动。

可乐定主要的降压机制:①通过激动延髓孤束核次一级神经元(抑制性神经元)$α_{2A}$ 肾上腺素受体,减弱血管运动中枢交感活动,降低外周交感神经活性;②通过激动延髓嘴端腹外侧区咪

唑啉 I_1 受体,降低交感神经张力,降低外周阻力(图 15-13)。动物实验发现,静脉给予可乐定,会先出现短暂血压升高,以及随后持久的血压下降;微量可乐定直接注入椎动脉或小脑延脑池可产生显著降压作用,但同等剂量可乐定静脉给药却并无降压效应。结果提示,可乐定降压作用部位位于中枢神经系统。采用分层切除脑组织的方法发现,于脑桥下横断脑干后,可乐定仍产生降压作用,延脑下横断则不再引起降压。由此提示,可乐定降压作用部位位于延脑。应用 α_2 受体阻断药育亨宾可取消可乐定的降压

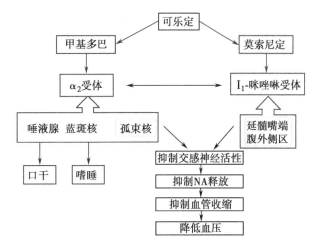

图 15-13　中枢性降压药的作用机制示意图

作用,但不被 α_1 受体阻断药哌唑嗪或破坏去甲肾上腺素能神经末梢突触前膜药物 6- 羟多巴胺所影响;应用 ^3H- 可乐定能与中枢神经系统 α_2 受体结合;在敲除 α_2 受体的基因工程小鼠,可乐定无降压作用。上述实验表明,可乐定作用于延脑中枢交感神经突触后膜的 α_2 受体为其降压作用机制之一。

【临床应用】　临床用于中度高血压的治疗,不影响肾血流量和肾小球滤过率,能抑制胃肠道腺体分泌和平滑肌运动,适用于肾性高血压或兼患消化性溃疡的高血压患者。可乐定与利尿药合用有协同作用。

【体内过程】　口服易吸收,口服 30min 后起效,2~4 小时作用达高峰,持续约 6~8 小时。$t_{1/2}$ 为 7~13 小时。脂溶性高,易透过血 - 脑屏障,也可经皮肤吸收。约 50% 在肝脏代谢,原形和代谢产物主要经肾排泄。

【不良反应】　激动 α_2 肾上腺素受体可引起嗜睡、口干等副作用。其他不良反应有恶心、眩晕、鼻黏膜干燥、腮腺痛等,长期应用可致水钠潴留。突然停药可出现短时的交感神经亢进现象,表现为心悸、出汗、血压突然升高等。停药反应的发生可能与长期服用可乐定后,突触前膜 α_2 受体的敏感性降低,负反馈作用减弱,突然停药而引起去甲肾上腺素大量释放,导致血压升高。可乐定不宜用于高空作业或驾驶机动车辆的人员。

雷美尼定与莫索尼定

【药理作用与机制】　咪唑啉受体(imidazoline receptors)分为咪唑啉 I_1 受体和咪唑啉 I_2 受体,咪唑啉 I_1 受体主要分布于延髓嘴端腹外侧区,也存在于海马、下丘脑和纹状体,在血压的调节中起重要作用。咪唑啉 I_2 受体(I_2-imidazoline receptor)分布于脑组织和外周组织细胞如肝、肾、血小板、脂肪细胞等。雷美尼定、莫索尼定为咪唑啉 I_1 受体激动剂,能选择性作用于延髓嘴端腹外侧区咪唑啉 I_1 受体,降低交感神经活性、增强迷走神经活性,使外周血管阻力降低,心输出量减少,产生降压作用。

雷美尼定对 I_1 受体的亲和力高于 α_2 受体,长期应用能减轻左室肥厚和改善动脉顺应性。莫索尼定与雷美尼定相似。

【临床应用】　雷美尼定单用降压作用与 β 受体阻断药、ACE 抑制药以及其他中枢降压药相当,与利尿药合用可增强降压作用。莫索尼定与雷美尼定相似,治疗轻、中度高血压的疗效与 ACE 抑制药、钙通道阻滞药、β 受体阻断药及可乐定相当。

【体内过程】　雷美尼定口服吸收完全,1~2 小时起效,$t_{1/2}$ 为 8 小时,作用维持 14~17 小时,60% 的药物以原形经肾脏排泄。莫索尼定口服吸收不受食物影响,$t_{1/2}$ 为 2~3 小时,但降压作用

可维持 24 小时。60% 的药物以原形经肾排泄。

【不良反应】 雷美尼定不良反应有口干、嗜睡、便秘,约 2% 的患者出现性功能障碍。莫索尼定与雷美尼定相似,无直立性低血压。两药均不产生镇静作用,亦无停药反跳现象。

(五)血管扩张药

血管扩张药根据对动、静脉选择性差异,分为主要扩张小动脉药(肼屈嗪、米诺地尔等)和对动脉、静脉均有舒张作用药物(硝普钠)。长期应用,因反射性神经 - 体液变化而减弱其降压作用,主要表现为:①交感神经活性增高,增加心肌收缩力和心输出量;②增强肾素活性,使循环中血管紧张素浓度升高,导致外周阻力增加和水钠潴留。因此,不宜单独应用,常与利尿药和 β 受体阻断药等合用,以提高疗效、减少不良反应。

肼　屈　嗪

【药理作用与机制】 肼屈嗪(hydralazine,肼苯哒嗪)通过直接扩张小动脉,降低外周阻力而产生降压作用。降压同时能反射性地兴奋交感神经。一般不引起直立性低血压。

【体内过程】 口服吸收好,主要在肝脏代谢,生成无活性的乙酰化代谢产物,慢乙酰化者降压作用更明显。$t_{1/2}$ 为 1~2 小时,作用维持 6~12 小时。

【临床应用】 适用于中、重度高血压,常与其他降压药合用。老年人或伴有冠心病的高血压患者慎用,以免诱发或加重心绞痛。

【不良反应】 常见不良反应有头痛、眩晕、恶心、颜面潮红,低血压、心悸等,与扩血管作用有关。本药反射性地兴奋交感神经增加心肌耗氧量,且扩张冠状动脉可能引起血液从缺血区流向非缺血区即血液“窃流”现象,对有严重冠脉功能不全或心脏储备能力差者则易诱发心绞痛。长期大剂量应用可引起全身性红斑狼疮样综合征,多见于慢乙酰化的女性患者,停药后可自行痊愈,少数严重者也可致死。

硝　普　钠

【药理作用与机制】 硝普钠(nitroprusside sodium)属硝基扩血管药,作用机制与硝酸酯类相似,通过释放 NO,激活鸟苷酸环化酶,增加血管平滑肌细胞内 cGMP 水平而起作用。硝普钠扩张动脉和静脉而产生降压作用。口服不吸收,需静脉滴注给药,30s 内起效,2 分钟内可获最大降压效应,停药 3 分钟内血压回升。

【临床应用】 主要用于高血压危象,伴有心力衰竭的高血压患者,也用于外科手术麻醉时控制性降压以及难治性慢性心功能不全。

【不良反应】 可有呕吐、出汗、头痛、心悸等不良反应,为过度降压所引起。连续大剂量应用,可因血中的代谢产物硫氰酸盐过高而发生中毒。易引起甲状腺功能减退。肝肾功能不全者禁用。

米　诺　地　尔

米诺地尔(minoxidil)为 K^+ 通道开放药,通过开放 K_{ATP} 通道,促进 K^+ 外流,使细胞膜超极化,电压依赖性钙通道难以激活,阻止 Ca^{2+} 内流,导致血管舒张而降压(图 15-14)。

【药理作用与机制】 米诺地尔对离体血管平滑肌无松弛作用,需经肝脏磺基转移酶代谢为硫酸米诺地尔而活化。该药增加心输出量可能与其反射性兴奋交感神经,增强心肌收缩力以及增加静脉回心血流量有关。

【体内过程】 口服吸收好,给药 1 小时后血药浓度达峰值,但降压作用出现缓慢,可能是由于活性代谢物生成需要一定时间。在肝脏代谢,主要从尿中排泄,$t_{1/2}$ 为 4 小时 。

【临床应用】 主要用于难治性的严重高血压,不宜单用,与利尿药和 β 受体阻断药合用,可避免水钠潴留和交感神经反射性兴奋。

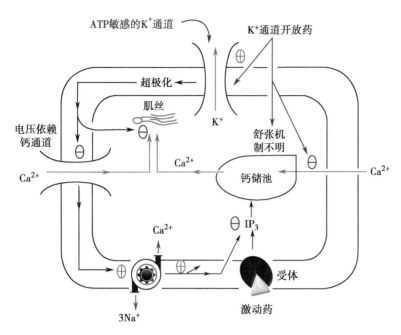

图 15-14 K⁺通道开放药的作用机制示意图

【不良反应】 主要不良反应有水钠潴留、心悸、多毛症等。

三、抗高血压药的合理应用

应用抗高血压药物是有效控制血压,减少心脑血管事件的主要方法。高血压药物治疗的目标是降低血压使其达到相应患者的目标水平,保护靶器官,降低高血压患者的心血管发病和死亡总危险。抗高血压药物的选用应根据病情并结合药物特点,进行合理用药。

(一)抗高血压药应用原则

1. 合适剂量 采用较小的有效剂量以获得疗效而使不良反应最小,如有效而不满意,可逐步增加剂量以获得最佳疗效。

2. 保护靶器官 为了有效地防止靶器官损害,要求每天 24 小时内血压稳定于目标范围内,如此可以防止从夜间较低血压到清晨血压突然升高而致猝死、卒中或心脏病发作。要达到此目的,最好使用一天一次给药而有持续 24 小时作用的药物。其标志之一是降压谷峰比值 >50%,此类药物还可增加治疗的依从性。

3. 保证疗效,减少不良反应 为使降压效果增大而不增加不良反应,用低剂量单药治疗疗效不满意的可以采用两种或多种降压药物联合治疗。一般 2 级以上高血压为达到目标血压常需降压药联合治疗。

(二)根据高血压程度选用药物

轻、中度高血压开始采用单药治疗,世界卫生组织推荐六大类第一线降压药物是利尿药、β受体阻断药、ACE 抑制药、血管紧张素Ⅱ受体阻断药、钙通道阻滞药、α₁受体阻断药。长效抗高血压药物优于短效制剂,降压持续、平稳并有可能保护靶器官。单药治疗效果不好,可采用二联用药,如以利尿药为基础,加用上述其他一线药。若仍无效,则三联用药,即在二联用药的基础上加用中枢降压药或直接扩血管药。

(三)根据病情特点选用药物

针对下列情况,应根据病情特点选用药物:①高血压合并心功能不全或支气管哮喘者,宜用利尿药、ACE 抑制药、α₁受体阻断药等,不宜用 β 受体阻断药;②高血压合并肾功能不良者,宜用 ACE 抑制药、钙通道阻滞药;③高血压合并窦性心动过速,年龄在 50 岁以下者,宜用 β 受体阻断药;④高血压合并消化性溃疡者,宜用可乐定;⑤高血压伴潜在性糖尿病或痛风者,宜用ACE抑制药、α_1受体阻断药和钙通道阻滞药,不宜用噻嗪类利尿药;⑥高血压危象及脑病时,宜静脉给药以迅速降低血压,可选用硝普钠、二氮嗪,也可用高效利尿药如呋塞米等;⑦老年高血压,上述第一线药物均可应用,避免使用能引起直立性低血压的药物(大剂量利尿药、α_1受体阻断药等)和影响认知能力的药物(如可乐定等)。

(四) 抗高血压药物的联合应用

抗高血压药物联合应用的目的是增加降压疗效,加强对靶器官的保护,减少不良反应。联合用药的优点:①作用机制不同的药物联合,有助于从多靶点多途径干预各种主要血压维持机制,发挥协同降压作用或叠加效应,增强降压效果;②联合用药可相互抵消或减轻不同药物引起的不良反应,避免单一大剂量用药带来的更多不良反应,从而防止单药治疗时血压降低而触发的代偿反应,钝化血压的反调节;③联合用药更能安全、有效降压,使血压控制更平稳;易于提高血压控制率,更快达到目标血压;更有效地改善代谢、保护靶器官和预防主要心血管事件的发生;提高患者依从性,改善患者生活质量。如氢氯噻嗪与ACE抑制药或β受体阻断药合用,后两者可消除氢氯噻嗪激活RAS的作用。又如β受体阻断药与肼屈嗪合用,β受体阻断药减慢心率、抑制肾素分泌,可取消肼屈嗪加快心率与促进肾素分泌作用。

(五) 平稳降压

避免降压过快、过强,药物一般宜从小剂量开始,逐步增量,达到满意效果后改维持量以巩固疗效,避免降压过快、过剧,以免造成重要器官灌流不足等。血压不稳定可导致器官损伤。因此,必须在降低血压的同时使血压平衡,提倡使用长效降压药物以减小血压波动性,保证药物的降压谷/峰值大于50%。此外,高血压治疗应需长期系统用药,不宜中途随意停药,更换药物时亦应逐步替代。

(六) 个体化治疗

高血压治疗应个体化,主要根据患者的年龄、性别、种族、病情程度、并发症等情况制订治疗方案,维持和改善患者的生存质量,延长寿命。在选药个体化的同时,剂量的个体化也非常重要,因不同患者或同一患者在不同病程时期,所需剂量不同,或由于药物可能存在遗传代谢多态性,不同患者病情相似,但所需剂量也不同。所以,应根据"最好疗效最少不良反应"的原则,对每一患者选择最适宜剂量。

知识链接

抗高血压药应用的策略:①多数慢性高血压患者应于数周内使血压逐渐降低至目标水平,以减少远期事件对机体的损伤;②推荐长效制剂,其作用可长达24小时,每日服用一次,这样能提高用药的依从性,减少血压的波动,减少主要心血管事件的发生危险和防治靶器官损害;③可选用单药治疗或联合治疗:起始时用低剂量单药,血压不能达标可增加剂量或换用低剂量的另一种药物,如仍未达标,则可加至足量或改用联合药物治疗。联合治疗:可联合应用两种药物或三种药物,以期通过协同治疗作用而相互抵消不良作用。

(陈　霞)

本章小结

1. 高血压是一种以体循环动脉血压持续升高为特征的心血管综合征,是心脑血管疾病发生的主要危险因素,可导致脑卒中、心肌梗死、心力衰竭和慢性肾脏疾病等多种并发症。高血压的患病率在不同国家、地区、种族、年龄和性别之间存在明显差别。全球高血压发病呈增长趋势,随着年龄增长,高血压的患病率显著增加。

2. 18 岁以上的成年人,在未使用降压药物的情况下,非同日 3 次测量诊室血压,收缩压≥140mmHg 和(或)舒张压≥90mmHg,称为高血压。当收缩压≥140mmHg,而舒张压 <90mmHg 时,则定义为单纯收缩期高血压。根据高血压患者血压升高的水平,高血压可分为 1、2、3 级;根据心血管危险因素,高血压可分为低危、中危、高危和很高危 4 个层次。

3. 24 小时动态血压监测,对查明难治性高血压的原因,评估血压升高程度、短时变异和昼夜节律均具有重要意义。

4. 原发性高血压的发生与遗传因素、先天性因素、高盐低钾饮食、超重与肥胖、胰岛素抵抗、阻塞性睡眠呼吸暂停综合征、高尿酸血症、过量饮酒、吸烟和体力活动不足等因素相互作用有关。

5. 原发性高血压的发生与交感神经系统功能亢进、肾脏钠水潴留、RAAS 激活、血管内皮和平滑肌细胞功能紊乱、脂肪组织增多与脂肪细胞功能异常、氧化应激和免疫功能改变有关。

6. 继发性高血压可由肾脏疾病、内分泌性疾病、心血管疾病、颅脑疾病、遗传性疾病等和某些药物引起。

7. 良性高血压按病变的发展分为三期:功能紊乱期、动脉病变期和内脏病变期,动脉特征性的病变为细动脉玻璃样变;高血压心脏病特征性的病变是左心室重构;肾脏特征性的病变为原发性颗粒性固缩肾;脑部病变表现为脑水肿、脑软化和脑出血。恶性高血压特征性的血管病变包括坏死性细动脉炎和增生性小动脉硬化,主要累及肾脏。

8. 临床常用抗高血压药有利尿药、钙通道阻滞药、肾素 - 血管紧张素系统抑制药、β 受体阻断药等。

9. 噻嗪类利尿药为基础降压药,通过降低血管平滑肌 Na^+ 浓度,影响血管舒缩而降低血压。

10. β 受体阻断药可单用或联合用药治疗各型高血压,其临床应用特点为降压同时不引起反射性交感神经兴奋,长期应用可逆转高血压性左室肥厚,并降低心肌耗氧量及抗心律失常。

11. 钙通道阻滞药降压机制主要为阻滞平滑肌细胞 L 型钙通道,松弛血管平滑肌,降低外周血管阻力,具有抗动脉粥样硬化作用;不影响糖、脂代谢。适用于合并糖尿病、冠心病或外周血管病患者。

12. ACE 抑制药可抑制 AngⅠ转化为 AngⅡ,降低循环及局部组织中 AngⅡ浓度,发挥降压与靶器官保护作用。与其他抗高血压药相比,ACE 抑制药具有以下优点:①降压时对心排出量基本无影响,不伴有反射性心率加快;②可预防和逆转心肌与血管的重塑;③改善肾功能,保护肾脏;④改善胰岛素抵抗。适用于各型高血压,轻、中度高血压患者。

思考题

1. 简述原发性高血压发病的危险因素。
2. 试述原发性高血压时交感神经系统激活及其引起血压升高的机制。
3. 简述良性高血压晚期心脏、肾脏及脑等重要脏器的病理变化。
4. 简述血管紧张素转化酶Ⅰ抑制剂、血管紧张素Ⅱ受体阻断药以及普萘洛尔在高血压治疗中的作用与意义。

5. 简述在高血压的药物治疗中联合用药的依据是什么。请列举出联合用药的最佳方案，并说明理由。

主要参考文献

1. 中国高血压防治指南修订委员会．中国高血压防治指南 2010．中华高血压杂志，2011，19（8）：701-743．

2. 廖新学，王礼春，李欣．高血压基础与临床．北京：人民军医出版社，2011．

3. Kumar V，Abbas AK，Fausto N，et al. Robbins and Cotran Pathologic basis of disease.8th ed. Saunders Elsevier，2008．

4. 杨宝峰．药理学．北京：人民卫生出版社，2013．

5. James PA，Oparil S，Carter BL，et al. 2014 evidence-based guideline for the management of high blood pressure in adults：report from the panel members appointed to the Eighth Joint National Committee（JNC 8）.JAMA，2014，311：507-520．

6. 孙宁玲，林曙光．高血压诊治新进展．北京：人民军医出版社，2009．

7. Lob HE，Marvar PJ，Guzik TJ，et al. Induction of hypertension and peripheral inflammation by reduction of extracellular superoxide dismutase in the central nervous system. Hypertension，2010，55：277-283．

8. Schiffrin EL. The immune system：role in hypertension. Can J Cardiol，2013，29：543-548．

9. Adrogué HJ，Madias NE. Sodium surfeit and potassium deficit：keys to the pathogenesis of hypertension. J Am Soc Hypertens，2014，8：203-213．

10. Climent B，Simonsen U，Rivera L. Effects of obesity on vascular potassium channels. Curr Vasc Pharmacol，2014，12：438-452．

11. Feig DI，Rodriguez-Iturbe B，Nakagawa T，et al.Nephron number，uric acid，and renal microvascular disease in the pathogenesis of essential hypertension. Hypertension，2006，48：25-26．

12. Carnevale D，Lembo G..PI3Kγ in hypertension：a novel therapeutic target controlling vascular myogenic tone and target organ damage. Cardiovasc Res，2012，95：403-408．

13. Lee YC，Chang HH，Chiang CL，et al.Role of perivascular adipose tissue-derived methyl palmitate in vascular tone regulation and pathogenesis of hypertension. Circulation，2011，124：1160-1171．

14. Majzunova M，Dovinova I，Barancik M，et al.Redox signaling in pathophysiology of hypertension. J Biomed Sci，2013，20：69．

15. Félétou M，Köhler R，Vanhoutte PM. Endothelium-derived vasoactive factors and hypertension：possible roles in pathogenesis and as treatment targets. Curr Hypertens Rep，2010，12：267-275．

16. Landsberg L，Aronne LJ，Beilin LJ，et al.Obesity-related hypertension：pathogenesis，cardiovascular risk，and treatment：a position paper of The Obesity Society and the American Society of Hypertension. J Clin Hypertens（Greenwich），2013，5：14-33．

17. Moon JY. Recent Update of Renin-angiotensin-aldosterone System in the Pathogenesis of Hypertension. Electrolyte Blood Press，2013，11：41-45．

18. Judd EK，Oparil S. Novel strategies for treatment of resistant hypertension. Kidney Int Suppl，2013，3：357-363．

第十六章　动脉粥样硬化

随着社会和经济的发展,人口老龄化趋势的加快及生活方式的转变,心脑血管病的发病率和死亡率已占据疾病谱的第一位。据估计,我国罹患心脑血管病如冠心病、脑卒中、心衰、高血压等的人数已达到 2.9 亿,即每 10 个成年人中就有 2 人患有心脑血管病。我国每年死于心脑血管病的人数约有 300 万,占总死亡人数的 41%,居各种死因的首位。约 50% 的心脑血管病病例存在着一种共同的动脉壁病理学改变——动脉粥样硬化(atherosclerosis)。所谓动脉粥样硬化是指动脉内膜脂质聚集、单核/巨噬细胞和中性粒细胞等炎症细胞浸润、平滑肌细胞迁移增殖、泡沫细胞形成、胶原纤维和蛋白聚糖等细胞外基质增多而形成的一种渐进性病理过程,最终形成粥样斑块和其他复合性病变,主要累及大中型动脉。动脉粥样硬化病因复杂,病变发展缓慢,引起大中型动脉血管腔的狭窄和阻塞,使病变动脉支配区组织缺血而出现功能障碍,病变严重者可导致死亡。因此,了解动脉粥样硬化的病因、发病机制、病理改变和用药原则,对防治动脉粥样硬化性心血管疾病意义重大。

第一节　概　　述

动脉粥样硬化性心脑血管病是一种古老的疾病,考古研究已证实古埃及木乃伊动脉有动脉粥样硬化病变的存在。1575 年,意大利解剖学家 Gabriel Fallopius 生前的演讲及其学生的笔记被整理出版,文中提到一种被称之为退化成骨样的动脉病理学改变,即动脉粥样硬化钙化病变的存在,这是目前发现关于动脉粥样硬化描述最早的文献。有关动脉粥样硬化的临床症状描述,则比病理解剖学描述出现的更早。古希腊名医希波克拉底就曾描述心源性猝死,埃拉西斯特拉图斯也曾记录外周动脉疾病引起的典型间歇性跛行症状。在动脉粥样硬化的实验研究方面,1908 年俄国科学家 AIIgnatowski 用富含胆固醇的蛋黄等喂饲家兔,第一次成功复制类似人类动脉粥样硬化病变的动物模型。

动脉粥样硬化的研究过程历经数百年。1755 年,Albrecht von Haller 用"粥瘤"一词来描述动脉内膜发生的退行性病变。1815 年,Joseph Hodgson 在提出炎症与动脉粥样硬化相关的同时创立了"atheromatosis"一词,以描述脂肪性动脉退行性病变。1829 年,外科医生 Jean Lobstein 首次使用了术语"arteriosclerosis",即"动脉硬化"。1904 年,病理学家 Felix Jacob Marchand 将有脂肪沉积并发生血管硬化的病变命名为"atherosclerosis",即"动脉粥样硬化"。希腊语中,athero- 意思是粥(gruel),意指脂质核心;-sclerosis 意思是变硬(hardening)或硬结(induration),意指纤维帽。

需要指出的是,静脉系统一般不会发生动脉粥样硬化,但把静脉移植到动脉系统,例如用大隐静脉作为冠脉搭桥术移植物,移植的静脉一段时间后也会发生粥样病变,目前认为这可能是由于动脉系统是高压系统,而静脉系统是低压系统。

知识链接

"**动脉硬化**"与人们常说的"**动脉粥样硬化**"是两个不同的概念。动脉硬化包括细小动脉硬化、动脉中膜硬化和动脉粥样硬化。细小动脉硬化是发生在细小动脉的弥漫性增生性病变,其发生与高血压和糖尿病有关。动脉中膜硬化是发生在动脉中膜的一种以钙化为主要特征的病变。

(姜志胜)

第二节 动脉粥样硬化的危险因素

动脉粥样硬化的发病过程缓慢而复杂,确切病因仍未完全阐明。根据已有的研究报道,动脉粥样硬化发生相关危险因素多达 300 余种。由于这些因素缺乏与动脉粥样硬化发生直接的因果关系,因此还不能称之为动脉粥样硬化的病因(etiology),然而这些因素却能增加发生动脉粥样硬化的危险性,所以称之为动脉粥样硬化的危险因素(risk factor)。2003 年国际动脉粥样硬化学会(International Atherosclerosis Society,IAS)在预防动脉粥样硬化性心血管疾病临床指南(Harmonized clinical guidelines on prevention of atherosclerotic vascular disease)中提出了动脉粥样硬化性血管疾病的高危险状态和危险因素分类。本章以该临床指南为依据,并把两者结合将动脉粥样硬化的危险因素分为主要的独立危险因素、新出现的危险因素和潜在的危险因素。

一、主要的独立危险因素

1. **血脂异常** 与动脉粥样硬化发生相关的血脂异常是指血清总胆固醇(total cholesterol,TC)、三酰甘油(triglyceride,TG,又称甘油三酯)、低密度脂蛋白胆固醇(low density lipoprotein-cholesterol,LDL-C)中一种或几种水平升高,伴有 / 或不伴有高密度脂蛋白胆固醇(high density lipoprotein-cholesterol,HDL-C)水平降低的一种脂代谢异常状态。从动物实验、流行病学、循证医学等方面的研究来看,LDL-C 水平增高是唯一不需要其他危险因素协同作用,即可诱发和促进动脉粥样硬化发生发展的因素。早在 1913 年俄国科学家 Nikolai N Anichkov 用大量胆固醇饲养家兔,严重的高 LDL-C 血症使家兔动脉发生了类似人类粥样硬化的病变。流行病学调查表明:胆固醇水平与心血管疾病发病率和死亡率呈正相关。大规模临床试验证明:纠正高 LDL-C 血症可有效降低主要心血管终点事件的发生率。血清 LDL-C 水平每降低 1%,罹患动脉粥样硬化性心血管疾病的风险降低约 1%,因而很多国家已把降低血浆胆固醇水平作为全民控制冠心病发病率的重要措施。美国发布的"国家胆固醇教育计划"专家委员会关于成人高胆固醇血症查出、评估及治疗的第三个报告中强调低密度脂蛋白(low density lipoprotein,LDL)是降低胆固醇治疗的主要靶标。联合应用饮食治疗和药物治疗的早期临床试验证明,降低 LDL 水平能够降低冠心病风险。

与低密度脂蛋白(LDL)的作用相反,高密度脂蛋白(high density lipoprotein,HDL)能够把外周胆固醇运送到肝脏、肾上腺皮质和性腺等组织加以处理和利用,并且具有抑制 LDL 氧化和促进损伤的内皮细胞修复等作用。许多研究表明,HDL-C 的水平与动脉粥样硬化的发病呈负相关,但简单地以血浆 HDL 的水平高与低来判断动脉粥样硬化发生的难易程度并不科学。一方面 HDL 的组成、密度及颗粒大小即 HDL 的亚型是不断发生改变的。肝脏新合成的 HDL 先接受脂质转化为小颗粒 HDL_3,后者继续接受脂质,形成大颗粒 HDL_2。在 HDL_3 向 HDL_2 发展成熟的过程中,HDL 的颗粒数量并未发生改变,但携带和转运胆固醇的能力却发生了变化。HDL_3 含胆固醇酯少,体积较小,转运胆固醇的能力强,而 HDL_2 含胆固醇酯多,体积较大,转运胆固醇的能力

Note

差。另一方面 HDL$_2$ 和 HDL$_3$ 在抗炎、抗氧化、抗血栓等功能方面也存在差异。此外，如果高密度脂蛋白发生了氧化、糖基化等修饰，其结构和功能就会发生改变，抗动脉粥样硬化的作用不但会减弱，甚至还会加速动脉粥样硬化的发生发展。因此，不能片面看待高密度脂蛋白胆固醇水平高低与心血管疾病发病的相关性。

2. **高血压**　高血压和动脉粥样硬化之间存在密切联系，彼此相互影响，相互促进。两者有着许多共同的危险因素，如年龄、性别、吸烟、糖尿病、血脂异常、肥胖、凝血与纤溶系统功能异常等。流行病学和循证医学资料也显示在任何年龄和性别，高血压都是冠心病的独立危险因素。收缩压每升高 20mmHg 或舒张压升高 10mmHg，冠心病和脑卒中的病死率就会增加一倍；而降压治疗可降低高血压患者的脑卒中事件及再发风险。高血压与动脉粥样硬化还有着相似的动脉病理改变，如血管壁的炎性反应、内皮细胞受损等。从流体力学角度看，血管腔内流体压力升高，易在血管分叉处及管腔突然扩大或缩小的区域产生涡流，使动脉切应力引起的高频震颤及流速变化产生的局部侧压增大，血管内皮受损，管壁通透性增加等，有助于 LDL-C 的浸润和细胞外基质的沉积。

3. **糖尿病**　流行病学资料表明，无论 1 型或 2 型糖尿病患者发生冠心病的危险性，远高于同年龄、同性别的非糖尿病对照组。糖尿病患者容易出现动脉粥样硬化、管腔狭窄和闭塞。糖尿病并发症住院患者中同时患有心血管疾病的占 75%，且预后较差。1985 年，我国"大庆糖尿病预防研究"通过 10 万人的流行病学调查发现，糖耐量减低患者经心电图确诊为冠心病的发病率为正常糖耐量人群的 9.5 倍。1992 年，我国首都钢铁公司进行的糖尿病流行病学调查结果发现，糖尿病人群冠心病、脑卒中的患病率分别是 9.23% 和 6.65%，为非糖尿病人群的 4 倍。另外，人群尸检病理也发现，即使未发生临床冠心病，糖尿病死亡病例中冠状动脉粥样硬化的检出率约为 75%。循证医学证据表明控制血糖则能够降低心血管事件。美国糖尿病控制与并发症试验共纳入 1441 例患者，随机接受强化血糖控制或常规治疗，平均治疗时间为 6.5 年，平均随访 17 年。这项前瞻性研究结果证实，强化胰岛素治疗，使血糖长期控制在接近正常的水平，可有效降低微血管病变程度 39%~76%。另外，历经 20 年的英国糖尿病前瞻性研究比较了 3055 例中年男性糖尿病患者，发现高血糖可独立增加心绞痛和心肌梗死的发生率，糖化血红蛋白水平每增加 1%，发生心血管事件的危险性增加 11%。而在北美人群中进行的前瞻性、多中心预防非胰岛素依赖型糖尿病研究表明，降血糖治疗可使心肌梗死发生风险下降 91%。通过为期 18 年的随访，芬兰 East-West 研究发现，患有糖尿病无心肌梗死既往史的患者与无糖尿病有心肌梗死既往史的患者，后期发生心肌梗死和死亡的危险性相当。因此，2004 年美国国家胆固醇教育计划及其成人治疗组第三次指南明确将糖尿病视为冠心病的等危症，突显了糖尿病在动脉粥样硬化发生过程中的重要性。

4. **吸烟**　吸烟在任何人群都是动脉粥样硬化的独立危险因素。无论是主动吸烟还是暴露于吸烟环境（或称为被动吸烟）都会增加罹患心血管疾病的危险性。世界卫生组织认为，冠心病死亡病例中 25% 与吸烟直接相关。首次吸烟的年龄越早、吸烟的支数越多、吸烟的年限越长，冠心病的发病率和死亡率越高。我国 11 个省市 16 个协作单位通过 10 年时间对 30 378 例 35~64 岁的人群进行了心血管危险因素调查，结果说明吸烟是急性心肌梗死、急性缺血性卒中的独立危险因素，19.9% 的急性心肌梗死和 11% 的急性缺血性脑卒中事件归因于吸烟。吸烟者发生急性心肌梗死、缺血性脑卒中和出血性脑卒中事件的危险性分别是不吸烟者的 1.75 倍、1.37 倍和 1.21 倍。每日吸烟数 >20 支的吸烟者发生心肌梗死的危险性甚至是不吸烟者的 6.3 倍。患者除吸烟之外，若还存在其他危险因素，则动脉粥样硬化发生的危险性远大于数个危险因素单独作用之和。烟气成分复杂，含有多种对人体有害的物质，其中高浓度的一氧化碳可诱发心律失常；尼古丁可使血管收缩、管腔变细、血管阻力增加，导致高血压的发生。研究证实，吸烟者预防冠心病最有效的方法就是戒烟，戒烟 1 年后罹患冠心病的危险性可下降 50%。吸烟导致心血管疾

Note

病的发生主要与引起血管内皮细胞损伤和功能障碍、加速血栓形成、激活炎症因子、诱发胰岛素抵抗、加重脂代谢异常等作用有关。

5. **肥胖**   流行病学调查发现，冠心病的发生率随着体重指数（BMI）增加而递增。体重指数存在地区差异。根据国家卫生与计划生育委员会 2013 年发布的成人体重判定标准，我国成人 $18.5 \leqslant BMI < 24$ 属正常范围，$24 \leqslant BMI < 28$ 属超重，$BMI \geqslant 28$ 属肥胖；而欧美地区 $18.5 \leqslant BMI < 24.9$ 属正常范围，$BMI \geqslant 25$ 属超重，$BMI \geqslant 30$ 属肥胖。研究发现，BMI 每增加 $2kg/m^2$，冠心病、总脑卒中和缺血型卒中发病的相对危险分别增加 15.4%、6.1% 和 18.8%。将 BMI 控制在 24 以下，男性冠心病和缺血型卒中发病的相对危险可减少 11% 和 15%，而女性发病的相对危险则减少 22%。流行病学调查发现，躯干和腹部脂肪过剩（又称中心型肥胖或腹型肥胖）的人群更易伴有高脂血症、高血压、高胰岛素血症。中心型肥胖可直接用腰围来判定，男性腰围 $\geqslant 90$，女性腰围 $\geqslant 85$ 即为中心型肥胖。对于中国人而言，即使体重指数未达到肥胖标准，但体重指数特别是腰围的少量增加，高血压、糖尿病和冠心病的危险性就会明显增加，所以更应注意腰围的增长带来的危害。

二、新显现的危险因素

1. **脂蛋白（a）升高**   1963 年，瑞典遗传学家 Kare Berg 研究 LDL-C 的基因多态性时发现了脂蛋白（a）（lipoprotein（a），Lp（a））。Lp（a）是一种与纤溶酶原有极强同源性的糖蛋白，脂质成分和 LDL 极为相似。除脂质核心外，还含有以二硫键相互结合的载脂蛋白 B100 及载脂蛋白（a），其中载脂蛋白（a）是其特有载脂蛋白。不同人种之间 Lp（a）的血浆水平差异很大，其中黑人最高，其次是亚裔人、西班牙裔人和白人。就个体而言，Lp（a）的水平一生中保持相对稳定，其血浆水平的高低主要由遗传因素决定，受年龄、性别、血压、总胆固醇等因素的影响较小。动物实验证明，过表达载脂蛋白（a）的转基因小鼠或兔，在致动脉粥样硬化饲料喂养后，动脉粥样硬化病变发生更早，程度更为严重。流行病学资料表明，高浓度 Lp（a）是冠心病的独立危险因素之一。临床病理学检查也发现动脉粥样硬化斑块中存在大量的 Lp（a）沉积。发生心肌梗死的冠心病患者血浆 Lp（a）水平明显高于未发生心肌梗死的冠心病患者。当 Lp（a）浓度大于 300mg/L 时，发生冠状动脉粥样硬化病变的风险性可增加 2 倍，若同时伴有 LDL-C 增高则与动脉粥样硬化发生发展的关系更为密切。

2. **高同型半胱氨酸血症**   同型半胱氨酸（homocysteine，Hcy）是蛋氨酸代谢途径产生的含硫氨基酸，属于蛋氨酸循环的中间产物。同型半胱氨酸代谢过程中，如果再甲基化途径被抑制或转硫作用被抑制（或饱和）均可导致高同型半胱氨酸血症。血浆 Hcy 水平受多种因素的影响，如遗传、性别、年龄、饮食、吸烟、疾病与药物等。研究发现，过量摄取富含甲硫氨酸的动物蛋白类饮食，叶酸和维生素 B_6、B_{12} 缺乏，胱硫醚 β- 合成酶缺陷等是高同型半胱氨酸血症的主要原因。此外，年龄增长、妇女绝经期后雌激素水平降低、吸烟也会使 Hcy 水平升高。中国高血压防治指南将空腹血浆 Hcy 水平 $>10\mu mol/L$ 定义为高 Hcy 血症。流行性病学调查表明，Hcy 水平超过 $16\mu mol/L$ 时，发生冠心病的危险性增加 3 倍。血浆 Hcy 水平每升高 $5\mu mol/L$，心肌梗死的发生风险增加 32%；而每降低 $3\mu mol/L$，心肌梗死的发生风险可降低 16%，脑卒中的发生风险降低 24%。临床研究也发现冠心病变患者血浆 Hcy 水平明显升高，且冠心病患者中多支血管病变者血浆 Hcy 水平较单支血管病变者明显增高。因此，血浆 Hcy 水平与心血管事件的发生率呈正相关。高同型半胱氨酸血症是心血管疾病的独立危险因素。

3. **凝血和纤溶功能异常**   血栓形成是动脉粥样硬化发展的重要环节。在内皮损伤、脂代谢异常、慢性炎症反应、血流动力学异常改变等条件下，血小板和凝血系统易被激活，诱导血栓形成。机体凝血活性增强、纤溶功能下降使罹患心血管疾病的危险性增加。流行病学调查显示，冠心病患者体内存在凝血和纤维蛋白原溶解的失衡。纤维蛋白原、D- 二聚体、纤溶酶原激活因

子抑制物 -1（plasminogen activator inhibitor-1，PAI-1）的水平增加，而组织纤溶酶原激活因子活性下降。纤维蛋白原不但能增加血液黏度，还可激活局部血管壁平滑肌细胞、巨噬细胞等释放IL-6、TNF-α，导致血管壁的慢性炎症状态。另一方面，纤溶酶原激活因子抑制物 -1 和组织型纤溶酶原激活因子抗体水平升高，使纤维蛋白溶解功能降低，减弱机体抗血栓形成能力。临床研究发现，冠心病急性心肌梗死发生前，患者均存在不同程度的血栓形成前状态，这是一种凝血、抗凝及纤溶系统失调的复杂病理过程。当急性心血管事件发生时，急性期可有明显的血液高凝状态和继发性纤溶亢进。动脉粥样硬化斑块表面纤维帽破裂导致血栓形成是大多数急性冠脉综合征发生的原因。循证医学研究也表明，对心血管疾病高危人群进行抗血小板治疗及合理使用抗凝药物能减少心血管疾病发生的危险性。

4. 感染和炎症反应　研究发现，多种病原体感染与动脉粥样硬化及急性临床心血管事件的发生关系密切，可能与伴发的其他危险因子共同作用促进动脉粥样硬化的发生。肺炎衣原体常引起肺炎、支气管炎等呼吸系统疾病。组织病理学检查发现 79% 的病例动脉粥样硬化斑块组织中可检出肺炎衣原体。同时，动脉粥样硬化病变严重程度也与肺炎衣原体有关。重度动脉粥样硬化病变组的斑块肺炎衣原体阳性率要明显高于轻度病变组。血清肺炎衣原体抗体持续阳性的儿童随着年龄的增长，动脉内中膜厚度明显大于血清肺炎衣原体抗体阴性或短暂阳性的儿童。另外，动物实验也证明新西兰兔感染肺炎衣原体后，即使不喂养高脂饮食，1 周后出现动脉脂质条纹，2 周即可发展为动脉粥样硬化Ⅲ型病灶（intermediate lesions，又称为中间型病灶或过渡型病灶）。这些结果都说明，肺炎衣原体感染是动脉粥样硬化发生发展的重要危险因素。除肺炎衣原体外，幽门螺杆菌、巨细胞病毒、单纯疱疹病毒、B 型柯萨奇病毒等病原体感染也与动脉粥样硬化的发生发展有关。随着机体感染病原体的种类数（或称感染负荷）的增加，患动脉粥样硬化的危险系数也随之增加。病原体感染不但直接损伤血管内皮系统，还可激发慢性炎症反应，诱导机体 TNF-α、IL-1、IL-6 等多种炎症因子的产生，促进动脉粥样硬化的发生发展。致炎因素刺激内皮细胞表达黏附分子，调节单核细胞和 T 淋巴细胞的黏附；诱导趋化因子的表达，促进单核细胞、淋巴细胞迁移。单核细胞在单核/巨噬细胞集落刺激因子（macrophage colony stimulating factor，M-CSF）和 MCP-1 等因子的作用下转化为巨噬细胞，继而吞噬大量脂质转变为泡沫细胞。T 淋巴细胞又可释放 IFN-γ、TNF-α、IL-1 等多种炎性因子，继而刺激巨噬细胞、平滑肌细胞、内皮细胞的反应，构成复杂的细胞间相互联系、相互作用网络。动脉粥样硬化的进展与炎症过程类似，可见组织的变性、坏死，单核细胞和淋巴细胞的渗出、浸润，平滑肌细胞的增生。一些参与动脉粥样硬化发生过程的炎症介质被作为标志物用于临床风险评估等。如 CRP 作为一种急性期反应蛋白，不仅是目前最有价值的炎性标志物之一，而且也是急性心血管事件的一个重要危险因素，对临床诊断、治疗和预后判断具有重要价值。

三、潜在的危险因素

1. 年龄和性别　动脉粥样硬化性疾病发病与年龄增长明显相关。一方面动脉粥样硬化病变随年龄增长缓慢发展，终至临床事件发生；另一方面随着年龄增长，动脉粥样硬化的其他危险因素如高血压、糖尿病等也明显增多。就性别而言，男性比女性更容易发生动脉粥样硬化病变，原因在于雌激素对心血管系统具有保护作用，女性绝经后动脉粥样硬化发生的危险度与男性相当。

2. 遗传因素　动脉粥样硬化是多种遗传与环境因素相互作用而形成的复杂病理过程。遗传因素的影响主要包括基因突变和基因多态性。如脂质代谢相关基因前蛋白转化酶枯草溶菌素 9（proprotein convertase subtilisin/kexin type 9，PCSK9）基因 D374Y、N157K、S127R、F216L 突变导致肝细胞 LDL 受体降解增加，肝脏脂质清除能力下降，血浆 LDL-C 水平增加；三磷腺苷结合盒转运子 A1（ATP-binding cassette transporter 1，ABCA1）基因 V825I、I883M、E1172D 多态性与

临床急性心血管事件及动脉粥样硬化病变的严重程度有关;载脂蛋白 E(apolipoprotein E,apoE)
ε4 等位基因及启动子 219G/T 多态性与早发冠心病有关;载脂蛋白 B-100(apolipoprotein B-100,
apoB-100)基因第 26 位外显子 10708 位 G → A 突变,使 apoB-100 对 LDL-C 结合能力显著下降,
LDL-C 代谢受阻继而血浆中 LDL-C 水平上升。此外,研究还发现与半胱氨酸代谢有关的亚甲基
四氢叶酸还原酶(methylenetetra-hydrofloate reductase,MTHFR)基因,与血压调节有关的血管紧
张素转化酶基因,与凝血和纤溶有关的 PAI-1 基因等的突变及多态性都与动脉粥样硬化病变的
发生发展有关。

3. 不健康的生活方式　动脉粥样硬化性心脑血管病与不健康的生活方式如高脂饮食、缺乏
体力活动等密切相关。动物实验早已证明,高脂饮食可诱发家兔发生类似人动脉粥样硬化的病
变。流行病学调查显示,消耗大量饱和脂肪酸和胆固醇的人群具有更高的血浆胆固醇水平和冠
心病的发病率。饱和脂肪酸和胆固醇的大量摄入导致血脂水平升高,从而促发动脉粥样硬化病
变。除此之外,流行病学调查也显示,习惯于久坐不动的人易出现肥胖和高脂血症,发生心肌梗
死的风险也相应增加。与此相反,健康的生活方式如合理饮食、坚持体育锻炼、控制体重、戒烟、
保持良好心态等则能有效地预防心血管事件的发生。

(姜志胜)

第三节　动脉粥样硬化发病机制

动脉粥样硬化是一个漫长而又复杂的病理过程(图 16-1)。在此过程中,各种危险因素分别
通过不同途径或短暂或持续参与影响动脉粥样硬化进程,使得其发病机制异常复杂。截至目前,
已提出多种假说用来阐述动脉粥样硬化发病机制,如脂质浸润学说、炎症学说、损伤反应学说、
血栓形成学说、单克隆学说、氧化修饰学说、剪切应力学说和干细胞学说等。这些学说对动脉粥
样硬化发病的病因、病变的性质和发病机制描述各异,但都从某个方面深化了对动脉粥样硬化
的认识。动脉粥样硬化发病机制的发展和演变反映出对其病理生理学本质认识的逐步深入,各
种学说之间不但没有本质矛盾,而且是相互联系互为补充。综合分析这些发病学说,可以勾勒
出当前动脉粥样硬化病因发病学的大致轮廓和共同环节,包括血管内皮细胞损伤、血管壁脂质
沉积、炎症细胞浸润引发炎症反应和平滑肌细胞迁移增殖并分泌细胞外基质,以及新生血管形
成等。本节重点介绍这些共同环节在动脉粥样硬化发病机制中的作用。

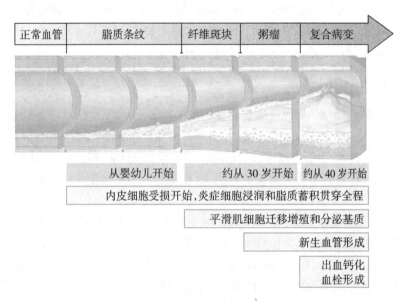

图 16-1　动脉粥样硬化的发病进程示意图

一、血管内皮细胞损伤

血管内皮细胞(endothelial cell,EC)是覆盖在血管内腔表面的连续单层扁平细胞,在维持血管稳态中起着关键作用。血管内皮细胞主要功能包括:①在保障血液和组织液进行代谢交换的同时,阻止血液中生物大分子和细胞向血管壁迁移,防止血液成分直接与血管壁接触,起到屏障作用;②合成和分泌多种生物活性物质,以保证血管正常的收缩和舒张,凝血和抗凝平衡,防止血液中细胞在血管壁黏附,进而保持血液的正常流动和血管的通畅。

血管内皮细胞具有很强的分裂增殖能力,在受到损伤时能通过细胞增殖进行修复。动脉粥样硬化发生时,由于危险因素长期作用会导致血管内皮细胞损伤。后者是指在病理因素作用下,血管内皮细胞出现功能障碍(endothelial dysfunction)和(或)发生细胞死亡(坏死、凋亡和自噬)导致内膜下物质直接暴露于血液,两者最终体现出来的都是内皮细胞正常功能的丧失,包括屏障功能受损、调节血管舒张收缩功能障碍、抗凝和抗炎功能减弱等。常见的动脉粥样硬化危险因素,如高脂血症、糖尿病、高血压和吸烟等常通过氧化应激这个共同机制导致血管内皮细胞损伤(图16-2)。氧化应激时产生的 ROS 低浓度时可作为信号分子参与内皮细胞功能调节,高浓度时一方面可诱导细胞膜脂质过氧化损伤,使得细胞膜出现裂隙后通透性增加,膜结合受体功能障碍,或者直接导致细胞死亡,另一方面可灭活 NO 等生物活性分子,引起内皮细胞功能障碍。

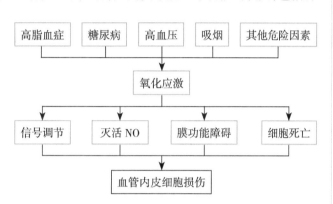

图 16-2　动脉粥样硬化危险因素通过氧化应激引起血管内皮细胞损伤

血管内皮细胞损伤在动脉粥样硬化发病中的作用贯穿全过程,既是动脉粥样硬化发病机制中的始动环节,也是促使动脉粥样硬化病变不断进展和动脉粥样硬化斑块(atherosclerotic plaque)发生动脉粥样硬化性血栓(atherothrombosis)等复合病变引发急性临床事件的主要原因。

血管内皮细胞损伤后,主要通过以下几个环节引起动脉粥样硬化:

(一)血管壁屏障功能障碍

血管内皮细胞损伤后,由于内皮细胞死亡导致血管内膜完整性被破坏,或者内皮细胞功能障碍导致内皮细胞间隙增加,血管壁屏障功能出现障碍。在血液和血管壁之间存在的脂质浓度梯度的作用下,血液中的高浓度脂质进入内膜下增加,同时内膜下脂质向血液反流减少。此外,血管内皮细胞对血液中脂质的胞吞能力增强,两者共同促使血液中脂质进入血管壁沉积,导致动脉粥样硬化形成。血管壁屏障功能障碍还使得血液中的细胞进入血管壁增加,其影响详见后述。

(二)抗黏附功能障碍

内皮细胞损伤时,其表面黏附分子表达增加,或者内皮下物质直接与血液接触,使得血液中血小板、单核细胞、中性粒细胞等黏附增加,进而引起血栓形成和炎症反应。

1. 血小板黏附增加,导致局部血栓形成　血栓形成既是促动脉粥样硬化病变发展的重要因素,也是最终动脉粥样硬化性疾病临床事件发生的主要原因。在动脉粥样硬化发生发展过程中,体积较小的血栓,将被逐步机化,成为动脉粥样硬化斑块内容物的来源之一。在动脉粥样硬化成熟斑块,血栓形成将导致本已狭窄的管腔更加狭窄或完全堵塞,或者形成的血栓脱落,随血流到达下游的小血管堵塞管腔,引起急性临床事件。

Note

　　在动脉粥样硬化发生时,一方面一些危险因素使得血小板功能活化,如 Lp(a)能激活血小板,使血小板膜 PKC 活性增高,有利于发挥血小板的黏附、聚集、释放等生理功能,促进早期血栓形成。LDL-C 能够改变血小板膜磷脂组成,改变血小板功能;ox-LDL 能够通过特异性受体 CD36、SR-B1 和 LOX-1 结合到血小板膜表面,诱导血小板的激活、形态改变和聚集。另一方面导致内皮细胞损伤的因素,如 ox-LDL,可使内皮细胞膜表面 vWF 表达增加,或致内皮细胞死亡后内膜下物质如胶原(collagen)、纤维连接蛋白(fibronectin)和层蛋白(laminin)暴露。血小板可通过膜表面 GPIb-V-IX 与内皮细胞表面 vWF 结合,结合到血管壁,或通过膜表面 GPVI 和整合素 α2β1 与胶原结合,通过 α5β1 和 α6β1 分别与纤维蛋白原和层蛋白结合,稳定黏附到血管壁并被激活,导致血栓形成。

　　2. 炎症细胞黏附增加　血液中单核细胞等炎症细胞向内膜下迁移募集是影响动脉粥样硬化发生、发展和预后的关键因素之一。正常情况下,单核细胞黏附到血管壁上后,被血流迅速冲走而很少进入内膜下。在动脉粥样硬化发生发展时,多种危险因素如高脂血症、高血压、糖尿病、肥胖、高同型半胱氨酸血症、感染和自身免疫,以及损伤内膜表面黏附的血小板都能导致内皮细胞激活,产生大量趋化因子,如 MCP-1 和 M-CSF 等。在趋化因子作用下,单核细胞在血管壁的黏附增加。其机制有二:①激活的内皮细胞表达大量黏附分子,主要是 VCAM-1 和 ICAM-1,这些黏附分子能与单核细胞表面的整合素 α4β1 稳定结合;②黏附在血管壁上的血小板通过 P- 选择素和单核细胞表面的 P 选择素糖蛋白配体 -1(P selectin glycoprotein ligand-1)结合,在内皮细胞和单核细胞之间起到一个桥联作用,使得单核细胞在血管壁黏附增加。黏附在内皮细胞腔面的单核细黏胞在内皮细胞表面 CD31、ICAM-1、VCAM-1 和连接黏附分子(junctional adhesion molecule)等分子帮助下,通过内皮细胞间隙跨膜迁移到内膜下,分化成巨噬细胞。需要指出的是,单核细胞存在 2 个亚类,一个是 Ly-6C$^+$(Lyc^{high})单核细胞,另一个是 Ly-6C$^-$(Lyc^{low})单核细胞。前者比后者表达更多的 P 选择素糖蛋白配体 -1,因而更加容易黏附到血管壁。高胆固醇血症能够增加血液中 Ly-6C$^+$ 单核细胞数量。正常情况下,由于血流的冲击作用,中性粒细胞等很少在内皮细胞表面黏附。血管内皮损伤时,除单核细胞外,血液中其他细胞如中性粒细胞、T 细胞、肥大细胞和树突状细胞等黏附迁移也增加。

　　(三)内分泌功能障碍

　　血管系统被认为是人体最大的内分泌组织之一,血管内皮细胞和平滑肌细胞(smooth muscle cell,SMC)等都具有内分泌功能,其中血管内皮细胞分泌的常见活性物质见表 16-1。这些血管活性物质对于维持血管的正常功能和稳态起到至关重要的作用。动脉粥样硬化危险因素损伤内皮细胞后,常引起内皮细胞的内分泌功能出现障碍,导致血管收缩和舒张功能、黏附和抗黏附功能、促凝和抗凝功能、促平滑肌细胞生长和抑制平滑肌细胞生长功能等的异常,从而促进动脉粥样硬化发生发展。

表 16-1　血管内皮细胞释放的活性物质

活性物质的作用	种　　类
血管舒张因子	NO;PGI$_2$;缓激肽;5- 羟色胺(5-HT$_1$ 受体介导);组胺;P 物质;内皮源性超极化因子
血管收缩因子	ET;AngII;TXA$_2$;5- 羟色胺(5-HT$_{2A}$ 受体介导);花生四烯酸;PGH$_2$
SMC 生长促进因子	ET;Ang;血小板源性生长因子;成纤维细胞生长因子;胰岛素样生长因子 1
SMC 生长抑制因子	NO;PGI$_2$;缓激肽;硫酸肝素;TGF-β1
黏附分子	内皮细胞白细胞黏附分子;ICAM;VCAM
溶栓因子	组织型纤溶酶原激活物;血栓调节蛋白

在维持血管内皮细胞稳态中,NO 起着至关重要的作用。NO 由 NOS 催化 L- 精氨酸产生。NOS 分为三种:内皮型 NOS(eNOS)、神经型 NOS(neuronal NOS,nNOS) 和诱导型 NOS(iNOS)。eNOS 和 nNOS 是钙离子依赖性组成酶,在生理状态下催化 L- 精氨酸持续产生适量 NO。eNOS 主要存在于心血管系统,从多个方面发挥抗动脉粥样硬化作用(图 16-3),包括强烈的舒血管作用、抗氧化而起细胞保护作用、抑制血小板在血管壁黏附和聚集、抑制中膜平滑肌细胞向内膜下迁移与增殖、抑制内皮细胞 - 单核细胞黏附等。内皮细胞损伤时,NO 生成减少,上述作用丧失,因而促进动脉粥样硬化发生发展。

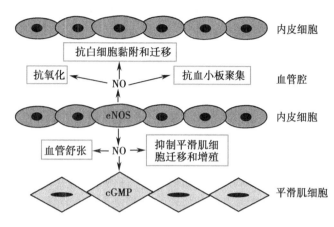

图 16-3　eNOS 抗动脉粥样硬化的主要机制

iNOS 主要分布于巨噬细胞、肥大细胞、中性粒细胞等,在生理条件下不表达。病理状态下主要由炎症因子激活,产生约 1000 倍生理浓度的 NO。高浓度的 NO 和超氧阴离子作用,产生高反应活性的有害的过氧亚硝酸盐(peroxynitrite),促使动脉粥样硬化发生。

需要特别指出的是,动脉粥样硬化病变具有局部好发性,即病变常见于血管弯曲,分叉和分支部位。这些部位血管几何形状发生急剧变化,导致局部血流动力学发生改变,损伤血管内皮细胞,是动脉粥样硬化局部好发性的主要原因。血流动力学在动脉粥样硬化发病机制中的作用是非常复杂的,通常认为层流(laminar flow)和生理剪切应力(shear stress)是抗动脉粥样硬化因素,紊流(turbulent flow)和异常剪切应力(过高或过低)是致动脉粥样硬化因素。下面以低剪切应力引起内皮细胞损伤为例,阐述异常血流动力学引发动脉粥样硬化的机制。低剪切应力对内皮细胞的损伤作用主要包括:①内皮细胞分泌血管舒缩物质失衡,一氧化氮和前列环素等舒血管物质分泌减少,而内皮素和血管紧张素等缩血管物质分泌增加;②内皮细胞 NF-κB 被激活,炎症因子表达增加,促进炎症反应;③内皮细胞骨架和形态改变,使得细胞排列紊乱,加上内皮细胞增殖减少和凋亡增加,内皮细胞通透性增加;④内皮细胞表达基质金属蛋白酶(matrix metalloproteinases,MMPs)增加,降解斑块纤维帽中的细胞外基质,导致斑块破裂;⑤内皮细胞纤溶和凝血系统紊乱,促使斑块部位动脉粥样硬化性血栓形成。此外,低剪切应力还可以通过上调内皮素、血管紧张素等表达,诱导中膜平滑肌细胞向内膜下迁移增殖。

二、血管壁脂质沉积

血管壁脂质沉积是动脉粥样硬化的主要病变特点。动脉粥样硬化病变主要是因为血浆脂质水平增高所引起。后者包括高胆固醇血症、高甘油三酯血症和高 Lp(a) 血症。血脂水平增加的机制在于:①外源性脂质摄取增加,比如长期高脂饮食,ABCG5 和(或)ABCG8 基因突变致肠道脂质摄取增加,改善饮食结构和降低肠道脂质吸收可明显降低血脂水平;②内源性脂质合成增加,例如肥胖时释放入血的游离脂肪酸增加,肝脏内源性脂质合成增加,抑制内源性脂质合成关键酶 3- 羟基 -3- 甲基戊二酸单酰基辅酶 A(3-hydroxy-3-methyl-glutaryl coenzyme A,HMG-CoA)还原酶可明显降低血脂水平;③脂质分解代谢障碍,例如 LDL 受体、apoB-100 基因突变,导致 LDL 与其受体结合或转运障碍,LDL 分解代谢受阻。

在动脉粥样硬化早期,浸润到血管壁的脂质主要蓄积于巨噬细胞中,随着动脉粥样硬化发展,吞噬大量脂质的巨噬细胞发生坏死崩解,脂质既蓄积于细胞内,又以胆固醇结晶等形式大量存在于细胞外,形成所谓的动脉粥样硬化脂质核心。蓄积的脂质一方面在发生氧化修饰后成为

Note

重要的致动脉粥样硬化因素,另一方面作为动脉粥样硬化病变的主要成分,使得病变成为逐渐凸向管腔,造成血管腔堵塞而引起临床事件。

在浓度差作用下,血液中脂质通过损伤的血管内膜扩散到内皮下形成血管壁脂质。动脉粥样硬化发生时,高脂血症进一步扩大了血液与血管壁之间的脂质浓度差,一方面有利于血液中脂质向血管壁浸润,另一方面不利于血管壁脂质重新回到血液。脂质浸润进入血管壁的途径包括两条:①血浆脂质和血浆其他成分通过细胞间隙的超滤作用非选择性地进入内膜下;②血浆中脂质由内皮细胞血管腔面的胞膜小泡摄取,经胞吞转运(transcytosis)进入内膜下。在动脉粥样硬化早期,进入血管壁的脂质(主要是 LDL)通过 LDL 受体途径被巨噬细胞摄取清除,以避免脂质在血管壁的异常蓄积。其基本过程为 LDL 由 LDL 受体(LDLR)识别,并被结合和内吞入细胞,转运至溶酶体。在溶酶体酶的作用下,蛋白质降解为氨基酸,胆固醇酯水解为游离胆固醇和脂肪酸。此途径存在负反馈机制,当细胞内胆固醇含量增多时,LDLR 的量便会减少,使得该途径清除 LDL 能力有限。随着 LDL 持续进入血管壁,未能被清除的 LDL 发生氧化修饰形成 ox-LDL,后者在动脉粥样硬化发病机制中起着非常重要的作用,其主要机制有以下几个方面:

(一) ox-LDL 损伤血管内皮细胞

ox-LDL 可导致血管内皮细胞的功能和结构损伤以及细胞死亡,血管内皮细胞受损后:①血管活性物质如一氧化氮和内皮素表达异常,内皮依赖性血管舒张反应减弱;②内皮细胞表面趋化因子和黏附分子表达增加,诱导血液中单核细胞向内膜下迁移并分化为巨噬细胞;③内膜通透性增加,脂质成分更加容易进入内膜下蓄积;④内皮细胞的凝血和抗凝功能出现异常,易于血小板聚集和血栓形成。这些因素将共同促进动脉粥样硬化发生。发生于晚期成熟斑块表面的内皮细胞凋亡会导致斑块表面出现溃疡或裂隙,促进动脉粥样硬化性血栓形成,导致急性临床事件发生。

(二) ox-LDL 诱导血管壁炎症反应

ox-LDL 作为一种抗原,通过模式识别受体—Toll 样受体激活机体免疫炎症反应。具体表现包括动脉粥样硬化病变中巨噬细胞、T 淋巴细胞、肥大细胞等炎症细胞浸润持续增加,TNF-α、ILs 和 CRP 等炎症因子大量分泌。炎症细胞浸润和炎症因子分泌在病变早期是促进动脉粥样硬化发生发展的重要因素,在晚期成熟斑块则是引起斑块破裂导致急性临床事件发生的重要机制。

(三) ox-LDL 促进血管壁脂质蓄积

正常 LDL 经 LDL 受体进行的代谢由于存在负反馈调节,不会引起胆固醇在细胞内的蓄积。但 ox-LDL 主要经清道夫受体(scavenger receptor,SR)途径代谢,此途径不受细胞内胆固醇含量的反馈调节,造成巨噬细胞和平滑肌细胞经清道夫受体途径大量摄取 ox-LDL 变成泡沫细胞(foam cell)。泡沫细胞是动脉粥样硬化病变特征性细胞,是细胞大量荷脂后细胞质内脂质在制作组织切片过程中被有机溶剂溶解,染色后呈泡沫状形态而得名,其来源包括巨噬细胞源性和平滑肌细胞源性。泡沫细胞坏死后释放出脂质,导致脂质在血管壁的蓄积。

(四) ox-LDL 调节平滑肌细胞迁移增殖和凋亡

在动脉粥样硬化早期,ox-LDL 诱导血管壁中膜的平滑肌细胞穿过内弹性膜向内膜下迁移、增殖,并分泌大量的细胞外基质,成为斑块纤维帽的主要组成成分。在动脉粥样硬化晚期成熟斑块,ox-LDL 诱导平滑肌细胞凋亡,导致细胞外基质合成减少,斑块纤维帽变薄而容易发生破裂,引发急性临床事件。

除 LDL 容易发生氧化修饰之外,HDL 和 Lp(a)也可发生氧化修饰。HDL 氧化修饰成 ox-HDL 后,其原有的抗氧化、抗炎、抗血栓和促纤溶和促进胆固醇逆转运等抗动脉粥样硬化作用丧失,而具有和 ox-LDL 类似的促动脉粥样硬化效应。高 Lp(a)水平本身就是致动脉粥样硬化因素,Lp(a)发生氧化修饰后致动脉粥样硬化的作用进一步加强。

三、炎症反应

炎症反应贯穿动脉粥样硬化的全过程，是促使动脉粥样硬化发生发展和最终出现临床事件的最重要机制。内皮细胞损伤之后，血管壁即启动炎症修复反应。受损内皮细胞分泌趋化因子（MCP-1、M-CSF 等）和黏附分子（VCAM-1 和 ICAM-1 等）增加，血液中单核细胞、中性粒细胞、T 细胞、B 细胞和肥大细胞等趋化黏附于内皮细胞后进入内膜下增加，单核细胞然后分化为巨噬细胞。后者摄取 ox-LDL 形成泡沫细胞，导致了脂质在内膜下蓄积，形成动脉粥样硬化病变的脂质核心，巨噬细胞荷脂同时也导致了本身的炎性激活。

巨噬细胞等炎症细胞活化释放大量的炎症因子，如 TNF-α、IL-1、IL-6 等，这些炎症因子又可损伤血管内皮细胞和其他细胞，并诱导炎症细胞进一步浸润，从而形成了一个正反馈调节。炎症因子也可促使平滑肌细胞迁移、增殖和凋亡，还可以促进巨噬细胞脂质蓄积，进一步促进动脉粥样硬化病变的形成。

炎症反应是动脉粥样硬化斑块破裂引发急性临床事件的主要原因，其机制在于：①巨噬细胞分泌 MMPs 降解动脉粥样硬化斑块纤维帽的基质成分；②诱导纤维帽中平滑肌细胞凋亡，平滑肌合成细胞外基质成分减少。两者共同作用使得动脉粥样硬化斑块肩部纤维帽变薄，由稳定斑块转为易脆斑块。在其他诱因如血管痉挛或斑块内新生血管破裂出血作用下，斑块可发生突然破裂，导致血栓形成，引发急性临床事件。由于炎症反应贯穿动脉粥样硬化发生发展全过程，尤其在斑块破裂中起重要作用，临床上许多炎症标记物如 CRP、可溶性 CD40 配体（soluble CD40 ligand）等，已经被用来预测动脉粥样硬化性心血管疾病急性临床事件发生及预后。

动脉粥样硬化被认为是一个慢性炎症反应过程，炎症标记物也已在临床应用。但动脉粥样硬化时的炎症反应似属于一种非可控性炎症，故其在动脉粥样硬化发病机制中的作用与意义仍有待临床抗炎治疗效果验证。

四、平滑肌细胞迁移增殖和凋亡

正常情况下，平滑肌细胞只存在于血管壁中膜。动脉粥样硬化时，作为对血管内皮细胞损伤的一种反应性修复，致动脉粥样硬化因素如 ox-LDL，以及浸润的炎症细胞分泌的趋化因子，都对中膜平滑肌细胞具有趋化作用，加上炎症细胞分泌 MMPs 降解了平滑肌细胞周围的细胞外基质（extracellular matrix，ECM），两者共同促使中膜平滑肌细胞穿过内弹性膜上的网孔进入内膜下形成新生内膜（neo-intima）。进入内膜下的平滑肌细胞由收缩表型转变为合成表型，并在血小板源性生长因子（platelet derived growth factor，PDGF）、内皮素 -1（ET-1）、成纤维细胞生长因子（fibroblast growth factor，FGF）、Ang Ⅱ 和低浓度 ox-LDL 作用下分裂增殖，分泌细胞外基质，成为构成动脉粥样硬化斑块纤维帽的主要成分。在动脉粥样硬化早期，平滑肌细胞迁移、增殖一方面为动脉粥样硬化斑块构成一个稳定的纤维帽，另一方面使得斑块体积不断增加，形成凸向管腔的占位性病变。此外，平滑肌细胞也可以摄取 ox-LDL 形成泡沫细胞，促使动脉粥样硬化斑块脂质蓄积。在成熟斑块期，巨噬细胞大量浸润到斑块纤维帽的肩部，分泌大量炎症因子，与高浓度 ox-LDL 一起诱导平滑肌细胞凋亡，使得纤维帽变薄，斑块趋向不稳定。

在对动脉粥样硬化斑块中平滑肌细胞来源的研究中发现平滑肌细胞能够表达具有 A 和 B 两种表型的葡萄糖 -6- 磷酸脱氢酶（glucose-6-phosphate dehydrogenase，G6PD），对于每一个平滑肌细胞来说，只能表达其中的一种。正常血管壁所含平滑肌细胞群中可以同时检测到两种表型，即其平滑肌细胞是混合型的。但在动脉粥样硬化病变中则只能检测到 A 型或者 B 型，据此推测动脉粥样硬化斑块中平滑肌细胞可能是由一个突变的平滑肌细胞增殖而来，有学者因而认为动脉粥样硬化是一种存在于血管壁的平滑肌源性良性肿瘤。虽然此种观点不能完全解释动脉粥样硬化发生机制，但是确实为认识平滑肌细胞在动脉粥样硬化发生机制中的作用提供了一个独特的视角。

五、新生血管形成

正常情况下,大中型动脉血管壁内膜和中膜内三分之一的营养和氧气供应源自血管腔内血液弥散,外膜和中膜外三分之二的营养和氧气供应源自外膜的滋养血管。动脉粥样硬化时,随着斑块的体积逐渐增大,血管壁逐渐增厚,斑块核心部位的营养和氧气供应超过了上述两种方式的作用范围,出现缺氧,导致缺氧诱导因子(hypoxia-inducible transcription factors,HIFs)表达增加,后者可诱导促血管生成因子如血管内皮生长因子(vascular endothelial growth factor,VEGF)、FGF 等表达增加(表 16-2)。

表 16-2　血管生成因子种类及在动脉粥样硬化病变中的表达情况

血管生成因子种类	表达的细胞和组织类型
$\alpha\beta_3$	在巨噬细胞源性泡沫细胞中表达
VEGF/VEGFR	在平滑肌细胞中表达
FGF_2	在肥大细胞中表达
PD-ECGF	在巨噬细胞和新生血管的内皮细胞中表达
PAF	在 CD68[+] 巨噬细胞中表达
PDGF-A and-B	在平滑肌细胞和巨噬细胞中表达
HGF	在颈动脉粥样硬化斑块中表达,正常动脉不表达
TGF-β1	在激活的巨噬细胞,T 淋巴细胞和平滑肌细胞中表达
HB-EGF	在巨噬细胞和平滑肌细胞中表达
IL-8	在冠脉斑块匀浆中有其蛋白和 mRNA 表达
tPA/uPA	在平滑肌细胞、巨噬细胞源性泡沫细胞、新生血管中表达

注:VEGFR:VEGF 受体;PD-ECGF:血小板衍生内皮细胞生长因子;HGF:肝细胞生长因子;TGF:转化生长因子;HB-EGF:肝素结合表皮生长因子样生长因子;t/uPA:组织 / 尿激酶型纤溶酶原激活因子。

在生长因子作用下,主要是源于滋养血管的内皮细胞分裂增殖,向斑块内形成新生血管,称之为血管生成(angiogenesis)。新生血管保证增厚了的中膜和新生内膜中的细胞得到充分的血液供应,并进行分裂增殖,促使斑块生长(图 16-4)。此外,氧化应激和炎症因子如 IL-8 也有促新生血管形成的作用。新生血管常见于炎症细胞含量丰富的斑块肩部。新生血管管壁仅由单层内皮细胞围绕而成,易在外力作用下如血管痉挛时发生破裂,形成斑块内出血。小量斑块内出血促使斑块体积增加,大量斑块内出血将导致斑块突然破裂引起急性临床事件。

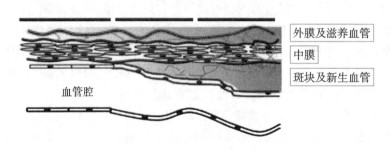

外膜及滋养血管

中膜

斑块及新生血管

血管腔

图 16-4　动脉粥样硬化斑块中新生血管形成示意图

总之,由于动脉粥样硬化发病危险因素众多,发病机制非常复杂,以上只是从动脉粥样硬化发病进展中的几个关键环节对其机制进行阐述。除此之外,如内皮祖细胞对损伤内膜的修复功能受损,沉积于血管壁的脂质逆向转运重新进入血液受阻等也是导致动脉粥样硬化发生的重要机制。动脉粥样硬化发病机制的阐明为指导动脉粥样硬化治疗药物的研发和临床动脉粥样硬化性疾病防治提供了理论支持。但是很显然,动脉粥样硬化的发病机制仍有待从整体水平、细胞水平和分子生物学水平相结合进行深入的研究。

> 知识链接
>
> **动脉粥样硬化的危害**:动脉粥样硬化病变依发生不同部位,引起不同组织器官损伤,进而在临床上表现出不同的临床症状。如冠状动脉粥样硬化可导致急性冠脉综合征(不稳定性心绞痛、急性心肌梗死和心源性猝死)的出现;颈总动脉和椎动脉粥样硬化可导致脑出血和脑缺血;主动脉粥样硬化可导致血管瘤;下肢动脉粥样硬化可导致间歇性跛行;肾动脉粥样硬化可导致肾性高血压和肾梗死;主-髂动脉或阴茎动脉粥样硬化可导致男性血管性勃起功能障碍。

(姜志胜)

第四节　动脉粥样硬化的病理改变

一、动脉粥样硬化的基本病变

动脉粥样硬化主要发生于大中型肌性或弹力肌性动脉,最常累及腹主动脉,其次为冠状动脉、降主动脉、颈动脉和脑底动脉环。病变好发于这些动脉的分支开口或血管弯曲的凸面。动脉粥样硬化的基本病理改变是动脉内膜粥样斑块的形成,斑块内主要有 3 种成分:①细胞,包括吞噬脂质的平滑肌细胞和巨噬细胞,以及 T 淋巴细胞;②细胞外基质,包括胶原纤维、弹力纤维和蛋白多糖;③脂质,包括细胞内和细胞外脂质。这 3 种成分的含量和分布随病变的阶段性变化有所不同。典型病变的发生发展经历 4 个阶段:

1. 脂纹　脂纹(fatty streak)是动脉粥样硬化的早期病变。脂纹最早可出现于儿童期,但并非都进展为纤维斑块,是一种可逆性病变。肉眼观,动脉内膜面可见黄色帽针头大的斑点或宽约 1~2mm、长短不一,平坦或微隆起的条纹,称为脂纹。光镜下,病灶处血管内皮细胞下可见大量泡沫细胞聚集。泡沫细胞圆形,体积较大,胞质内含大量脂质小空泡(图 16-5),这些泡沫细胞大多为巨噬细胞源性。此外,脂纹内可见较多的细胞外基质(蛋白多糖),数量不等的合成型平滑肌细胞,少量淋巴细胞和中性粒细胞等。

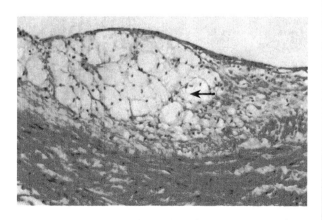

图 16-5　动脉粥样硬化
动脉内膜局部增厚,内皮下有大量泡沫细胞聚集(箭头所示)

2. 纤维斑块　纤维斑块(fibrous plaque)是由脂纹发展而来。肉眼观,纤维斑块最初为内膜表面的散在不规则斑块,表面隆起,浅黄或灰黄色,斑块后因病变表层胶原纤维增多及玻璃样变而呈瓷白色,如滴蜡状(图 16-6)。斑块大小不等,可相互融合。光镜下,病灶表层为大量胶原纤维、散在的平滑肌细胞和巨噬细胞、少数弹力纤维及蛋白多糖形成的纤维帽,胶原纤维可发生玻璃样变。纤维帽下方为不等量的泡沫细胞、细胞外脂质、

Note

增生的平滑肌细胞及慢性炎症细胞。病变进一步发展,出现脂质蓄积及肉芽组织反应,逐渐发展为粥样斑块。

3. 粥样斑块 粥样斑块(atheromatous plaque)亦称粥瘤(atheroma),是动脉粥样硬化的典型病变。肉眼观,为动脉内膜面明显隆起的灰黄色斑块(图 16-6)。切面见纤维帽的下方有大量黄色粥糜样物质。光镜下,在玻璃样变的纤维帽的深部,可见大量无定形物质,为细胞外脂质及坏死物,其中可见胆固醇结晶,HE 切片中胆固醇溶解形成针形或梭形空隙(图 16-7),有时可见钙化。底部及周边部可见肉芽组织增生、少量泡沫细胞聚集和淋巴细胞浸润。动脉中膜因平滑肌细胞受压萎缩,弹力纤维破坏而变薄。外膜处可见毛细血管新生、纤维结缔组织增生及淋巴细胞、浆细胞浸润。

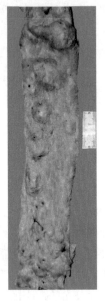

图 16-6 主动脉粥样硬化
瓷白色稍隆起的为纤维斑块,灰黄色
不规则隆起的为粥样斑块

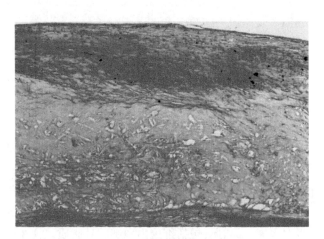

图 16-7 主动脉粥样硬化
表面为纤维帽,深层为坏死物质、脂质核心和胆固醇裂隙

不稳定粥样斑块是指某些冠状动脉粥样硬化斑块造成的狭窄并不十分严重(一般Ⅱ级),但比较容易发生破裂、出血、血栓形成或痉挛等。研究证实,这一类粥样斑块的纤维帽较薄、斑块内脂质、淋巴细胞以及凋亡的巨噬细胞增多,这些都是影响斑块稳定性的重要因素。早期发现和判断不稳定斑块对预防急性心肌梗死的发生具有重要意义。

4. 继发性病变 纤维斑块和粥样斑块可发生出血、破裂、血栓形成、钙化及动脉瘤形成等继发性改变。①斑块内出血:斑块内新生的毛细血管破裂出血,或斑块纤维帽破裂,血液流入斑块,均可形成斑块内血肿,血肿可导致斑块体积突然增大,加重管腔的狭窄,甚至使较小的动脉管腔完全闭塞,导致供应器官急性供血中断而发生梗死,如冠状动脉粥样硬化伴斑块内出血可引起心肌梗死。②斑块破裂:粥样斑块表面纤维帽破裂,粥样物质自破裂口溢出,进入血流,可致胆固醇性栓塞,破裂处遗留粥瘤性溃疡容易诱发血栓形成。③血栓形成:斑块处的内皮损伤和粥瘤性溃疡,使血管壁内的胶原纤维暴露,引起血小板黏附、聚集形成血栓,加重血管腔阻塞,导致供应器官缺血或梗死;若栓子脱落,则可引起栓塞。④钙化:多发生于陈旧性病灶。钙盐沉着于纤维帽及粥瘤灶内,可使动脉管壁变硬变脆,容易破裂。⑤动脉瘤形成:严重的粥样斑块可造成病灶处局部中膜的萎缩和弹性下降,在血管内压力的作用下,动脉管壁向外局限性扩张,形成动脉瘤(aneurysm)。动脉瘤破裂可致大出血。此外,血液从粥瘤性溃疡处注入主动脉中膜或中膜内血管破裂出血,均可导致中膜撕裂,形成主动脉夹层。

Note

二、重要器官的动脉粥样硬化

(一) 主动脉粥样硬化

主动脉粥样硬化的病变多见于主动脉后壁及其分支开口处，以腹主动脉病变最为严重，胸主动脉次之，升主动脉最轻。前述动脉粥样硬化的各种基本病变均可见到。动脉瘤主要发生在腹主动脉(图 16-8)，患者腹部可触及搏动性的肿块，并于腹壁相应部位听到杂音。也可因动脉瘤破裂发生致命性大出血。

(二) 冠状动脉粥样硬化

冠状动脉粥样硬化(coronary atherosclerosis)是最常见的狭窄性冠状动脉疾病，也是动脉粥样硬化中对人体构成威胁最大的疾病。一般较主动脉粥样硬化症晚发 10 年。

冠状动脉粥样硬化病变分布的特点是：①一般是左侧冠状动脉多于右侧；②大分支多于小分支；③同一分支的近端多于远端，即冠状动脉心肌表面行走部分较深入心肌部分更易受累。大样本统计结果显示，冠状动脉粥样硬化最好发于左冠状动脉前降支，其余分别为右主干、左主干或左旋支、后降支。重症者可有一支以上的冠状动脉受累，但各支的病变程度可有不同，且常为节段性受累。

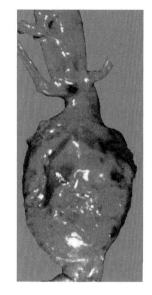

图 16-8　腹主动脉瘤
腹主动脉壁局部向外膨隆，呈球形扩张

动脉粥样硬化的基本病变在冠状动脉中均可发生。由于其解剖学和相应的力学特点，行走于心肌表面的动脉靠近心肌一侧缓冲余地小，内皮细胞因血流冲击受损伤的几率大，因而病变多位于血管的心肌侧，管腔偏心性狭窄，呈新月形(图 16-9)。冠状动脉粥样硬化按管腔狭窄程度分为 4 级：Ⅰ级，≤25%；Ⅱ级，26%~50%；Ⅲ级，51%~75%；Ⅳ级，>76%(图 16-10)。

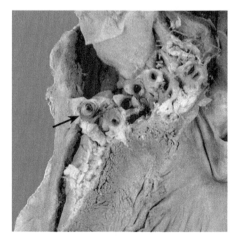

图 16-9　冠状动脉粥样硬化(大体观)
箭头示冠状动脉管壁粥样斑块形成，呈偏心性狭窄

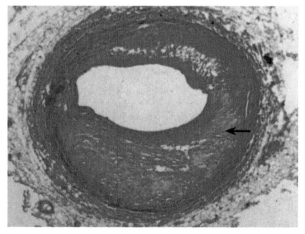

图 16-10　冠状动脉粥样硬化(镜下观)
内膜不规则增厚，粥样斑块形成(箭头所示)，管腔狭窄程度为Ⅲ级

冠状动脉粥样硬化常伴发冠状动脉痉挛，使已有病变的血管狭窄程度加剧，甚至出现供血的中断，引起相应的缺血性心脏病变(如心绞痛、心肌梗死等)，严重者可发生心源性猝死。

Note

(三) 颈动脉及脑动脉粥样硬化

颈动脉及脑动脉粥样硬化好发于颈内动脉起始部、脑基底动脉、大脑中动脉和脑底 Willis 环。纤维斑块和粥样斑块常导致相应动脉管腔狭窄,并可因斑块内出血、血栓形成等继发病变使狭窄加重甚至血管闭塞。长期供血不足,脑实质发生萎缩,表现为脑回变窄,脑沟变宽变深,脑皮质变薄,脑组织重量减轻。患者可有智力及记忆力减退,精神状态异常,甚至痴呆等临床症状。急性供血中断可致脑梗死。因脑小动脉管壁较薄,脑动脉粥样硬化病变可继发小动脉瘤形成,动脉瘤破裂可引起致命性脑出血。动脉瘤常见于脑底 Willis 环。

(四) 肾动脉粥样硬化

病变最常累及肾动脉开口处及主干近侧端,也可累及弓形动脉和叶间动脉。肾血管狭窄引起肾供血不足,激活肾素 - 血管紧张素系统,可导致顽固性肾血管性高血压;进行性的肾脏缺血也可破坏肾实质,降低肾功能,导致肾衰竭。此外,斑块合并血栓形成可导致肾组织梗死,引起发热、肾区疼痛及尿闭。梗死灶机化后会遗留较大凹陷性瘢痕,多处瘢痕可使肾脏缩小,称为动脉粥样硬化性固缩肾。

(五) 四肢动脉粥样硬化

四肢动脉粥样硬化的病变最常累及下肢动脉。常发生于髂动脉、股动脉和前后胫动脉。当较大的动脉管腔明显狭窄时,可因供血不足导致供血肢体在耗氧量增加时(如行走)出现疼痛,休息后好转,即所谓间歇性跛行。当动脉管腔完全阻塞而侧支循环又不能充分建立时,可引起足趾部干性坏疽。

(六) 肠系膜动脉粥样硬化

肠系膜动脉因粥样斑块而狭窄甚至完全闭塞时,可引起肠梗死。患者有剧烈腹痛、腹胀和发热等症状,还可出现便血、麻痹性肠梗阻及休克等。

(王国平)

第五节　抗动脉粥样硬化药

用于防治动脉粥样硬化的药物称为抗动脉粥样硬化药(antiatherosclerotic drugs)。目前临床常用的抗动脉粥样硬化药根据其作用机制的不同主要包括:调血脂药、抗氧化药、多烯脂肪酸类、保护动脉内皮药。

一、调血脂药

血浆中所含的脂类,包括胆固醇(cholesterol,CH)、三酰甘油(TG,又称甘油三酯)、磷脂(phospholipid,PL)、游离脂肪酸(free fatty acide,FFA)等总称为血脂,与载脂蛋白(apoprotein,apo)结合,形成脂蛋白(lipoprotein,LP)溶于血浆进行转运和代谢。脂蛋白可分为乳糜微粒(chylomicron,CM)、极低密度脂蛋白(very low density lipoprotein,VLDL)、中间密度脂蛋白(intermediate density lipoprotein,IDL)、LDL 和 HDL,其中 IDL 是 VLDL 在血浆中的代谢产物。Apo 主要有 A、B、C、D、E 五类,又各分为若干亚组分,不同的 LP 含有不同的 apo,主要功能是结合和转运脂质。血浆脂质尤其是总胆固醇(TC)和(或)三酰甘油(TG)水平升高达一定程度时即为高脂血症(hyperlipemia)或高脂蛋白血症(hyperlipoproteinemia)。通常将高脂血症分为以 TC 升高为主、TG 升高为主和混合型。按脂蛋白升高的类型不同高脂血症分为 6 种类型(表 16-3),按照病因分为原发性和继发性。

表 16-3　原发性高脂蛋白血症分型

分型	脂蛋白变化	脂质变化
I	CM↑	TC↑　TG↑↑↑
IIa	LDL↑	TC↑↑
IIb	VLDL、LDL↑	TC↑↑　TG↑↑
III	IDL↑	TC↑↑　TG↑↑
IV	VLDL↑	TG↑↑
V	CM、VLDL↑	TC↑　TG↑↑↑

（一）他汀类（HMG-CoA 还原酶抑制剂）

他汀类是目前最经典和最为有效的调节血脂的药物。这类药物为 3- 羟基 -3- 甲基戊二酸单酰基辅酶 A（HMG-CoA）还原酶的选择性抑制剂，此酶催化 HMG-CoA 生成甲羟戊酸，是胆固醇生物合成前期的限速步骤。1976 年首先从桔青霉的霉菌中分离出美伐他汀（mevastatin），1978 年确定其通过抑制 HMG-CoA 还原酶而起效；1980 年从土霉菌中分离得到 mevinolin，后改名为洛伐他汀（lovastain）并于 1987 年批准应用于临床，之后又分离、合成了一系列的他汀类药物。其中普伐他汀（pravastatin）和辛伐他汀（simvastatin）是洛伐他汀的 2 种衍生物，阿托伐他汀（atorvastatin）、氟伐他汀（fluvastatin）和西伐他汀（cerivastatin）是合成的化合物。他汀类药物均有羟甲基戊二酸活性结构，只是存在形式不同。洛伐他汀和辛伐他汀为内酯前体药，进入肝脏后变为活性的羟酸形式；普伐他汀（一种活性形式的酸）、氟伐他汀和西伐他汀（钠盐），以及阿托伐他汀和罗伐他汀（钙盐）都是以活性的开环形式给药。现在还有更多的他汀类药物在临床研究阶段。

【体内过程】 他汀类以活性的 β- 羟酸形式给药，洛伐他汀和辛伐他汀是无活性的内酯环前药，口服后代谢成为有活性的开环羟基衍生物。而普伐他汀具有开环内酯结构。口服后氟伐他汀几乎全部被吸收，其余他汀类的口服吸收率介于 40%~75% 之间。所有他汀类在肝脏有广泛的首过代谢效应。口服给药后，1~4h 达血浆峰浓度。原药和代谢产物与血浆蛋白结合率在 95% 左右。所有他汀类药物在肝脏转化，多数药物从胆汁中排泄，约 5%~20% 在尿中排泄见表 16-4。

表 16-4　常用他汀类药物的药代学特点

	洛伐他汀 lovastain	辛伐他汀 simvastain	普伐他汀 pravastain	氟伐他汀 fluvastain	阿托伐他汀 atorvastain	罗伐他汀 rosuvastain
吸收率（%）	30	70	34	98	30	20
Tpeak（h）	2-4	3-4	1-1.5	1-3	1-2	3
血浆蛋白结合率（%）	>95	95-98	50	>98	>98	90
肝 P450 代谢酶	3A4	3A4	不需要	2C9	3A4	3A4
活性代谢产物	有	有	无	无	有	有
肾排泄量（%）	10	13	20	<6	2	10
生物利用度（%）	21	5	17	24	30	20
半衰期（h）	3	2	1.5-2.0	0.5	14	20.8

【药理作用】

1. 调血脂作用及作用机制　这是他汀类药物的主要药理作用，主要表现为降低 LDL 水平，TG>250mg/dl 时可被他汀类大量的降低，依使用剂量和药物的不同，他汀类可以降低 LDL-C 约 20%~50%，对于 HDL 水平的影响是有差别的。用药 2 周出现明显疗效，4~6 周达高峰。他汀类调脂作用见表 16-5。

Note

表 16-5　常用他汀类调脂作用特点

他汀类药物	LDL 降低（max %）	LDL 降低（%）	TG 降低（%）	HDL 升高（%）
洛伐他汀	40	34	16	8.6
辛伐他汀	47	41	18	12
普伐他汀	34	34	24	12
氟伐他汀	24	24	10	8
阿伐他汀	60	50	29	6
罗伐他汀	65	60	40	12

　　肝脏是合成内源性胆固醇的主要场所（约占总量的 70%），HMG-CoA 还原酶作为胆固醇合成的限速酶，催化具有开环羟酸结构的 HMG-CoA 转化成为甲羟戊酸（mevalonic acid，MVA），进一步生成鲨烯合成胆固醇。他汀类药物甲羟戊酸样结构与胆固醇合成中的限素酶 HMG-CoA 还原酶的天然底物 HMG-CoA 结构非常相似，可在胆固醇合成的早期阶段竞争性地抑制 HMG-CoA 还原酶活性，使甲羟戊酸形成障碍，阻碍肝脏内源性胆固醇的合成；血浆和组织细胞中胆固醇浓度的降低，促进浓度依赖的 LDL 受体代偿性活性提高、数量增加，使血浆中大量的 LDL 被摄取，经 LDL 受体途径代谢为胆汁酸而排出体外，降低血浆 LDL 水平；他汀类对 HDL 的升高作用机制不明，可能是由于 VLDL 减少的间接结果。该类药物大剂量也能轻度降低血浆 TG 水平；并且由于肝细胞合成胆固醇减少而阻碍了 VLDL 的合成和释放。此外由于合成增加的肝细胞膜上 LDL 受体可以识别 apoB-100 和 apoE，同时加强了 LDL 前体 VLDL 的清除。其他作用机制还涉及升高 apoA-I，以及独特的非降脂作用。

　　2. **非调脂作用**　临床观察发现，他汀类在动脉粥样硬化性血管疾病的一级和二级预防以及预防心血管事件显示出的良好作用不能仅用其降脂作用所解释，他汀类的其他作用称作他汀类的多效性作用（pleiotropic effects）也将纳入其中，包括：①增加内皮细胞 NO 合成，恢复高胆固醇血症时冠状动脉对 ACh 扩血管作用的反应性；②抗炎作用：降低血浆 CRP，抑制巨噬细胞基质金属蛋白酶（MMPs）分泌，抑制单核细胞进入动脉壁，抑制平滑肌细胞增殖和加速细胞凋亡；③降低脂蛋白对氧化的敏感性，降低血小板聚集和血浆纤维蛋白原水平。

　　【临床应用】

　　1. 他汀类主要用于原发性高脂血症、杂合子家族性和非家族性Ⅱa、Ⅱb 和Ⅲ型高脂血症，对于 2 型糖尿病及肾病综合征引起的高脂血症也为首选用药。对纯合子家族性高脂血症无降低 LDL 功能，但可使 VLDL 下降。

　　2. 他汀类亦可用于预防中风等心脑血管急性事件、防止 PCI 狭窄等。

　　【不良反应】　未见与胆固醇代谢有关的不良反应，剂量加大时偶可见消化道功能紊乱。1% 患者有肝转氨酶的升高，发生率与剂量相关，需在初始用药及 3~6 月后测定丙氨酸转氨酶（alanine aminotransferase，ALT），若 ALT 正常，每隔 6~12 月监测一次。不到 0.1% 服用他汀类的患者发生肌病，西立伐他汀（拜斯亭）因引起横纹肌溶解症于 2001 年撤市，如果确诊肌病应立即停药；没有与易发生肌病的药物合用时不需常规监测肌酸肌酶。妊娠、哺乳期妇女禁用。原有肝病史者慎用。

　　知识链接

　　肌病是指肌肉的原发性结构或功能性病变，中枢神经系统（CNS）、下运动神经元、末梢神经及神经肌肉接头处所致继发性肌软弱等都包括在内。根据临床和实验室检查特征，可对肌病与其他运动神经元疾病进行鉴别。临床上肌病可分为遗传性和获得性两大类。本病主要表现为进行性肌无力和肌萎缩,病变涉及的部位以手部大小鱼际、肩胛肌、骨盆肌、臀肌较为明显,甚可影响全身肌肉,以致患者出现站立、蹲位起立、走路、登楼、提物等均感到困难,可见肌纤维颤动,肌电图示非特异性肌病改变,血尿肌酸增高。

【药物相互作用】 他汀类与胆酸结合树脂合用降低 LDL-C 的作用增强。烟酸也能增加他汀类的作用,但当合用时他汀类药物剂量大于最大剂量的 25%,肌病发生率增加。苯氧酸类与他汀类联合应用显著降低高甘油三酯血症和高 LDL-C 水平,但肌病的危险性增加。用树脂类、烟酸和他汀类三联治疗可降低 LDL-C 达 70%。与大环内酯类抗生素、环孢素、吡咯抗真菌药、苯骈哌嗪抗抑郁药和蛋白酶抑制剂合用也能增加肌病的危险性。与香豆素类抗凝血药同用,有可能使凝血酶原时间延长。

氟伐他汀(fluvastatin)是第一个全合成的他汀类药物,结构与洛伐他汀、辛伐他汀和普伐他汀明显不同,有一个氟苯吲哚环的甲羟内酯衍生物,无需代谢转换就具有药理活性,脂溶性强。血浆 $t_{1/2}$ 短,约 30min。可降低原发性高胆固醇血症和混合型脂蛋白代谢紊乱患者 TC、LDL、TG 和 apoB,并增加 HDL,也可减缓心血管患者 AS 的发展。还能抑制血小板聚集和改善胰岛素抵抗。临床用于原发性高胆固醇血症。由于其几乎全部由肝脏代谢,是轻、中度肾功能不全患者的首选用药。不良反应发生率远低于阿伐他汀、辛伐他汀和普伐他汀,肌病的发生率为他汀类最低。

阿托伐他汀(atorvastatin)是全合成的高效他汀类药物,对肝细胞有选择性。与氟伐他汀有相似的作用特性,但是降 TG 作用更强,大剂量对纯合子家族性高胆固醇血症也有效。

罗伐他汀(rosuvastatin)是 2003 年上市的新型全合成他汀类药物。能明显降低 LDL-C,且效果优于其他他汀类药物。显著增加 HDL 及降低 TC、TG。本药 $t_{1/2}$ 长,服用方便,药物相互作用少,被誉为"超级他汀"。无其他他汀类常见的肝毒性、肌毒性,最常见不良反应是咽痛和头痛。

(二)抑制胆固醇吸收的药

1. 胆汁酸结合树脂 常用的胆汁酸结合树脂(bile acid binding resin)主要包括考来烯胺(cholestyramine,消胆胺)和考来替泊(colestipol,降胆宁),是两个已经肯定的最古老的降血脂药物。为一类碱性阴离子交换树脂,不溶于水,不易被消化酶所破坏。常用于他汀类治疗不能足够地降低 LDL-C 水平时的次选药。

【药理作用】 能明显降低血浆 TC、LDL 水平,且呈剂量依赖性,apoB 也相应降低,对 HDL、TG 和 VLDL 影响较小。用药后 4~7 天生效,2 周内达最大效应。

【作用机制】 胆汁酸结合树脂带高度正电荷,能与带负电荷的胆酸结合。树脂的分子量大,不被胃肠吸收,结合的胆酸由粪便排出,阻断了肠道胆酸的重吸收,同时加速了肝脏 TC 的分解耗竭,使肝胆固醇含量下降,刺激 LDL 受体产生,增加了 LDL 的清除率。但这一作用可由 HMG-CoA 还原酶上调引起胆固醇合成增加而被部分地抵消。另外,胆汁酸结合树脂仅能阻止胆酸和胆固醇从肠道吸收,对胆固醇的体内合成无影响,但大部分高脂血症 TC 主要来自体内合成,因此与他汀类合用有协同作用。

【临床应用】 用于Ⅱa 及家族性杂合子高脂蛋白血症,对纯合子高脂蛋白血症无效,因这类患者肝细胞表面缺乏 LDL 受体。与降 TG 和 VLDL 药物配伍可用于Ⅱb 型高脂蛋白血症。

【不良反应】 树脂类不被机体吸收,相对安全。考来替泊和考来烯胺最主要的不良反应是腹胀、消化不良和便秘,可在服用前将药物完全悬浮在水中若干小时,这些症状可大大减轻。考来烯胺以氯化物形式给药,可引起高氯酸血症。本类药物可引起 TG 显著增高,严重高甘油三酯血症患者禁用。

【药物相互作用】 本类药物与很多其他药物结合,干扰他们的吸收。包括某些噻嗪类、呋塞米、普萘洛尔、L-甲状腺素、某些强心苷、双香豆素抗凝药、某些他汀类、脂溶性维生素、叶酸及铁剂等。应在服用树脂类药物 1 小时前或 3~4 小时后服用上述药物。

2. 依泽替米贝　依泽替米贝（ezetimibe）是首个选择性胆固醇吸收抑制剂，于 2000 年最先在美国上市。该药通过阻断小肠上皮刷状缘上的 NPC1L1（Niemann-Pick C1-like 1 protein）受体，抑制食物和胆汁中的胆固醇和植物胆固醇在小肠刷状缘的吸收，减少肠道胆固醇向肝脏的转运，减少肝脏胆固醇的储存，增加血液中胆固醇的清除，从而降低血浆胆固醇的含量，但它不影响胆汁酸的吸收。

该药口服给药后吸收进入小肠表皮细胞，并集中到刷状缘发挥其作用。在肠内进行葡萄糖醛酸化，其活性代谢产物葡萄糖醛酸苷被吸收，由肝脏排泄到胆汁。由于它的肝肠循环，活性代谢物在人体内的 $T_{1/2}$ 为 22h。此药单用或与他汀类合用，可使血浆 TC、LDL-C 水平降低，HDL 水平升高。可单用或与其他调脂药合用治疗各型高脂血症。患者对其耐受性好，不良反应较少，主要表现为腹痛、腹泻、乏力、关节和背部疼痛等。与树脂不同，它可以随乳汁分泌，禁用于哺乳期妇女。

（三）烟酸

烟酸（nicitinic acid），即吡啶 -3- 羧酸，是一种水溶性的 B 族复合维生素。是用于治疗血脂异常的最老和使用最广的药物之一。现多用烟酸的衍生物，如阿西莫司、烟酸肌醇酯等。

【体内过程】　口服吸收迅速而完全，生物利用度高，在 30~60 分钟达到血浆峰浓度。血浆结合率低，低剂量时被肝摄取，大剂量时代谢物及原型经肾排出，$t_{1/2}$ 为 60 分钟。

【药理作用】　烟酸对所有脂质参数都产生有利的影响。降低三酰甘油作用较强，4~7 天达最大作用。降低 LDL 作用慢而弱，用药 5~7 天生效，3~6 周才能达到最大作用，与胆汁酸结合树脂合用作用加强，若再加他汀类作用还可增强。烟酸同时升高 HDL，能显著降低血浆 Lp(a)水平。

最近的研究显示，烟酸与他汀类合用，可能使粥样斑块消退。对于那些用他汀类药物治疗后仍需进一步降低 TG 和（或）升高 HDL 的患者，加用烟酸可加强对血脂的控制。长期用药可以降低死亡率，但由于不良反应较多，故临床应用受限，特别是近年来出现了许多更有效、更易于耐受的调血脂药。

【作用机制】　烟酸的作用机制还不清楚，认为其主要是通过 G 蛋白耦联受体 109A（G-protein coupled receptor 109A，GPR 109A）的 G 蛋白耦联的孤儿受体发挥脂解作用。烟酸对脂蛋白代谢有多种作用。包括：①在脂肪组织，烟酸抑制激素敏感的酯酶对三酰甘油的脂解，使游离脂肪酸转运入肝减少降低肝脏三酰甘油的合成；②在肝脏烟酸抑制脂肪酸的合成和酯化减少三酰甘油的合成，增加 apoB 降解的作用，减少肝脏 VLDL 产生，LDL 水平下降；③烟酸增加脂蛋白脂肪酶（lipoprotein lipase，LPL）活性，促进 CM 和 VLDL 的清除；④通过降低 HDL 的清除使 HDL 水平升高，还增加了胆固醇的逆向转运；⑤烟酸使细胞内 cAMP 水平升高，抑制 TXA_2、增加 PGI_2 合成，对抗血小板聚集，产生扩张血管作用。

【临床应用】　广谱调血脂药，对Ⅱ、Ⅲ、Ⅳ、Ⅴ型高脂血症及低 HDL 血症、高 Lp(a)血症均有效。也可用于心肌梗死。作为他汀类的辅助治疗药物，特别用于低 HDL-C 和高 TG 及他汀类药物禁用的患者。

【不良反应】　开始服用或加大剂量时，会产生皮肤潮红及瘙痒，1~2 周后可消退，阿司匹林配伍用，可减轻不良反应。长期应用可致皮肤干燥、棘皮症。烟酸可损伤胃黏膜，引起消化不良，餐时或餐后服用可减轻。烟酸可引起血清转氨酶升高、高血糖和高尿酸。溃疡病、糖尿病、肝功能异常者禁用，痛风患者慎用。

（四）贝特类

贝特类（fibrates）又称苯氧酸类（fibric acid）。1967 年氯贝丁酯（clofibrate，安妥明）批准上市，是最早用于临床的苯氧酸衍生物，能降低 TG 及 VLDL，曾经广泛应用。后经大量研究发现并不能降低致命的心血管事件，且有胆结石发病率高，易复发等不良反应，现已少用。随着对富含三酰甘油的脂蛋白颗粒致动脉粥样硬化机制的认识,此类药物逐渐得到人们的重视。目前应用的新型苯氧酸类有吉非贝齐(gemfibrozil)、苯扎贝特(benzafibrate)、非诺贝特(fenofibrate)、环丙贝特(ciprofibrate)等,不良反应减少,调脂作用增强。

【体内过程】　各种苯氧酸类在同餐服用时都能迅速而有效的吸收,空腹时吸收较少,1~4 小时达到血浆峰浓度。大于 95% 的药物与血浆蛋白结合,广泛分布于全身,吉非贝齐可通过胎盘。吉非贝齐和苯扎贝特具活性酸形式,$t_{1/2}$ 仅 1~2h。非诺贝特需水解成活性酸形式,$t_{1/2}$ 为 20h。苯氧酸类主要以葡萄糖醛酸结合物排泄,大部分由尿中排出。

【药理作用】　本类药物能明显降低血浆 TG、VLDL 含量;中等程度降低 TC 和 LDL,使 HDL 升高。对 LDL 的作用与患者血浆中 TG 水平有关。实验证实吉非贝齐可减少冠心病的发生率,与安慰剂相比能使中年男性的冠心病发生率减少约 1/3,但不改善总生存率。本类药物也有抗血小板聚集、抑制凝血、降低血浆黏度和加速纤维蛋白溶解等作用。

【作用机制】　苯氧酸类药物的药理作用与过氧化物酶增殖激活受体 α(peroxisomal proliferator activated receptors,PPARα)的激活密切相关。

(1) 增强脂蛋白脂酶活性:苯氧酸类通过激活 PPARα,从转录水平诱导脂蛋白脂酶的表达,促进 CM、VLDL 和 IDL 中 TG 的水解;抑制 apoCⅢ基因的转录,促进富含 TG 的脂蛋白有效清除;减少肝脏中 VLDL 合成和分泌,提高血浆和肌肉组织中脂蛋白脂酶的活性,使餐后 TG 下降。

(2) 促进肝脏合成脂肪酸,抑制肝脏合成 TG:苯氧酸类通过 PPARα 诱导肝脏特异性脂肪酸转运蛋白和乙酰辅酶 A 合成酶,促进肝脏摄取脂肪酸并转化为乙酰辅酶 A。同时减少乙酰辅酶 A 羧化酶的合成,使游离脂肪酸的代谢方向从合成 TG 转化为脂肪酸的分解。

(3) 促进 HDL 合成和胆固醇的逆转运:诱导肝细胞 ApoAⅠ、Ⅱ基因表达,促进肝脏的分泌,提高血浆 HDL 浓度,并进一步提高 HDL 胆固醇逆转运能力。

(4) 促进 LDL 的清除:除了对脂蛋白的作用以外,贝特类药物还可以减少血浆 CRP 和纤维蛋白原,提高葡萄糖耐量;通过抑制 NF-κB 的表达抑制血管平滑肌的炎症。

【临床应用】　用于治疗以 TG 或 VLDL 升高为主的高脂血症,如Ⅱb、Ⅲ、Ⅳ型高脂血症,对家族性高乳糜微粒血症无效,亦可用于 2 型糖尿病的高脂血症。与其他调血脂药联合应用于严重药物抵抗的血脂障碍患者,但可能会增加横纹肌溶解的风险。

【不良反应】　一般耐受性良好,可致腹痛、腹泻等消化道反应。可见轻度一过性转氨酶升高,用药早期监测肝功。肝、肾功能不良、孕妇、哺乳期妇女和胆石症者禁用,小儿慎用。

【药物相互作用】　本药与他汀类合用可增加肌病的发生;与口服抗凝血药合用,应适当减少抗凝血药的剂量;可轻度升高血糖,故对糖尿病患者应适当调整胰岛素或口服降糖药的剂量。

二、抗氧化药

活性氧(ROS)在动脉粥样硬化致病中的作用日益受到重视。ROS 可直接损伤内皮细胞、平滑肌细胞和血细胞,影响 NO 的保护作用、引起脂质过氧化等病理损伤,还可通过氧化修饰的脂类引起 AS 的各种效应。因此,抗氧化剂(antioxidants)的应用对动脉粥样硬化防治有一定意义。

1. 普罗布考　普罗布考(probucol)是较早应用的降血脂药物,降血脂效果弱,近年来被认为有很强的抗氧化作用。

【体内过程】　口服吸收差(<10%),餐后服用吸收增加。用药后 24h 达血药峰浓度。有显著的亲脂性,主要分布于脂肪组织,其中药物浓度为血药浓度的 100 倍,血浆中 95% 以上分布于脂蛋白中。$t_{1/2}$ 为 47 天。主要经肠道排出。

【药理作用】　能降低血浆 TC、LDL,对 VLDL、TG 影响较小,也能使 HDL、apoA 明显下降。能抑制 ox-LDL 的生成及其引起的一系列病变,如内皮细胞的损伤、泡沫细胞的形成、血管平滑肌细胞增殖和迁移等。连续服用 2~3 月可见最大效应。此药还能阻滞 AS 病变的发展,促进 AS

病变如黄色瘤的消退。普罗布考可在治疗数月至数年后降低血浆 CRP 水平,具有一定的抗炎作用,有利于稳定动脉粥样硬化斑块。

【作用机制】 普罗布考抗动脉粥样硬化作用可能是抗氧化和调血脂作用的综合效果:①作为强效的脂溶性抗氧化剂,本药分布于各种脂蛋白,阻止脂蛋白被氧化修饰,防止 ox-LDL 生成及其致 AS 作用,对 AS 的作用与保护 LDL 免于氧化的程度密切相关;②普罗布考调血脂的机理尚未完全阐明,LDL 水平的下降与 LDL 自血浆的清除增加有关,普罗布考通过 LDL 受体途径或改变 LDL 组分加速 LDL 的清除,降低 HDL 主要的载脂蛋白 ApoA I 产生速率,增加 CE 转运蛋白的数量和活性,使 HDL-C 转化成其他脂蛋白形式加速 CH 逆转运。

【临床应用】 用于各种类型的高脂血症,可与他汀类、烟酸、考来烯胺合用,且合用后对预防和逆转 AS 具有协同作用。

【不良反应】 用药者有 10% 发生胃肠道反应,如恶心、腹胀、腹泻等,偶有肝功能异常、高血糖、高尿酸、血小板、肌病、感觉异常等。本药能延长 QT 间期,禁用于 QT 间期延长者,也禁忌与延长 QT 间期的药物,如奎尼丁等合用。

2. 维生素 E　维生素 E(vitamine E)是典型的生物抗氧化剂,具有很强的抗氧化作用。能抑制磷脂酶 A2 和脂氧酶的活性,以减少自由基的生成;清除自由基;防止脂质过氧化,减少脂质过氧化产物丙二醛(malondialdehyde,MDA)及 MDA-LDL 的生成。通过抗氧化作用,阻止 ox-LDL 的形成,减少由 ox-LDL 等引起的 AS 的发生,保护了膜结构,减少了对动脉内皮的损伤。此外,维生素 E 还具有抗血小板聚集的作用。临床上多作为 AS 性疾病的辅助用药。一般无不良反应,大剂量长期服用可出现胃肠功能紊乱。

三、多不饱和脂肪酸

多不饱和脂肪酸(polyunsaturated fatty acids,PUFAs)又称为多烯脂肪酸(polyenoic fatty acide,PFA)。根据其不饱和键在脂肪链中开始出现位置的不同,多不饱和脂肪酸可分为 n-3 和 n-6 两类。70 年代流行病学调查发现,格陵兰爱斯基摩人很少发生心血管疾病,经证实与他们长期食用海鱼有关,而海鱼富含的 n-3 型 PUFAs 产生了抗 AS 效应。n-6 型 PUFAs 包括亚油酸、γ-亚麻油酸,主要存在于玉米油、葵花籽油、红花油、亚麻籽油及大豆油等植物油中。如 γ- 亚麻酸和亚油酸,进入体内发挥较弱的调血脂作用,同时可转化为花生四烯酸(arachidonic acid,AA),参与前列腺素等二十碳烯酸系统代谢,转化为多种活性物质,发挥极复杂的作用。但最近报道 n-6 型 PUFAs 抗 AS 作用较弱或不够理想。

n-3 型 PUFAs 包括 α- 亚麻油酸、二十碳五烯酸(eicosapentaenoic acid,EPA)和二十碳六烯酸(docosahexaenoic acid,DHA)等,主要存在于藻、鱼及贝壳类海洋生物中。长期服用能预防动脉粥样硬化的形成,并使斑块消退。

【药理作用及机制】

1. 调血脂作用　能明显降低血浆 VLDL 和 TG,轻度升高 HDL。目前认为其作用机制是抑制肝脏合成 TG 和 apoB,以减少 VLDL 的生成,促进 VLDL 转化成 LDL,活化 LPL,加速 VLDL 分解;HDL 的升高主要是激活 LCAT 和 LPL、抑制肝脂肪酶活性的结果。

2. 抗动脉粥样硬化的作用　①增加前列环素合成,导致内皮细胞表面血栓减少;②抑制血小板激活,减少血小板源生长因子和 TXA_2 生成,使血栓形成较少较小;③减少氧自由基的生成,LDL 氧化减少,内膜蓄积的巨噬细胞和平滑肌细胞摄取胆固醇减少,并增加 NO 的作用;④减低单核细胞的趋化性,减少内皮细胞损伤和白细胞黏附;⑤减少 LTB_4,从而减少血管壁损伤部位的炎症反应;⑥增加纤维蛋白溶解活性,有利于防止血栓形成和血管阻塞。

【临床应用】 适用于高 TG 性高脂血症。对心肌梗死患者的预后有明显的改善作用。亦可用于糖尿病并发高脂血症等。禁用于 Ⅱa 型高脂蛋白血症,因其可能增加 LDL-C。

【不良反应】　一般无不良反应,长期或大剂量应用,可使出血时间延长,免疫反应降低。

四、动脉内皮保护药

血管内皮损伤被认为是 AS 发病的初始事件和关键环节。机械、化学、细菌毒素等因素都可损伤血管内皮,改变其通透性,引起白细胞和血小板黏附,并释放各种活性因子,导致内皮进一步损伤,最终促使动脉粥样硬化斑块形成。所以保护血管内皮免受各种因子损伤,成为抗动脉粥样硬化的重要措施之一。

目前应用的保护动脉内皮药(agents used to protect arterial endothelium)主要为硫酸多糖,包括从动物脏器内和藻类中提取或半合成的肝素(heparin)、硫酸软骨素 A(chondroitin)和硫酸葡聚糖(dextran sulfate)等。它们带有大量负电荷,结合在血管内皮表面,防止单核细胞、血小板以及有害因子的黏附,血管内皮免受损伤,因而有保护内皮的作用,同时可抑制血管平滑肌细胞增殖,防止再狭窄。

五、调节脂代谢药物新进展

(一) 核受体与脂代谢

核受体是一类配体依赖的转录因子大家族,可与位于目标基因启动子、增强子、内含子中的反应原件相结合,然后激活转录。近年来,核受体对脂代谢调节作用及其机制日趋清楚,主要包括过氧化物酶体增殖物激活受体(peroxisome proliferator-activated receptor,PPAR)、肝 X 受体(liver X receptor,LXR)和法尼醇 X 受体(farnesoid X receptor,FXR)。

1. PPAR　PPAR 有 α、β 和 γ 三类亚型,其中 PPARα 与肝细胞胆固醇和三酰甘油的代谢密切相关。①PPARα 与配体激活,与视黄醇 X 受体(retinoid X receptor,RXR)形成 PPRAα/RXR 异二聚体,通过调节其下游基因 HDL 的主要结构蛋白 ApoA-Ⅰ 表达来调节胆固醇从肝外组织向肝脏的逆转运。②直接激活 LXRα 促进三磷腺苷结合盒转运体 A1(ATP binding cassette transporter,ABCA1)的表达;③激活下游基因细胞色素 P450 酶体系,产生羟胆固醇,作为 LXRα 的内源性配体进一步激活 LXRα,进而激活 ABCA1。ABCA1 能促进细胞内游离胆固醇和磷脂转运至无脂或贫脂的 ApoA-Ⅰ,以合成 HDL;ABCA1 能减少 ApoA-Ⅰ 在肝脏的分解,提高血中 ApoA-Ⅰ 水平,进一步促进 HDL 形成。PPARα 也可通过固醇调节元件结合蛋白 -2(sterol regulatory element-binding protein-2,SREBP-2)调控肝细胞上的 LDL 受体,从而维持肝细胞内的胆固醇代谢平衡。

2. LXR　LXR 分为 α、β 两类亚型,其特异性配体为氧化固醇,主要与 RXR 结合形成 LXR/RXR 二聚体。LXRα 对肝细胞内胆固醇代谢尤为重要,是胆固醇代谢感受器。LXRα 缺陷型小鼠富含胆固醇饮食时,会出现肝细胞变性、肝脏中胆固醇蓄积,导致脂肪肝和肝功能受损。CYP7A1 是第一个发现的 LXRα 靶基因,LXR 还可通过对其下游基因 ABCA1 的调控来调节胆固醇逆向转运。此外,LXRα 还可调节脂肪酸生成关键酶的基因,包括乙酰 CoA 羧化酶、脂肪酸合酶、单不饱和脂肪酸去饱和酶 1,从而影响三酰甘油的合成。

3. FXR　FXR 主要在肝脏、小肠和肾脏表达。它同样与 RXR 形成异二聚体后再与靶基因上的 FXR 反应原件相结合,调节靶基因表达。目前已知的 FXR 靶基因包括:CYP7A1、小肠胆汁酸结合蛋白、胆盐排出泵等。此外,FXR 还可抑制三酰甘油合成。

(二) 天然产物与脂代谢

许多天然产物对机体脂代谢调节作用温和持久,不良反应小,且具有作用多靶点和多效性等特点。

1. 黄酮类　黄酮类化合物泛指两个具有酚羟基的苯环通过中央三碳原子相互连接而成的一系列化合物,基本母核为 2- 苯基色原酮。目前研究较多的是植物黄酮类物质,近年来也有少量关于动物黄酮类物质的研究。

(1) 大豆异黄酮:大豆异黄酮(soy isoflavone)是大豆生长中形成的一类次级代谢产物,能够与雌激素受体结合而具有雌激素样作用,故又被称为植物雌激素。大豆异黄酮具有多种生物学活性,其中可减轻绝经后妇女腹部脂肪堆积,减轻体重,同时明显降低血清胆固醇、三酰甘油和低密度脂蛋白,从而降低绝经后妇女患心血管疾病的风险。

(2) 葛根黄酮:葛根黄酮(pueraria flavone)是从野生葛根中提取得到的一类异黄酮类化合物,主要成分有葛根素(puerarin)、大豆异黄酮、大豆苷、染料木素等。葛根素被认为是主要的调节血脂的有效成分,可通过 JAK2/STAT3 途径,改善瘦素信号转导,治疗非酒精性脂肪肝。

(3) 槲皮素:槲皮素(quercetin)及其衍生物是植物界分布最广的黄酮类,广泛存在于山楂、苹果、洋葱、葡萄、蜂蜜等中。近年来,对于槲皮素治疗代谢综合征方面的研究较多,结果提示槲皮素可能是潜在的 11β- 羟基类固醇脱氢酶(11β-hydroxysteroid dehydrogenase,11β-HSD)抑制剂;槲皮素可抑制胰腺周期蛋白依赖蛋白激酶抑制剂 1(CDKN1A/P21/WAF1)的高表达,从而改善肝脏和胰腺的功能,促进细胞修复。

2. 皂苷类　皂苷(saponin)是苷元为三萜或螺旋固醇烷类化合物的一类糖苷,主要分布于陆地高等植物中,也少量存在于海星和海参等海洋生物中。

(1) 人参皂苷:人参皂苷(ginsenoside,GS)是固醇类化合物,属三萜皂苷,主要存在于人参属药材中。人参皂苷中的 Re、Rg1、Rb1、Rb2 被公认均具有降血脂作用,其中以 Rb2 作用最强。人参皂苷可通过激活脂肪蛋白酯酶等脂质代谢酶,促进脂质代谢,影响胆固醇及血中脂蛋白的合成、分解、转化、排泄,也能改善轻度的脂肪肝。

(2) 熊果酸:熊果酸(ursolic acid,UA)是一类五环三萜类化合物,在酸味中药山茱萸、山楂、乌梅、五味子中含量丰富。熊果酸可降低高脂饮食诱导肥胖大鼠的体重、体脂含量,增强淀粉酶和脂肪酶活性,降低血糖、血胆固醇、三酰甘油、游离脂肪酸和低密度脂蛋白水平。

3. 多酚类　许多植物和果实中富含多酚类物质,具有治疗代谢综合征的作用。

(1) 茶多酚:茶多酚是从茶叶中提取的一类多酚化合物复合体,按其化学结构主要包括儿茶素类、黄酮及黄酮醇类、酚酸及缩酚酸类等四大物质,其中主要是儿茶素类,占其总量的 80% 左右。其降脂的主要机制是通过抑制肠道类胆固醇的吸收、提高磷脂酰胆碱 - 胆固醇转酰基酶活性和高密度脂蛋白水平、促进胆固醇排泄来调节胆固醇水平,也可通过抑制胰脂肪酶活性减少外源性三酰甘油的吸收,降低脂肪酸合酶活性减少脂肪酸合成,以及增强肝脂肪酶活性来调控三酰甘油水平。

(2) 姜黄素:姜黄素(curcumin,Cur)是从姜科、天南星科中的一些植物的根茎中提取的酚类物质,具有降血脂作用。其降脂机制可能与抑制羟甲基戊二酸 - 单酰辅酶 A 还原酶的活性,增加肝脏低密度脂蛋白受体的数目,进而降低低密度脂蛋白水平有关;也可能与促进胆囊对胆固醇的排泄和抑制脂肪酸合成有关;另外可通过增加 ApoA 含量,促进高密度脂蛋白的代谢。

知识链接

由于近年来发现血浆同型半胱氨酸(Hcy)水平升高是动脉粥样硬化形成和发展的独立危险因素,因此可考虑应用叶酸(folic acid)、维生素 B_{12}(vitamin B_{12})、维生素 B_6(vitamin B_6)等药物降低患者过高的同型半胱氨酸水平。另外,有效的控制高血压和糖尿病可以降低动脉粥样硬化性疾病的发生率,抗血栓药物可以减少动脉血栓的形成。当然,合理的抗炎和免疫调节对于 AS 的防治更具有重要意义。

Note

(李晓辉)

第六节　抗心绞痛药

一、心绞痛的病理生理基础及抗心绞痛药物的分类

心绞痛是冠状动脉粥样硬化性心脏病(简称冠心病)的最常见表现,是由于冠状动脉粥样硬化斑块的形成或冠脉痉挛造成冠脉狭窄,冠脉血流不足,导致心肌急剧的暂时性缺血和缺氧所致的以胸痛为主要特征的临床综合征。临床上将心绞痛分为劳累性心绞痛、自发性心绞痛和混合性心绞痛。劳累性心绞痛是指因劳累、运动、情绪紧张或其他增加心肌需氧量的情况所诱发的短暂胸痛发作,经休息或舌下含化硝酸甘油后,疼痛迅速缓解。包括:稳定型心绞痛、初发型心绞痛和恶化型心绞痛。自发性心绞痛是指其疼痛发作与心肌需氧量增加无明显关系,而与冠脉狭窄诱导的血流储备量减少有关。同劳累性心绞痛相比,疼痛持续时间较长、程度较重,并且不易为硝酸甘油所缓解。包括卧位型心绞痛、变异型心绞痛、急性冠状动脉功能不全和梗死后心绞痛。混合性心绞痛是指劳累性心绞痛与自发性心绞痛合并存在,既可在心肌耗氧量增加时发生心绞痛,也可在心肌耗氧量无明显增加时发生心绞痛。

心绞痛的基本病理生理学改变是心肌缺血,即心肌血氧供需平衡失调,当心肌冠脉血流量不能满足心肌代谢需求时,则引发心绞痛。改善心肌氧供的主要途径是增加冠脉血流量和降低心肌耗氧量。冠脉血流量受冠脉阻力、冠脉灌注压以及侧支循环等多因素调节。此外,还受到代谢及神经体液等调节。心肌耗氧量主要受心室壁肌张力、心肌收缩力和心率等影响,而心室壁肌张力又与室内压和心室容积相关,室内压增高与心室容积增大均可使心室壁肌张力增高,其维持张力所需的能量就越多,心肌耗氧量也就越多。此外,心肌收缩力增加和心率加快也使心肌耗氧量增加。

抗心绞痛药(anti-angina pectoris drugs)可通过增加心肌供血及供氧量和降低心肌耗氧量,使心肌供氧和需氧恢复平衡而发挥其抗心绞痛作用(图16-11)。其主要作用方式为:①扩张冠脉,促进侧支循环,增加心肌供氧;②降低左心室舒张末期容积和减慢心率,减少心肌耗氧量;③改善心肌代谢;④抑制血小板聚集和血栓形成。临床上常用的减轻症状、改善缺血的抗心绞痛药物主要有硝酸酯类、β受体阻断药和钙通道阻滞药等;改善预后的药物主要有抗血小板聚集药、他汀类药物、ACE抑制药等。

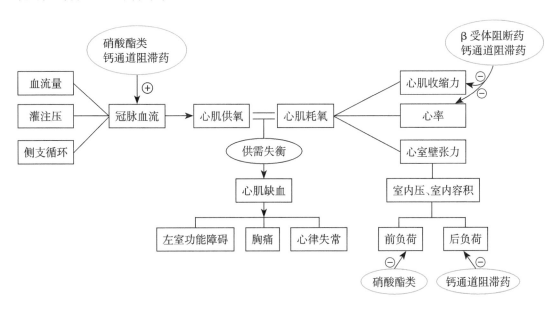

图 16-11　影响心肌供氧及耗氧的因素以及抗心绞痛药作用的环节

二、常用抗心绞痛药物

(一) 硝酸酯类

硝酸酯类(nitrate esters)药物包括：硝酸甘油(nitroglycerin)、硝酸异山梨酯(消心痛，isosorbide dinitrate)、单硝酸异山梨酯(isosorbide mononitrate)、戊四硝酯(pentaerithrityl tetranitrate)，其中以硝酸甘油最为常用。此类药物均有硝酸多元酯结构，故作用相似，此类药物发挥疗效的关键是分子中的 -O-NO$_2$ 结构(图 16-12)。硝酸酯类药物应用于临床已有百余年，至今仍然是防治心绞痛的最常用药物之一，具有起效快、疗效确切、经济和方便等诸多优点。

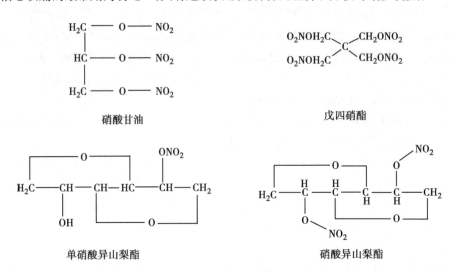

图 16-12　硝酸酯类药物结构示意图

【体内过程】　硝酸甘油口服易吸收，肝首过消除效应明显，生物利用度低，约为 10%~20%，故不宜口服给药。因其脂溶性高，舌下含服易自口腔黏膜吸收，避免了首过消除，生物利用度约为 80%。含服后 1~2 分钟起效，3~10 分钟作用达高峰，持续 20~30 分钟。

【药理作用和作用机制】　硝酸甘油防治心绞痛的作用基础是对血管平滑肌的直接舒张作用。

1. 舒张血管平滑肌

(1) 扩张外周血管，减少心肌耗氧量：本类药物通过对血管平滑肌的直接作用而扩张血管。小剂量的硝酸甘油就可扩张静脉，即容量血管扩张，从而增加静脉储备量，使得静脉回心血量减少，心室充盈度降低，进而减轻心脏前负荷，降低心室壁肌张力，减少心肌的耗氧量。降低心脏前负荷亦使左室舒张末期压力减少，对心内膜血管的压力减轻，有利于心内膜下血流灌注；较大剂量可扩张动脉，降低心脏的射血阻抗和左心室作功，减轻心脏后负荷，降低心肌耗氧量，缓解心绞痛。硝酸甘油还可直接舒张冠脉，解除冠脉痉挛。

本类药物舒张血管平滑肌的主要作用机制如图 16-13 所示：硝酸酯类在

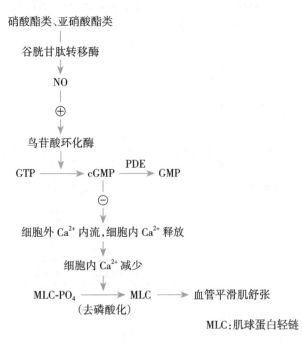

图 16-13　硝酸甘油舒张血管平滑肌作用机制示意图

谷胱苷肽转移酶等作用下,释放出一氧化氮(NO),进而活化鸟苷酸环化酶(GC),使血管平滑肌细胞内 cGMP 生成增多,激活了 cGMP 依赖性蛋白激酶,减少细胞内 Ca^{2+} 释放和抑制 Ca^{2+} 内流,细胞内 Ca^{2+} 的减少使肌球蛋白轻链(myosin light chain,MLC)去磷酸化,致使血管平滑肌松弛。

(2) 改善缺血心肌的血供:硝酸甘油选择性扩张较大的心外膜血管、输送血管及侧支血管,特别是在冠脉痉挛时作用更为明显。硝酸甘油对阻力血管的舒张作用较弱,加之心肌缺血区的阻力血管因缺血缺氧,代谢产物堆积而处于扩张状态,有利于血液由非缺血区向缺血区流动(图 16-14)。

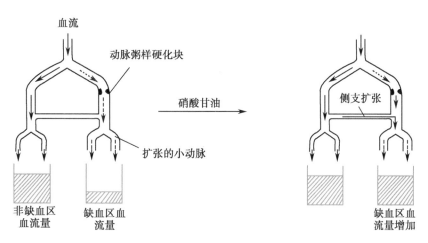

图 16-14 硝酸甘油对冠状动脉作用部位及对缺血区血流量的影响

2. 抑制血小板聚集 硝酸甘油释放 NO,激活血小板中鸟苷酸环化酶,使 cGMP 生成增多,从而抑制血小板的聚集。

3. 保护缺血的心肌细胞 减轻缺血性损伤硝酸甘油释放的 NO,可促进内源性 PGI_2、降钙素基因相关肽等物质的生成与释放,这些物质对心肌细胞具有直接保护作用,防止心肌遭受损害。

【临床应用】 硝酸甘油是缓解心绞痛发作的常用药物,适用于各种类型心绞痛的治疗,为稳定型心绞痛的首选药,也可预防发作,还可用作诊断性治疗。控制心绞痛急性发作时,应舌下含服或使用硝酸甘油喷雾;预防发作时,则选用硝酸异山梨酯或单硝酸异山梨酯口服,也可选用硝酸甘油贴剂、戊四硝酯含片等。对于频繁发作的心绞痛和急性心梗患者,多采用静脉给药,不仅降低心肌耗氧量、增加缺血区血供,还能抑制血小板聚集,限制梗死区扩展,缩小梗死范围,但不能降低心肌梗死的死亡率。此外,由于硝酸甘油可降低心脏前、后负荷,因此可用于心衰的治疗。硝酸酯类药物会反射性增加交感神经张力,使心率加快,心肌收缩力增强,因此常联合 β 受体阻断药或钙通道阻滞药治疗慢性稳定性心绞痛。

【不良反应】 硝酸酯类的不良反应多继发于其扩张血管的作用,包括面部皮肤潮红,脑膜血管扩张、颅内压增高引起的搏动性头痛,外周血管扩张所致的体位性低血压及晕厥等。故颅脑外伤、颅内出血者和低血压、低血容量者禁用。硝酸甘油剂量过大时,可使血压过度下降,反射性兴奋交感神经,致使心率加快,心肌收缩力增强,增加心肌耗氧量,加重心绞痛症状。持续使用硝酸酯类易产生耐受性,影响其疗效。因此治疗应从小剂量开始,采用间歇疗法。选用大剂量时,要减少给药次数,多次给药时应选用短效制剂、缓释片或贴剂。

(二) β 受体阻断药

β 受体阻断药(β receptor blocker)能抑制心脏 β 受体,减慢心率、减弱心肌收缩力、降低血压,减少心肌耗氧量,以减少心绞痛的发作次数,增加患者运动耐量,缩小心肌梗死范围。β 受体阻断药于 20 世纪 60 年代开始用于心绞痛的治疗,是继硝酸酯类药物之后又一类治疗缺血性心脏

Note

病的重要药物。本类药还有抗高血压及抗心律失常作用(参见第三篇第十五章及第十七章)。常用药物有十余种,包括普萘洛尔(propranolol)、吲哚洛尔(pindolol)、索他洛尔(sotalol)、美托洛尔(metoprolol)、阿替洛尔(atenolol)等。其中普萘洛尔、美托洛尔、阿替洛尔是临床常用的抗心绞痛药物。

【药理作用和作用机制】　β受体阻断药通过阻断 $β_1$、$β_2$ 受体,可减少心肌耗氧量,增加心肌缺血区的血供和氧供,改善缺血区心肌代谢,抑制血小板聚集。

1. **降低心肌耗氧量**　由于心绞痛发作时,交感神经兴奋,导致心肌局部和血液中的儿茶酚胺物质显著增加,从而激动β受体,加快心率、增强心肌收缩力,使心肌耗氧量增加。同时由于心率的增快,导致心室舒张期缩短,冠脉血供减少,进而加重心肌缺血。应用β受体阻断药后,因其对β受体的阻断作用,可使心率减慢、心肌收缩力减弱,心肌耗氧量降低,发挥抗心绞痛的作用。但因其抑制心肌收缩力,致使心脏射血不完全,导致心室容积扩大,心室壁肌张力增加,因此又增加了心肌耗氧量,减弱了降低耗氧量的有利作用,但总体作用仍是减少心肌耗氧量。

2. **改善缺血区**　血供应用β受体阻断药后,阻断β受体,冠状血管α受体相对占优势,血管收缩,非缺血区的血管阻力增高,冠脉血流重新分布,迫使血液从非缺血区向代偿性扩张的缺血区灌流。此外,β受体阻断药减慢心率,使舒张期延长,增加冠脉的灌注时间,有利于血液从心外膜区流向缺血的心内膜区。β受体阻断药还可在缺血区域逐渐建立侧支循环,增加缺血区血液供应,并促进氧合血红蛋白解离,增加全身组织的供氧。

3. **改善心肌代谢**　心肌缺血时肾上腺素分泌增加,游离脂肪酸增多。β受体阻断药可抑制脂肪水解酶,减少游离脂肪酸的生成,降低其代谢时所消耗的氧,减轻心肌缺血、缺氧的程度。同时增加心肌缺血区对葡萄糖的摄取和改善葡萄糖的利用而加强糖代谢,使心肌耗氧量降低。

4. **抑制血小板的聚集**　本类药物能抑制缺血时 ADP、肾上腺素及凝血酶诱导的血小板聚集,改善心肌血液循环,防止心肌梗死。

【临床应用】　β受体阻断药是治疗心绞痛的有效药物。只要无禁忌证,β受体阻断药应作为稳定型心绞痛的初始治疗药物。对于稳定型心绞痛的治疗疗效确切,可减少心绞痛的发作次数和程度以及硝酸甘油的用量,提高患者的运动耐量,改善生活质量,延长患者的寿命。β受体阻断药能降低心肌梗死后稳定型心绞痛患者死亡和再梗死的风险。对同时患有高血压或心律失常的心绞痛患者更为适用。对于不稳定型心绞痛,应用β受体阻断药可减少心肌耗氧量,改善冠脉血流量,增加缺血心肌的血供,尤其对交感神经张力增高的患者可预防缺血复发和猝死。但对与冠脉痉挛相关的变异型心绞痛,因β受体阻断药使冠脉收缩,减少冠脉血流量,从而加重心肌缺血症状,故不宜应用;此时钙通道阻滞药是首选药物。β受体阻断药的使用剂量应个体化,从小剂量开始,逐渐增加剂量,以能缓解症状,心率不低于 50 次 /min 为宜。

【不良反应与注意事项】　本类药物能抑制心功能,减慢心率,窦房结功能不全者可致心动过缓、房室传导阻滞,低血压者可使其症状加重。故心动过缓、低血压、严重心功能不全者禁用。本类药物能诱发和加重哮喘,故哮喘或慢性阻塞性肺疾病患者禁用。长期应用β受体阻断药使β受体上调,如果突然停药,可出现反跳现象,使心动过速、心绞痛加重,甚至出现室性心律失常、心肌梗死或猝死。故长期应用β受体阻断药,从较小剂量开始,应逐渐减量停药。

(三)钙通道阻滞药

钙通道阻滞药(calcium channel blockers)种类较多、化学结构不同,但它们都能抑制 Ca^{2+} 的内流。钙通道阻滞药是 20 世纪 70 年代以来用于防治缺血性心脏病的一类主要药物,可单独用于预防和治疗心绞痛,特别对变异型心绞痛疗效最佳,也可与硝酸酯类或β受体阻断药合用。按世界卫生组织(WHO)对选择性钙通道阻滞药可分为:①苯烷胺类,如维拉帕米;②二氢吡啶类,如硝苯地平;③苯硫氮䓬类,如地尔硫䓬。常用的药物有维拉帕米(verapamil)、硝苯地平(nifedipine)、地尔硫䓬(diltiazem)、氨氯地平(amlodipine)等。

【药理作用和作用机制】 钙通道阻滞药通过阻断心肌和血管平滑肌细胞膜上的 Ca^{2+} 通道，抑制细胞外 Ca^{2+} 内流，使细胞内 Ca^{2+} 水平降低，减弱心肌收缩力、扩张血管，从而降低心肌耗氧量、增加缺血区血供及对缺血心肌的保护作用等途径发挥其抗心绞痛的作用。

1. **降低心肌耗氧量** 钙通道阻滞药阻滞 Ca^{2+} 内流，减弱心肌收缩力，减慢心率，减轻心脏负荷，从而降低心肌的耗氧量。其中对心脏的抑制作用以维拉帕米最强，地尔硫草次之，硝苯地平较弱。本类药物抑制 Ca^{2+} 内流，松弛血管平滑肌，其中以冠脉和脑动脉最为敏感。硝苯地平扩张血管作用较维拉帕米、地尔硫草强，可反射性加快心率，增加心肌耗氧量。此外，钙通道阻滞药可阻滞钙离子进入神经末梢，抑制缺血缺氧诱导的交感神经活性异常增高，降低心肌耗氧。

2. **增加缺血区心肌的血供** 钙通道阻滞药可扩张冠脉，解除冠脉痉挛，降低冠脉阻力，增加心肌血液供应，是目前作用最强的冠脉扩张药。故本类药物对与冠脉痉挛有关的变异型心绞痛疗效较好。此外，还通过开放侧支循环，增加了对缺血区的血液灌注。

3. **保护缺血的心肌细胞** 钙通道阻滞药可阻滞 Ca^{2+} 内流，减轻"钙超载"造成的心肌细胞尤其是线粒体功能的损伤，在心肌缺血或再灌注早期给予可起到保护心肌细胞的作用。此外，本类药物还可减少组织 ATP 的分解，抑制继发性氧自由基的产生，进而对缺血心肌产生保护作用。钙通道阻滞药还可抑制心肌缺血时 cAMP 的堆积，对抗 cAMP 过量所诱发的正性肌力作用和心律失常等。

4. **抑制血小板聚集** 钙通道阻滞药可阻滞血小板膜表面的钙通道，降低血小板内的 Ca^{2+} 浓度，抑制血小板聚集，有利于改善冠脉血流，增加缺血心肌的供血。

【临床应用】 钙通道阻滞药对各型心绞痛均有效。因具有强大的扩张冠状动脉的作用，本类药物尤其适用于由冠状动脉痉挛引起的变异型心绞痛的治疗。维拉帕米和地尔硫草能减慢房室传导，常用于伴有心房颤动或心房扑动的心绞痛患者。由于本类药物能松弛支气管平滑肌，故对伴有哮喘和阻塞性肺疾病患者更为适用。钙通道阻滞药可扩张外周血管，故可用于伴有外周血管痉挛性疾病的心绞痛者。根据各种钙通道阻滞药的特点，临床应用有所差异。

硝苯地平：扩血管作用较强，心肌抑制作用较弱，不易诱发心衰。可解除冠脉痉挛，主要用于因冠脉痉挛导致的变异型心绞痛。硝苯地平对房室传导无影响，因而对伴有房室传导阻滞的患者较安全。同时因为其显著的降压效应，可反射性增加心率，增加心肌耗氧量，所以对稳定型心绞痛效果不及 β 受体阻断药。

维拉帕米：心肌抑制作用强于硝苯地平，扩血管作用弱于硝苯地平，较少引发低血压。因其抗心律失常作用显著，尤其适用于伴有心律失常的心绞痛，可用于稳定型和不稳定型心绞痛。

地尔硫草：作用强度介于硝苯地平和维拉帕米之间，选择性扩张冠脉，对外周血管作用较弱，主要用于冠脉痉挛引起的变异型心绞痛，可降低心梗后心绞痛的发生率。

氨氯地平：与受体结合和解离速度较慢，为长效钙通道阻滞药。抑制钙诱导的血管收缩作用是硝苯地平的 2 倍。因其血药浓度平稳、维持时间长，生物利用度高，较少引起反射性心率加快及血压波动，适用于高血压及运动时心率加快的心绞痛以及心力衰竭合并的稳定型心绞痛。

【不良反应】 常见外周水肿、便秘、心悸、面部潮红，低血压也时有发生，其他不良反应还包括头痛、头晕、虚弱无力等。

(四) 其他抗心绞痛药

1. **血小板抑制药** 低剂量阿司匹林（aspirin）即可抑制血小板聚集。其通过抑制环氧酶的活性，从而抑制血小板和血管内膜 TXA_2 的合成，发挥抗血小板的作用。所有患者只要没有用药禁忌证都应该服用。慢性稳定型心绞痛患者服用阿司匹林可降低心肌梗死、脑卒中或心血管性死亡的风险。阿司匹林的最佳剂量范围为 75~150mg/d。其主要不良反应为胃肠道出血或对阿司匹林过敏。不能耐受阿司匹林的患者可改用氯吡格雷（clopidogrel）作为替代治疗。氯吡格雷可选择性的不可逆的抑制血小板 ADP 受体，有效地减少 ADP 介导的血小板的激活和聚集。主要用于支架植入以后及对阿司匹林有禁忌证的患者。

2. 调血脂药   他汀类药物如洛伐他汀(lovastatin)、辛伐他汀(simvastatin)、普伐他汀(pravastatin)、阿托伐他汀(atorvastatin)、氟伐他汀(fluvastatin)和舒瑞伐他汀(rosuvastatin)等是HMG-CoA 还原酶抑制剂,能有效降低 TC 和 LDL-C,产生明显的调血脂作用,并因此降低心血管事件。他汀类药物治疗还有延缓斑块进展,使斑块稳定和抗炎等有益作用。高甘油三酯血症或低高密度脂蛋白血症的高危患者可考虑联合服用降低 LDL-C 的药物和贝特类药物如非诺贝特或烟酸。在应用他汀类药物时,应严密监测转氨酶及肌酸激酶等生化指标,及时发现药物可能引起的肝脏损害和肌病。

3. 血管紧张素Ⅰ转化酶抑制药   血管紧张素Ⅰ转化酶抑制药(ACEI)如卡托普利(captopril)、依那普利(enalapril)、培哚普利(perindopril)、雷米普利(ramipril)、赖诺普利(lisinopril)等,不仅用于抗高血压的治疗,也用于降低有症状和无症状慢性心衰的发生率和病死率(参见第三篇第十五章和第十八章)。ACE 抑制药通过舒张动脉和静脉,降低心脏前、后负荷,降低左室充盈压及心室壁张力,改善心脏舒张功能和降低心肌耗氧量;扩张冠脉,增加冠脉血流量,增加心肌供血和供养,保护缺血心肌;对抗自由基.减轻自由基对心肌细胞的损伤并能防止和逆转心肌肥大和血管重构。同时,ACE 抑制药还能抑制缓激肽的降解,使血中缓激肽含量增加,进一步促进 NO 和 PGI_2 生成,舒张血管,抑制血小板聚集。在稳定型心绞痛患者中,合并糖尿病、心力衰竭、左心室收缩功能不全、高血压、心肌梗死后左室功能不全的患者应该使用 ACE 抑制药。

三、抗心绞痛药的联合应用

由于单一用药治疗心绞痛常导致疗效不佳,故联合用药是心绞痛治疗的重要措施。目前有 β 受体阻断药与硝酸酯类合用,硝酸酯类与钙通道阻滞药合用以及钙通道阻滞药与 β 受体阻断药合用等联合用药方案见表 16-6。

1. 硝酸酯类与 β 受体阻断药合用   通常以普萘洛尔与硝酸异山梨酯合用,两药能协同降低心肌耗氧量,同时 β 受体阻断药能对抗硝酸酯类所引起的反射性心率加快和心肌收缩力的增强;而硝酸酯类能缩小 β 受体阻断药引起的心室容积的增大和心室射血时间的延长,两药合用可取长补短。合用时用量减少,副作用也相应减少。但因两药均可降压,如血压下降过多,冠脉血流减少,对心绞痛的治疗不利,故应从小剂量开始逐渐增加剂量,注意剂量的个体差异。且停用 β 受体阻断药时应逐渐减量,防止突然停用导致心绞痛加剧或诱发心肌梗死。

2. 硝酸酯类与钙通道阻滞药合用   一般选择作用缓和或新型钙通道阻滞药如氨氯地平(络活喜)。硝酸酯类主要舒张静脉,钙通道阻滞药主要扩张冠脉和小动脉,二者联合应用可显著增加患者的运动耐受性。但硝苯地平与一般硝酸酯类合用时因其可导致反射性心动过速、头痛和皮肤潮红,应慎重。

3. β 受体阻断药与钙通道阻滞药合用   一般选用硝苯地平与 β 受体阻断药合用相对安全,既降低心肌耗氧,同时又抑制钙通道阻断药诱导的反射性心动过速,特别适用于心绞痛伴高血压的患者。但由于维拉帕米和地尔硫䓬的心脏抑制作用,与 β 受体阻断药合用可明显抑制心肌收缩力、减慢心肌传导速度,故禁用于伴心力衰竭以及明显房室传导阻滞的心绞痛患者。

表 16-6   硝酸酯类、β 受体阻断药及钙通道阻滞药单用与合用治疗心绞痛的效应

作用	硝酸酯类	β 受体阻断药	钙通道阻滞药		硝酸酯类与 β 受体阻断药或钙通道阻滞药合用
			硝苯地平	维拉帕米	
心率 heart rate	反射性加快	减慢	反射性加快	减慢	减慢
动脉压 artery pressure	降低	降低	降低	降低	降低

续表

作用	硝酸酯类	β 受体阻断药	钙通道阻滞药		硝酸酯类与 β 受体阻断药或钙通道阻滞药合用
			硝苯地平	维拉帕米	
左室舒张末期容积 left ventricular end-diastolic volume	减小	增大	增大	增大	不变或降低
心肌收缩力 contractility	反射性增强	减弱	反射性增强	减弱	不变或降低
射血时间 ejection time	缩短	延长	延长	延长	不变
心室前负荷 preload	降低	升高	降低	—	不变或降低
心室后负荷 afterload	降低	—	降低	降低	降低

表中(—)表示无显著性改变

知识链接

心绞痛危险因素的处理包括:①患者的教育:有效的教育可以使患者全身心参与防治疾病,更好地依从治疗方案和控制危险因素,减轻患者对病情的担心与焦虑,从而改善和提高患者的生活质量,降低死亡率;②吸烟:吸烟不仅能增加心血管死亡的风险,还与血栓形成、斑块不稳定及心律失常相关联。应协助患者完全戒烟并且避免被动吸烟,从而降低心血管事件的风险;③运动:将运动与多种危险因素的干预结合起来,已成为冠心病患者综合治疗的一部分,运动锻炼能减轻患者症状,改善运动耐量;④控制血压:通过改变生活方式以及使用降压药物,应将血压控制在 140/90mmHg 以下,选择降压药物时,应优先考虑 β 受体阻断药和 / 或 ACE 抑制药;⑤调脂治疗:脂代谢紊乱是冠心病的重要危险因素,冠心病患者应积极纠正脂代谢紊乱;⑥糖尿病:糖尿病合并冠心病慢性稳定性心绞痛患者应立即开始纠正生活习惯及使用降糖药物进行治疗;⑦肥胖:肥胖多伴随其他促发冠心病的危险因素,如高血压、胰岛素抵抗、HDL-C 降低和 TG 升高等。因此,减轻体重、控制饮食、增加活动和锻炼、减少饮酒量,有利于控制其他多种危险因素,是冠心病二级预防的一个重要部分。

(周 筠)

本章小结

1. 动脉粥样硬化的发病过程缓慢而复杂,确切病因仍未完全阐明。各种危险因素通过氧化应激造成血管内皮细胞损伤是动脉粥样硬化重要的始动环节;血管壁脂质沉积、炎症反应、平滑肌细胞迁移增殖和凋亡,以及新生血管形成等环节则不断地促使动脉粥样硬化发生发展,并影响到斑块的稳定性,最终影响动脉粥样硬化性疾病急性临床事件的发生。目前认为,血脂异常、高血压、糖尿病、吸烟、肥胖等是其主要的独立危险因素。另外,动脉粥样硬化新出现的危险因素及潜在的危险因素正逐步受到人们的关注。

2. 动脉粥样硬化的基本病变包括脂纹、纤维斑块和粥样斑块,其继发性病变包括出血、破裂、血栓形成、钙化及动脉瘤形成,是导致斑块不稳定的主要原因,不同部位的血管动脉粥样硬化有其各自的病理特点并可导致相应的临床表现。

3. 目前临床常用的抗动脉粥样硬化药,主要有调血脂药、抗氧化药、多烯脂肪酸类、保护动脉内皮药。调血脂药分为:①他汀类药物,其在肝脏竞争性抑制 HMG-CoA 还原酶使胆固醇合成减少,能有效降低 TC 和 LDL-C,延缓斑块进展,并能降低心血管事件,是目前应用最为广泛的一类药物。应用时应严密监测转氨酶及肌酸激酶等生化指标,及时发现药物可能引起的肝脏损害和肌病。②抑制胆固醇吸收的药,包括胆汁酸结合树脂考来烯胺,与胆汁酸牢固结合组织胆汁酸的肝 - 肠循环,抑制胆固醇吸收,反馈性降低 LDL;还有依泽替米贝通过阻断小肠上皮刷状缘上的 NPC1L1 受体,降低血浆胆固醇的含量,但它不影响胆汁酸的吸收。③烟酸,为广谱调脂药,对Ⅱb 和Ⅳ型最好。④贝特类药物。

4. 临床上常用的减轻症状、改善缺血的抗心绞痛药物主要有硝酸酯类、β 受体阻断药和钙通道阻滞药等;改善预后的药物主要:抗血小板聚集药、他汀类药物、ACE 抑制药等。

5. 硝酸甘油是缓解心绞痛发作的常用药物,适用于各种类型心绞痛的治疗,为稳定型心绞痛的首选药。硝酸甘油通过释放出一氧化氮,活化鸟苷酸环化酶,使血管平滑肌细胞内 cGMP 生成增多,进而激活 cGMP 依赖性蛋白激酶,减少细胞内 Ca^{2+} 释放和抑制 Ca^{2+} 内流,使血管平滑肌松弛而产生抗心绞痛作用。

6. β 受体阻断药通过阻断 β 受体,减少心肌耗氧量,增加心肌缺血区的血供和氧供,改善缺血区心肌代谢,抑制血小板聚集等而发挥抗心绞痛的作用。钙通道阻滞药通过阻断心肌和血管平滑肌细胞膜上的 Ca^{2+} 通道,抑制细胞外 Ca^{2+} 内流,使细胞内 Ca^{2+} 水平降低,减弱心肌收缩力、扩张血管,从而降低心肌耗氧量、增加缺血区血供及对缺血心肌的保护作用等途径发挥其抗心绞痛的作用。

7. 阿司匹林通过抑制环氧酶的活性,从而抑制血小板和血管内膜 TXA_2 的合成,发挥抗血小板的作用。主要不良反应为胃肠道出血或对阿司匹林过敏。不能耐受阿司匹林的患者可改用抑制血小板 ADP 受体的氯吡格雷作为替代治疗。

8. ACE 抑制药通过舒张动脉、静脉和冠脉,增加心肌血供,防止和逆转心肌肥大和血管重构,保护缺血心肌。

思考题

1. 简述动脉粥样硬化的危险因素。

2. 简述动脉粥样硬化发病机制中的几个主要环节。

3. 简述 oxLDL 在动脉粥样硬化发生中的作用。

4. 冠状动脉粥样硬化的基本病变及其特殊病变。

5. 简述他汀类药物的降脂作用机制。

6. 考来烯胺是如何发挥降脂作用的?

7. 硝酸酯类药物抗心绞痛的药理作用和临床应用。

8. β 受体阻断药抗心绞痛的药理作用、临床应用与不良反应。

9. 简述小剂量阿司匹林抗血栓的机制。

10. β 受体阻断药与硝酸酯类合用抗心绞痛的原因。

11. 老年男性患者,自诉 8 年前于活动后出现气促、胸闷,胸闷以心前区为主,休息后可以得到缓解,无胸骨后紧缩感及烧灼感,无肩背放射痛等,间歇性下肢浮肿,一般为轻中度浮肿。4 天前,患者因气促、胸闷等症状再发,伴双下肢轻度浮肿而就诊。查体发现患者存在气促、胸闷、并伴有胸前区疼痛,需高枕卧位休息,心电图平板运动试验阳性。曾行冠脉造影术,发现左前降支和右冠脉主干有狭窄,经治疗好转后出院。根据以上资料,请分析患者出现了什么问题。

12. 患者男，57岁，建筑工人，有严重的吸烟史。于一个月前出现胸骨后区压力性不适症状，每周发病两到三次。活动时出现此症状，休息时消失，每次持续时间不超过15分钟。除血压150/100mmHg外，其余查体正常，心电图正常。排除了患者胸部不适的其余因素后，医生临时诊断为心绞痛。处方：舌下含服硝酸甘油，口服噻嗪类利尿药，氨氯地平及小剂量阿司匹林。建议定期检查血压，戒烟。3周后复查。试分析该处方中每种药物的用药目的。

主要参考文献

1. 王建枝，殷莲华. 病理生理学. 北京：人民卫生出版社，2013.

2. 姜志胜. 病理生理学. 北京：人民卫生出版社，2009.

3. Ley K, Miller YI, Hedrick CC. Monocyte and macrophage dynamics during atherogenesis. Arterioscler Thromb Vasc Biol, 2011, 31: 1506-1516.

4. Weber C, Noels H. Current pathogenesis and therapeutic options. Nature Medcine, 2011, 17: 1410-1422.

5. Davaro F, Forde SD, Garfield M, et al. 3-Hydroxyl-3-methylglutaryl coenzyme A (HMG-CoA) Reductase inhibitor (statin)-induced 28-kda interleukin-1β interferes with mature IL-1β signaling. J Biol Chem, 2014, 289: 16214-16222.

6. Kajinami K, Akao H. Probucol: can we step forward in atherosclerosis prevention with an old drug? Atherosclerosis, 2012, 221: 34-35.

7. Betters JL, Yu L. NPC1L1 and cholesterol transport. FEBS Lett, 2010, 584: 2740-2747.

8. 杨世杰. 药理学. 第2版. 北京：人民卫生出版社，2010.

9. 佛斯特. 赫斯特心脏学. 第11版. 北京：人民军医出版社，2008.

10. 中华医学会心血管病学分会，中华心血管病杂志编辑委员会. 慢性稳定性心绞痛诊断与治疗指南. 中华心血管病杂志，2007，35(3): 195-206.

11. George M. Brenner, Craig W. Stevens. Pharmacology. 4th ed. Philadelphia: Saunders, 2014.

12. Sanz M. Current use of calcium channel blockers (CCBs) is associated with an increased risk of gingival hyperplasia. J Evid Based Dent Pract, 2012, 12: 147-148.

13. Loh JP, Pendyala LK, Kitabata H. Comparison of Outcomes After Percutaneous Coronary Intervention Among Different Coronary Subsets (Stable and Unstable Angina Pectoris and ST-Segment and Non-ST-Segment Myocardial Infarction). Am J Cardiol, 2014, 113: 1794-1801.

14. Nalamachu S, Pergolizzi JV, Raffa RB, et al. Drug-drug interaction between NSAIDS and low-dose aspirin: a focus oncardiovascular and GI toxicity. Expert Opin Drug Saf, 2014, 6: 1-15.

第十七章　离子通道概论及抗心律失常药

离子通道(ion channel)是细胞膜中的跨膜蛋白质分子,在脂质双分子层膜上构成具有高度选择性的亲水性孔道,对某些离子能选择通透,是细胞生物电活动的基础。影响离子通道的各种因素均会引起机体生理功能的变化,甚至发生病理改变。很多种疾病的发生与离子通道密切相关。心律失常(arrhythmias)是由于心肌细胞电活动异常而导致的心动节律和频率的异常。心律正常时心脏协调而有规律地收缩舒张,顺利地完成泵血功能;心律失常时由于心肌电活动异常使心脏泵血功能发生障碍,出现严重症状。按心动频率可将心律失常分为缓慢型和快速型心律失常;按心律失常发生的部位又可分为室上性和室性心律失常。缓慢型心律失常包括窦性心动过缓、传导阻滞等,常用阿托品及异丙肾上腺素治疗。本章讲述的抗心律失常药主要针对快速型心律失常。

第一节　离子通道概论

一、离子通道的特性及分类

(一) 离子通道的特性

离子通道具有离子选择性及门控性两大共同特征。离子选择性包括通道对离子大小及电荷选择性,在一定条件下,某一种离子只能通过与其相应的通道跨膜扩散。离子通道门控特性是离子通道闸门的开启和关闭过程称为门控(gating)。正常状态下,通道大多处于关闭状态,只有在特定的条件下,通道的闸门开启导致离子跨膜转运。通道可表现为激活(activation)、失活(inactivation)和关闭(close)(图 17-1)三种状态,激活是指在外界因素作用下,通道开放允许某种或某些离子顺浓度差和电位差通过细胞膜。失活时通道不仅处于关闭状态,而且即使有外来刺激也不能使之进入开放状态。关闭是安静时通道所处状态,如遇到适当刺激,通道即可进入激活状态。通道的激活、失活及关闭均有其特定条件,使通道蛋白质发生不同的分子构象变化,从而表现出不同的功能状态。

(二) 离子通道的分类

1. 离子通道按激活方式分为三类

(1) 电压门控离子通道(voltage gated channel):即膜电压变化激活的离子通道。通道开、关与膜电位和电位变化的时间有关,包括电压依赖性钠通道、钙通道、钾通道和氯通道等;

(2) 配体门控离子通道(ligand gated channel):由递质与通道蛋白分子上的结合位点相结合而开启,如烟碱型乙酰胆碱受体、γ- 氨基丁酸(gama amino butyric acid,GABA)受体。

(3) 机械门控离子通道(mechanically gated channel):是一类感受细胞膜表面应力变化,实现胞外机械信号向胞内转导的通道,根据通透性分为离子选择性和非离子选择性通道,根据功能作用分为张力激活型和张力失活型离子通道。

2. 离子通道按通透的离子分为

(1) 钠通道(sodium channel):是选择性允许 Na^+ 跨膜通过的离子通道,属电压门控离子通道,

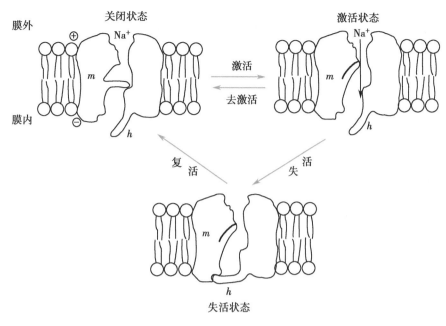

图 17-1　离子通道门控动力学过程

其功能是维持细胞膜兴奋性及其传导。在心脏、神经和肌肉细胞,动作电位始于快钠通道的激活,钠离子内流引起动作电位的 0 期去极化。

(2) 钙通道(calcium channel):在正常情况下为细胞外 Ca^{2+}([Ca^{2+}]$_o$)内流的离子通道。存在于机体各种组织细胞,是调节细胞内 Ca^{2+}([Ca^{2+}]$_i$)浓度的主要途径。钙离子通道又分为电压门控钙通道和受体激活的钙通道。

1) 电压门控钙通道(voltage-gated Ca^{2+} channel):目前已克隆出 L、N、T、P、Q 和 R 六种亚型的电压依赖性钙通道,其中 L 型钙通道是细胞兴奋时外钙内流的最主要途径,分布于各种兴奋细胞,是心肌细胞动作电位 2 期平台期形成的主要离子流。

2) 受体调控性钙通道(receptor-operated Ca^{2+} channel):这类通道存在于细胞器如肌浆网和内质网膜上,是内钙释放进入胞质的途径。由于三磷酸肌醇或 Ca^{2+} 等第二信使激活细胞器上相应受体而引起通道开放,故称为细胞内受体门控离子通道。当细胞膜去极化时,电压门控钙通道开放,Ca^{2+} 内流使细胞内 Ca^{2+} 增加而触发 Ca^{2+} 释放,引起细胞兴奋 - 收缩耦联等生理活动,这一过程称为 Ca^{2+} 诱发 Ca^{2+} 释放。

(3) 钾通道(potassium channel):是选择性允许 K^+ 跨膜通过的离子通道。广泛分布于骨骼肌、神经、心脏、血管、气管、胃肠道、血液及腺体等细胞。钾通道在调节细胞的膜电位和兴奋性以及平滑肌舒缩活性中起着重要作用。

钾通道按其电生理特性不同分为电压依赖性钾通道、钙依赖性钾通道及内向整流钾通道。

1) 电压依赖性钾通道(voltage-dependent K^+ channel):这类钾通道的活性受膜电位变化调控,包括:外向延迟整流钾通道(delayed rectifier K^+ channel)、瞬时外向钾通道(transient outward K^+ channel)和起搏电流(pacemaker current,I_f)。

2) 钙依赖性钾通道(Ca^{2+}-dependent K^+ channel,K_{Ca}):是一类具有电压和 Ca^{2+} 依赖性的钾通道。细胞膜去极化和胞质[Ca^{2+}]$_i$ 升高均可激活而使其开放,K^+ 外流,使膜复极化或超极化,是调节血管平滑肌肌源性张力的主要离子通道之一。根据其电导大小分为高(BK)、中(IK)和低(SK)电导钙依赖性钾通道 3 个亚型。

3) 内向整流钾通道(inward rectifier K^+ channel,Kir):这类钾通道都具有内向整流特性,包括内向整流钾通道(Kir)、ATP 敏感的钾通道(K_{ATP})和 ACh 激活的钾通道(K_{ACh})。

Note

(4) 氯通道(chloride channel)：氯离子可经过氯通道进行转运，氯通道分布于机体的兴奋性和非兴奋性细胞膜及溶酶体、线粒体、内质网等细胞器的质膜。其生理作用是：在兴奋性细胞稳定膜电位和抑制动作电位的产生；在肥大细胞等非兴奋性细胞维持其负的膜电位，为膜外 Ca^{2+} 进入细胞内提供驱动力；该通道还在调节细胞体积、维持细胞内环境稳定起重要作用。

二、离子通道的生理功能

(一) 决定细胞的兴奋性、不应性和传导性

离子通道的主要功能是形成动作电位和传递信号，从而调节功能活动。钠和钙通道主要调控去极化，而钾通道主要是调控复极化和维持静息膜电位，从而共同决定兴奋细胞的兴奋性、不应性和传导性。

(二) 介导兴奋 - 收缩耦联和兴奋 - 分泌耦联

在肌肉及腺体等可兴奋细胞发挥其生理功能时，首先产生的生理效应是细胞产生动作电位(兴奋)，继而出现肌肉收缩或腺体分泌的反应，其中，Ca^{2+} 通道的开放，导致 Ca^{2+} 内流是耦联的关键环节。细胞内钙浓度增高可触发各种生理效应，如肌肉(心肌及骨骼肌)的收缩、腺体(胰腺、唾液腺等)分泌、钙依赖性离子通道的开放和关闭、蛋白激酶 C(PKC)的激活及基因表达的调节等。

(三) 调节血管平滑肌的舒缩活动

血管平滑肌上的钙通道、钾通道、氯通道和非选择性阳离子通道，可调节血管平滑肌的舒缩活性。

(四) 参与细胞跨膜信号转导过程

在细胞间信息传递的过程中，离子通道发挥重要作用。在神经 - 肌肉接头的信号转导中，神经末梢释放递质需电压门控钙通道参与。在中枢神经系统的突触传递过程中，电压门控的钙通道、钾通道、钠通道、氯通道和配体门控离子通道均参与突触传递的过程。

(五) 维持细胞正常形态和功能完整性

细胞正常结构和形态的完整性，有赖于细胞所处环境的渗透压及水的跨膜转运。细胞正常体积的维持与离子通道及细胞膜上 Na^+-K^+-$2Cl^-$、Na^+-Cl^- 等转运体有关。

三、作用于离子通道的药物

(一) 作用于钠通道的药物

作用于钠通道的药物临床常用的有Ⅰ类抗心律失常药，局部麻醉药，抗癫痫药。其中Ⅰ类抗心律失常药主要作用于钠通道。

(二) 作用于钾通道的药物

作用于钾通道的药物，通过影响钾通道闸门的启闭而发挥药理作用，包括钾通道阻滞药和钾通道开放药，它们通过阻滞或促进细胞内 K^+ 外流而产生各种药理作用。钾通道开放时，K^+ 外流，膜超极化，动作电位时程缩短，继而降低钠通道和钙通道的开放几率，降低膜的兴奋性。钾通道阻滞时，K^+ 外流停止或减少，动作电位时程和有效不应期延长。

1. 钾通道阻滞药　钾通道阻滞药(potassium channel blockers，PCBs)是一类可抑制 K^+ 通过膜通道的药物，种类很多，有无机离子(Cs^+、Ba^{2+} 等)，有机化合物(TEA、4-AP 等)，多种毒素(蝎毒、蛇毒、蜂毒等)，目前临床治疗常用于抗心律失常药物及降糖药。

2. 钾通道开放药　钾通道开放药(potassium channel openers，PCOs)是选择性作用于钾通道，增加细胞膜对钾离子的通透性，促进钾离子外流的一类药物。钾通道开放药通过激活血管平滑肌钾通道，产生降压和平滑肌舒张作用。舒张血管平滑肌的作用机制：①细胞膜电位更负，电压依赖性钙通道不易开放；②K^+ 持续外流，可对抗神经递质及激素所致去极化；③超极化可阻

Note

止胞内 Ca^{2+} 储存部位对 Ca^{2+} 的重摄取、储存和释放;④促 Na^+-Ca^{2+} 交换,排出 Ca^{2+},从而细胞内 Ca^{2+} 下降。目前临床已用于高血压、心绞痛和心肌梗死等的治疗。

(三)钙通道阻滞药

钙离子作为生物细胞的重要信使,参与细胞多种重要功能的调节,在维持细胞和器官的正常生理功能上起到极为重要的作用。钙通道阻滞药(calcium channel blockers),又称钙拮抗药(calcium antagonists)是一类选择性阻滞钙通道,抑制细胞外 Ca^{2+} 内流,降低细胞内 Ca^{2+} 浓度的药物。

1. 钙通道阻滞药 分类钙通道阻滞药主要是选择性作用于电压依赖性 Ca^{2+} 通道 L 亚型的药物,选择性作用于 L 型钙通道的药物,根据其化学结构特点,分为 3 亚类:

(1)二氢吡啶类(dihydropyridines,DHPs):硝苯地平(nifedipine)、尼卡地平(nicardipine)、尼群地平(nitrendipine)、氨氯地平(amlodipine)、尼莫地平(nimodipine)等。

(2)苯硫氮䓬类(benzothiazepines,BTZs):地尔硫䓬(diltiazem)、克仑硫䓬(clentiazem)、二氯呋利(diclofurine)等。

(3)苯烷胺类(phenylalkylamines,PAAs):维拉帕米(verapamil)、加洛帕米(gallopamil)、噻帕米(tiapamil)等。

非选择性钙通道调节药主要有普尼拉明(prenylamine)、苄普地尔(bepridil)、卡罗维林(caroverine)和氟桂嗪(flunarizine)等。

2. 钙通道阻滞药的作用机制 钙通道阻滞药与通道上的受体位点结合后,通过降低通道的开放概率来减少外 Ca^{2+} 内流量,通道开放概率越高,钙通道阻滞药与通道结合力越强。

【药理作用】

(1)对心肌的作用:①负性肌力作用:钙通道阻滞药使心肌细胞内 Ca^{2+} 量减少,明显降低心肌收缩性,使心肌兴奋收缩脱耦联,降低心肌耗氧量。②负性频率和负性传导作用:窦房结和房室结等慢反应细胞的 0 期除极和 4 期缓慢除极均是由 Ca^{2+} 内流所引起,它们的传导速度和自律性由 Ca^{2+} 内流所决定,因而钙通道阻滞药能减慢房室结的传导速度,降低窦房结自律性,而减慢心率。这一作用是钙通道阻滞药治疗室上性心动过速的理论基础。

(2)对平滑肌的作用:①血管平滑肌:钙通道阻滞药能明显舒张血管,主要舒张动脉,对静脉影响较小。动脉中又以冠状血管较为敏感,能舒张大的输送血管和小的阻力血管,增加冠脉流量及侧支循环量,治疗心绞痛有效。脑血管也较敏感,尼莫地平舒张脑血管作用较强,能增加脑血流量。此外,钙通道阻滞药也舒张外周血管,解除其痉挛,可用于治疗外周血管痉挛性疾病。②其他平滑肌:钙通道阻滞药对支气管平滑肌的松弛作用较为明显,较大剂量也能松弛胃肠道、输尿管及子宫平滑肌。

(3)抗动脉粥样硬化作用:①钙参与动脉粥样硬化的病理过程,如平滑肌增生、脂质沉积和纤维化,钙通道阻滞药可减少 Ca^{2+} 内流,减轻 Ca^{2+} 超载所造成的动脉壁损害;②抑制平滑肌增殖和动脉基质蛋白质合成,增加血管壁顺应性;③抑制脂质过氧化,保护内皮细胞;④硝苯地平可因增加细胞内 cAMP 含量,提高溶酶体酶及胆固醇酯的水解活性,有助于动脉壁脂蛋白的代谢,从而降低细胞内胆固醇水平。

(4)对红细胞和血小板结构与功能的影响:①对红细胞影响:红细胞膜的稳定性与 Ca^{2+} 有密切关系,Ca^{2+} 增加,膜的脆性增加,在外界因素作用下容易发生溶血,由于红细胞膜富含磷脂成份,Ca^{2+} 能激活磷脂酶使磷脂降解,破坏膜的结构,钙通道阻滞药抑制 Ca^{2+} 内流,减轻 Ca^{2+} 超负荷对红细胞的损伤。②对血小板活化的抑制作用:钙通道阻滞药(地尔硫䓬)能抑制血栓素(TXA_2)的产生和由 ADP、肾上腺素以及 5-HT 等所引起的血小板聚集。

(5)对肾脏功能的影响:钙通道阻滞药具有舒张血管和降低血压的作用,且不伴有水钠潴留作用。在高血压患者,二氢吡啶类药物,如尼卡地平和非洛地平在降低血压的同时,能明显增加肾血流。钙通道阻滞药还具有排钠利尿作用。因钙通道阻滞药对肾脏的保护作用,故可用于伴有肾功能障碍的高血压病和心功不全的治疗。

【临床应用】

(1) 高血压:二氢吡啶类药物如硝苯地平、尼卡地平、尼莫地平等扩张外周血管作用较强,用于控制严重的高血压;维拉帕米和地尔硫草可用于轻度及中度高血压。

临床应用时应根据具体病情选用适当的药物,如对兼有冠心病的患者,以选用硝苯地平为宜;伴有脑血管病的当用尼莫地平;伴有快速型心律失常者最好选用维拉帕米。这些药物可以单用,也可以与其他药物合用,如与 β 受体阻断药普萘洛尔合用,以消除硝苯地平因扩血管作用所产生的反射性心动过速。也可与利尿药合用以消除扩血管药可能引起的水钠潴留,并加强其降压效果。

(2) 心绞痛:①变异型心绞痛:硝苯地平疗效最佳;②稳定型(劳累性)心绞痛:三代钙通道阻滞药均可使用;③不稳定型心绞痛:维拉帕米和地尔硫草疗效较好,硝苯地平宜与 β 受体阻断药合用。

(3) 心律失常:治疗室上性心动过速及后除极触发活动所致的心律失常有良好效果。

(4) 脑血管疾病:尼莫地平、氟桂嗪等可预防由蛛网膜下腔出血引起的脑血管痉挛及脑栓塞。

(5) 其他:用于外周血管痉挛性疾病,硝苯地平和地尔硫草可改善大多数雷诺病患者的症状。还用于预防动脉粥样硬化的发生。还可用于支气管哮喘、偏头痛等。

【不良反应】　一般不良反应有颜面潮红、头痛、眩晕、恶心、便秘等。严重不良反应有低血压及心功能抑制等。

第二节　抗心律失常药

一、心律失常发生机制

心脏冲动起自窦房结,经过心房、房室结、房室束及普肯耶纤维,到达心室肌,引起心脏的节律性收缩。心脏活动依赖于心肌正常电活动,而心肌细胞动作电位(AP)是心脏电活动的基础。心脏不同部位的心肌细胞其动作电位不完全相同(图 17-2)。按动作电位特征心肌细胞分为快反应细胞和慢反应细胞两大类。快反应心肌细胞包括心房肌细胞、心室肌细胞和普肯耶纤维。其动作电位快速去极化期由钠电流介导,除极速度快、振幅大,多种内向和外向电流参与快反应细胞的动作电位整个时程。普肯耶纤维动作电位时程中的参与电流见图 17-3。慢反应心肌细胞包括窦房结和房室结细胞。其动作电位快速去极化期由 L 型钙电流介导,除极速度慢、振幅小,慢反应细胞无内向整流钾电流(I_{K1})控制膜电位,其静息电位不稳定,容易去极化,故自律性高。窦房结细胞动作电位时程中的参与电流见图 17-4。

窦房结是心脏的正常起搏点,窦房结的兴奋沿着正常传导通路依次传导下行,直至整个心脏兴奋,完成一次正常的心脏节律。这其中的任一环节发生异常,都会产生心律失常。

1. 冲动形成障碍

(1) 正常自律机制改变:正常自律活动只见于具有自律性的心肌细胞中,常受自主神经、电解质、缺氧、心肌牵张等因素的影响。正常自律机制改变是指参与正常舒张期自动除极化的起搏电流动力学和电流大小的改变而引起的自律性变化。

(2) 异常自律机制形成:非自律性心肌细胞在某些条件下出现异常自律性称为异常自律机制形成。如工作肌细胞在缺血、缺氧条件下也会出现自律性。异常自律机制的发生可能是由于损伤造成细胞膜通透性增高和静息膜电位绝对值降低。这种异常自律性向周围组织扩布就会

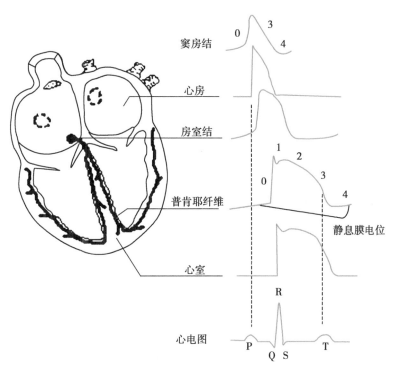

图 17-2　心脏不同部位细胞的动作电位特征与心电图关系

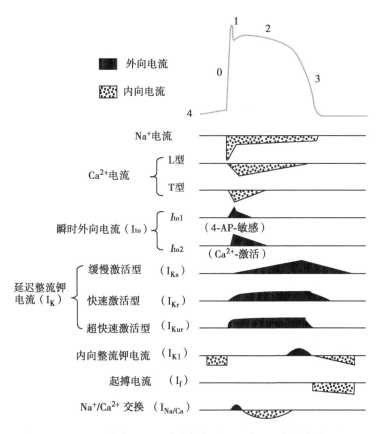

图 17-3　普肯野纤维动作电位时程中的主要参与电流

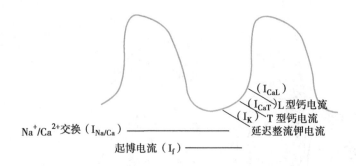

图 17-4　窦房结细胞动作电位时程中的参与电流

产生心律失常。

2. **触发活动**　触发活动指由后除极所引起的异常冲动的发放,多由迟后除极化所致,后除极可分为:

(1) 早后除极:是一种发生在完全复极之前的后除极,常见于 2、3 期复极中,因膜电位不稳定而产生的振荡性除极(图 17-5)。诱发早后除极的因素有药物、低血钾等。最常见的形式是 QT 间期延长产生的尖端扭转型心律失常。

(2) 迟后除极:是细胞内钙超载情况下,发生在动作电位完全或接近完全复极时的一种短暂的振荡性除极(图 17-5)。诱发迟后除极因素有强心苷中毒、细胞外高钙及低钾等。

3. **冲动传导障碍**

(1) 单纯性传导障碍:包括传导减慢、传导阻滞、单向传导阻滞等。后者的发生可能与邻近细胞不应期长短不一(见下文折返激动)或病变引起的传导递减有关。

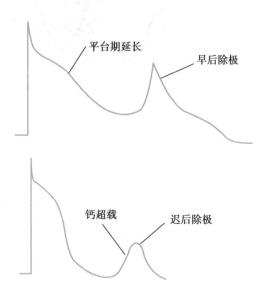

图 17-5　心肌细胞的早后除极和迟后除极

(2) 折返激动:是指一次冲动下传后,又可顺着另一环形通路折回而再次兴奋原已兴奋过的心肌,称为折返激动,是引起快速型心律失常的重要机制之一。正常时,激动经主、侧支分别传向心室肌,并分别落到对方的不应期而自动消失。在病理状态下,如一侧分支中形成一个单向传导阻滞区,当冲动下达到此区时,因被阻滞而不能通过;但在正常一侧,激动顺利通过,并经心室肌逆传至另一侧,通过阻滞区(因为是单向传导阻滞),如果这时正常一侧的不应期已过,则可因受到折返来的影响而再次兴奋,然后冲动沿上述通道继续运行,形成折返(图 17-6)。这样单个折返引起期前收缩,连续折返则引起阵发性心动过速、扑动或颤动。产生折返激动必须具备如下条件:一是解剖学及生理学上具有环形通路,通路的长度应大于冲动的"波长";二是单向传导阻滞;三是折回的冲动落在原已兴奋心肌的不应期之外。

4. **基因缺陷**　长 QT 间期综合征(long QT syndrome,LQTS)是以突发晕厥、惊厥甚至猝死为特征的心脏病,出现尖端扭转型室速(torsade de pointes),易致猝死,心电图表现为 QT 间期延长。LQTS 分为遗传性 LQTS(congenital LQTS)和获得性 LQTS(acquired LQTS)两类。遗传性 LQTS 是由基因缺陷引起的心肌复极异常疾病,迄今为止,已明确有 13 个基因的突变可致心肌细胞离子通道功能异常而引起 LQTS。获得性 LQTS 主要由某些药物的副作用或体内电解质失衡引起。使用延长 QT 间期的药物可致获得性 LQTS,其与药物直接或间接过度抑制 hERG 通道相关。

5. **心律失常发生的离子靶点假说**　心肌细胞膜上存在多种离子通道,产生如 I_{Na}、I_{Ca}、I_{Kr}/hERG、I_{Ks}、I_{Kur}、I_{K1}、I_{KM3} 等电流,这些通道蛋白表达和功能的彼此平衡是心脏正常功能的基础。当

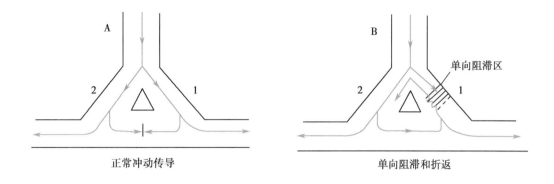

图 17-6　浦肯野纤维末梢正常冲动传导、单向阻滞和折返形成

某种通道的功能或蛋白表达异常时，通道间平衡被打破，将出现心律失常。一个理想的抗心律失常药物应对上述靶点有调控作用，能使失衡的通道恢复平衡，并使过度延长或缩短的动作电位趋近正常。

二、抗心律失常药的基本作用机制和分类

(一) 抗心律失常药的基本作用机制

1. 降低自律性抗心律失常药物　可通过降低动作电位 4 期斜率，提高动作电位的发生阈值，提高最大舒张电位，延长动作电位时程等方式降低自律性。

2. 减少后除极钠通道或钙通道阻滞药　可减少迟后除极发生，缩短动作电位时程的药物可减少早后除极发生。

3. 消除折返

(1) 改变传导性：钙通道阻滞药、β- 肾上腺素受体阻断药可减慢房室结的传导性而消除房室结折返所致的室上性心动过速。

(2) 延长有效不应期：钠通道阻滞药、钾通道阻滞药可延长快反应细胞的有效不应期，钙通道阻滞药可延长慢反应细胞的有效不应期。

(二) 抗心律失常药分类

根据药物的主要作用通道和电生理特点，抗心律失常药物分为四大类：Ⅰ类钠通道阻滞药；Ⅱ类 β 受体阻断药；Ⅲ类延长动作电位时程药 (钾通道阻滞药)；Ⅳ类钙通道阻滞药。

Ⅰ类：钠通道阻滞药

本类药物又分为三个亚类，即 Ⅰa，Ⅰb，Ⅰc。

1. Ⅰa 类　适度阻滞钠通道，降低动作电位 0 期上升速率，不同程度抑制心肌细胞膜 K^+、Ca^{2+} 通透性，延长复极过程，且以延长有效不应期更为显著。代表药有奎尼丁，普鲁卡因胺等。

2. Ⅰb 类　主要促进钾电流，轻度阻滞钠通道，轻度降低动作电位 0 期上升速率，降低自律性，缩短或不影响动作电位时程。本类药有利多卡因，苯妥英钠等。

3. Ⅰc 类　明显阻滞钠通道，显著降低动作电位 0 期上升速率和幅度，减慢传导性的作用最为明显。代表药有普罗帕酮、氟卡尼等。

Ⅱ类：β 受体阻断药

阻断肾上腺素能神经对心肌 β 受体的效应。表现为减慢 4 相舒张期除极速率而降低自律性，降低动作电位 0 期上升速率而减慢传导性。代表药有普萘洛尔等。

Ⅲ类：延长动作电位时程药

抑制多种钾电流，延长动作电位时程和有效不应期，但对动作电位幅度和除极化速率影响很小。代表药有胺碘酮等。

Ⅳ类:钙通道阻滞药

抑制 Ca^{2+} 内流,降低窦房结自律性,减慢房室结传导性。代表药物有维拉帕米和地尔硫草。

三、常用抗心律失常药

(一) Ⅰ类钠通道阻滞药

奎　尼　丁

奎尼丁(quinidine)是从金鸡纳树皮中分离出的一种生物碱,为奎宁的右旋体。

【药理作用和作用机制】　奎尼丁与心肌细胞膜钠通道蛋白结合并阻滞钠内流。该药还具有明显的抗胆碱作用和阻断外周血管 α 受体作用。

1. 降低自律性治疗剂量奎尼丁降低心房肌、心室肌和普肯耶纤维的自律性。有利于消除因异位节律引起的各型心律失常,这与延长 ERP 及抑制 4 期自动除极有关。

2. 延长动作电位时程和有效不应期奎尼丁抑制 K^+ 外流,延缓 3 期复极过程,使 ERP 和 APD 延长,从而有利于消除折返引起的心律失常。

3. 减慢传导奎尼丁抑制钠通道,使 0 期上升速率减慢(抑制膜反应性),幅度变小,故传导减慢,使病理情况下的单向传导阻滞变为双向传导阻滞,从而消除折返引起的心律失常。

4. 心电图的影响使 PR 间期延长,QRS 波加宽,QT 间期延长。

5. 减弱心肌收缩力该药还可减少 Ca^{2+} 内流,具有负性肌力作用。

【临床应用】　奎尼丁是一广谱抗心律失常药,用于治疗多种快速型心律失常。适用于房颤、房扑、室上性和室性心动过速的转复和预防,以及频发室上性和室性期前收缩的治疗,是最重要的心律失常转复药物。目前对房颤、房扑虽多采用电复律法,但奎尼丁仍有应用价值,用于转律后防止复发。

【不良反应】

1. 胃肠道反应多见于用药早期,出现恶心、呕吐、腹泻等。

2. 金鸡纳反应久用后有耳鸣、听力减退、视物模糊、晕厥、谵妄等。

3. 低血压奎尼丁阻断 α 受体,扩张血管,减弱心肌收缩力,可引起低血压。

4. 心脏毒性可致心室内传导减慢,高浓度可致窦房阻滞、房室阻滞、室性心动过速。

5. 血栓脱落或血管栓塞奎尼丁纠正房颤后,个别患者可出现右心房内血栓脱落而引起脑血管及其他血管栓塞。奎尼丁晕厥或猝死是偶见而严重的不良反应。发作时患者意识丧失,四肢抽搐,呼吸停止,出现阵发性室性心动过速,甚至心室纤颤而死亡。

普鲁卡因胺

普鲁卡因胺(procainamide)为人工合成的普鲁卡因衍生物。

【药理作用和作用机制】　该药对心肌的直接作用与奎尼丁相似,但无明显阻断胆碱能或 α 受体作用。该药抑制普肯耶纤维的自律性,治疗浓度能降低快反应细胞动作电位 0 期上升最大速率与振幅,因而减慢传导速度,使单向传导阻滞变为双向传导阻滞而取消折返激动。该药以抑制房室结以下传导为主,对房性心律失常作用较差。延长心房、心室及普肯耶纤维的 APD 及 ERP,表现为相对延长 ERP。

【临床应用】　主要用于室性期前收缩及室性心动过速治疗,静脉注射或滴注用于抢救危急病例。对室上性心律失常也有效,但不作为首选药。

【不良反应和注意事项】　口服可有胃肠道反应,静脉给药可引起低血压。大剂量有心脏抑制作用。过敏反应较常见,出现皮疹、药热、白细胞减少、肌痛等。中枢不良反应为幻觉、精神失常等。长期应用,少数患者出现红斑狼疮综合征。

利 多 卡 因

利多卡因(lidocaine)是目前治疗室性心律失常的首选药物。此外,利多卡因还具有局部麻醉作用。

【药理作用和作用机制】　利多卡因抑制普肯耶纤维和心室肌细胞的 Na^+ 内流,促进 K^+ 外流,对心房几乎无作用。

1. 降低自律性　利多卡因减小动作电位 4 期除极斜率,提高兴奋阈值,降低心肌自律性。治疗剂量能降低普肯耶纤维的自律性,对窦房结没有影响,仅在其功能失常时才有抑制作用。

2. 传导性　利多卡因对传导速度的影响比较复杂,治疗浓度对希 - 浦系统的传导速度没有影响,但在细胞外 K^+ 浓度较高时则能减慢传导。在心肌梗死区缺血的普肯耶纤维,此药可抑制 Na^+ 内流,减慢传导,防止折返激动发生。相反,如果细胞外低钾或心肌组织损伤使心肌部分除极化时,利多卡因可促进 3 期 K^+ 外流,引起超极化而加速传导,因此改善单向传导阻滞而中止折返激动。高浓度时,利多卡因明显抑制 0 期上升速率而减慢传导。

3. 动作电位时程和有效不应期　利多卡因缩短普肯耶纤维及心室肌的 APD、ERP,以缩短 APD 为显著,故为相对延长 ERP。

【临床应用】　利多卡因主要用于室性心律失常,如开胸手术、急性心肌梗死或强心苷中毒所致室性心动过速或室颤。为急性心肌梗死及各种心脏病并发室性心律失常的首选药,此药对室上性心律失常效果较差。

【不良反应和注意事项】　不良反应主要表现为中枢神经系统症状,肝功能不良患者静脉注射过快,可出现头昏、嗜睡或激动不安、感觉异常等。剂量过大可引起心率减慢,房室传导阻滞和低血压。Ⅱ、Ⅲ度房室传导阻滞患者禁用。心力衰竭、肝功能不全者长期滴注后可产生药物蓄积,儿童或老年人应适当减量。

苯 妥 英 钠

苯妥英钠(phenytoin sodium)为乙内酰脲类抗癫痫药,现已成为治疗强心苷中毒所致快速型心律失常的首选药物。

【药理作用和作用机制】　作用类似利多卡因,仅作用于普肯耶纤维。降低正常及部分除极的普肯耶纤维 4 期自发除极速率,降低其自律性。促 K^+ 外流,缩短 APD 和 ERP,相对延长 ERP。苯妥英钠对窦房结传导性无明显影响,但增加房室结 0 期除极化速率,加快其传导,可对抗强心苷中毒所致房室传导阻滞。苯妥英钠还可改善强心苷中毒引起的普肯耶纤维 0 期除极减慢,加快其传导。

【临床应用】　主要用于治疗室性心律失常,特别对强心苷中毒引起的室性心律失常有效。对房扑、房颤和室上性心律失常也有效,但治疗房扑、房颤时须注意该药可改善房室结传导而加快心室率。苯妥英钠亦可用于心肌梗死、心脏手术、心导管术等所引发的室性心律失常。

【不良反应】　快速静脉注射容易引起低血压,高浓度可引起心动过缓。中枢症状常见有头昏、眩晕、震颤、共济失调等,严重者出现呼吸抑制。在低血压或心肌抑制时慎用。窦性心动过缓,Ⅱ、Ⅲ度房室传导阻滞者禁用。孕妇用药对胎儿有致畸作用,故禁用。

普 罗 帕 酮

普罗帕酮(propafenone,心律平)

【药理作用和作用机制】　通过抑制 Na^+ 内流而发挥作用。该药抑制 0 期及舒张期 Na^+ 内流作用强于奎尼丁,减慢心房、心室和普肯耶纤维传导。降低普肯耶纤维自律性,延长 APD 和 ERP,但对复极过程影响弱于奎尼丁。该药还有轻度的肾上腺素受体阻断作用和钙通道阻滞作用。

【临床应用】　适用于室上性和室性期前收缩,室上性和室性心动过速,伴发心动过速和心房颤动的预激综合征。

【不良反应】　常见消化道反应如恶心、呕吐、味觉改变等。心血管系统常见房室传导阻滞,加重充血性心衰,还可引起直立性低血压等。

氟　卡　尼

氟卡尼(flecainide)对钠通道的抑制及对 V_{max} 抑制作用强于Ⅰa、Ⅰb类药物,明显减慢心肌细胞0期最大上升速率并降低振幅。减慢心脏传导,降低自律性。该药对 K^+ 通道有明显抑制作用,使心房和心室肌动作电位时程明显延长。

本药属广谱治疗快速型心律失常药。用于室上性和室性心律失常,由于该药致心律失常发生率较高,临床主要用于顽固性心律失常或其他抗心律失常药无效时使用。

该药致心律失常作用较多,包括室速或室颤、房室传导阻滞、诱发折返性心律失常和QT间期延长综合征。此外还有头晕、乏力、恶心、震颤等。

(二)Ⅱ类β受体阻断药

普　萘　洛　尔

普萘洛尔(propranolol,心得安)

【药理作用和作用机制】　抗心律失常作用主要通过两个机制:①竞争性阻断β受体,能有效抑制肾上腺素能β受体激活所介导的心脏生理反应如心率加快、心肌收缩力增强,房室传导速度加快等;②抑制 Na^+ 内流,具有膜稳定作用。

1. 自律性　降低窦房结、心房传导纤维及普肯耶纤维的自律性。在运动及情绪激动时,作用明显。也能降低儿茶酚胺所致的迟后除极而防止触发活动。

2. 传导速度　阻断β受体的浓度并不影响传导速度。超过此浓度使血药浓度达100ng/kg以上,则有膜稳定作用,能明显减慢房室结及普肯耶纤维的传导速度,对某些必须应用大量才能见效的病例,这种膜稳定作用是参与治疗的机制之一。

3. 动作电位时程和有效　不应期治疗浓度缩短普肯耶纤维 APD 和 ERP,高浓度则延长之。对房室结 ERP 有明显的延长作用,与减慢传导作用共同构成普萘洛尔抗室上性心律失常的作用基础。

【临床应用】　主要用于室上性心律失常。对于交感神经兴奋性过高、甲状腺功能亢进及嗜铬细胞瘤等引起的窦性心动过速效果良好。与强心苷或钙通道阻滞药地尔硫草合用,控制房扑、房颤及阵发性室上性心动过速时的室性频率过快效果较好。心肌梗死患者应用本药,可减少心律失常的发生,缩小心肌梗死范围,降低死亡率。普萘洛尔还可用于由于运动或情绪激动所引发的室性心律失常,减少肥厚型心肌病所致的心律失常。

【不良反应】　可致窦性心动过缓、房室传导阻滞,并可能诱发心力衰竭和哮喘。产生低血压、精神压抑、记忆力减退。本药长期应用对脂质代谢和糖代谢有不良影响。故高脂血症、糖尿病患者应慎用。突然停药可产生反跳现象,使冠心病患者发生心绞痛加重或心肌梗死。

(三)Ⅲ类延长动作电位时程药

胺　碘　酮

胺碘酮(amiodarone,乙胺碘呋酮)

【药理作用和作用机制】　对多种心肌细胞膜钾通道有抑制作用,明显延长 APD 和 ERP。对 Na^+ 通道及 Ca^{2+} 通道亦有抑制作用,降低窦房结和普肯耶纤维的自律性、传导性。此外,胺碘酮尚有非竞争性拮抗 α、β 受体作用和扩张血管平滑肌作用,扩张冠状动脉,增加冠脉流量,减少心肌耗氧量。

【临床应用】　治疗心房扑动、心房纤颤和室上性心动过速效果好,对预激综合征引起者效果更佳。适用于对传统药物治疗无效的室上性心律失常。对室性心动过速、室性期前收缩亦有效。

【不良反应】　常见心血管反应如窦性心动过缓、房室传导阻滞及 QT 间期延长,偶见尖端扭转型室性心动过速。有房室传导阻滞及 QT 间期延长者忌用本药。

本药长期应用可见角膜褐色微粒沉着,不影响视力,停药后微粒可逐渐消失。少数患者发生甲状腺功能亢进或减退。个别患者出现间质性肺炎或肺纤维化。长期应用必须监测肺功能、进行肺部 X 光检查和定期监测血清 T_3、T_4。

（四）Ⅳ类钙通道阻滞药

维 拉 帕 米

维拉帕米(verapamil,异搏定)

【药理作用和作用机制】　阻滞心肌慢钙通道,抑制 Ca^{2+} 内流,对钙通道作用呈现频率依赖性,并推迟失活钙通道的复活。窦房结、房室结对此药敏感。

1. 自律性　此药可降低窦房结舒张期自动除极斜率,增加最大舒张电位,降低其自律性。虽然正常心房肌、心室肌、普肯耶纤维对此药不敏感,但当心肌缺血时,上述心肌组织膜电位水平可减少至 $-40\sim-60mV$,出现异常自律性,维拉帕米能降低其自律性。此外,也减少或取消后除极所引发的触发活动。

2. 传导性　窦房结、房室结 0 期除极由钙内流介导,维拉帕米减慢 0 期上升最大速度而减慢窦房结、房室结传导性。此作用除可终止房室结的折返激动外,尚能防止心房扑动、心房纤颤引起的心室率加快。

3. 有效不应期　抑制窦房结、房室结钙通道开放,而使有效不应期延长,大剂量维拉帕米能延长普肯耶纤维的动作电位时程和有效不应期,对心房和心室肌有效不应期略缩短。

【临床应用】　治疗室上性和房室结折返激动引起的心律失常效果好,阵发性室上性心动过速首选此药。对急性心肌梗死和心肌缺血及强心苷中毒引起的室性期前收缩有效。

【不良反应】　口服安全,可出现便秘、腹胀、腹泻、头痛、瘙痒等。静脉给药可引起血压降低、暂时窦性停搏。Ⅱ或Ⅲ度房室传导阻滞、心功能不全、心源性休克患者禁用此药。老年人、肾功能低下者慎用。

（五）其他类

腺 苷

腺苷(adenosine)为内源性嘌呤核苷酸,静脉快速注射腺苷可终止折返性室上性心律失常。此药尚未分类。

【药理作用】　腺苷通过与特异性 G 蛋白结合,作用在腺苷受体上,激活心房、窦房结、房室结的 ACh 敏感性钾通道,引起动作电位时程缩短和降低正常自律性。腺苷可抑制 L 型钙电流,抑制房室传导,延长房室结不应期。抑制交感神经兴奋所致迟后除极。此药有负性肌力作用。

【应用】　主要用于迅速终止折返性室上性心律失常,对极少数由迟后去极引起的室性心动过速,而心脏无其他异常者,亦可用腺苷治疗。

【不良反应】　静脉快速注射可致短暂心脏停搏。治疗剂量下,多数患者出现胸闷、呼吸困难。

知识链接

抗心律失常药物治疗的一般用药原则是：①先单独用药，然后联合用药；②以最小剂量取得满意的临床效果；③先考虑降低危险性，再考虑缓解症状；④充分注意药物的副作用及致心律失常作用。

1. 窦性心动过速应针对病因治疗，需要治疗时可采用β受体阻断药或维拉帕米。

2. 房性期前收缩一般不需要药物治疗，若频繁发生，并引起阵发性房性心动过速，可用β受体阻断药、维拉帕米、地尔硫䓬或Ⅰ类抗心律失常药。

3. 心房扑动、心房颤动复律用奎尼丁(宜先给强心苷)、普鲁卡因胺、胺碘酮，减慢心室率用β受体阻断药、维拉帕米、强心苷类。复律后用奎尼丁、丙吡胺防止复发。

4. 阵发性室上性心动过速这类心律失常多由房室结折返引起，故常用具有延长房室结不应期的药物。急性发作时宜首选维拉帕米，亦可选用强心苷类、β受体阻断剂、腺苷等。慢性或预防发作可选用强心苷类、奎尼丁、普鲁卡因胺等。

5. 室性期前收缩首选普鲁卡因胺、丙吡胺、美西律或其他Ⅰ类抗心律失常药以及胺碘酮。心肌梗死急性期通常静脉滴注利多卡因。强心苷中毒者用苯妥英钠。

6. 阵发性室性心动过速复律用利多卡因、丙吡胺、普鲁卡因胺、美西律、胺碘酮、奎尼丁，维持用药与治疗室性期前收缩相同。

7. 心室纤颤复律可选用利多卡因、普鲁卡因胺和胺碘酮。

(乔国芬)

本章小结

1. 离子通道具有离子选择性及门控特性。离子通道按激活方式分为：电压门控离子通道及配体门控离子通道。作用于离子通道的药物包括：作用于钠通道、钾通道和钙通道药物。钙通道阻滞药对心脏有负性肌力、负性频率和负性传导作用。有舒张血管及抗动脉粥样硬化作用。钙通道阻滞药临床主要应用于高血压、心绞痛、心律失常和脑血管疾病等。

2. 心律失常发生的机制有：自律性升高、早后除极和迟后除极、折返激动，其中折返激动是心律失常发生的主要机制。抗心律失常药作用机制有降低自律性、减少后除极、消除折返。

3. 抗心律失常药物分为四类：①Ⅰ类钠通道阻滞药又分为Ⅰa类适度阻滞钠通道，降低动作电位0期上升速率，不同程度抑制心肌细胞膜K^+、Ca^{2+}通透性，延长复极过程，且以延长有效不应期更为显著，本类药有奎尼丁，普鲁卡因胺等；Ⅰb类轻度阻滞钠通道，轻度降低动作电位0期上升速率，降低自律性，缩短或不影响动作电位时程，本类药有利多卡因，苯妥英钠等；Ⅰc类明显阻滞钠通道，显著降低动作电位0期上升速率和幅度，减慢传导性的作用最为明显，本类药有普罗帕酮、氟卡尼等。②Ⅱ类β受体阻断药，阻断心肌β受体，表现为减慢4期舒张期除极速率而降低自律性，降低动作电位0期上升速率而减慢传导性，代表药有普萘洛尔等。③Ⅲ类延长动作电位时程药，抑制多种钾电流，延长动作电位时程和有效不应期，但对动作电位幅度和去极化速率影响很小，代表药有胺碘酮等。④Ⅳ类钙通道阻滞药，抑制Ca^{2+}内流，降低窦房结自律性，减慢房室传导性，代表药物有维拉帕米和地尔硫䓬。

4. 其他类：腺苷尚未分类，主要用于迅速终止折返性室上性心律失常。

思考题

1. 各类治疗快速型心律失常药物的基本作用和原理是什么?

2. 简述利多卡因治疗快速型心律失常的作用及临床应用。

3. 维拉帕米对心肌电活动有什么影响? 主要适应证是什么?

4. 患者女性,63 岁,诊断阵发性房颤,心室率 >60 次 /min。采用口服方法治疗,具体为胺碘酮 200mg,每日 3 次,持续 5 天,改为 200mg,每日 2 次,持续 5 天,再用 200mg 隔日 1 次,维持治疗。在治疗过程中根据心律失常发作与否及药物的副作用程度,短期调整剂量以维持疗效,用药持续时间依据个体疗效制定。定期心电图检查,观察心率和心律的变化及 QT 间期的改变,定期测量血压,检查甲状腺功能、肝功能,观察有无皮肤变态反应及神经系统毒性反应,有无眼角膜微粒沉淀、皮肤色素沉着等。试分析在此个案中,胺碘酮抗心律失常的作用及不良反应。

主要参考文献

1. 中华医学会心血管病学分会,中华心血管病杂志编辑委员会. 心律失常治疗指南. 中华心血管病杂志,2014.

2. 杨世杰. 药理学. 第 2 版. 北京:人民卫生出版社,2010.

3. Conde D,Costabel JP,Aragon M,et al. Propafenone versus vernakalant for conversion of recent-onset atrial fibrillation. Cardiov Therap,2013,31:377-380.

4. Gurabi Z,Koncz I,Patocskai B,et al. Cellular mechanism underlying hypothermia-induced ventricular tachycardia/ventricular fibrillation in the setting of early repolarization and the protective effect of quinidine,cilostazol,and milrinone. Cir Arrhythm Electrophysiol,2014,7:134-142.

5. Goot BH,Jaggers J,Anagnost MR,et al. Multivalvular replacement and ventricular arrhythmias in a female child with congenital polyvalvular disease. World J Pediatr & Congenit Heart Surg,2014,5:463-466.

6. Hwang HS,Hasdemir C,Laver D,et al. Inhibition of cardiac Ca^{2+} release channels(RyR2)determines efficacy of class I antiarrhythmic drugs in catecholaminergic polymorphic ventricular tachycardia. Cir Arrhythm Electrophysiol,2011,4:128-135.

7. Lees-Miller JP,Kondo C,Wang L,et al. Electrophysiological characterization of an alternatively processed ERG K^+ channel in mouse and human hearts. Cir Res,1997,81:719-726.

8. Wang LW,Subbiah RN,Kilborn MJ,Dunn RF. Phenytoin:an old but effective antiarrhythmic agent for the suppression of ventricular tachycardia. Medical J Austral,2013,199:209-211.

第十八章　心 力 衰 竭

　　心脏最主要的生理功能是作为一个机械泵推动血液的循环,以满足全身组织细胞的代谢需要。心输出量(cardiac output)是每搏输出量(stroke volume)与心率(heart rate)的乘积,而心室前负荷(preload)、后负荷(afterload)和心肌收缩性(myocardial contractility)是影响每搏输出量的基本因素。此外,心脏的细胞还能分泌多种生物活性物质,调节自身和远隔器官的功能。

　　完整的心脏泵血过程包括收缩期射血和舒张期充盈两部分。心力衰竭(heart failure)是指各种原因引起心脏的结构和功能损伤,导致心室射血和(或)充盈功能低下,以至于不能满足组织代谢需要的病理生理过程,在临床上表现为呼吸困难、水肿及乏力等静脉淤血和心输出量减少的综合征,又称为心功能不全(cardiac insufficiency)。

　　随着工业化、城市化、人们生活方式的改变和人口老龄化,冠心病和高血压等心血管疾病的发病率和死亡率不断上升。据国外的流行病调查资料显示,在全球范围内 1990 年因心血管疾病造成的死亡率约占全因死亡率的 28%,而到 2030 年将达到 32.5%,是全球第一位的致死和致残原因。心力衰竭是各种心脏疾病的严重和终末阶段,在发达国家成年人口中,心力衰竭的患病率约为 1.5%~2.0%,而在 65 岁以上的老年人口则达 6%~10%。全世界心力衰竭患者已经超过 2000 万;在美国患有心力衰竭的患者近 600 万,每年新增病例约 55 万,心力衰竭的防治已成为关系人口健康的重要公共卫生问题。

第一节　心力衰竭的原因与分类

　　心力衰竭是一种严重危害人类健康与生命的复杂综合征,循环系统以及非循环系统的许多疾病都可以直接或者间接引起心脏结构或功能损伤,最终导致心力衰竭。

一、心力衰竭的病因

　　心力衰竭的主要病因可以归纳为心肌收缩性降低、心室前负荷或后负荷过重和心室充盈受限(表 18-1)。

表 18-1　心力衰竭的常见病因

心肌收缩性降低	心室前负荷过重	心室后负荷过重	心室充盈受限
心肌缺血或梗死	二尖瓣关闭不全	高血压	二尖瓣狭窄
心肌炎	主动脉瓣关闭不全	主动脉缩窄	三尖瓣狭窄
药物毒性	三尖瓣关闭不全	主动脉瓣狭窄	左心室肥厚
扩张性心肌病	肺动脉瓣关闭不全	肺动脉高压	心室纤维化
	房室间隔缺损	肺源性心脏病	限制性心肌病

(一) 心肌收缩性降低

心肌收缩性是指不依赖于心脏前负荷与后负荷变化的心肌本身的收缩特性,凡是能影响

心肌兴奋 - 收缩耦联的因素都可以调控心肌的收缩性。其中,活化的横桥数目和肌球蛋白头部ATP酶活性是决定心肌收缩性的主要环节。神经 - 体液因素,如交感神经、儿茶酚胺、电解质(特别是 H^+)等,可通过影响胞质 Ca^{2+} 浓度和肌钙蛋白与 Ca^{2+} 的亲和力调节心肌收缩性。某些药物如洋地黄等亦可通过改变心肌收缩性来调节心肌收缩的强度和速度。心肌的结构或代谢性损伤可引起心肌收缩性降低,这是引起心力衰竭特别是收缩性心力衰竭最主要的原因。例如,心肌梗死、心肌炎和心肌病时,大量心肌细胞发生变性、凋亡和坏死,导致收缩性降低。而心肌缺血和缺氧首先引起心肌能量代谢障碍,久之亦合并有结构异常,导致心肌的射血能力降低。糖尿病、阿霉素等药物和酒精亦可以损害心肌的代谢和结构,抑制心肌的收缩性。

（二）心室前负荷过重

心室的前负荷是指心脏收缩前所承受的负荷,在其他条件不变的情况下,心室的前负荷是由心室舒张末期容量或充盈压决定的,又称容量负荷(volume load)。心室舒张末期容量是静脉回心血量和心室射血后剩余血量的总和,静脉回心血量又受到心室舒张的时间和静脉回流速度的影响。左心室前负荷过重主要见于二尖瓣或主动脉瓣关闭不全,由于左心室除接受来自左房回流的血液外,还需额外接受反流的血液,导致充盈量增加。右心室前负荷过重主要见于房间隔或室间隔缺损出现左向右分流时,三尖瓣或肺动脉瓣自身病变引起的关闭不全较少见,多继发于肺动脉高压引起的右心室及右心房扩张,当返流量大时可加重右心室的前负荷。严重贫血、甲状腺功能亢进、动 - 静脉瘘及维生素 B_1 缺乏引起的脚气性心脏病时,由于血浆量增加和组织代谢率增加等因素,使回心血量增加,左、右心室的前负荷都增加。

（三）心室后负荷过重

后负荷是指心室射血时所要克服的阻力,又称压力负荷(pressure load),左心收缩期室壁张力可以准确反映左心室后负荷的大小,但动脉收缩压是反映左心室后负荷更简便的指标。在其他因素不变的情况下,动脉压升高,需更强的心肌收缩使心室内压升高以推动主动脉瓣开放,等容收缩期延长而射血期缩短;同时射血期心肌纤维缩短的程度和速度均降低,射血速度减慢,搏出量也相应减少。左心室后负荷过重主要见于高血压、主动脉缩窄和主动脉瓣狭窄等;右心室后负荷增加主要见于肺动脉高压和肺动脉瓣狭窄。慢性阻塞性肺疾病时肺小血管收缩及动脉壁增厚,导致肺循环阻力增加,久之因右心室后负荷过重引起肺源性心脏病。

心室负荷过重时心肌首先发生适应性改变,以承受增高的工作负荷,维持相对正常的心输出量。但长期负荷过重,超过心肌的代偿能力时,会导致心肌的舒缩功能降低。

（四）心室充盈受限

心室充盈受限是指在静脉回心血量无明显减少的情况下,因心脏本身的病变引起的心脏舒张和充盈障碍。例如,肥厚心肌的顺应性减退,扩张能力降低,使心室舒张期充盈障碍。纤维化和限制性心肌病使心肌的伸展能力降低,僵硬度增加,心室扩张受限。二尖瓣狭窄时由左房进入左心室的血液量减少,左室充盈量减少而肺循环淤血和压力升高。三尖瓣狭窄导致右心室充盈减少,体循环淤血。急性心包炎时,虽然心肌本身的损伤不明显,但可因心包腔内大量炎性渗出限制心室的舒张和充盈;慢性缩窄性心包炎时由于大量的瘢痕粘连和钙化使心包伸展受限,心室充盈量减少,造成心输出量降低。

知识链接

随着人类疾病谱的变化,引起心力衰竭的主要病因也发生了改变。在发达国家,冠心病是引起心力衰竭的第一位病因,占 60%~75%,高血压是第二位原因。中国在 20 世纪 80 年代前,风湿性瓣膜病是引起心力衰竭的第一位原因,而目前冠心病和高血压已成为引起心力衰竭的主要病因。但是,风湿性瓣膜病在非洲和亚洲人口,特别是在年轻人中,仍是引

Note

起心力衰竭的一个主要原因。另外,许多患者引起心肌损伤的因素往往是复合性的。近年欧美国家的统计资料显示,在因心力衰竭住院的患者中,50%~70%合并冠心病,53%~72%合并高血压,27%~44%合并糖尿病,约30%合并慢性阻塞性肺疾病,18%~30%合并肾功能不全。

二、心力衰竭的诱因

凡是能增加心肌耗氧量、加重心脏的前后负荷或损伤心肌收缩性的因素皆可能成为心力衰竭的诱因。据统计,在因心力衰竭而入院的患者中,50%~90%是因某些因素诱使原有的心功能损害加重的。

引起心力衰竭的常见诱因是感染,特别是呼吸道感染。除致病微生物及其产物可以直接损伤心肌外,感染引起的发热可导致交感神经兴奋,增加心率,增加心肌耗氧量。如果合并呼吸道病变,如支气管痉挛、黏膜充血和水肿等,还可使肺循环阻力增加,加重右心室后负荷。长期卧床的患者容易产生深部静脉血栓,一旦血栓脱落发生肺栓塞,会突然加重心脏的负荷。心律失常尤其是快速型心律失常,如室上性心动过速、伴有快速心室律的心房纤颤和心房扑动等可诱发心力衰竭。由于心室充盈和冠脉供血主要发生在舒张期,心率增快一方面增加心肌耗氧量,另一方面缩短心脏舒张期,既减少心肌供血,又降低心室充盈量。此外,快速型心律失常引起的房、室收缩不协调也可导致心输出量下降。缓慢型心律失常,如高度房室传导阻滞等,尽管心率减慢可以增加心室充盈量和每搏输出量,但当心率过慢时(低于40次/min),由于心室的容积有限,每搏输出量的增加已不能弥补心率减少造成的心输出量降低,亦可诱发心力衰竭。妊娠妇女的血容量增加,至临产期可比妊娠前增加20%以上,且血浆量增加超过红细胞数量的增加,因此易出现稀释性贫血及心脏负荷加重。妊娠特别是分娩时疼痛和精神紧张,使交感-肾上腺髓质系统兴奋,除增加心率外,还引起外周小血管收缩,加重心脏后负荷。

由于心力衰竭多呈慢性过程,需要长期治疗。因患者或医生的原因引起的治疗不当也是诱发心力衰竭的重要原因。例如,降压药使用不当引起的血压波动会加重心脏后负荷;钙通道拮抗剂和抗心律失常药等可抑制心肌收缩力;非甾体类抗炎药可促进钠水潴留;过量或过快输液可加重心脏前负荷而诱发心力衰竭,对于老年患者及原有心功能损伤者应特别注意。洋地黄中毒、电解质代谢紊乱,特别是钾离子可通过干扰心肌兴奋性、传导性和自律性引起心律失常;酸中毒主要通过干扰心肌钙离子转运而抑制心肌的收缩性。由于心功能受损,患者的活动耐力降低,过量活动可增加机体对氧的需求,加重心脏负荷。此外,气温变化、情绪波动、外伤与手术等均可加重心脏负荷,诱发心力衰竭。

三、心力衰竭的分类

按照心肌受损的部位、病变特性、发生速度和心输出量的变化,心力衰竭有多种分类方法。

(一) 按心力衰竭的发生部位分类

1. 左心衰竭   在成年患者中以左心衰竭(left heart failure)较为常见,可见于冠心病、高血压病、主动脉(瓣)狭窄及关闭不全等。由于左心室受损或负荷过重,导致肺循环回流到左心的血不能充分射入主动脉,残留在左心的血液量增加,临床上以心输出量减少、肺循环淤血和水肿为特征。

2. 右心衰竭   慢性阻塞性肺疾病可引起肺小血管收缩和肺血管壁结构异常,造成肺循环阻力增加,长期的右心室负荷过重引起右心衰竭(righ heart failure)。肺动脉狭窄、法洛四联征和房室间隔缺损等先天性心脏病时,肺血管阻力增加,右室及右房压增加。由于右心室负荷过重,不能将体循环回流的静脉血充分输送至肺循环,临床上以体循环淤血、静脉压升高,下肢甚至全身性水肿为特征。

3. 全心衰竭　左、右心室同时或先后发生衰竭称为全心衰竭(whole heart failure),即可见于病变同时侵犯左、右心室,亦可以由一侧心力衰竭波及另一侧演变而来。心肌炎和心肌病等常引起广泛的心肌病变,同时累及左右心。长期左心衰竭导致肺循环阻力增加,久之合并右心衰竭,是临床上全心衰竭的常见原因。

(二)按左室射血分数变化分类

左室射血分数(left ventricular ejection fraction,LVEF)是每搏输出量占左心室舒张末期容积(ventricular end diastolic volume,VEDV)的百分比,在静息状态下为55%~65%,是评价左心室射血效率的常用指标,能较好地反映左心室收缩功能的变化。按照左室射血分数的变化,可将心力衰竭分为两类。

1. 射血分数降低的心力衰竭　心室收缩功能降低时,每搏输出量减少而左心室舒张末期容积增大,两者比值降低,引起射血分数降低的心力衰竭(heart failure with reduced left ventricular ejection fraction,HF-REF),这是心力衰竭最常见的类型,可见于冠心病、扩张性心肌病和各种有害物质引起的心肌细胞变性和坏死,又称为收缩性心力衰竭(systolic heart failure)。

2. 射血分数保留的心力衰竭　是指在心肌收缩功能相对正常的情况下,因心肌舒张功能异常或/和室壁僵硬度增加而造成心室充盈量减少,射血分数降低不明显,称为射血分数保留的心力衰竭(heart failure with preserved left ventricular ejection fraction,HF-PEF),可见于高血压引起的左室肥厚、肥厚型心肌病、心肌淀粉样变等引起的心肌纤维化、二尖瓣和三尖瓣狭窄造成的心室充盈量减少。舒张功能受损需提高心室充盈压才能达到或接近正常的心输出量,而升高的充盈压逆传到静脉系统,患者表现出肺循环甚或体循环淤血的表现,又称为舒张性心力衰竭(diastolic heart failure)。射血分数降低型与射血分数保留型心力衰竭的部分特点见表18-2。

表 18-2　射血分数降低型与射血分数保留型心力衰竭的特性

	射血分数降低型心力衰竭	射血分数保留型心力衰竭
主要发病原因	心肌缺血和梗死、扩张性心肌病、反流性瓣膜性心脏病	肥厚性心肌病、高血压、纤维化、限制性心肌病
功能改变	收缩功能受损为主	舒张功能障碍为主
心肌肥大类型	离心性肥大	向心性肥大
左室壁厚度	↓	↑↑
细胞外基质沉积	↓或↑	↑↑
心室收缩期末容量	↑↑	基本正常
心室舒张期末容量	↑↑	↓
射血分数	↓↓(<45%)	基本正常(>46%)

↑:增加;↓:降低

值得注意的是,在心脏受损的早期,可能以单纯的收缩或舒张功能减退为主。当心脏损伤发展到一定阶段,心肌收缩和舒张功能障碍常同时并存。例如高血压引起的心脏后负荷增加可导致心室肥厚,早期以心肌舒张功能减退为主;但随着肥大心肌的代谢、功能和结构发生改变,最终会发展为收缩和舒张功能并存的心力衰竭。

(三)按心输出量的高低分类

1. 低心输出量性心力衰竭　低心输出量性心力衰竭(low output heart failure)是指患者的心输出量低于正常群体的平均水平,常见于冠心病、高血压病、心脏瓣膜性疾病及心肌炎等引起的心力衰竭。

2. 高心输出量性心力衰竭　高心输出量性心力衰竭(high output heart failure)可见于严重贫血、妊娠、甲状腺功能亢进、动-静脉瘘及维生素 B_1 缺乏症等。由于血浆量增加、血流阻力降低、外周组织代谢增加而循环速度加快,使静脉回心血量增加,心脏充盈量增加。在发生心力衰竭之前,患者的心输出量高于正常,处于高动力循环状态(图18-1)。由于心脏容量负荷长期过重,供氧相对不足,能量消耗过多。一旦发展至心力衰竭,心输出量较心力衰竭前(代偿阶段)有所下降,不能满足上述病因造成的机体高代谢的需求,但患者的心输出量仍高于或不低于正常群体的平均水平。

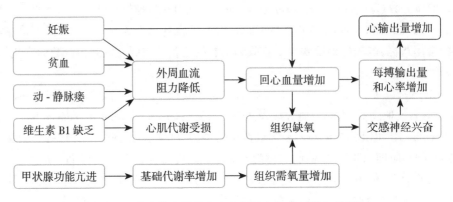

图 18-1　高心输出量性心力衰竭时心输出量增加的机制

此外,按心力衰竭发生的速度又可分为急性心力衰竭(acute heart failure)和慢性心力衰竭(chronic heart failure)。急性心力衰竭是指心脏急性病变导致的突发心力衰竭,或是在原有慢性心力衰竭基础上急性加重的心肌收缩功能降低和心脏负荷加重,造成急性心输出量减少和组织淤血的临床综合征。临床上以急性左心衰竭最为常见,可危及生命。在原有慢性心脏疾病基础上逐渐出现心脏收缩和舒张功能障碍的临床表现称为慢性心力衰竭。

> 知识链接
> 　　在临床上,为了更好地判断患者的病情轻重和指导治疗,常按心力衰竭的严重程度进行分类。纽约心脏病学会(New York Heart Association, NYHA)提出按照患者症状的严重程度将慢性心力衰竭分为I-Ⅳ级。美国心脏病学院/美国心脏学会(ACC/AHA)发布的慢性心力衰竭诊疗指南,将患者分为 A-D 四期(参见《心血管系统疾病》),这是对 NYHA 分级的补充,更加强调心力衰竭早期预防的重要性,有利于在心脏病易患期阻断心脏损伤的发展。

(吴立玲)

第二节　心力衰竭的神经-体液调节

在生理条件下,心输出量可以随着机体代谢需要的升高而增加,称为心力贮备(cardiac reserve),这是通过激活神经-体液系统调节心率、心室前负荷、后负荷和心肌收缩性而实现的。在初始的心肌损伤以后,心脏的射血功能减退,会启动一系列的神经-体液代偿机制。这些神经-体液因子的变化在早期具有一定的代偿意义,可引起心脏本身以及心外组织器官的多种代偿适应性变化,其中既有迅速启动的功能性和代谢性代偿,又有缓慢持久的结构性代偿。在心力衰竭的最初阶段,这些适应性变化对于维持心脏的泵血功能、维持血流动力学稳态及重要器官的血液灌注起着十分重要的作用。但是,随着时间的推移,神经 - 体液机制持续激活的有害作用也逐渐显现出来,成为加重心肌损伤,降低心脏泵血功能以及促使心力衰竭进展的关键环节。在神经 - 体液调节机制中,最为重要的是交感神经系统(sympathetic nervous system)、肾素 - 血管紧张素 - 醛固酮系统(RAAS)和促炎细胞因子系统(proinflammatory cytokine system)。

一、交感神经系统激活

心肌受损或负荷过重时,心输出量减少,对位于颈动脉窦和主动脉弓压力感受器的刺激减弱,经窦神经传到中枢的冲动减少,脑内心血管中枢的副交感神经活性减弱,而交感神经活性增强。激活的交感神经刺激肾上腺髓质,使血浆儿茶酚胺的浓度明显升高。如合并有低氧血症则通过刺激颈动脉体和主动脉体的化学感受器,进一步使交感神经兴奋。交感神经兴奋不但可使心肌收缩力增强、心率增快,心输出量回升,维持心脏本身的射血功能,而且通过对外周阻力血管的调节维持血流动力学稳态。例如,腹腔内脏等阻力血管收缩有助于维持动脉血压,保证重要器官的血流灌注。在心功能受损较轻时,尤其是心功能受损的早期,交感神经激活的代偿调节有助于防止心输出量和血压发生明显的变化,对射血功能及维持血流动力学稳态起着非常重要的作用。但是,长期过度地交感神经激活会造成对机体的不利影响。例如,压力感受器减敏及心脏肾上腺素受体及其信号转导系统下调等,使正性变力作用不能有效发挥。外周血管阻力增加会加重心脏后负荷,引起心肌肥大等损伤。内脏器官供血不足会引起其代谢、功能和结构的改变,交感神经过度激活的负面效应成为使心力衰竭恶化的重要因素。

二、肾素 - 血管紧张素 - 醛固酮系统激活

心输出量减少使肾血流量减少,肾小球入球动脉压力降低,激活入球动脉壁的牵张感受器,促进球旁细胞(juxtaglomerular cell)分泌肾素,升高血管紧张素和醛固酮含量。远曲小管起始部的致密斑(macula densa)对尿液中钠含量的变化非常敏感。由于肾血流量减少和入球动脉压力降低使肾小球滤过率降低,到达远曲小管尿液中的钠浓度降低,被致密斑感知后将信息传递至球旁细胞,增加肾素的分泌。此外,交感神经兴奋和儿茶酚胺也可刺激球旁细胞分泌肾素。慢性心力衰竭患者常因使用利尿剂和低盐饮食出现低钠血症,肾小管内钠浓度降低也可激活致密斑感受器。肾素将肝脏产生的血管紧张素原水解为 Ang I,后者在 ACE 的作用下水解成 Ang II,Ang I 能刺激肾上腺髓质释放肾上腺素,Ang II 具有明显的收缩外周血管的作用,还可以刺激肾上腺皮质球状带合成与分泌醛固酮。Ang II 通过直接的缩血管作用及与去甲肾上腺素的协同作用对血流动力学稳态产生明显影响,主要的代偿作用是收缩外周血管维持血压,保证心、脑等重要器官的血液供应。醛固酮增加可引起钠水潴留,通过维持循环血量保持心输出量正常,对心功能损伤起到代偿作用(图 18-2)。但是,肾素 - 血管紧张素 - 醛固酮系统的过度激活也有明显的副作用。例如,过度的血管收缩加重左室后负荷;钠水潴留引起的血容量增加可使已经升高的心室充盈压进一步升高。Ang II 还可直接促进心肌和非心肌细胞肥大或增殖。醛固酮增加除可促进远曲小管和集合管上皮细胞对钠水的重吸收,引起钠水潴留外,还可以作用于心脏成纤维

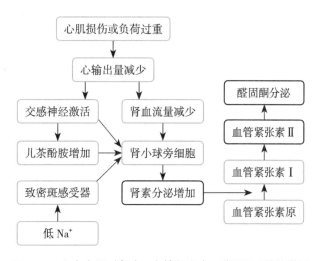

图 18-2　心力衰竭时肾素 - 血管紧张素 - 醛固酮系统的激活

细胞,促进胶原合成和心脏纤维化。

三、促炎细胞因子系统激活

心脏的心肌和非心肌细胞具有内分泌、旁分泌和自分泌功能,通过分泌多种生物活性物质调节自身及远隔器官的功能。致心脏损伤的因素可以直接改变心脏细胞的分泌功能,也可通过兴奋交感神经系统和肾素 - 血管紧张素 - 醛固酮系统,改变心脏局部机械信号和生物化学信号进而激活免疫细胞、心肌细胞和心脏成纤维细胞等,合成和释放多种细胞因子,使循环中和心脏局部的促炎细胞因子如 TNF-α、IL-1β 和 IL-6 的水平增加,而抗炎细胞因子如 IL-10 的水平降低。促炎细胞因子大多以旁自分泌的方式作用于靶细胞,促进心肌肥大和心肌纤维化。TNF-α 可以通过激活 NF-κB 途径促进心肌和成纤维细胞中促炎细胞因子的合成与分泌,形成恶性循环。在心力衰竭患者中,促炎细胞因子的水平增加往往与心力衰竭的程度呈正相关。

四、其他体液因子

1. 钠尿肽类　心房肌主要合成和分泌心房钠尿肽(ANP),心室肌主要合成和分泌 B 型钠尿肽(BNP),血管系统主要合成 C 型钠尿肽,它们均是钠尿肽家族的成员,其中与临床关系最为密切的是 B 型钠尿肽。B 型钠尿肽基因转录生成由 134 个氨基酸残基构成的 B 型钠尿肽原,随后被蛋白酶在 N 端切掉含 26 个氨基酸残基的片断,在分泌或进入血液循环的过程中,被蛋白水解酶裂解成由 32 个氨基酸残基组成的具有生物学活性的 BNP 和由 76 个氨基酸残基组成无生物学活性的 N 末端 B 型钠尿肽(N-terminal pro B-type natriuretic peptide,NT-proBNP)。N 末端 B 型钠尿肽比 B 型钠尿肽具有更长的半衰期及更高的稳定性,其浓度可反映短暂时间内新合成的而不是贮存的 B 型钠尿肽释放,因此能更好地反映 B 型钠尿肽通路的激活。钠尿肽家族具有抑制肾重吸收钠的作用;还能抑制醛固酮和抗利尿激素的分泌,因而可利钠排水,减少心脏的容量负荷。另外,钠尿肽可拮抗 Ang Ⅱ 的缩血管作用并抑制球旁细胞分泌肾素。在生理状态下,循环血中可检测到少量 B 型钠尿肽/N 末端 B 型钠尿肽。心脏负荷增加或心室扩大时,心肌细胞受牵拉而合成并释放 B 型钠尿肽/N 末端 B 型钠尿肽入血增加,血浆 B 型钠尿肽/N 末端 B 型钠尿肽含量升高,并与心功能损伤的严重程度呈显著正相关。目前,动态监测血中 B 型钠尿肽/N 末端 B 型钠尿肽浓度已成为心力衰竭诊断和鉴别诊断、风险分层以及评估预后的重要生物学标志物。心力衰竭患者血浆中钠尿肽类的含量升高,可能有助于调节交感神经和肾素 - 血管紧张素 - 醛固酮系统激活引起的血管收缩和钠潴留。但值得注意的是,在慢性心力衰竭患者,肾脏对钠尿肽类激素的反应是下调的,因此,这些钠尿肽类激素不能产生与正常人相同的利钠作用。

2. 内皮素　内皮素是由内皮细胞合成和释放的强力血管收缩肽。心功能损伤时,血浆内皮素水平升高,并与其他缩血管活性物质如去甲肾上腺素和 Ang Ⅱ 等共同作用,促进组织缺血和心肌肥大。

3. 抗利尿激素　神经垂体释放的抗利尿激素(又称血管升压素)与血管平滑肌上的 V_1 受体结合,发挥收缩血管的作用;与远曲小管和集合管上皮细胞的 V_2 受体结合,促进细胞内水通道蛋白的磷酸化和转运,对水的重吸收增加。心力衰竭时,心输出量减少,对颈动脉窦、主动脉弓和左心室的压力感受器的刺激减弱,激活交感神经,增加抗利尿激素的合成与释放。

> 知识链接
>
> 当心脏射血功能受损时,心输出量减少可以通过多种途径激活交感神经系统、肾素 - 血管紧张素 - 醛固酮系统和促炎细胞因子系统,这是心功能损伤时介导心内与心外代偿与适应反应的基本机制,更是导致心力衰竭发生与发展的关键途径。因此,抑制肾素 - 血管

紧张素 - 醛固酮系统的过度激活和使用 β 受体阻断药改善心力衰竭患者的心室重构和预后已经成为防治心力衰竭的重要措施。但是,由于促炎因子的多样性和复杂性,针对单一促炎因子的治疗尚未取得满意的临床疗效。

(吴立玲)

第三节　心功能损伤时机体的代偿机制

在神经 - 体液机制的调控下,机体对心功能损伤的代偿反应可以分为心脏本身的代偿和心外代偿两部分。

一、心脏本身的代偿机制

心脏本身的代偿形式包括心率增快、心脏紧张源性扩张、心肌收缩性增强和心室重构(ventricular remodeling)。其中,心率加快、心脏紧张源性扩张和心肌收缩性增强属于可快速动员起来的功能性调整;而心室重构是在心肌损伤或心室前负荷和后负荷增加时,通过改变心室的结构、代谢和功能而发生的慢性综合性代偿适应性反应。

(一)心率加快

在一定的范围内,心率加快可提高心输出量;而且由于舒张期缩短,舒张期流向外周的血量减少,可提高舒张压,有利于冠脉的血液灌流,对维持动脉血压,保证重要器官的血流供应有积极意义。当组织细胞对血供的需求增加时,正常的心脏可通过增加每搏输出量和心率增加心输出量。而损伤的心脏由于每搏输出量减少且相对固定,心率加快成为决定心输出量的主要因素。心率加快是一种易被快速动员起来的代偿反应,往往贯穿于心功能不全发生和发展的全过程。心率加快的机制主要是:①心输出量减少,对主动脉弓、颈动脉窦和左心室压力感受器的机械牵张程度变小,传入心血管中枢的冲动减弱,交感神经兴奋而副交感神经活性降低;②存在于心房和肺循环等处的感受器亦感受机械牵张的刺激,除对血容量进行调节外,还可以调节心率。血容量增多刺激心房壁牵张感受器(容量感受器),一方面直接刺激窦房结,另一方面通过副交感神经传入心血管中枢,引起交感神经兴奋增加心率;③如果合并缺氧,可以刺激主动脉体和颈动脉体化学感受器,反射性引起心率加快。

但是,心率加快的代偿作用也有一定的局限性,其原因是:①心率加快增加心肌耗氧量,加重心肌损伤;②心率过快(成人 >180 次 /min)明显缩短心脏舒张期,不但减少冠脉灌流量,使心肌缺血、缺氧加重,而且缩短心室充盈时间,减少充盈量,心输出量反而降低。

(二)心脏紧张源性扩张

心脏的前负荷取决于心室舒张末期的容量或压力,这决定了心肌纤维在舒张末期的长度,在一定程度上调控心肌的收缩能力。根据 Frank-Starling 定律,肌节长度在 1.7~2.2μm 的范围内,心肌的收缩能力随心脏前负荷(心肌纤维初长度)的增加而增加。左室舒张末期压在 5~6mmHg 的范围内,肌小节长度约为 1.7~1.9μm。当左室舒张末期充盈压增加到 12~15mmHg 时,肌小节长度达到 2.0~2.2μm,粗、细肌丝处于最佳重叠状态,形成有效横桥的数目最多,产生的收缩力最大。当心脏收缩功能受损时,心脏本身会发生快速的、应急性的调节反应。由于每搏输出量降低,使心室舒张末期容积增加,前负荷增加导致心肌纤维初长度增大,在肌小节长度不超过 2.2μm 的范围内心肌收缩力增强,代偿性增加每搏输出量,这种伴有心肌收缩力增强的心腔扩大称为心脏紧张源性扩张,有利于将心室内过多的血液及时泵出。近来的研究还指出,心肌肌小节长度的适度增长可增加心肌对胞质 Ca^{2+} 的敏感性,增强心肌收缩性。但是,心脏紧张源性扩张的

Note

代偿能力是有限的,当前负荷过大,舒张末期容积或压力过高时,心室扩张使肌小节长度超过2.2μm,有效横桥的数目反而减少,心肌收缩力降低,每搏输出量减少。当肌小节长度达到3.6μm时,粗、细肌丝不能重叠而丧失收缩能力。

值得注意的是,通过增加前负荷而增强心肌收缩力是急性心力衰竭时的一种代偿方式。慢性心力衰竭时,损伤心肌对前负荷变化的反应与正常心肌不同。长期前负荷过重引起的心力衰竭以及扩张性心肌病主要是引起肌节过度拉长,使心腔明显扩大。这种心肌过度拉长并伴有心肌收缩力减弱的心腔扩大称为肌源性扩张,不具有增加心肌收缩力的代偿意义。患者的心室充盈压升高,但每搏输出量反而下降表示心室的收缩功能受损。此时,前负荷增加不但不能改善衰竭心室的收缩功能,反而会加重肺淤血水肿。过度的心室扩张还会增加心肌耗氧量,加重心肌损伤。采用利尿剂或血管扩张剂减少前负荷可以改善心力衰竭的临床表现。

(三) 心肌收缩性增强

心功能受损时,由于交感 - 肾上腺髓质系统兴奋,儿茶酚胺增加,通过激活 β 受体,增加胞质 cAMP 浓度,激活蛋白激酶 A。一方面使心肌细胞膜 L 型钙通道蛋白磷酸化,增加 Ca^{2+} 内流,胞质 Ca^{2+} 浓度升高,发挥正性变力作用。另一方面,增加舒张期肌浆网钙泵的磷酸化,促进胞质 Ca^{2+} 再摄取入肌浆网,促进心肌舒张。在心功能损害的急性期,心肌收缩性增强对于维持心输出量和血流动力学稳态是十分必要的代偿和适应机制。当慢性心力衰竭时,心肌 β 受体减敏,血浆中虽存在大量儿茶酚胺,但正性变力作用的效果显著减弱。

(四) 心室重构

心脏由心肌细胞、非心肌细胞(包括成纤维细胞、血管平滑肌细胞、内皮细胞等)及细胞外基质(extracellular matrix)组成。损伤的心脏发生心室重构涉及各种心脏成分的变化,主要表现在心肌肥大(myocardial hypertrophy);心肌和成纤维细胞的表型(phenotype)改变;胶原间质的数量、类型和分布异常,以及心肌间质和实质两者比例的变化。

1. 心肌细胞重构　心肌细胞重构不仅有量的增加,即心肌肥大,而且还伴随着质的变化,即细胞表型改变,其功能与代谢均有别于正常的心肌细胞。

(1) 心肌肥大:正常心室肌细胞长约100μm,直径10~15μm,心房肌略小于心室肌。心肌肥大是指心肌细胞体积增大,在细胞水平上表现为细胞直径增宽,长度增加;在器官水平表现为心室质(重)量增加,心室壁增厚。临床上可用超声心动图等无创性方法检测心室壁厚度,因此心肌肥大又称为心室肥厚(ventricular hypertrophy)。虽然大多数学者认为,哺乳类动物于出生后不久,心肌细胞即丧失了有丝分裂能力而成为终末分化细胞。但目前发现,心肌肥大达到一定程度(成人心脏重量超过500g)时,心肌细胞亦可有数量的增多。过度的心肌肥大是心力衰竭发生与发展的重要病理基础,是心功能由代偿阶段向失代偿阶段演变的关键步骤。

心肌肥大可由多种原因引起,当部分心肌细胞丧失时,残余心肌可以发生反应性心肌肥大(reactive hypertrophy);长期负荷过重可引起超负荷性心肌肥大(overloading hypertrophy),按照超负荷原因和心肌反应形式的不同又可将超负荷性心肌肥大分为:

1) 向心性肥大(concentric hypertrophy):心脏在长期过度的后负荷作用下,收缩期室壁张力持续增加,心肌肌节呈并联性增生,心肌细胞增粗。其特征是心室壁显著增厚而心腔容积正常甚或减小,使室壁厚度与心腔半径之比增大,常见于高血压性心脏病及主动脉瓣狭窄。

2) 离心性肥大(eccentric hypertrophy):心脏在长期过度的前负荷作用下,舒张期室壁张力持续增加,心肌肌节呈串联性增生,心肌细胞增长,心腔容积增大;而心腔增大又使收缩期室壁应力增大,进而刺激肌节并联性增生,使室壁有所增厚。离心性肥大的特征是心腔容积显著增大与室壁轻度增厚并存,室壁厚度与心腔半径之比基本保持正常,常见于二尖瓣或主动脉瓣关闭不全。

压力负荷和容量负荷过度引起心肌细胞不同类型肥大反应的原因目前尚不清楚,推测可能

Note

是由于心肌肌节感受不同的机械力刺激,激活不同的信号转导通路所致。无论是向心性肥大还是离心性肥大都是对室壁张力增加产生的适应性变化,是慢性心功能损伤时极为重要的代偿方式。心肌肥大时,室壁增厚,可通过降低心室壁张力而减少心肌的耗氧量,有助于减轻心脏负担。另外,心肌肥大时单位重量心肌的收缩性是降低的,但由于整个心脏的重量增加,所以心脏总的收缩力是增加的,有助于维持心输出量,使心脏在较长一段时间内(数月甚或数年)能满足组织对心输出量的需求而不致发生心力衰竭。但是,心肌肥大的代偿作用也是有一定限度的。过度肥大心肌可发生不同程度的缺血、缺氧、能量代谢障碍和心肌舒缩能力减弱等,使心功能由代偿转变为失代偿。

(2) 心肌细胞表型改变:指由于心肌所合成的蛋白质的种类变化所引起的心肌细胞"质"的改变。在引起心肌肥大的机械信号和生物化学信号刺激下,成年心肌细胞的蛋白质合成发生改变,特别是在成年心肌细胞处于静止状态的胚胎期基因的表达重新启动,如心房钠尿肽基因、B型钠尿肽基因和 β- 肌球蛋白重链(β-myosin heavy chain, β-MHC)基因等心肌肥大的标志基因(hypertrophy-marker gene)表达增加。但是,也有某些功能基因的表达减少,如肌浆网钙泵蛋白的含量降低,使舒张期肌浆网的钙再摄取受到抑制。表型转变的心肌细胞在细胞膜、线粒体、肌浆网、肌原纤维及细胞骨架等方面均与正常心肌有差异,从而导致其代谢与功能发生变化。转型的心肌细胞分泌活动增强,还可以通过分泌细胞因子和局部激素,进一步促进细胞生长、增殖及凋亡,从而改变心肌的舒缩能力。

2. 非心肌细胞及细胞外基质的变化　缺血、缺氧、炎性细胞因子等可引起非心肌细胞的结构和功能变化,如血管内皮细胞损伤和血管平滑肌细胞增殖等,使心肌微血管发生纤维增生和管壁增厚,导致冠状循环的储备能力和供血量降低。

成纤维细胞是细胞外基质的主要来源。细胞外基质是存在于细胞间隙、肌束之间及血管周围的结构糖蛋白、蛋白多糖及糖胺聚糖的总称,分布和排列成一个多层次和多方位的网状结构,其中最主要的是 I 和 III 型胶原纤维。I 型胶原是与心肌束平行排列的粗大胶原纤维的主要成分,伸展性和回弹性较小。III 型胶原形成了较细的纤维网状结构,伸展性和回弹性较大。胶原网络与细胞膜上的结合蛋白质连接,维系心肌细胞的有序排列,为心肌提供了高强度的抗牵拉能力,同时又将心肌收缩和舒张时伴随的张力变化传递至心肌的各个部分。胶原纤维的量和成分是决定心肌伸展及回弹性能(僵硬度)的重要因素。

心脏损伤时,机械性和多种生物性因素如 Ang II 、去甲肾上腺素、醛固酮和细胞因子等都可促进成纤维细胞活化,发生向肌成纤维细胞的表型转换,其分泌、增殖和迁移能力明显增强,分泌大量不同类型的胶原,同时又合成降解胶原的间质胶原酶和明胶酶等,通过对胶原合成与降解的调控,使胶原网络结构的生物化学组成和空间结构都发生改变,引起细胞外基质的增生与重构。一般而言,重构早期 III 型胶原增多较明显,这有利肥大心肌肌束组合的重新排列及心室的结构性扩张。在重构后期以 I 型胶原增加为主,它的增加可提高心肌的抗张强度,防止在室壁应力过高的情况下心肌细胞侧向滑动造成室壁变薄和心腔扩大。但是,不适当的非心肌细胞增殖及基质重构,改变了心肌间质和心肌细胞两者的比例以及增大 I 型 /III 型胶原的比值,一方面会降低室壁的顺应性而使僵硬度相应增加,影响心脏的舒张功能。另一方面冠状动脉周围的纤维增生和管壁增厚,使冠状循环的储备能力和供血量降低。同时细胞外基质的增生与重构还会影响心肌细胞之间的信息传递和舒缩的协调性,影响心肌细胞的血氧供应,促进心肌的凋亡和纤维化。

二、心脏以外的代偿

心功能减退时,除心脏本身发生功能和结构的代偿外,机体还会启动心外的多种代偿机制,以适应心输出量的降低。

（一）增加血容量

增加血容量是慢性心功能损伤时的主要代偿方式之一，有助于增加静脉回流量及心输出量。血容量增加的机制有：①交感神经兴奋：心功能减退时，心输出量和有效循环血量减少引起交感神经兴奋，肾血管收缩，肾血流量下降。由于肾小球出球动脉的收缩强于入球动脉的收缩，有助于在肾血流量减少的情况下保持肾小球滤过率，此时滤过分数增大，即局部滤过的血浆量有所增加。由于近曲小管旁毛细血管血压降低而血浆胶体渗透压升高，导致近曲小管重吸收钠水增多，血容量增加；②肾素 - 血管紧张素 - 醛固酮系统激活，醛固酮促进远曲小管和集合管对钠水的重吸收；③抗利尿激素释放增多：随着钠的重吸收增加，以及交感神经兴奋和 Ang Ⅱ 的刺激，抗利尿激素的合成与释放增加，加上淤血的肝脏对抗利尿激素的灭活减少，使血浆抗利尿激素水平增高，促进远曲小管和集合管对水的重吸收；④抑制钠水重吸收的激素减少：前列腺素 E_2 和心房钠尿肽可促进钠水排出。心力衰竭时前列腺素 E_2 的合成与分泌减少，而血中心房钠尿肽在心力衰竭早期增高，而随着心力衰竭的加重，心房肌合成和分泌心房钠尿肽减少，促进钠水排泄的的激素减少，增加钠水的潴留。一定范围内的血容量增加可提高心输出量和组织灌流量，但长期过度的血容量增加可加重心脏前负荷，使心输出量下降而加重心力衰竭。

（二）血流重新分布

心功能减退时，交感 - 肾上腺髓质系统兴奋。由于不同器官的血管交感神经末梢密度和血管平滑肌细胞 α 受体的含量不同，外周血管发生选择性收缩，引起全身血流重新分布，主要表现为皮肤、骨骼肌与内脏器官的血流量减少，其中以肾血流量减少最明显，而心、脑血流量不变或略增加。血流重新分布的代偿意义是既能防止血压下降，又能保证重要器官的血流量。但是，若外周器官长期供血不足，亦可导致该脏器功能减退。另外，外周血管长期收缩，也会导致心脏后负荷增大而使心输出量减少。

（三）对缺氧的代偿反应

心功能减退时，体循环淤血和血流速度减慢可引起循环性缺氧，肺淤血和肺水肿又可引起乏氧性缺氧。缺氧引起的代偿反应主要是：

1. 红细胞增多　缺氧刺激肾间质细胞分泌促红细胞生成素（erythropoietin）增加，后者促进骨髓造血功能，使红细胞和血红蛋白生成增多，以提高血液携氧的能力，改善机体缺氧。但红细胞过多又可使血液黏度增大，加重心脏的负荷。

2. 组织利用氧的能力增加　心功能减退时，低灌注导致组织细胞的供氧量减少，引起一系列代谢、功能与结构的改变。例如慢性缺氧时细胞线粒体数量增多，表面积增大，细胞色素氧化酶活性增强等，这些变化可改善细胞的内呼吸功能；细胞内磷酸果糖激酶活性增强可以使细胞从糖酵解中获得一定的能量补充；肌肉中肌红蛋白的含量增多，可改善肌肉组织对氧的储存和利用。通过组织细胞自身代谢、功能与结构的调整，使细胞利用氧的能力增强，以克服供氧不足带来的不利影响（图 18-3）。

综上所述，心力衰竭时在神经 - 体液调节机制的调节下，机体可以动员心脏本身和心脏以外的多种代偿机制进行代偿，并且

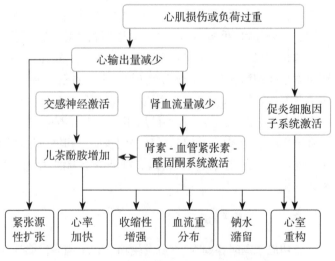

图 18-3　心力衰竭时机体的代偿调节机制

这种代偿贯穿于心力衰竭的全过程。一般说来,在心脏泵血功能受损的急性期,神经-体液调节机制激活,通过加快心率、增加心肌收缩性和增加外周阻力,维持血压和器官血流灌注。同时,启动心室重构,心功能维持在相对正常的水平。但是,随着心室重构缓慢而隐匿地进行,其损伤作用也日益明显,终将进入心力衰竭的失代偿期。心功能受损时机体的代偿至关重要,它决定着心力衰竭是否发生,以及发病的快慢和程度。严重心功能受损时,如急性大面积心肌梗死、严重心肌炎、急性心包填塞时,由于起病急,病情严重,机体来不及充分动员代偿机制,患者常在短时间内陷入严重的急性心力衰竭状态。相反,对于起病缓慢的慢性心功能受损,如高血压病和心脏瓣膜病等,机体可充分调动各种适应性代偿调节机制,患者可经历数月、数年甚至更长的代偿期才出现心力衰竭的临床表现。

(吴立玲)

第四节　心力衰竭的发生机制

心力衰竭的发生机制十分复杂,迄今尚未完全阐明。目前认为,心力衰竭是多种原因启动机体多种机制的共同作用的结果,不同原因所致的心力衰竭以及心力衰竭发展的不同阶段参与作用的机制不同,但神经-体液调节失衡在心力衰竭的发生与发展中起着关键作用,而心室重构是心力衰竭的分子基础,最终的结果是心肌舒缩功能障碍。

一、心肌收缩功能降低

心肌收缩能力降低是造成心脏射血功能减退的主要原因,可以由心肌收缩相关的结构成分改变、心肌能量代谢障碍和心肌兴奋-收缩耦联障碍分别或共同引起。

(一)心肌收缩相关的结构成分改变

与心肌收缩相关的心肌结构成分改变主要包括心肌细胞数量减少、肥大心肌不均衡生长和心脏结构的改变。

1. 心肌细胞数量减少　多种心肌损害(如心肌梗死、心肌炎及心肌病等)可导致心肌细胞变性、萎缩,严重者因心肌细胞死亡而使有效收缩的心肌细胞数量减少,造成原发性心肌收缩力降低。心肌细胞死亡可分为坏死(necrosis)与凋亡(apoptosis)两种形式。

(1)心肌细胞坏死:心肌细胞在严重的缺血、缺氧、致病微生物(细菌和病毒)感染、中毒(锑、阿霉素)等损伤性因素作用下,可导致溶酶体破裂。大量溶酶体酶特别是蛋白水解酶释放,引起细胞成分自溶,心肌细胞发生坏死,心肌收缩性严重受损。在临床上,引起心肌细胞坏死最常见的原因是急性心肌梗死。一般而言,当梗死面积达左室面积的23%时便可发生急性心力衰竭。

(2)心肌细胞凋亡:因细胞凋亡而引起心肌收缩能力降低已受到人们的重视,在急性心肌梗死、扩张型心肌病等多种心力衰竭的动物模型及心力衰竭患者的心脏中都证实有心肌细胞凋亡的现象存在,而且凋亡是造成老年心脏心肌细胞数量减少的主要原因。线粒体损伤、细胞内钙超载以及活性氧生成增多可以单独或联合作用,是许多凋亡诱导因素作用的共同通路。细胞凋亡除可以直接引起心肌收缩能力降低外,还可由于心肌肥大与凋亡共存使心肌肥大与后负荷不匹配,使室壁应力增大并进一步刺激重构与凋亡。在心力衰竭时,心肌细胞凋亡又可致室壁变薄,心室进行性扩大。因此,干预心肌凋亡已成为防治心力衰竭的重要目标之一。

2. 肥大心肌的不均衡生长　①在分子水平上,肥大心肌的表型改变,胚胎期基因如 ANP 基因和 BNP 基因等过表达;而一些参与细胞代谢和离子转运的蛋白质,如肌浆网钙泵蛋白和细胞膜 L 型钙通道蛋白等表达减少;②在细胞水平上,心肌肥大的初期,心肌的组织结构基本正常。可见一定程度的线粒体数目增多、体积增大,肌原纤维增多和细胞核增大。但心肌过度肥大时,特别是增粗时,肌丝的增加超过线粒体的增加,肌节不规则叠加,加上显著增大的细胞核对邻近肌节的挤压,导致肌原纤维排列紊乱,心肌收缩力降低。值得注意的是,损伤心脏各部分的变化并不是均一的。重构心脏不同部位的心肌肥大、坏死和凋亡共存,心肌细胞和非心肌细胞的肥大与萎缩、增殖与死亡共存。例如,在缺血中心区往往以心肌坏死为主,而在缺血边缘区可以观察到许多细胞凋亡,在非缺血区发生反应性心肌肥大。心肌细胞减少伴有成纤维细胞增生,细胞外基质增多,发生心脏纤维化。

3. 心脏结构的改变   在器官水平上,与代偿期的心腔扩大和心室肥厚不同,衰竭时的心室表现为心腔扩大而室壁变薄,扩张的心室几何结构发生改变,横径增加使心脏由正常的椭圆形变成球状。心室扩张使乳头肌不能锚定房室瓣,主动脉和肺动脉瓣环扩大,可造成功能性瓣膜反流,导致心室射血功能进一步降低,而血流动力学紊乱进一步加重并参与心室重构的进展。

综上所述,衰竭心脏在多个层次和水平出现的不均一性改变是构成心脏收缩能力降低及心律失常的结构基础。

(二) 心肌能量代谢障碍

线粒体是心肌细胞的供能器官,通过线粒体膜上的电子传递链及氧化磷酸化酶体系产生ATP,为肌丝滑动提供所需要的能量。由于心肌细胞功能复杂,对氧的需求量大,细胞内含有的线粒体数目也比其他细胞多。ATP 是心肌唯一能够直接利用的能量形式,心肌细胞必须不断合成 ATP 以维持正常的射血功能和细胞活力。心肌的能量代谢包括能量产生、储存和利用三个环节。其中任何一个环节发生障碍,都可导致心肌收缩力减弱。

1. 能量生成障碍   在生理状态下,维持心脏收缩功能和基础代谢所必需的 ATP 主要来自线粒体的氧化代谢,极少量来源于糖酵解。供给心肌能量的底物包括脂肪酸、葡萄糖、乳酸、酮体和氨基酸等。在有氧条件下,正常心肌优先利用脂肪酸,心肌 60%~90% 的 ATP 来源于游离脂肪酸的 β- 氧化,仅 10%~40% 由乳酸氧化及葡萄糖等分解产生。在心力衰竭早期,心肌能量底物代谢基本保持正常。而随着心力衰竭的加重,心肌脂肪酸氧化明显降低,底物代谢从优先利用脂肪酸向利用葡萄糖转变,但是由于心肌缺氧,葡萄糖的有氧氧化减少,糖酵解加速,造成心肌能量生成减少,乳酸增加。

心脏是一个高耗氧的器官,骨骼肌从动脉血中摄取 20%~25% 的氧,而心肌细胞从动脉血中摄取约 75% 的氧,冠状动静脉血氧含量差可达 14ml/dl,这意味着当心肌需氧量增加时,很难通过提高心肌对血液中氧的摄取量来完成,要保证心肌的能量生成,就必须保证心肌有充分的血液供应。冠心病引起的心肌缺血是造成心肌能量生成不足的最常见原因。心肌梗死引起的急性心肌缺血可在短时间内引起心肌能量生成明显减少,严重损害其收缩功能,甚至在心肌供血恢复后的一段时间内,心肌的收缩能力仍然低下。休克、严重贫血等也可以减少心肌的供血供氧,引起心肌能量生成障碍。心肌肥大时,毛细血管数量的增加往往低于心肌纤维的增加,使供血供氧的距离增大。尽管这些因素造成心肌缺氧的速度与程度不同,但均导致肥大心肌的能量生成减少。

当心力衰竭发生时,心肌线粒体的结构和功能会出现一系列的变化。过度肥大的心肌内线粒体含量相对不足;损伤的心肌可见线粒体肥大和肿胀。心力衰竭时线粒体多种酶的活性降低。ATP 酶催化 ATP 水解并释放能量是心脏完成生理功能的物质基础,琥珀酸脱氢酶不仅是三羧酸循环的关键酶之一,还是琥珀酸氧化呼吸链的起始酶;细胞色素氧化酶是线粒体呼吸链中的关键酶之一。心力衰竭时线粒体 ATP 酶、琥珀酸脱氢酶和细胞色素氧化酶的活性均明显降低,三羧酸循环发生障碍,能量生成减少。

此外,维生素 B_1 缺乏引起的丙酮酸氧化脱羧障碍,也使心肌细胞有氧氧化障碍,导致 ATP 生成不足。

2. 能量储备减少   心肌以 ATP 和磷酸肌酸(creatine phosphate,CP)的形式储存能量,肌酸分子量小且在心肌内的浓度比 ADP 大 100 倍,故磷酸肌酸是心肌细胞内储存能量的主要形式。在磷酸肌酸激酶(creatine phosphate kinase)的催化下,肌酸与 ATP 之间发生高能磷酸键转移而生成磷酸肌酸,迅速将线粒体中产生的高能磷酸键以贮存形式转移至胞质。心肌肥大初期,细胞内磷酸肌酸与 ATP 含量可在正常范围。随着心肌肥大的发展,产能减少而耗能增加,尤其是磷酸肌酸激酶同工型发生转换,导致磷酸肌酸激酶活性降低,使储能形式的磷酸肌酸含量减少,作为能量储备指数的 CP/ATP 比值明显降低。

3. 能量利用障碍 心肌对能量的利用是指把 ATP 储存的化学能转化成为心肌收缩的机械做功的过程。在收缩期,横桥形成与滑动需要位于肌球蛋白头部的 Ca^{2+}-Mg^{2+}-ATP 酶水解 ATP。因此,Ca^{2+}-Mg^{2+}-ATP 酶活性是决定心肌细胞对 ATP 进行有效利用的物质基础。在人类衰竭的心肌中 Ca^{2+}-Mg^{2+}-ATP 酶活性降低,其机制主要与心肌调节蛋白改变有关。如肌球蛋白轻链 -1(myosin light chain,MLC-1)的胎儿型同工型增多;肌钙蛋白 T 亚单位的胎儿型同工型(TnT4)增多等,使肥大心肌肌球蛋白头部的 ATP 酶活性降低,心肌收缩性降低。

(三)心肌兴奋 - 收缩耦联障碍

心肌的兴奋是电活动,而收缩是机械活动,Ca^{2+} 在把心肌兴奋的电信号转化为收缩的机械活动中发挥了极为重要的中介作用。Ca^{2+} 可通过多个机制影响心肌的兴奋 - 收缩耦联,进而调控心肌的收缩与舒张。心肌细胞兴奋时,膜去极化激活细胞膜 L 型钙通道开放,少量细胞外 Ca^{2+} 迅速进入胞质。虽然这种内流的 Ca^{2+} 量很少,不足以引起心肌收缩,但它的生理意义在于快速 Ca^{2+} 内流使肌浆网局部的 Ca^{2+} 浓度增加,触发肌浆网内储存的 Ca^{2+} 释放入胞质,胞质 Ca^{2+} 浓度上升到 10^{-5}mol/L 的水平,Ca^{2+} 与肌钙蛋白 C 结合,引起心肌收缩。当心肌开始舒张时,肌浆网钙泵蛋白(又称 Ca^{2+}-ATP 酶)消耗 ATP 将 Ca^{2+} 转运至肌浆网内储存。此外,还有少量胞质内 Ca^{2+} 经细胞膜上的 Na^+-Ca^{2+} 交换蛋白与钙泵转运到细胞外,使胞质 Ca^{2+} 浓度恢复到 10^{-7}mol/L 的水平(图 18-4)。在这一过程中,肌浆网内 Ca^{2+} 释放是心肌收缩所需 Ca^{2+} 的主要来源,Ca^{2+} 与肌钙蛋白 C 的结合是横桥形成的启动环节,而肌浆网钙泵蛋白是调控心肌舒张的重要靶点。任何影响心肌对 Ca^{2+} 转运和分布的因素都会影响钙稳态,导致心肌兴奋 - 收缩耦联障碍。

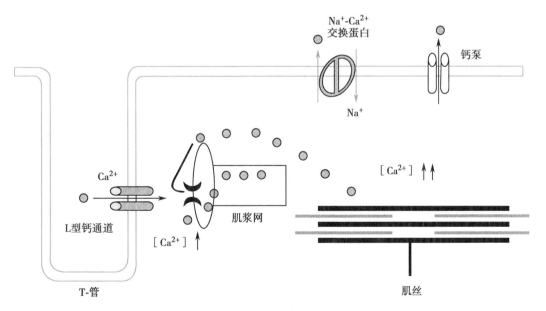

图 18-4 心肌细胞的钙转运

1. 肌浆网钙转运功能障碍 肌浆网通过摄取、储存和释放三个环节维持胞质 Ca^{2+} 的动态变化,从而调节心肌的舒缩功能。心力衰竭时,肌浆网 Ca^{2+} 摄取和释放能力明显降低,导致心肌兴奋 - 收缩耦联障碍。其机制是:①肌浆网释放的 Ca^{2+} 约占心肌收缩总钙量的 80% 以上,过度肥大或衰竭的心肌细胞中,肌浆网钙释放蛋白的含量减少或活性降低,造成收缩期 Ca^{2+} 释放量减少;而在舒张期,由于钙释放蛋白的功能障碍,不能完全关闭,会有少量肌浆网内 Ca^{2+} 漏入胞质中;②肌浆网钙泵蛋白含量或活性降低,使肌浆网摄取 Ca^{2+} 减少,胞质内 Ca^{2+} 浓度不能迅速降低,延缓心肌舒张的速率;③由于舒张期肌浆网钙泵蛋白摄 Ca^{2+} 减少和少量 Ca^{2+} 漏入胞质,使肌浆网贮存的 Ca^{2+} 量减少,供给心肌收缩的 Ca^{2+} 不足,抑制心肌收缩力。

2. 胞外 Ca^{2+} 内流障碍　心肌收缩时胞质中的 Ca^{2+} 除大部分来自肌浆网外,尚有少量从细胞外经 L 型钙通道内流。Ca^{2+} 内流触发的肌浆网 Ca^{2+} 释放在心肌收缩活动中起重要作用。长期负荷过重或缺血缺氧时,心肌对收缩刺激的反应性降低,会出现细胞外 Ca^{2+} 内流障碍,其机制为:①尽管循环中儿茶酚胺含量增加,但心肌内去甲肾上腺素合成减少及消耗增多,使局部去甲肾上腺素含量下降;②过度肥大的心肌细胞上 $β_1$ 肾上腺素受体密度降低;③心肌细胞 $β_1$ 受体与兴奋性 G_s 蛋白脱耦联,使心脏对 $β_1$ 受体激动药的反应性降低;④腺苷酸环化酶(AC)活性下降,cAMP 减少,细胞内 Ca^{2+} 减少,心肌收缩功能发生障碍;⑤G 蛋白耦联受体激酶(G protein-coupled receptor kinases)活性增加,使 β 受体与 G 蛋白脱耦联及受体脱敏现象增多。

这些机制都使 β 受体兴奋引起的 L 型钙通道磷酸化降低,细胞膜 L 型钙通道开放减少,导致 Ca^{2+} 内流受阻。此外,细胞外液的 K^+ 与 Ca^{2+} 在心肌细胞膜上有竞争作用,因此在高钾血症时 K^+ 可阻止 Ca^{2+} 的内流,导致胞内 Ca^{2+} 浓度降低。

3. 肌钙蛋白与 Ca^{2+} 结合障碍　心肌兴奋 - 收缩耦联的关键是 Ca^{2+} 与肌钙蛋白 C 结合,肌钙蛋白 C 只有一个和 Ca^{2+} 结合的特异性位点,两者结合的量不仅要求胞质的 Ca^{2+} 浓度迅速上升到足以启动收缩的阈值(10^{-5}mol/L),同时还要求肌钙蛋白活性正常,能迅速与 Ca^{2+} 结合。在一定范围内,肌钙蛋白 C 与 Ca^{2+} 结合的越多,心肌收缩力越大。各种原因引起心肌细胞酸中毒时,由于 H^+ 与肌钙蛋白的亲和力比 Ca^{2+} 大,H^+ 占据了肌钙蛋白上的 Ca^{2+} 结合位点,此时即使胞质 Ca^{2+} 浓度已上升到收缩阈值,也无法与肌钙蛋白结合,心肌的兴奋 - 收缩耦联因而受阻。酸中毒还可引起高钾血症,减少钙离子内流;H^+ 浓度升高使肌浆网中钙结合蛋白与 Ca^{2+} 亲和力增大,使肌浆网在心肌收缩时不能释放足量的 Ca^{2+}。

(四) 心脏各部分收缩活动不协调

为保持心功能的稳定,心脏各部,左 - 右心之间,房 - 室之间,心室本身各区域的收缩与舒张处于高度协调的工作状态。也就是说,心输出量的维持除受心肌舒缩功能的影响外,还需要心房和心室、左心和右心收缩活动的协调一致。一旦心脏收缩活动的协调性被破坏,将会引起心脏泵血功能紊乱而导致心输出量下降。在心肌炎和心肌缺血等心脏损伤时,由于病变往往呈区域性分布,病变轻的区域心肌收缩活动减弱,病变重的心肌甚至完全丧失收缩功能,非病变心肌功能相对正常,甚至代偿性增强,不同功能状态的心肌共处一室,特别是病变面积较大时必然使整个心脏的收缩活动不协调,导致心输出量下降。特别是心肌梗死的患者,心肌各部分的供血是不均一的,梗死区、缺血边缘区和非病变区的心肌在兴奋性、自律性、传导性和收缩性方面都存在差异,在此基础上易发生心律失常,使心脏各部分收缩活动的协调性遭到破坏。渡过心肌梗死的急性期后,坏死心肌被纤维组织取代,该处室壁变薄,收缩时可向外膨出,形成室壁瘤,影响心脏泵血。心律失常患者由于心脏收缩的不同步,无论是房室活动不协调还是两侧心室不同步收缩,心输出量均明显降低(图 18-5)。

二、心肌舒张功能障碍

舒张期是指心动周期中从主动脉瓣关闭到二尖瓣关闭之间的时间,心肌舒张是保证心室有足够的血液充盈的基本因素。任何使心室充盈量减少、弹性回缩力降低和心室僵硬度(ventricular stiffness)增加的疾病都可以引起心室舒张功能降低。例如高血压性心脏病时可因心室壁增厚,

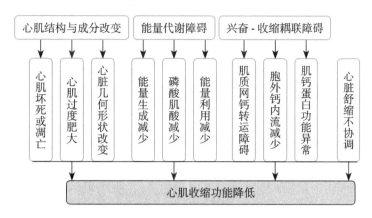

图 18-5　心肌收缩功能障碍的发病机制

特别是向心性肥厚降低心室充盈量。心肌负荷过重和衰老时都可伴有心肌纤维化,造成心室僵硬度增加,使心脏的被动充盈受损,需加强心房收缩以完成对心室的充盈。舒张功能障碍的特点是在左室收缩功能正常时,左心腔内充盈压升高。据统计,舒张性心力衰竭的发生率约占全部心力衰竭的 30%~40%,近年来还有增加的趋势,特别是在老年、女性和肥胖患者中发病率较高。心肌舒张功能障碍的确切机制目前尚不完全清楚,可分为主动性舒张功能减弱和被动性舒张功能减弱。

(一) 主动性舒张功能减弱

心脏的主动性舒张主要发生于舒张早期。心肌收缩后,产生正常舒张的首要环节是胞质内 Ca^{2+} 大部分被钙泵摄取入肌浆网,少量运出细胞外,胞质 Ca^{2+} 浓度迅速从 $10^{-5}mol/L$ 降至 $10^{-7}mol/L$,Ca^{2+} 与肌钙蛋白解离,肌钙蛋白恢复原来的构型,这需要多种钙转运蛋白耗能工作,故心脏舒张也是能量依赖性的。肥大和衰竭的心肌细胞由于缺血缺氧,ATP 供应不足,肌浆网或心肌细胞膜上钙泵活性降低,不能迅速将胞质内 Ca^{2+} 摄取入肌浆网或向细胞外排出,使心肌收缩后胞质内 Ca^{2+} 浓度不能迅速降低并与肌钙蛋白解离,导致心室舒张迟缓和不完全,从而使心肌舒张功能降低。心肌肥大的患者心肌缺血缺氧,缺血心肌的舒张功能障碍可以出现在收缩功能障碍之前。另外,肌球 - 肌动蛋白复合体的解离也是一个需要消耗 ATP 的主动过程。损伤的心肌由于 ATP 缺乏及 Ca^{2+} 与肌钙蛋白亲和力增加,使肌球 - 肌动蛋白复合体解离减缓,影响心室的舒张和充盈。

(二) 被动性舒张功能减弱

心室的被动性舒张主要见于舒张晚期,指心室顺应性(ventricular compliance)降低及充盈障碍。心室顺应性是指心室在单位压力变化下所引起的容积改变(dV/dp),其倒数 dp/dV 即为心室僵硬度。高血压及肥厚性心肌病时心室壁增厚,心肌炎症、纤维化及间质增生等均可引起心室壁成分改变,细胞外基质沉积增多,心室顺应性下降,心室舒张末期容量减少,每搏输出量减少,而心室收缩末期容量无明显变化。

左心室舒张功能受损时,需提高心室的充盈压以维持心室的充盈量。此时左室舒张末期容积较小的增加,就会引起左室舒张末压显著增高。当左室舒张末期压力过高时,肺静脉压随之上升,从而出现肺淤血、肺水肿等左心衰竭的临床表现(图 18-6)。此时,心肌的收缩功能尚无明显损伤,心输出量无明显降低。由于高血压病已经成为心力衰竭的主要病因之一,因舒张功能障碍引起的心力衰竭也日益受到重视。

此外,心肌细胞骨架的改变、室壁应力(后负荷)过大、心率过快、心室显著扩张以及心室的相互作用也会影响心室舒张功能。

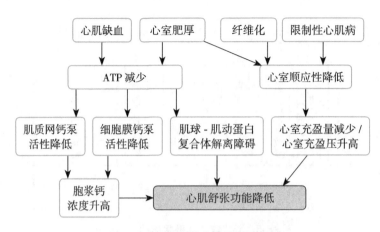

图 18-6   心肌舒张功能障碍的机制

第五节   心力衰竭临床表现的病理生理基础

心脏泵血功能障碍及神经 - 体液调节机制过度激活可以引起心力衰竭患者在临床上出现多种表现,主要以心输出量降低引起的器官组织灌流量减少和肺循环或体循环静脉淤血为特征,表现为低心输出量综合征和静脉淤血综合征。

一、低心输出量综合征的病理生理基础

由心肌收缩性降低和心室负荷过重引起的收缩性心力衰竭,在临床上表现为低心输出量综合征,又称为前向衰竭(forward failure)。

(一)心脏射血功能降低

1. 左室射血分数降低   收缩性心力衰竭时,每搏输出量降低而左心室舒张末容积增大,射血分数降低。此外,反映心肌收缩性的指标,如等容收缩期心室内压上升的最大速率($+\mathrm{d}p/\mathrm{d}t_{\max}$)以及反映心肌舒张性能的指标,如等容舒张期心室内压下降的最大速率($-\mathrm{d}p/\mathrm{d}t_{\max}$)在心力衰竭时也有不同程度的降低。值得注意的是,射血分数受心室前负荷和后负荷的影响。后负荷增加会抑制心肌收缩能力,降低射血分数;而二尖瓣反流引起的前负荷过度,会增加射血分数。

> 知识链接
> 随着对射血分数保留的心力衰竭的认识加深,人们注意到 30%~40% 的心力衰竭患者的射血分数可以大于 50%,特别是在老年患者,故不应单以射血分数判断患者是否存在心力衰竭。

2. 心输出量减少及心指数降低   心输出量是评价心脏泵血功能的重要指标之一,但在不同个体之间横向可比性较差。心指数(CI)是心输出量经单位体表面积标准化后的心脏泵血功能指标,横向可比性较好。心脏泵血功能受损的早期阶段,心力储备减少。随着心力衰竭的发展,心肌舒缩功能显著降低,心输出量常常依赖升高的充盈压或(和)增快的心率才能满足组织的代谢需求。严重心力衰竭时,卧床静息时的心输出量也显著降低,多数患者心输出量 <3.5L/min,心指数 <2.2L/min/m²。

3. 心室充盈受损   通常以肺毛细血管楔压反映左心房压和左心室舒张末压(left ventricular end diastolic pressure,LVEDP);以中心静脉压反映右心房压和右心室舒张末压(right ventricular end diastolic pressure,RVEDP)。由于心室射血后剩余血量增多,使心室收缩末期容积增多,心室

前负荷增大,在心力衰竭早期阶段即可出现心室舒张末压升高。

4. 心率加快 由于交感神经系统兴奋,患者在心力衰竭早期即有明显的心率增快。随每搏输出量的进行性降低,要维持心输出量对心率增快的依赖程度增大。因此心率加快常是心力衰竭患者最早的和最明显的表现。而过快的心率不但可使心输出量降低,且可造成心肌缺血、缺氧而加重心肌损害。

5. 动脉血压的变化 心力衰竭对血压的影响依心力衰竭发生的速度和严重程度而定。大面积急性心肌梗死引起的急性心力衰竭,由于心输出量明显减少,导致动脉血压下降,甚至引发心源性休克。慢性心力衰竭时,由于交感神经系统兴奋,儿茶酚胺含量增加,外周血管阻力增加、心率加快以及血容量增多等,动脉血压可维持在正常范围。而在慢性心力衰竭出现心功能急剧恶化的患者中,由于神经-体液调节系统的过度激活,患者可以出现动脉血压升高。心输出量明显减少时,脉压差可减小;而因心脏扩张造成主动脉瓣关闭不全时,可见脉压差增大。

(二) 器官血流重新分配

器官血流量取决于灌注压及灌注阻力。心输出量减少引起的神经-体液调节系统的激活,表现为血浆儿茶酚胺和 Ang Ⅱ 等缩血管活性物质含量增高。但由于各组织器官的交感神经末梢和受体的分布不同,阻力血管收缩的程度不一,导致器官血流量重新分配。一般而言,心力衰竭较轻时,心和脑血流量可维持在正常水平,而皮肤、骨骼肌、肾脏及内脏的血管床在交感神经兴奋时收缩较为明显,故血流量显著减少。当心力衰竭发展到严重阶段,心、脑血流量亦可减少。

1. 肾血流量减少 心力衰竭时,心输出量减少通过对压力感受器和球旁细胞的刺激激活交感神经和肾素-血管紧张素-醛固酮系统,使肾血流量明显减少,肾小球滤过率减少和肾小管重吸收增加,患者尿量减少,出现钠水潴留,亦可伴有氮质血症。患者的尿量在一定程度上可以反映心功能的状况,随心功能的改善,尿量增加。在慢性心力衰竭时,压力感受器和球旁细胞对心输出量减少的敏感性降低,尚可维持一定的肾血流量。

2. 骨骼肌血流量减少 在轻度心力衰竭时,患者在静息状态下无明显不适,而在体力活动时,器官血液灌注与组织代谢需求的失衡较为显著。由于骨骼肌血流量减少,心力衰竭患者的早期表现之一是乏力(fatigue)和活动耐力降低(exercise intolerance),这是通过减少骨骼肌耗氧量以适应组织的低灌流状态,在早期具有一定的代偿和保护意义。然而,由于心力衰竭患者的血管内皮功能受损,缺血或运动时引起的扩血管反应减弱,难以抗衡神经-体液调节机制激活所致的外周血管收缩,骨骼肌的血液灌注不足。长期低灌注可导致骨骼肌萎缩、氧化酶活性降低及线粒体数量减少等损伤性变化,这是心力衰竭患者活动耐力降低的主要机制。

3. 脑血流量减少 随着心输出量的进一步减少,脑血流量也可以减少。脑供血不足可引起头晕、头痛、失眠、记忆力减退和烦躁不安等表现。部分患者在变换体位时出现头晕、晕厥等直立性低血压的表现。当心输出量急性减少时,可导致脑缺血发生短暂性意识丧失,称为心源性晕厥(cardiogenic syncope)。严重者晕厥发作可持续数秒并伴有四肢抽搐、呼吸暂停和发绀等临床表现,称为阿斯综合征(Adama stokes syndrome)。

4. 皮肤血流量减少 心力衰竭时,皮肤血流量减少,表现为皮肤苍白、四肢发冷。如果合并缺氧,可出现发绀。

二、静脉淤血综合征的病理生理基础

由于心输出量减少,神经-体液调节机制过度激活,通过增加血容量和收缩容量血管导致心脏容量负荷过度增加,这非但不能使心输出量有效增加,反而导致充盈压显著升高而造成静脉淤血,表现为静脉淤血综合征(syndrome of venous congestion),亦称后向衰竭(backward failure)。根据静脉淤血的主要部位分为肺循环淤血和体循环淤血。

Note

（一）肺循环淤血

肺循环淤血主要见于左心衰竭患者。当肺毛细血管楔压升高,首先出现肺循环淤血,严重时可出现肺水肿(pulmonary edema)。肺淤血、肺水肿的共同表现是呼吸困难(dyspnea),为患者气短及呼吸费力的主观感觉,具有一定的限制体力活动的保护意义,也是判断肺淤血程度的指标。

1. **呼吸困难发生的基本机制**　①肺淤血、肺水肿导致肺顺应性降低,要吸入同样量的空气,需要增加呼吸肌作功,消耗更多的能量,故患者感到呼吸费力;②支气管黏膜充血、肿胀及气道内分泌物导致气道阻力增大;③肺毛细血管压增高和间质水肿使肺间质压力增高,刺激肺毛细血管旁 J 受体(juxtacapillary J receptor),引起反射性浅快呼吸。

以往曾认为呼吸困难还与缺氧有关,但心力衰竭患者动脉血氧分压及含量通常在正常范围。当用静脉扩张剂使左房压迅速降低时,在呼吸困难消失的同时,可有动脉血氧饱和度降低。这可能与左房压突然下降,肺血流向肺下叶转移,使肺下叶淤血加重而通气量减少,导致功能性分流增加有关。

2. **呼吸困难的表现形式**　根据肺淤血和肺水肿的严重程度,呼吸困难可有不同的表现形式。

(1) 劳力性呼吸困难:轻度左心衰竭患者仅在体力活动时出现呼吸困难,休息后消失,称为劳力性呼吸困难(dyspnea on exertion),为左心衰竭最早的表现。其机制是:①体力活动时四肢血流量增加,回心血量增多,肺淤血加重;②体力活动时心率加快,舒张期缩短,左心室充盈减少,肺循环淤血加重;③体力活动时机体需氧量增加,但衰竭的左心室不能相应地提高心输出量,因此机体缺氧进一步加重,刺激呼吸中枢,使呼吸加快加深,出现呼吸困难。

(2) 夜间阵发性呼吸困难:夜间阵发性呼吸困难(paroxysmal nocturnal dyspnea)亦是左心衰竭早期的典型表现。患者夜间入睡后(多在入睡 1~2 小时后)因突感胸闷、气急而惊醒,被迫坐起,可伴有咳嗽或泡沫样痰,发作较轻者在坐起后有所缓解,经一段时间后自行消失。严重者可持续发作,咳粉红色泡沫样痰,甚至发展为急性肺水肿。夜间阵发性呼吸困难的发生机制是:①患者入睡后由端坐位改为平卧位,下半身静脉回流增多,水肿液吸收入血液循环也增多,回心血量增加,加重肺淤血;②入睡后迷走神经紧张性增高,使小支气管收缩,气道阻力增大;③熟睡后中枢对传入刺激的敏感性降低,只有当肺淤血程度较为严重,动脉血氧分压降低到一定程度时,方能刺激呼吸中枢,使患者感到呼吸困难而惊醒。若患者在气促咳嗽的同时伴有哮鸣音,则称为心性哮喘(cardiac asthma)。

(3) 端坐呼吸:患者在静息时已出现呼吸困难,平卧时加重,故需被迫采取端坐位或半卧位以减轻呼吸困难的程度,称为端坐呼吸(orthopnea)。其机制是:①平卧位时血液自外周循环汇集到心脏中,左心不能及时将右心大量回流的血液泵出,引起肺静脉及毛细血管压力进一步升高,间质性肺水肿,气道阻力增加,肺顺应性下降,从而引起呼吸困难的表现。端坐位时下肢血液回流减少,肺淤血减轻;②膈肌下移,胸腔容积增大,肺活量增加,通气改善;③端坐位可减少下肢水肿液的吸收,使血容量降低,减轻肺淤血。端坐呼吸是左心衰竭造成严重肺淤血的表现。

左心衰竭引起长期肺淤血,肺循环阻力增加,使右心室后负荷增加,久之可引起右心衰竭。当病情发展到全心衰竭时,由于部分血液淤积在体循环,肺淤血可较单纯左心衰竭时有所减轻。

3. **急性肺水肿**　急性肺水肿为急性左心衰竭的主要临床表现。由于突发左心室排血减少,引起肺静脉和肺毛细血管压力急剧升高,毛细血管壁通透性增大,血浆渗出到肺间质与肺泡而引起急性肺水肿。此时,患者可出现发绀、气促、端坐呼吸、咳嗽、咳粉红色(或无色)泡沫样痰等症状和体征。

（二）体循环淤血

体循环淤血见于右心衰竭及全心衰竭,主要表现为体循环静脉系统的过度充盈、静脉压升高、内脏充血和水肿等。

1. 静脉淤血和静脉压升高　右心衰竭时因钠水潴留及右室舒张末期压力升高,使上下腔静脉回流受阻,静脉异常充盈,表现为下肢和内脏的淤血。右心衰竭时,因右心室和右心房淤血,中心静脉压升高,大静脉血液向右心房回流的阻力增大,导致静脉淤血,可见颈静脉充盈明显,称为颈静脉怒张(engorgement of neck vein)。当按压肝脏时,由于受压肝脏向下腔静脉回流的血量增加,颈静脉充盈更为明显,称肝颈静脉反流征(hepatojugular reflux)阳性。静脉淤血和交感神经兴奋引起的容量血管收缩,可使静脉压升高。

2. 肝肿大及肝功能损害　由于下腔静脉回流受阻,肝静脉压升高,肝小叶中央区淤血,肝窦扩张、出血及周围水肿,导致肝脏肿大,局部有压痛。长期右心衰竭,还可造成心源性肝硬化。因肝细胞变性、坏死,患者可出现转氨酶增高及黄疸。

3. 胃肠功能改变　慢性心力衰竭时,由于胃肠道淤血及动脉血液灌流不足,可出现消化系统功能障碍,表现为消化不良、食欲缺乏、恶心、呕吐和腹泻等。

4. 水肿　水肿是右心衰竭以及全心衰竭的主要临床表现之一,称为心性水肿(cardiac edema)。受重力的影响,心性水肿在体位低的部位表现最为明显,所以右心衰竭患者往往出现下肢水肿,严重者还可伴发腹水及胸水等。毛细血管血压增高是心性水肿的始发因素,而肾血流量减少可引起肾小球滤过率降低和醛固酮增加,造成钠、水潴留,促进水肿的发展。此外,由于胃肠道淤血引起的食物消化吸收障碍、肝淤血造成的肝功能损伤可导致低蛋白血症,又进一步加重心性水肿(图 18-7)。

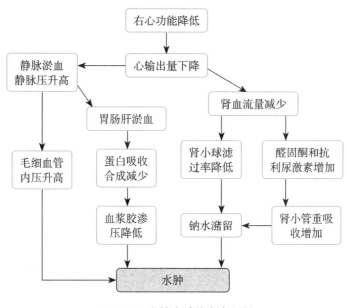

图 18-7　心性水肿的发病机制

(吴立玲)

第六节　治疗慢性心力衰竭的药物

心力衰竭既是一种表现为血流动力学障碍的症状性疾病,又是一种表现为渐进性心肌重塑的进展性疾病。心力衰竭是心血管疾病的严重和终末阶段,其发病率、死亡率高,预后不良。随着对心力衰竭发生机制的认识不断深入,心力衰竭的治疗模式也发生了很大的变化,治疗方式已从过去的短期血流动力学/药理学措施转变为长期的、修复性策略,治疗目标不仅仅是改善症状,更重要的是抑制神经-体液系统的过度激活,防止和延缓心肌重塑的发展,从而降低心力衰竭的死亡率和住院率,提高患者的生活质量和延长寿命。

为了减少心力衰竭的发生,首先是采取积极有效的措施,防治可能导致心力衰竭的各种原发性疾病。例如解除冠脉堵塞和痉挛,挽救缺血的心肌;控制血压;纠正血脂异常;提倡健康的生活方式,如有规律的运动,戒烟限酒和控制肥胖等。此外,消除诱因是一个不可忽视的防治环节。例如控制感染、避免过度劳累和紧张、纠正水、电解质和酸碱平衡紊乱等。

目前药物治疗仍是治疗慢性心力衰竭的主要手段,治疗目的不仅是改善症状,更重要的是防止或逆转心肌重塑,提高生活质量,延长寿命,降低病死率。本节主要介绍慢性心力衰竭的药物治疗。

一、治疗慢性心力衰竭药物的分类

心力衰竭的治疗目的是改善症状,减缓或逆转心肌功能衰竭,延长寿命。抑制肾素 - 血管紧张素 - 醛固酮系统或者交感神经的药物,都可以抑制心肌病理性重塑,减缓疾病进展,降低心力衰竭患者的死亡率。以上这些药物已经成为慢性心力衰竭长期治疗用药的首选(图 18-8)。减轻水肿、淤血的药物(如利尿药),能充分控制和有效消除液体潴留,可以改善心功能和运动耐量,是慢性心力衰竭标准治疗中必不可少的组成部分。表 18-3 显示了不同抗心力衰竭药物的心血管作用。

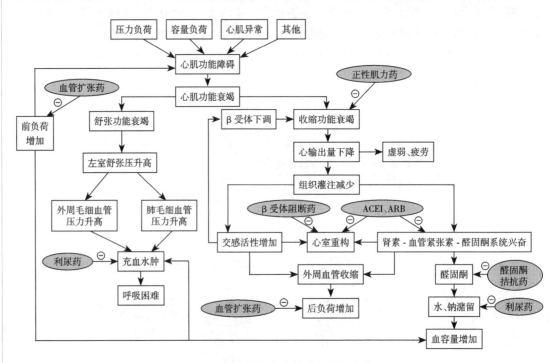

图 18-8　抗慢性心衰的主要治疗药物

表 18-3　抗心力衰竭药物的心血管作用

药物	心肌收缩力	心率	前负荷降低	后负荷降低	潜在心律失常	作用机制
ACE 抑制药						抑制 Ang II 生成和缓激肽降解
卡托普利	0	0	++	++	0	
依那普利	0	0	++	++	0	
AT$_1$ 受体阻断药						阻断 AT$_1$ 受体
坎地沙坦	0	0	++	++	0	
利尿药						抑制髓袢升支粗段 Na^+-K^+-$2Cl^-$ 同向转运体
呋塞米	0	0	+	0	0	

续表

药物	心肌收缩力	心率	前负荷降低	后负荷降低	潜在心律失常	作用机制
β 受体阻断药						选择性阻断 α_1 受体,非选择性阻断 β 受体
卡维地洛	0	0~–	0	+	0	
强心苷类药						抑制 Na^+-K^+-ATP 酶
地高辛	+	–	++	0~+	++	

药物作用强度如下:减少(–);未改变(0);提高范围从小(+)至大(++)

根据药物的作用及其机制,治疗慢性心力衰竭的药物可分为以下几类:

(一) 肾素 - 血管紧张素 - 醛固酮系统(RAAS)抑制药

1. ACE 抑制药卡托普利、依那普利等

2. 血管紧张素 Ⅱ 受体阻断药(ARB)氯沙坦、坎地沙坦等

3. 醛固酮受体阻断药螺内酯、依普利酮

(二) 利尿药呋塞米、氢氯噻嗪等

(三) β 受体阻断药美托洛尔、卡维地洛等

(四) 强心苷类药地高辛等

(五) 起搏电流(I_f)抑制剂伊伐布雷定

(六) 其他治疗慢性心力衰竭的药物

1. 血管扩张药硝普钠、硝酸异山梨酯、奈西立肽等

2. β 受体激动药多巴酚丁胺等

3. 磷酸二酯酶抑制药米力农等

4. 钙增敏剂左西孟旦等

5. 钙通道阻断药氨氯地平等

二、肾素 - 血管紧张素 - 醛固酮系统抑制药

神经内分泌系统的激活在心力衰竭症状的进展中起了很重要的作用。肾脏产生的肾素与血液循环中的血管紧张素原相互作用形成了无活性的血管紧张素 Ⅰ,在普遍存在于血管壁的 ACE 作用下生成具有高度生物活性的 Ang Ⅱ。Ang Ⅱ 可以刺激肾上腺皮质分泌醛固酮,引起水钠潴留、小动脉收缩等。此外,Ang Ⅱ 是一种生长因子,能促进心肌肥大和纤维组织生成,并通过促进细胞凋亡引起一部分心肌细胞丧失(图 18-9)。

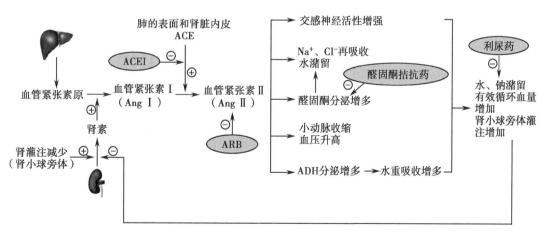

图 18-9　肾素 - 血管紧张素 - 醛固酮系统(RAAS)

（一）血管紧张素 I 转化酶抑制药

自 20 世纪 70 年代起，ACE 抑制药开始用于慢性心力衰竭患者，成为已被证实的能降低心力衰竭患者病死率的第一类药物。由于血管紧张素 II 在心肌重塑、心室功能恶化、血管平滑肌细胞增殖和内皮功能障碍中起决定性作用，因此 ACE 抑制药是用来预防和减轻左室收缩或舒张功能异常进程最常用的干预手段，是公认的治疗心力衰竭的基石和首选药物。常用的 ACE 抑制药有卡托普利（captopril）、依那普利（enalapril）、福辛普利（fosinopril）、赖诺普利（lisinopril）、培哚普利（perindopril）、雷米普利（ramipril）和贝那普利（benazepril）等。

【药理作用】

1. 抑制 ACE 的活性　ACE 抑制药阻止了血液及组织中 Ang I 向 Ang II 的转化，抑制 Ang II 生成，从而减弱 Ang II 对血管的收缩作用，降低心脏后负荷及血压。ACE 抑制药也能阻止 Ang II 引起的醛固酮分泌，减少水钠潴留，降低血容量，减轻心脏前负荷。此外，ACE 抑制药还能抑制缓激肽的降解，增加缓激肽含量，通过作用于激肽 B_2 受体使 NO 和前列环素（PGI_2）生成增加，发挥舒张血管、降低血压、抗血小板聚集和抗平滑肌增生等作用。

2. 影响血流动力学　ACE 抑制药降低全身血管阻力，增加心输出量。通过降低心室充盈压，降低室壁张力，改善心脏舒张功能。此外 ACE 抑制药还可扩张冠脉血管，增加冠脉血流量，保护缺血心肌，缓解慢性心力衰竭的症状，减少心律失常的发生。长期应用 ACE 抑制药有显著的排钠效果，可能与其降低肾血管阻力，增加肾血流量有关。

3. 抑制心肌肥大及血管重构　Ang II 及醛固酮是促进心肌细胞增生、增加胶原含量、促使心肌间质纤维化，从而导致心肌及血管重构的重要因素。Ang II 通过与 G 蛋白耦联受体 AT_1 结合，激活 PLC，使 PIP_2 分解生成 IP_3，促使肌浆网释放钙离子，从而激活 PKC，PKC 通过激活原癌基因而促进细胞生长增殖。Ang II 还能激活 MAPK 及 PTK 通路促进和调节细胞的增殖分化。ACE 抑制药通过减少 Ang II 的生成、抑制缓激肽的降解、促进 NO 和 PGI_2 生成，防止和逆转 Ang II 的致肥大、促生长及诱导相关原癌基因表达的作用。长期应用 ACE 抑制药能有效地阻止和逆转心室重构和心肌纤维化，提高血管顺应性。此外，ACE 抑制药还能抗氧自由基损伤，发挥心肌保护作用。

4. 抗交感神经活性　ACE 抑制药减弱了 Ang II 对交感神经末梢突触前膜 AT_2 受体的作用，减少去甲肾上腺素释放；通过恢复下调的 β 受体的数量，增加 G_s 蛋白量而增强 AC 活性，也提高副交感神经张力，进一步改善心功能。

5. 保护血管内皮细胞　ACE 抑制药改善慢性心力衰竭患者的血管内皮功能、恢复内皮细胞依赖性的血管舒张作用。多数 ACE 抑制药类药物还可以改变动脉粥样硬化斑块结构，具有抗动脉粥样硬化的作用。长期应用 ACE 抑制药改善内皮功能可能是由缓激肽介导。然而，Ang II 是一种平滑肌生长因子，它的降低可以减少平滑肌的数量，由此影响血管的张力。

【临床应用】　ACE 抑制药是治疗慢性心力衰竭的首选药物，所有左心室射血分数（LVEF）下降的心力衰竭患者都必须且终身使用，除非禁忌证或不能耐受。ACE 抑制药既能缓解慢性心力衰竭患者的症状、提高运动耐力、防止和逆转心肌肥大和血管重构、降低病死率、提高生活质量，还能延缓慢性心力衰竭的发生。

【不良反应】　ACE 抑制药的不良反应常见有两类：

1. 与抑制 Ang II 生成有关，如体位性低血压、肾功能恶化和高血钾症。口服吸收快、生物利用度高的 ACE 抑制药体位性低血压较为多见，如卡托普利。双侧肾血管病患者，ACE 抑制药舒张出球小动脉，降低肾灌注压，导致肾功能降低，停药后常可恢复。由于 ACE 抑制药抑制了 Ang II 的生成，导致醛固酮分泌减少，血钾升高，这在肾功障碍的患者或同时服用保钾利尿药的患者更为多见。

2. 与缓激肽积聚相关，如持续性干咳和血管神经性水肿。无痰干咳可能与 ACE 抑制药使缓激肽和(或)前列腺素在肺内蓄积有关,是 ACE 抑制药较常见的不良反应,也是患者被迫停药的主要原因。血管神经性水肿可发生于唇、舌、口等面部,与缓激肽或其代谢产物有关。偶尔可发生致命性不良反应如喉头水肿。孕妇及严重肾衰竭者禁用 ACE 抑制药。

临床上抗慢性心力衰竭常用的 ACE 抑制药体内过程如表 18-4 所示。

表 18-4　慢性心力衰竭常用的 ACEI 体内特点

药物	生物利用度(%)	达峰时间(h)	作用持续时间(h)
卡托普利	75	1	8~12
依那普利	60	4~6	≥24
福辛普利	36	3~6	24
赖诺普利	25	4~6	24

(二)血管紧张素 II 受体阻断药

血管紧张素 II 受体阻断药(ARB)可以阻断 Ang II 与其受体(AT$_1$ 受体)的结合,从而阻断或改善 RAS 的不良作用,如拮抗 Ang II 的收缩血管、水钠潴留、组织增生以及心血管细胞的坏死和凋亡,导致血压的降低,心脏后负荷的减轻,有利于心血管重构的防治。此外,ARB 还可能通过加强 Ang II 与 AT$_2$R 的结合,激活缓激肽 -NO 途径,产生舒张血管、降低血压、抑制心肌肥大及血管重构的效应,有益于心力衰竭的治疗。现在至少有四种已知的 Ang II 受体,但其大多数活性是通过 AT$_1$ 受体的作用。AT$_1$ 受体被激活时,产生包括血管收缩、细胞生长、心肌细胞凋亡、NE 和醛固酮的释放等作用。AT$_2$ 受体的作用包括抗生长 / 抗重塑、凋亡、血管扩张以及激肽 -NO-cGMP 系统的激活等。此类常用抗慢性心力衰竭的药物有氯沙坦(losartan)、缬沙坦(valsartan)、坎地沙坦(candesartan)、厄贝沙坦(irbesartan)、替米沙坦(telmisartan)等。临床上抗慢性心力衰竭常用的 AT$_1$ 受体阻断药的体内特点如表 18-5 所示。

表 18-5　慢性心力衰竭常用的 ARB 体内特点

药物	生物利用度(%)	达峰时间(h)	作用持续时间(h)
坎地沙坦	42	6~8	≥24
缬沙坦	25	4~6	24
氯沙坦	33	6	24
厄贝沙坦	60~80	3~6	24

【药理作用】　ARB 直接阻断 Ang II 与 AT$_1$ 受体的结合,对 ACE 途径以及非 ACE 途径产生的 Ang II 均有拮抗作用,能预防及逆转心室重构,降低慢性心力衰竭患者的再住院率和病死率。ARB 还可拮抗长期应用 ACE 抑制药时组织和循环中 Ang II 水平升高的不利影响,即对抗"ACE 逃逸"现象。长期应用 ACE 抑制药(1 年),血浆 Ang II 升高超过原有水平,防止左室重构和降低 NE 的作用减弱。ARB 由于阻断了 Ang II 的作用,因此长期应用对心率无明显影响,不产生耐受性。

【临床应用】　适用于治疗血浆肾素活性高,Ang II 增多所致的心肌肥大以及纤维化的慢性心力衰竭。推荐用于服用 ACE 抑制药出现不能耐受的干咳或血管神经性水肿的患者。

【不良反应】　与 ACE 抑制药相似,如可能引起低血压、肾功能恶化或高钾血症等。此类药物与 ACE 抑制药相比,不良反应(如干咳)少,极少数患者会发生血管神经性水肿。

(三)醛固酮受体阻断药

醛固酮是内源性的肾上腺激素,能增加钠的重吸收,促进钾的排泄。心力衰竭时血中醛固酮水平明显升高、活性增加,大量的醛固酮可显著保钠排钾排镁,引起水肿、心室内充盈压升高以及由于钾、镁的丢失而导致的心律失常和心源性猝死的发生。醛固酮活性增加还可导致交感神经活性增强而副交感神经活性降低,压力感受器敏感性降低,造成心力衰竭患者预后不良。此外,醛固酮还可刺激心肌纤维组织增生,促进胶原蛋白的合成,加重心血管重构和心室功能障碍。长期应用 ACE 抑制药和 ARB 治疗心力衰竭时,血中醛固酮浓度常有所升高,患者出现醛固酮"逃逸现象",产生多种反应促进慢性心力衰竭恶化。因此,加用醛固酮阻断药如螺内酯(spironolactone)、依普利酮(eplerenone),可抑制醛固酮的有害作用,有助于慢性心力衰竭的治疗。

【药理作用】　醛固酮受体阻断药通过抑制醛固酮所引起的慢性心力衰竭恶化的多种作用,有助于慢性心力衰竭的治疗。醛固酮与靶器官胞质内的醛固酮受体结合,形成醛固酮 - 受体复合物,进而转移至细胞核诱导 DNA 转录、翻译,合成特异性的醛固酮诱导蛋白,调控管腔膜 Na^+、K^+ 通道以及管周膜 Na^+-K^+-ATP 酶的活性,促进 Na^+ 的重吸收和 K^+ 的分泌(图 18-10)。醛固酮受体阻断药的结构与醛固酮相似,通过与醛固酮竞争胞质内受体,抑制醛固酮 - 受体复合物的形成而产生拮抗醛固酮的作用。醛固酮受体阻断药可使心力衰竭患者和梗死后心力衰竭患者显著获益,还可降低心力衰竭患者心脏性猝死率。此类药物降低心力衰竭患者的心血管死亡率的机制可能与其改善内皮功能,增加 NO 生

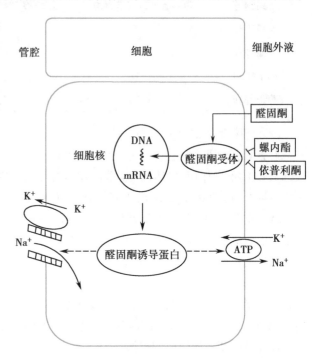

图 18-10　醛固酮对 Na^+、K^+ 转运的调节

物活性,抑制醛固酮引起的病理过程以及维持血钾水平,降低心力衰竭患者的心律失常有关。

【临床应用】　醛固酮受体阻断药可应用于所有伴有症状的心力衰竭患者,并可改善其预后。醛固酮阻断药是继 β 受体阻断药后能显著降低心脏性猝死率并能长期使用的药物。由于醛固酮的生成及活化与心力衰竭的严重程度成正比,因此心力衰竭的基本治疗方案也从"黄金搭档"(ACE 抑制药加 β 受体阻断药)转变为"金三角"(ACE 抑制药加 β 受体阻断药加醛固酮受体阻断药)。但三药合用的风险会有所增加即三种药物均具有降压作用;ACE 抑制药和醛固酮阻断药的不良反应可能相加,如电解质紊乱、血肌酐升高,甚至肾功能损害等。防止不良反应的方法包括密切观察、从小剂量起始,逐渐加量,尤其螺内酯不推荐用大剂量。使用后定期监测血钾和肾功能。虽然非选择性醛固酮阻断药螺内酯能降低慢性心力衰竭患者的病死率,但其与性激素相关的副作用,如男性乳房增生症、妇女多毛症等限制了螺内酯在慢性心力衰竭治疗方面的应用。依普利酮是选择性醛固酮阻断药,对醛固酮受体具有高度选择性,由于其克服了螺内酯的促孕以及抗雄激素等的副作用,成为治疗慢性心力衰竭安全有效的药物。在接受最佳药物治疗基础上(ACE 抑制药 /ARB 或 β 受体阻断药),加用依普利酮能降低近期心肌梗死、有心力衰竭症状的左室收缩功能降低患者和糖尿病患者的死亡率。

知识链接

J Mol Cell Cardiol 发表了关于 RAS 系统与 HF 能量代谢障碍的研究进展。该综述系统阐述了 RAS 系统尤其是 AngⅡ诱导了线粒体损伤,导致脂肪酸 β 氧化、葡萄糖氧化能力

下降及胰岛素抵抗。ACE 抑制药 /ARB 药物的作用机制可能与改善能量代谢有关。Gary DL. Impact of the renin-angiotensin system on cardiac energy metabolism in heart failure. J Mol Cell Cardiol,2013,63:98-106.

三、利尿药

钠盐潴留通常发生在慢性心力衰竭早期,伴有体重增加、外周水肿。利尿药通过抑制肾小管特定部位的钠盐的重吸收,消除心力衰竭时的水钠潴留,降低颈静脉压,减轻肺淤血、腹水和外周水肿,降低心脏前、后负荷,改善心功能和运动耐量,是慢性心力衰竭传统的基础治疗药物。

【药理作用】 利尿药通过促进 Na^+、水排泄,减少细胞外液和血容量,通过排钠降低平滑肌细胞内 Na^+ 浓度,进而激活 Na^+-Ca^{2+} 交换,使血管平滑肌细胞内 Ca^{2+} 浓度降低,血管壁的张力下降,并使血管平滑肌对去甲肾上腺素等缩血管物质的反应性减弱,外周阻力降低,因而可降低心脏前、后负荷,消除或缓解静脉淤血及其所致的肺水肿和外周水肿,改善心功能,减轻心功能不全症状。

【临床应用】 利尿药是慢性心力衰竭标准治疗中必不可少的组成部分。对伴有水肿或有明显充血和淤血的慢性心力衰竭患者尤为适用。合理使用利尿药是抗心力衰竭治疗中关键因素之一。使用时应注意:

1. 根据病情合理选用利尿药 常用的利尿剂有袢利尿剂和噻嗪类利尿剂。对于有明显液体潴留或伴有肾功能受损的患者,首选袢利尿剂如呋塞米。对于有轻度液体潴留、伴有高血压而肾功能正常的心力衰竭患者,可用噻嗪类利尿剂如氢氯噻嗪。无症状或无静脉充血征象,应用利尿药反而因其激活神经内分泌功能,兴奋 RAAS,加重组织器官血液灌流不足,加重肝、肾功能障碍,导致慢性心力衰竭恶化。

2. 应用方法从小剂量开始,逐渐增加剂量直至尿量增加 当症状缓解,即以最小有效剂量长期维持。每天监测体重是考察利尿剂效果和调整剂量的指标。

3. 联合用药 应用利尿药可激活内源性神经内分泌系统,特别是交感神经系统和 RAAS,增加血浆儿茶酚胺水平,减少肾血流量,加重组织器官灌注的不足,导致慢性心力衰竭恶化。与ACE 抑制药合用,利尿药可加强 ACE 抑制药缓解慢性心力衰竭症状的作用,后者可抑制利尿药引起的神经内分泌激活。

【不良反应】 利尿药引起的电解质紊乱较常见,如低钾血症、低镁血症、低钠血症。尤其是噻嗪类与高效利尿药引起的低钾血症,是心力衰竭时诱发心律失常的常见原因之一,尤其是与强心苷类药物合用时更易发生。在使用时除了配合低盐膳食,必要时应补充钾盐或合用留钾利尿药。长期大量应用利尿药还可引起糖代谢紊乱和高脂血症。

常用于治疗心力衰竭的利尿药有以下几类:

1. 高效利尿药 包括呋塞米(furosemide)、布美他尼(bumetanide)、托拉塞米(torasemide)等。因大多数滤过液在升支被重吸收,所以作用于此部位的药物是最有效的利尿药。此类药物与蛋白结合率高达 95% 以上,故不被肾小球自由滤过,而是通过有机阴离子转运分泌入管腔而发挥作用。此类药物与氯化物竞争结合 Na^+-K^+-$2Cl^-$ 共同转运蛋白,抑制钠和氯的重吸收。高效利尿药作用较强较快,呋塞米还能抑制前列腺素分解酶的活性,使 PGE_2 含量升高,扩张血管,降低血管阻力。还能舒张静脉,降低心脏前负荷,改善心功能。与其他袢利尿药相比,托拉塞米为一较新的髓袢利尿药,由于其可抑制远曲小管醛固酮与其受体的结合,使其排钾作用明显弱于其他髓袢利尿药,这在治疗伴有低钾血症的慢性心力衰竭具有特殊的临床意义。托拉塞米吸收迅速,生物半衰期较呋塞米长,连续用药无蓄积,安全性远高于其他同类药物。托拉塞米还能抑制

AngⅡ的收缩血管和促生长作用。在降低慢性心力衰竭患者的病死率、低血钾的发生率以及改善心功能等方面优于呋塞米。

2. 中效利尿药　包括噻嗪类及其类似利尿药,如氢氯噻嗪(hydrochlorothiazide)、吲哒帕胺(indapamide)等。噻嗪类利尿药是治疗左室功能障碍早期的一线用药,通过肾小球滤过和肾小管分泌进入肾小管管腔,竞争远曲小管 Na^+/Cl^- 转运蛋白,抑制远曲小管氯化钠的重吸收。噻嗪类利尿药适用于有轻度液体潴留、伴高血压而肾功能正常的慢性心力衰竭患者,对于严重的心力衰竭患者,噻嗪类利尿药通常无效或疗效不足。吲达帕胺作用与氢氯噻嗪相似,但较后者强10倍。在肾功损害时大部分从胆汁排出,故无蓄积作用,可用于慢性肾衰竭。吲达帕胺对血管平滑肌还具较高选择性,使血管扩张、外周阻力下降,这与其阻滞钙内流有关,是一强效、长效降压药。

3. 低效利尿药　包括螺内酯、氨苯蝶啶(triamterene)、阿米洛利(amiloride)等。此类利尿药作用弱,较少单独应用,多与其他利尿药合用,增强利尿效果、防止钾的流失。

四、β受体阻断药

长期以来,人们认为心力衰竭患者最根本的变化是心肌功能衰竭导致的心输出量减少,兴奋交感神经通过增强心肌收缩力、增加心率保证循环功能。因此,心力衰竭的药物治疗包括了可进一步刺激交感兴奋的药,而 β 受体阻断药因为负性肌力作用而被禁用于心力衰竭的治疗。然而长期激活的交感神经系统对心脏的有害效应远远超过其短期激活的有利效应,很多交感兴奋药增加了心力衰竭患者的死亡率,而 β 受体阻断药却意想不到地降低了死亡率。现在的研究发现,心力衰竭时交感神经持续兴奋加重了收缩功能损伤,这为 β 受体阻断药治疗心力衰竭由禁忌到提倡使用奠定了理论基础,也对心力衰竭的治疗产生了重大影响。

临床上常用的抗慢性心力衰竭的 β 受体阻断药有选择性 β_1 受体阻断药,如美托洛尔(metoprolol)、比索洛尔(bisoprolol),前者与 β_1 受体的亲和力约为 β_2 受体的80倍,后者约为120倍;同时具有阻断 α 受体和抗氧化特性的非选择性 β 受体阻断药,如卡维地洛(carvedilol)。

【药理作用】　由于长期持续性交感活性的增强、RAAS 的激活,慢性心力衰竭患者心肌细胞内 Ca^{2+} 超负荷引起心肌损害,心肌负荷加重、耗氧量增加、冠脉血流减少,促进心肌进一步重构、诱发心律失常甚至猝死,加重慢性心力衰竭病情的恶化。同时心肌肾上腺素 β 受体信号转导发生变化,患者心肌 β_1 受体下调和功能受损,受体与兴奋性 Gs 蛋白脱耦联,使 β_1 受体对正性肌力药的反应性下降。β 受体阻断药可通过抑制交感神经和 RAAS 过度兴奋,扩张血管,减轻心脏前、后负荷,减轻水、钠潴留,上调 β_1 受体、恢复其正常功能。研究表明,长期应用 β 受体阻断药(>3 个月)可改善心功能、提高左室射血分数,还能延缓或逆转心室重构。此外,其抗心律失常与抗心肌缺血的作用,能减少急性心血管事件、显著降低猝死率。β 受体阻断药改善心力衰竭患者心室功能的可能机制如表 18-6 所示。

表 18-6　β 受体阻断药改善慢性心力衰竭心室功能的可能机制

心力衰竭的神经内分泌激素改变	β 受体阻断药改善心室功能的可能机制
心肌的 β 受体密度减少	β 受体上调
交感神经系统活性增加(NE、AD 增加)	减少交感神经末梢释放 NE,拮抗儿茶酚胺毒性的直接心肌保护作用
内皮素、精氨酸血管加压素、肾素和血管紧张素Ⅱ等缩血管物质增加	降低缩血管物质的活性,加强血管扩张物质的活性(缓激肽的增加)
心脏肾上腺素功能异常引起心律失常	升高室颤阈值的抗心律失常效应

续表

心力衰竭的神经内分泌激素改变	β 受体阻断药改善心室功能的可能机制
心肌肥大、血管重塑	预防心肌肥大和血管重塑
炎性因子增加(TNF-α、IL-6 增加)	减少炎症性细胞因子
心肌细胞丧失	抗凋亡作用,促进心肌细胞再生
心脏能量消耗增加,冠脉血流减少	减慢心率,延长舒张期灌注时间增加冠脉血流
钙离子释放、摄取异常	使心肌细胞钙调蛋白正常化,改善钙离子耦联

1. 对心功能及血流动力学的影响　β 受体阻断药对左心室功能的长期和急性影响具有重要的治疗和病理生理学意义。由于 β 受体阻断药对心脏的抑制,使得心肌收缩力下降,心率减慢,心输出量减少,导致血压下降,心功能恶化。因此,稳定的心力衰竭患者使用 β 受体阻断药应从最小剂量开始,逐渐加量至能耐受的足量。长期用药后,β 受体阻断药可通过减慢心率,减少心肌耗氧量,延长心室充盈时间,增加心肌血液灌注等明显改善心功能、逆转左心室重构,提高左室射血分数、减少舒张末容积并降低死亡率。

2. 抑制交感神经　神经内分泌系统的过度激活是心力衰竭进展的关键过程,心力衰竭发生的最重要的变化就是交感神经系统的活性显著增强。β 受体阻断药通过对心肌 β 受体的阻断,拮抗交感神经对心脏的作用,抑制了大量儿茶酚胺引起的 Ca^{2+} 超负荷对心肌的损害,保护心肌细胞;通过减慢心率,延长舒张期灌注时间,增加冠脉血流;β 受体阻断药还通过上调 β 受体的数量、恢复其信号转导能力,改善其对儿茶酚胺的敏感性,从而改善心室功能。

3. 抑制 RAAS 的激活　β 受体阻断药可通过抑制 RAAS,减少 AngⅡ 和醛固酮的生成,使血管扩张,心脏前、后负荷降低,心肌耗氧量减少,减轻水、钠潴留,改善心室舒张功能;此外,β 受体阻断药抑制心肌肥大、纤维组织增生,预防心肌肥大和血管重塑;通过减少炎性因子(如 TNF-α、IL-6 等)的水平及抗氧化性损伤而延缓心力衰竭进程。

4. β 受体阻断药还具有明显的抗心律失常与抗心肌缺血的作用　它能降低心力衰竭患者的病死率,减少急性心血管事件及猝死的发生,改善慢性心力衰竭患者的预后。

【临床应用】　结构性心脏病,伴左室射血分数下降的无症状心力衰竭患者均可应用 β 受体阻断药。对于 NYHA 心功能分类 Ⅱ～Ⅲ 级、左室射血分数下降、病情稳定的慢性心力衰竭患者需终身服用。尤其适宜基础病因为扩张型心肌病者,可以改善心功能,阻止症状恶化,降低心律失常及猝死的发生。

【注意事项】　β 受体阻断药应用于慢性心力衰竭治疗时,应注意:

1. 慢性效果显著　由于 β 受体阻断药的目的是改变心力衰竭的进程而不是迅速改善症状,β 受体阻断药治疗心力衰竭往往需持续用药 2~3 个月才逐渐产生疗效,所以观察时间应较长。

2. 起始剂量宜小　β 受体阻断药初始应用产生抑制心肌收缩力的作用,可能会诱发和加重心力衰竭。为避免这种不良影响,应从小剂量开始给药,然后逐渐增加剂量至患者既能耐受又不致引起心力衰竭。静息心率是评估 β 受体有效阻滞的指标之一,通常心率降至 55~60 次/min 的剂量为 β 受体阻断药应用的目标剂量。

3. 应用早期(首剂或加量的 24~48 小时内)出现的低血压一般不需停药。如低血压伴有低灌注的症状,则应将 β 受体阻断药减量或停用;用药期间如引起液体潴留,应加大利尿剂用量。如病情恶化,且与 β 受体阻断药应用或加量相关,应暂时减量或退回至前一个剂量。

4. 对严重心力衰竭、伴 Ⅱ 度及以上房室传导阻滞、严重心动过缓、活动性哮喘以及反应性呼吸道疾病者禁用。

卡维地洛是目前 FDA 唯一批准用于治疗 NYHA 心功能 Ⅱ～Ⅳ 级心力衰竭患者的非选择性

兼有血管扩张作用的 α-β 受体阻断药。除了阻断肾上腺素受体,卡维地洛还具有抗炎、抗凋亡,其原形及代谢产物还具有抗氧化的作用。这使得卡维地洛成为能够保护心脏、延缓心力衰竭进程、逆转心肌重塑的具有"多重作用的神经体液拮抗剂",是心力衰竭治疗的必需药物。卡维地洛主要作用和作用特点如下:

1. 阻断肾上腺素受体　卡维地洛阻断 β_1、β_2 和 α_1 受体,阻断 β 受体的作用是其阻断 α 受体的 5~10 倍。

(1) β 受体阻断作用:卡维地洛抑制心肌收缩力,减慢心率,降低心肌耗氧量,延长心室充盈时间,增加心肌血液灌注,对心肌缺氧和心肌梗死引起的心肌损伤有明显的保护作用。

(2) α_1 受体阻断作用:扩张冠脉和肾血管,降低周围血管阻力,降低心肌耗氧量,增加冠脉供血,抑制 α_1 受体兴奋所致的后除极和触发活动。

2. 抗氧化作用　卡维地洛有极强的亲脂性,可蓄积在脂质发挥强大的抗氧化作用,这是其他 β 受体阻断药所不具有的特点。

(1) 直接抑制巨噬细胞、内皮细胞产生氧自由基,抑制激活的中性粒细胞释放氧自由基,拮抗氧自由基诱导的心律失常、细胞凋亡等作用。

(2) 抑制心肌和血管平滑肌细胞的脂质过氧化,保护缺血心肌线粒体功能免受氧化应激事件的损害,保护血管,防止动脉粥样硬化的形成等。

(3) 抑制平滑肌细胞增殖和迁移,减少心肌细胞的坏死,抑制心肌梗死区胶原含量的增加和心室重构,减少梗死面积,抑制细胞因子介导的细胞凋亡,保护心肌,延缓慢性心力衰竭进程。

这些作用使得卡维地洛能明显改善心力衰竭患者的心功能、逆转左心室重构,提高左室射血分数、减少舒张末期容积,减少心律失常和猝死的发生,降低住院率和死亡率。

与美托洛尔、比索洛尔相比,卡维地洛并无上调 β 受体的作用,但抗心力衰竭的作用同样显著。与美托洛尔可剂量依赖性地减慢静息或运动时心率、抑制夜间褪黑素释放的作用不同,卡维地洛在交感张力较高时如运动及慢性心力衰竭患者,能剂量依赖性地减慢心率,对静息时的心率影响较小(这可能与其阻断 α 受体后反射性兴奋交感神经有关),且不影响夜间褪黑素的释放。进展性慢性心力衰竭患者一般能较好地耐受卡维地洛,用药早期及卡维地洛剂量逐渐递增阶段,未见慢性心力衰竭症状的恶化及严重不良反应的发生,亦未见因慢性心力衰竭症状加重而停药的现象。卡维地洛还可防止长期单独应用 ACE 抑制药后会产生 ACE "逃逸"现象(即表现为血中 ACE 水平的升高),增强 ACE 抑制药对 RAAS 的抑制作用。

五、强心苷类

强心苷(cardiac glycosides)是一类化学结构相似、选择作用于心脏,能增加心肌收缩性的苷类化合物,用于心力衰竭的治疗。临床常用的是地高辛(digoxin),其他还有洋地黄毒苷(digitoxin)、毛花苷 C(lanatoside C)、毒毛花苷 K(strophanthin K)等。

【药理作用】

1. 对心脏的作用

(1) 正性变力作用(positive inotropic action):强心苷能增加心肌的收缩力,即正性肌力作用。通过正性肌力作用,使心肌收缩有力而敏捷,表现为提高收缩时最高张力以及心肌最大缩短速度。心肌收缩力的增加导致心室舒张末期容积的减小,射血分数提高。在增加心肌收缩力的同时,强心苷使心力衰竭患者的心肌耗氧量降低、心输出量增加。

强心苷增强心肌收缩力的正性肌力作用是通过抑制了心肌细胞膜表面 Na^+-K^+-ATP 酶的活性。Na^+-K^+-ATP 酶是由催化 α 亚单位以及与稳定性有关的 β 亚单位组成的二聚体(图 18-11),是一种需能的"钠泵"。在细胞除极时转运 3 个钠离子进入细胞与 2 个钾离子交换,产生电流,维持负的静息电位。

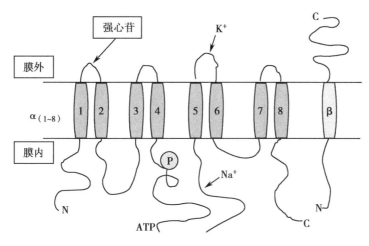

图 18-11　Na^+-K^+-ATP 酶结构模式图

强心苷与酶结合,阻止酶的构象发生周期性变化,从而抑制酶的活性。由于 Na^+-K^+-ATP 酶被抑制,降低了细胞内钾含量,增加了细胞内钠含量,有利于钙离子通过 Na^+/Ca^{2+} 离子交换机制转运进入细胞,从而使细胞内钙浓度增加。细胞内 Ca^{2+} 少量增加时,还能增加动作电位 2 相内流的 Ca^{2+},此 Ca^{2+} 通过"钙诱发的钙释放"的方式促使肌浆网释出更多 Ca^{2+}。此外,生理剂量的强心苷可以改变钠通道的选择性,允许 Ca^{2+} 滑动内流入胞质。心肌细胞内 Ca^{2+} 浓度的升高导致了心肌收缩力的增强(图 18-12)。

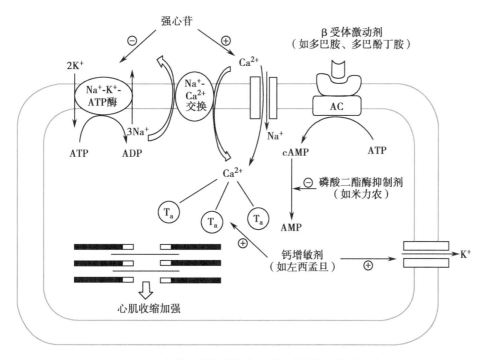

图 18-12　强心苷及其他非苷类正性肌力药作用机制示意图

(2) 负性变时作用(negative chronotropic action):强心苷对于心力衰竭伴心率加快的患者能明显减慢心率。强心苷的负性频率作用主要是继发于其正性肌力作用。强心苷加强心肌收缩力,使心输出量增加,增加了颈动脉窦和主动脉弓压力感受器的敏感性,从而降低交感神经的活性,增加副交感神经的活性,减慢心率。这有利于心室的充盈,减轻肺淤血。

(3) 对心肌电生理特性的影响:这方面的作用比较复杂,有直接对心肌细胞的和间接通过迷走神经作用的。强心苷对心肌主要电生理的影响见表 18-7。

Note

表 18-7　强心苷对心脏的电生理作用

	窦房结	心房	房室结	普肯耶纤维
自律性	↓			↑
传导性			↓	
有效不应期		↓		↓

注:"↓"表示下降,减慢,缩短;"↑"表示提高,加快,延长

治疗量强心苷主要通过增强迷走神经活性这一间接作用,抑制起搏电流(pacemaker current,I_f),并促使 ACh 敏感的钾通道(K_{ACh})开放频率增加,加速 K^+ 外流,使最大舒张电位加大(负值更大),与阈电位间距加大,因此自律性下降而窦性频率减慢。减慢窦性频率对心力衰竭患者有利,可使心脏得以休息,获得更多的冠脉血供,还使静脉回心血量更为充分而搏出更多血液。

减慢房室结传导主要是其加强迷走神经活性,减少 Ca^{2+} 内流的结果。使呈慢反应电活动的房室结除极减慢,降低其传导速度。同时,部分也有强心苷的直接作用参与,即抑制 Na^+-K^+-ATP酶,使细胞内缺钾,最大舒张电位减小,传导减慢。减慢传导是强心苷治疗房颤减少心室率的重要依据。缩短心房有效不应期也是通过加强迷走神经活性,加速 K^+ 外流所致,这是强心苷治疗房扑时转为房颤的原因。

此外,强心苷通过直接抑制 Na^+-K^+-ATP 酶,使细胞失钾,最大舒张电位减小,提高普肯耶纤维自律性,并缩短其有效不应期,这是强心苷中毒时出现室性心动过速或室颤的原因。缩短普肯耶纤维的有效不应期,反映在心电图上就是缩短 QT 间期。

(4) 对心电图的影响:治疗量强心苷最早引起 T 波的变化,其幅度减小,甚至倒置。ST 段降低呈鱼钩状,这反映了动作电位 2 期的缩短,也是判断患者是否服用强心苷的依据之一。PR 间期的延长,反映了房室传导的减慢。QT 间期的缩短,反映了浦氏纤维的有效不应期缩短。PP 间期的延长则反映了窦性频率的减慢。

2. 对神经 - 内分泌系统的作用　强心苷除了增加心肌收缩力,对多系统都有重要影响。通过直接和间接改善心力衰竭时神经内分泌功能的异常而发挥抗心力衰竭作用。强心苷通过直接抑制交感神经的活性,增加心室前壁血流量及心脏指数。强心苷还可敏化窦弓及心内压力感受器,恢复压力感受器的正常敏感性和反射机制,兴奋迷走神经中枢而增强迷走神经传出冲动,这是其减慢心率和治疗室上性心律失常的主要依据。

心力衰竭时,压力感受器的敏感性明显下降,这也是心力衰竭时交感神经、RAAS 活性增高的原因之一。研究发现心力衰竭时,窦弓压力感受器中 Na^+-K^+-ATP 酶的活性明显增高,导致压力感受器细胞内钾增多,细胞呈超极化状态,致使细胞兴奋性降低,从而使得感受器敏感性降低。强心苷抑制 Na^+-K^+-ATP 酶,避免细胞的超极化,从而恢复压力感受器的敏感性。

强心苷通过抑制 RAAS 系统,降低血浆肾素活性,从而减少 Ang Ⅱ 及醛固酮的含量,改善神经内分泌失调,产生对心脏的保护作用。

3. 对肾脏的作用　强心苷对心力衰竭患者有明显的利尿作用,是正性肌力作用后增加了肾血流量和肾小球滤过功能所继发的。此外,强心苷还可直接抑制肾小管细胞膜 Na^+-K^+-ATP 酶,减少肾小管对 Na^+ 的重吸收,排钠利尿。

4. 对血管的作用　强心苷能直接收缩血管平滑肌,增加外周阻力。心力衰竭患者用药后,强心苷对交感神经活性抑制作用超过其缩血管效应,使外周阻力有所下降,局部血流增加。

【临床应用】

1. 慢性心力衰竭　改善慢性射血分数降低的心力衰竭的临床状况,适用于已应用利尿药、ACE 抑制药(或 ARB)、β 受体阻断药和醛固酮受体阻断药,左室射血分数≤45%,仍持续有症状的患者。尤其适用于伴有快速心室率的房颤患者,加用 β 受体阻断药对于运动时心室率增快的

控制更为有效。对由高血压、心瓣膜病、先天性心脏病所致低心输出量的慢性心力衰竭效果较好。对继发于严重贫血、甲亢及维生素 B1 缺乏所致能量产生障碍的心力衰竭效果较差,应配合原发病的治疗。对心肌缺氧和能量产生障碍的肺源性心脏病、活动性心肌炎的心力衰竭疗效差。对心肌外机械因素所引起的心力衰竭,如严重二尖瓣狭窄及缩窄性心包炎、心包积液等疗效很差,甚至无效。存在进行性心肌缺血时,应慎用或不用地高辛,不主张早期应用,已应用地高辛者不宜轻易停用。

2. 心律失常

(1) 心房纤颤:心房肌快速而不规则的纤维颤动使得过多的冲动可能下传到心室,引起心室率过快,妨碍心室排血而致循环障碍。强心苷可通过抑制房室传导,使过多冲动不能穿过房室结下传到心室而隐匿在房室结中,保护心室免受来自心房过多冲动的影响,减慢心室频率,增加心排出量,从而改善循环障碍。

(2) 心房扑动:心房扑动时源于心房的冲动数量较心房纤颤时为少,但冲动较强,易传入心室,引起心室率过快而难以控制。强心苷能不均一地缩短心房不应期而引起折返激动,使心房扑动转为心房纤颤,然后强心苷再发挥其治疗房颤的作用而获得疗效。有些患者当转为心房纤颤后,停用强心苷有可能恢复窦性节律。因为停用强心苷等于取消其缩短心房不应期的作用,也就相对地延长了不应期,使得折返冲动较多地落入延长的不应期而消失,取消折返,恢复窦性节律。

(3) 阵发性室上性心动过速:强心苷因增强迷走神经活性,因而有效终止阵发性室上性心动过速。

【**不良反应及防治**】　强心苷治疗安全范围小,治疗量已接近中毒剂量的 60%。

1. 不良反应　胃肠道反应较为早见,如厌食、恶心、呕吐、腹泻、腹痛;中枢神经系统症状及视力障碍,常表现为头痛、疲乏、眩晕、噩梦、谵妄、幻觉,还有黄、绿视症及视力模糊等;最为严重的是心脏毒性反应,发生各种心律失常,常见室上性或室性心律失常及房室传导障碍,其中以室性早搏为多见早见,依次为房室传导阻滞、房室结性心动过速、房室结代节律、房性过速兼房室阻滞、室性心动过速、窦性停搏等。这些心脏反应是由三方面电生理特性的变化引起:①异位节律,即普肯耶纤维自律性增高或迟后除极的触发活动引起;②抑制了房室结传导;③降低了窦房结自律性。

2. 中毒反应的防治　首先应注意诱发中毒的因素,如低血钾、高血钙、低血镁、心肌缺血等。还应警惕中毒先兆症状,如一定次数的室性早搏、色视障碍、窦性心动过缓(低于 50~60 次 /min)等。一般地高辛血药浓度在 3ng/ml 即可诊断为中毒。

对快速性心律失常者可静脉滴注或口服氯化钾,因细胞外 K^+ 可阻止强心苷与心肌细胞膜 Na^+-K^+-ATP 酶结合,从而阻止毒性的发展;对严重者需用苯妥英钠,它与强心苷竞争 Na^+-K^+-ATP 酶,恢复其活性。利多卡因也可用于解救室性心动过速及心室纤颤。对强心苷中毒时的心动过缓或 Ⅱ、Ⅲ 度房室传导阻滞等缓慢型心律失常宜用阿托品解救。对危及生命的极严重中毒,可用地高辛抗体 Fab 片段作静脉注射,迅速结合并中和地高辛,使其脱离 Na^+-K^+-ATP 酶而解除毒性。

六、伊伐布雷定

伊伐布雷定(ivabradine)能特异性抑制心脏窦房结起搏电流(I_f),降低窦房结发放冲动的频率,减慢心率。该药对 I_f 电流的抑制是剂量依赖性的。由于心率减慢,舒张期的延长,使得冠脉血流量增加,从而改善心肌缺血。临床实验表明,伊伐布雷定能降低心血管死亡率和心力衰竭住院率及死亡率,患者左室功能和生活质量均显著改善。适用于窦性心律的射血分数降低的心力衰竭患者。对已使用 ACE 抑制药(或 ARB)、β 受体阻断药和醛固酮受体阻断药,并已达到最

Note

大耐受量、心率仍然≥70 次 /min 的持续症状者,可加用伊伐布雷定。对于心率≥70 次 /min、不能耐受 β 受体阻断药的有症状患者,也可以使用伊伐布雷定。该药常见的不良反应是剂量依赖性的可逆的视觉反应,如视物模糊、幻视及视觉干扰等。

知识链接

《美国心脏病学杂志》(*American Journal of Cardiology*)发表了一项关于严重心力衰竭患者应用伊伐布雷定的研究。此项研究分别纳入了 SHIFT 研究中的 712 例严重心力衰竭和 5973 例非严重心力衰竭患者。该研究指出,对于严重心力衰竭患者,应用伊伐布雷定不仅是安全的,还有助于改善临床转归,而且这种改善程度与原心力衰竭程度严重程度无关。Jeffrey S. Efficacy and Safety of Ivabradine in Patients With Severe Chronic Systolic Heart Failure (from the SHIFT Study). Am J Cardiol. 2014, 497-503.

NYHA Ⅱ ~ Ⅳ级慢性射血分数降低的心力衰竭患者明确适用的药物如表 18-8 所示。

表 18-8　NYHA Ⅱ ~ Ⅳ级慢性射血分数降低的心力衰竭患者明确适用的
药物及其作用机制和不良反应

药物	作用机制	临床应用	不良反应
ACEI	抑制血管紧张素 I 转化酶,拮抗 Ang II 的作用	适用于所有慢性射血分数降低的心力衰竭患者	体位性低血压、肾功能恶化和高血钾症;持续性干咳和血管神经性水肿等
β 受体阻断药	阻断 β 受体,抑制交感神经和 RAAS 过度兴奋	适用于病情相对稳定的慢性射血分数降低的心力衰竭,以及结构性心脏病且 LVEF ≤40% 的心力衰竭患者	心脏抑制;诱发和加重支气管哮喘;停药反跳现象等
醛固酮受体阻断药	与醛固酮竞争受体,拮抗醛固酮的作用	适用于伴症状的心力衰竭患者	性激素相关的副作用
ARB	阻断 AT_1 受体,拮抗 Ang II 的作用	LVEF ≤40%,不能耐受 ACEI 的患者	低血压、肾功能恶化或高钾血症等
利尿剂	抑制髓袢升支粗段 Na^+-K^+-$2Cl^-$ 同向转运体或远曲小管 Na^+/Cl^- 转运蛋白,抑制氯化钠的重吸收	有液体潴留证据的心力衰竭患者均应给予利尿剂,且应在出现水钠潴留的早期应用	电解质紊乱如低钾血症、低镁血症、低钠血症等
地高辛	抑制 Na^+-K^+-ATP 酶	已应用 ACEI(或 ARB)、β 受体阻断药、醛固酮受体拮抗剂和利尿剂治疗,仍持续有症状、LVEF ≤45% 的患者。尤其适用于心力衰竭合并心室率快的房颤者	胃肠道反应;中枢神经系统症状、视力障碍;心脏毒性反应
伊伐布雷定	选择特异性抑制窦房结 I_f 电流	窦性心律的 HF-REF 患者	视觉反应如视物模糊、幻视及视觉干扰等

七、其他用于治疗心力衰竭的药物

(一) 血管扩张药

此类药物可降低全身血管阻力,降低心室充盈压,从而减轻心脏负荷,可用于急性心力衰竭的早期阶段。此类药物主要有硝酸酯类、硝普钠、肼屈嗪及奈西立肽等。

【药理作用】　血管扩张药扩张外周血管，静脉（容量血管）扩张，使回心血量减少，心脏的前负荷降低，进而降低左室舒张末压、肺楔压等，缓解肺部淤血。小动脉（阻力血管）扩张，则降低外周血管阻力，心脏后负荷降低，增加心输出量，心室壁肌张力和心肌耗氧量也都降低，从而改善心功能，增加动脉供血，缓解组织缺血症状。

【临床应用】　应用血管扩张药治疗心力衰竭时，收缩压水平是评估此类药物是否适合的重要指标。收缩压 >110mmHg 的患者通常可安全使用；收缩压在 90~110mmHg 的患者应谨慎使用；因此类药物可能增加急性心力衰竭患者的病死率，所以收缩压 <90mmHg 的患者则禁忌使用。此外，还应根据患者血流动力学变化来选用药物，如动脉扩张剂肼屈嗪宜用于后负荷升高，心排出量明显减少而外周阻力升高患者；以扩张静脉为主的硝酸酯类药物主要针对前负荷升高，肺静脉压明显升高，肺淤血症状明显患者；若前、后负荷均升高，心排出量低而肺静脉高压者，则应兼顾用药，可选用联合应用肼屈嗪和硝酸酯类使动脉和静脉同时扩张。

硝普钠（nitroprusside sodium）能直接扩张动脉及静脉，是一种能同时降低心室灌注压和循环血管阻力的强扩管药。硝普钠扩张小静脉降低左室充盈压，降低心脏前负荷，增加静脉顺应性；扩张动脉，降低外周血管阻力，降低心脏后负荷，增加了主动脉的顺应性，增加心输出量。它起效快，持续时间短。可迅速降低血压和肺楔压，适用于严重心力衰竭以及原有后负荷增加伴肺淤血或肺水肿患者。临床应用硝普钠宜从小剂量开始，逐渐增加剂量，根据血压调整合适的维持剂量。由于具有强效降压作用，应逐渐停药，以免发生反跳现象。

硝酸甘油（nitroglycerin）、硝酸异山梨酯（isosorbide dinitrate）在体内转化为 NO，对心力衰竭的血流动力学产生良好效应。主要扩张容量血管，降低静脉回流及左室舒张末压，明显降低肺楔压，减轻肺淤血及呼吸困难等症状。此外，硝酸酯类药物还选择性扩张心外膜下的冠状血管，增加冠脉流量，提高心室收缩及舒张功能。此类药物在不减少每搏输出量和不增加心肌耗氧量下能减轻肺淤血，特别适用于急性冠状动脉综合征伴心力衰竭的患者。长期应用此类药物均可产生耐受性。

肼屈嗪（hydralazine）选择性扩张小动脉，降低心脏后负荷，增加心输出量，也较明显增加肾血流量。主要用于肾功能不全或对 ACE 抑制药不能耐受的心力衰竭患者。由于其降低血压，反射性兴奋交感神经及激活 RAAS，故长期单独应用难以维持疗效。

奈西立肽（nesiritide）是一种兼具多重作用的血管扩张剂。除了扩张动脉（包括冠状动脉）和静脉，降低心脏前、后负荷，还具有一定的排钠利尿以及抑制交感神经和 RAAS 的作用。用于急性失代偿性心力衰竭。该药在急性心力衰竭患者中应用安全，但不改善预后。

（二）β 受体激动药

β 受体激动药属于非苷类正性肌力药，通过兴奋心肌的 β_1 受体以及血管平滑肌上的 β_2 受体和多巴胺受体而起作用。在心力衰竭过程中，由于交感神经处于激活状态，心肌 β_1 受体下调，β 受体与 G_s 蛋白脱耦联，使其对儿茶酚胺类药物以及 β 受体激动药的敏感性降低。故对于心力衰竭，β 受体激动药难以发挥作用，不宜作为心力衰竭常规治疗用药。此类药物短期应用于低心输出量综合征，可增加心输出量、改善外周灌注，缓解症状。长期应用时不良反应多，因加快心率、增加心肌耗氧量而对心力衰竭不利，增加死亡风险。正在应用 β 受体阻断药的患者不推荐应用此类药物。常用药物有多巴胺（dopamine）、多巴酚丁胺（dobutamine）、异波帕明（ibopamine）等。

（三）磷酸二酯酶抑制药

磷酸二酯酶抑制药（phosphodiesterase inhibitor，PDEI）通过抑制磷酸二酯酶Ⅲ（PDEⅢ）的活性，减少细胞内 cAMP 的降解，使心肌细胞内 cAMP 水平升高，通过激活蛋白激酶 A（PKA）使 Ca^{2+} 通道磷酸化，使 Ca^{2+} 内流增加或钙库释放 Ca^{2+} 增多，从而产生正性肌力的作用。此外，在外周脉管系统，cAMP 扩张动、静脉，特别对静脉与肺血管床扩张较明显，使心脏负荷降低，心

Note

肌耗氧量下降,是一类正性肌力扩血管药。其代表药有米力农(milrinone,甲氰吡酮)、依诺昔酮(enoximone)和维司力农(vesnarinone)等。

米力农是较早应用于临床的非苷类强心药,具有显著的正性肌力作用和扩张血管作用,使心输出量增加。可作为重症心力衰竭患者短期静脉注射给药,明显改善心脏的收缩和舒张功能,缓解症状,提高运动耐力。常见不良反应低血压和心律失常。米力农不宜长期应用,该药可加快心率,增加心肌耗氧量,降低患者生活质量,甚至缩短寿命。

(四) 钙增敏药

钙增敏药(calcium sensitizers)能够快速增加心力衰竭患者心输出量,降低充盈压,提高运动耐力,是近年研究发现的用于心力衰竭的新一代药物。本类药物包括左西孟旦(levosimendan)、匹莫苯(pimobendam)、噻唑嗪酮(thiadizinone)等。钙增敏药可作用于收缩蛋白水平,能增强肌钙蛋白 C(TnC)对 Ca^{2+} 的亲和力,具有钙敏感作用(图 18-12)。在不增加细胞内 Ca^{2+} 浓度的情况下,提高心肌收缩蛋白对钙的敏感性,增强心肌收缩力。此作用不仅可避免细胞内 Ca^{2+} 浓度过高所引起的损伤、坏死等不良后果,还可节约部分供 Ca^{2+} 转运所消耗的能量。此外,钙增敏药还可激活 ATP 敏感的钾通道,从而使血管平滑肌细胞超极化,扩张血管,改善心脏的供血供氧,并减轻心脏负荷,降低心肌耗氧量,提高心力衰竭患者的运动耐力。大多数钙增敏药还兼具对 PDEⅢ的抑制作用,可部分抵消钙增敏药的副作用。临床资料显示左西孟旦在缓解临床症状、改善预后等方面不劣于多巴酚丁胺,有良好的血流动力学效应,适用于心肌收缩功能障碍所致的有症状的低心输出量而不伴有低血压的患者。应用时需监测血压和心电图,避免血压过低和心律失常的发生。

> **知识链接**
>
> Journal of Clinical medicine research 发表了一篇关于左西孟旦的文献综述,该文介绍了左西孟旦的药动学特性、药理作用和药效学机制,及其在治疗严重心力衰竭方面的疗效、安全性和耐受性。 Charalampos Pierrakosa. Levosimendan in critical illness:A literature review. J Clin Med Res. 2014,6(2):75-85. http://www.ncbi.nlm.nih.gov/pubmed/24578748

(五) 钙通道阻断药

此类药物具有较强的扩张外周动脉的作用,可降低总外周阻力,减轻心脏后负荷,改善心力衰竭的血流动力学障碍。由于具有降压和扩张冠脉的作用,可对抗心肌缺血。钙通道阻断药还可缓解钙超载,从而改善舒张期功能障碍。但短效钙通道阻断药如硝苯地平、地尔硫䓬、维拉帕米等由于其负性肌力以及反射性激活神经内分泌系统的作用,短期应用可导致肺水肿和心源性休克,长期应用可使心功能恶化、死亡危险增加。故心力衰竭患者如伴有严重高血压或心绞痛、其他药物不能控制,可选用长效钙通道阻断药如氨氯地平或非洛地平(felodipine)。二者作用出现较慢,维持时间较长,舒张血管的作用强而负性肌力及反射性神经内分泌作用较弱。此外,氨氯地平尚有抗动脉硬化及抗炎症因子(如 TNF-α)等作用。

八、慢性心力衰竭治疗的目标

慢性心力衰竭的治疗自 20 世纪 90 年代以来已有重大转变,从传统的短期改善血流动力学如增加心排出量、心脏指数、降低左室舒张末期压力等转变为长期的修复策略如防止并逆转心肌肥大、延长患者生存期、降低心力衰竭的病死率和再住院率、提高生活质量和改善预后。

慢性心力衰竭的治疗手段也从采用强心、利尿、扩血管药物转变为神经内分泌抑制药。慢性收缩性心力衰竭的基石是伴有液体滞留的患者在应用利尿剂的基础上尽早开始和联合应用

ACE 抑制药(或 ARB)与 β 受体阻断药。两者均可降低心力衰竭病死率,合用疗效更佳,称为"黄金搭档"。无禁忌证者可在上述黄金搭档基础上再加用醛固酮拮抗剂,三药合用形成"金三角",这已成为慢性射血分数降低性心力衰竭的基本治疗方案。此外,采用各种非药物治疗手段,包括生活方式的调整(限钠、限水、饮食、运动等)、体质量的检测、心理和精神治疗以及外科手术等,进一步提高心力衰竭的防治效果。

(周　药　臧伟进)

本章小结

1. 各种原因引起心脏结构和功能损伤,导致心室射血和(或)充盈功能低下,以至于不能满足组织代谢需要的病理生理过程称为心力衰竭。左心衰竭引起肺淤血,患者最明显的表现是呼吸困难;右心衰竭及全心衰竭可引起体循环淤血,主要表现有静脉淤血和水肿。在临床上,低心排血量性心力衰竭较高心排血量性心力衰竭常见;射血分数减少的心力衰竭多于射血分数保留的心力衰竭;左心衰比右心衰常见。

2. 多种病因通过降低心肌收缩性、增加心室前后负荷以及减少心室充盈而引发心力衰竭,其中冠心病和高血压是引起心力衰竭的主要病因;而感染、心律失常、水和电解质代谢紊乱等是引发心力衰竭的常见诱因。

3. 心力衰竭时心脏的代偿方式包括心率加快、心肌收缩性增加、紧张源扩张和心室重构。交感 - 肾上腺髓质系统、肾素 - 血管紧张素 - 醛固酮系统和促炎细胞因子系统激活既是心力衰竭时主要的代偿机制,也是推动受损心脏由代偿向失代偿转变的关键途径。心肌收缩相关的结构成分改变、能量代谢异常、兴奋 - 收缩耦联障碍和心脏各部分舒缩不协调是导致心肌收缩功能障碍的主要机制。

4. 心力衰竭的治疗目标是抑制神经 - 体液系统的过度激活,防止和延缓心肌重塑的发展。目前明确用于抗慢性心力衰竭的药物有 ACE 抑制药(如卡托普利等)、AT_1 受体阻断药(如氯沙坦等)、利尿药(如氢氯噻嗪等)、β 受体阻断药(如卡维地洛等)、强心苷(如地高辛等)以及选择性起搏电流 I_f 抑制剂(如伊伐布雷定)等。

5. ACE 抑制药通过抑制 ACE 的活性,减弱了 Ang II 收缩血管等作用,抑制心肌肥大及血管重构,保护血管内皮细胞以及抗交感神经活性,进一步改善心功能,降低心力衰竭患者的病死率。临床适用于所有左室射血分数下降的心力衰竭患者。不良反应为干咳以及血管神经性水肿等。

6. AT_1 受体阻断药直接阻断 Ang II 与其受体的结合,拮抗了 ACE 及非 ACE 途径产生的 Ang II 的作用,能预防及逆转心血管重构,降低慢性心力衰竭患者的再住院率和病死率。其抗慢性心力衰竭的作用与 ACE 抑制药相似,因对缓激肽途径无影响,故使用后不易引起咳嗽、血管神经性水肿等不良反应。临床用于不能耐受 ACE 抑制药的心力衰竭患者。

7. 利尿药是慢性心力衰竭基础治疗不可缺少的标准辅助用药,对伴有水肿等容量负荷征象的慢性心力衰竭或有明显充血和淤血者尤为适用。其抗慢性心力衰竭作用可能是通过促进 Na^+、水排泄,降低细胞内 Ca^{2+} 浓度,改善心功能。不良反应以电解质丢失较常见,如低钾血症、低镁血症、低钠血症等。单用利尿剂治疗不能维持长期的临床稳定。由于其可激活交感神经系统以及 RAAS,故应与 ACE 抑制药以及 β 受体阻断药联用。

8. 醛固酮受体拮抗药通过与醛固酮竞争胞质内受体,抑制醛固酮 - 受体复合物的形成而产生拮抗醛固酮的作用。醛固酮受体拮抗药用于所有伴症状的心力衰竭患者,并可改善其预后。醛固酮拮抗剂可使心力衰竭患者和梗死后心力衰竭患者显著获益,是继 β 受体阻断药后能显著降低心脏性猝死率并能长期使用的药物。

9. 卡维地洛为非选择性兼有血管扩张作用的 α-β 受体阻断药,通过阻断肾上腺素受体以及抗氧化的作用,改善心功能,阻止慢性心力衰竭症状恶化,降低心律失常及猝死的发生。

10. 强心苷类通过抑制 Na^+-K^+-ATP 酶活性,使细胞内 Na^+ 增加,K^+ 减少。通过 Na^+-Ca^{2+} 双向交换机制,最终导致细胞内 Ca^{2+} 浓度增加,使心肌收缩力加强,并通过直接和间接改善心力衰竭时神经内分泌功能的异常而发挥抗心力衰竭的作用。临床上以伴房颤或心室率快的慢性心力衰竭为强心苷的最佳适应证。不良反应为胃肠道反应、中枢神经系统症状以及心脏毒性反应,应严格监测其血药浓度。

11. 伊伐布雷定能特异性抑制心脏窦房结起搏电流(I_f),减慢心率,舒延长张期,增加冠脉血流量,改善心肌缺血。适用于窦性心律的射血分数降低的心力衰竭患者。该药常见的不良反应是视觉反应,如视物模糊、幻视及视觉干扰等。

思考题

1. 简述引起心力衰竭的主要原因。
2. 解释呼吸道感染诱发心力衰竭的机制。
3. 比较射血分数降低的心力衰竭和射血分数保留的心力衰竭的异同。
4. 解释心力衰竭患者出现心率加快的机制及对心功能的影响。
5. 简述收缩性心力衰竭的发病机制。
6. 心力衰竭患者为什么会出现端坐呼吸?
7. 右心衰竭患者发生下肢水肿的机制是什么?
8. 简述 ACE 抑制药和 ARB 类药物的药理作用及机制。
9. 常用于治疗慢性心力衰竭的利尿药分类及举例。
10. β 受体阻断药应用于慢性心力衰竭的注意事项。
11. 强心苷对心脏的主要药理作用、不良反应及其防治。
12. 案例分析:患者 70 岁,女性,主诉:上楼梯时感觉呼吸短促,疲劳。患者有高血压和冠心病史,服用地尔硫革。有长期吸烟史,但 5 年前戒掉。查体:心率 85 次 / 分,律齐;呼吸 25 次 / 分;血压 138/84mmHg。胸部 X 片显示轻度心脏扩大和肺水肿,超声心动图提示左心室扩张,射血分数 40%。血清电解质正常,但总胆固醇和低密度脂蛋白胆固醇(LDL-C)水平较高。住院治疗,给予吸氧处理,静脉注射呋塞米,症状逐渐改善。长期医嘱:服用赖诺普利,逐渐增加辛伐他汀和卡维地洛的剂量。参照营养师建议:饮食中减少钠、饱和脂肪和胆固醇的摄入,并参与科学的锻炼计划。试分析该处方中每种药物的用药目的。

主要参考文献

1. 葛均波,方唯一,沈卫峰 . 现代心脏病学进展 . 上海:复旦大学出版社,2012.

2. 中华医学会心血管病学分会,中华心血管病杂志编辑委员会 . 中国心力衰竭诊断和治疗指南 2014. 中华心血管病杂志,2014,42(2):98-122.

3. Noble A,Johnson R,Thomas A,Bass P. The cardiovascular system. 2nded. 北京:北京大学医学出版社,2011.

4. Brashers VL. Alterations of cardiovascular function. 6thed. St.Louis:Elsevier Mosby,2010.

5. Mann DL. Heart failure and Cor pulmonale. 北京:北京大学医学出版社,2011.

6. McMurray JJV, Adamopoulos S, Anker SD, et al. ESC guidelines for the diagnosis and treatment of acute and chronic heart failure 2012. Eur Heart J, 2012, 33：1787-1847.

7. Chatterjee NA, Fifer MA. Heart failure. 5th ed. Philadelphia：Wolters Kluwer/Lippincott Williams & Wilkins, 2011.

8. 杨世杰. 药理学. 第 2 版. 北京：人民卫生出版社, 2010.

9. 杨宝峰. 药理学. 第 8 版. 北京：人民卫生出版社, 2013.

10. 陈新谦. 新编药物学. 第 17 版. 北京：人民卫生出版社, 2011.

11. 刘惠, 金满文主译.Goodman & Gilman 药理学和治疗学手册. 北京：科学出版社, 2009.

12. George M. Brenner, Craig W. Stevens. Pharmacology. 4th ed. Philadelphia：Saunders, 2014.

13. Alan Noble, Robert Johnson, Alan Thomas, et al. The cardiovascular system. 2nd ed. Singapore：Elsevier, 2010.

第十九章　先天性心脏病及心瓣膜病的病理基础

　　先天性心脏病是造成我国人口出生缺陷的首要原因,发病率占新生婴儿的 6‰~8‰,常见类型有房间隔缺损、室间隔缺损、法洛四联症、动脉导管未闭、主动脉缩窄和大动脉错位,是我国婴幼儿死亡较为常见的原因。

　　心瓣膜病是我国常见的慢性心脏病,少数为先天性发育异常,绝大多数心瓣膜病的病理基础表现为瓣膜的纤维化、玻璃样变及钙化。心瓣膜病所导致的血流动力学紊乱最终可引起心力衰竭。

第一节　先天性心脏病

　　先天性心脏病(cogenital heart disease)是指胚胎时期心脏和大血管的发育异常,又称先天性心脏畸形(congenital heart deformity),是新生儿和儿童时期最常见的心脏病。先天性心脏病的病因及发病机制尚未完全阐明,不少单基因或多基因遗传性疾病伴有心血管畸形,提示先天性心脏病具有明显的遗传倾向。妊娠早期(5~8 周)是胚胎心脏大血管发育形成的重要时期,此时若母体感染病毒、患糖尿病或红斑狼疮等疾病或母亲饮酒、接受放射线辐射、服用有致畸作用的药物等,以及胎儿宫内缺氧,均可影响胎儿心脏的正常发育,导致胎儿心脏血管的畸形。先天性心脏病的类型较多,按早期是否出现发绀等临床症状分为三大类:发绀型、非发绀型和阻塞型。下述的法洛四联症和大动脉错位属于发绀型;房、室间隔缺损和动脉导管未闭属于非发绀型;主动脉缩窄属于阻塞型。

一、房间隔缺损

　　房间隔缺损(atrial septal defect,ASD)是胚胎发育期的原始心房分隔成左、右心房的过程中,因某些因素影响,第一房间隔或第二房间隔发育障碍或吸收过多,间隔上遗留缺损,导致左、右心房之间存在血液分流的先天性心脏畸形,是常见的先天性心脏病,可分为原发孔(第一房间孔)型和继发孔(第二房间孔)型缺损两种类型,以后者居多,占先天性心脏病的 10% 左右。在胚胎发育的第五周,从原始心房背内面中线处长出镰状隔膜,向心内膜垫方向生长,称为第一房间隔或第一隔膜,它与心内膜垫融合将心房分为左、右两个部分。但第一隔膜下部与心内膜垫之间常留一小孔,称第一房间孔,连通左右心房。此后,此孔逐渐缩小直至最后关闭。在关闭之前,第一房间隔上部自行裂开产生第二房间孔,使左、右心房仍然相通,为胎儿时期血液循环提供通路。如胚胎发育障碍,在第一房间孔形成后,第一房间隔不继续向心内膜垫生长直至孔闭合,则产生第一房间隔缺损,为房室瓣水平上的缺损,很少见。当第一房间隔上部开始被吸收,产生第二房间孔时,第一房间隔的右侧长出的第二房间隔(第二隔膜),将第二房间孔从右侧遮盖。第二房间隔生长过程中也留有一孔,称为卵圆孔,其位置比第二房间孔低。当第一房间隔从左侧愈着于第二隔膜后,卵圆孔变成卵圆窝。如心脏胚胎发育过程中第二房间孔缺损过大或第二房

Note

间隔发育迟缓,导致第二房间孔不能闭合,则形成第二房间隔缺损,它是卵圆窝的一个或多个缺口,最大单缺口者为卵圆窝全部缺损。

　　临床上,房间隔缺损时,因左心房压力高于右心房,左心房血液可通过房间隔缺损向右心房分流(图19-1A)。初生婴儿左右心室的厚度和顺应性大致相同,缺损处几无分流。随着肺动脉压的下降,左向右的分流逐渐增加。大量血液进入肺循环。长期高容量负荷导致右心房、右心室增大、肺动脉扩张甚至肺动脉高压。当右心房压力高于左心房时,出现右向左逆向分流,引起发绀(晚期发绀)。房间隔缺损比较常见,女性发病率高,是男性的2~3倍。患儿常能存活至中年,晚期常死于右心衰竭、交叉性栓塞及肺内感染等。治疗上,手术修复缺损可收到良好效果。

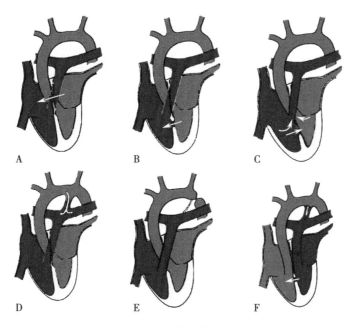

图 19-1　先天性心脏病模式图

A. 房间隔缺损;B. 室间隔缺损;C. 法洛四联症;D. 动脉导管未闭;E. 主动脉缩窄;F. 大动脉错位

二、室间隔缺损

　　室间隔缺损(ventricular septal defect,VSD)为最常见的先天性心脏病类型,约占30%。胚胎发育第4周末,心室底部长出一肌膜,向心内膜垫延伸形成室间隔的肌部。肌膜与心内膜垫之间留有一孔,称为室间孔,连通左右心室。室间孔在胚胎发育的第8周关闭,形成心室间隔膜部。如组成心室间隔的上述成分发育不良或不能正常融合,可导致不同部位的室间隔缺损。高位膜部缺损最为常见(图19-1B),肌部缺损很少见。

　　临床上,由于左心室压力高于右心室,血液通过室间隔的缺损部从左心室向右心室分流,分流量取决于缺损的大小。缺损较小时,分流量小,一般无明显症状,患者不出现发绀。缺损较大时,分流量大,右室负荷增加,继而产生肺动脉高压及肺小血管病变。当肺循环压力超过体循环压力时,可引起右室向左室逆向分流,大量肺循环的低氧含量的血液进入体循环,临床上可出现发绀(晚期发绀),即艾森曼格综合征(Eisenmenger's syndrome)。通常不宜进行手术关闭室间隔缺损。

三、法洛四联症

　　法洛四联症(tetralogy of Fallot,TOF)是由 Fallot 于 1888 年首先描述,由四种心脏和大血管

Note

畸形组成：①肺动脉狭窄；②室间隔膜部缺损；③主动脉右移并骑跨于室间隔缺损上方；④右心室肥大（图 19-1C）。①、②为主要畸形。这种畸形的发生是由于动脉圆锥的间隔偏右，不能与心内膜垫衔接关闭室间孔，形成室间隔膜部巨大缺损；动脉圆锥的间隔偏右也导致肺动脉狭窄，多见于瓣膜口部；以及主动脉腔扩大，骑跨于室间隔膜性缺损之上，与左、右心室沟通。

临床上，由于肺动脉狭窄，右心室血液流入肺内受阻而引起右心室代偿肥大。由于室间隔的巨大缺损，血液由左心室向右心室分流，右心室负荷增加，致右心室肥大扩张。由于主动脉骑跨于室间隔膜性缺损之上，同时接受左、右心室的血液，导致主动脉管腔扩张，管壁增厚。肺动脉狭窄越严重，右心室注入主动脉的血液就越多，主动脉的扩张和肥厚也就越明显。肺动脉高度狭窄时，肺循环血量锐减，气体交换不足，加上主动脉接受更多的右心室血液，体循环血氧饱和度明显降低，因而出现发绀、呼吸困难和活动受限，属发绀型心脏病。持久的低氧血症刺激骨髓造血，红细胞和血红蛋白增多。重症患者血红蛋白可在 18g/L 以上。

本病较为常见，患儿一般能存活多年，由于侧支循环的代偿，如肺动脉与支气管动脉之间的侧支循环或合并动脉导管开放形成的侧支循环，少数患者可存活至成年。婴幼儿多死于急性缺氧发作和急性心力衰竭，成人常死于慢性心力衰竭和低氧血症。本病可进行手术治疗，一岁以内最佳。

四、动脉导管未闭

动脉导管未闭（patent ductus arteriosus，PDA）是指连接于主动脉干与肺动脉干之间的通道——动脉导管，在出生以后始终不闭合的异常状态，也称动脉导管开放。正常者，在胎儿期大部分肺动脉血液经此导管流入主动脉。出生后随着呼吸功能建立，肺内血管扩张，血液进入肺内，动脉导管失去其作用，于出生后 3 个月至一年逐渐纤维化至永久性闭锁，成为动脉韧带。如生后一年仍不闭合，则称为动脉导管未闭（图 19-1D）。

出生后主动脉压力升高，肺血管阻力降低，无论收缩期或舒张期，主动脉压力均超过肺动脉，主动脉血经动脉导管持续流向肺动脉，形成左向右分流。患儿无发绀，为非发绀型先天性心脏病。当肺循环血量增多，回流入左心的血液也增多，可导致左心室肥厚。动脉导管未闭可合并其他心脏畸形。单纯性动脉导管未闭可以手术治愈。

五、主动脉缩窄

主动脉缩窄（coarctation of aorta，CoA）是指主动脉局限性狭窄。本病在西方国家较为常见，多见于男性。分为幼年型和成人型两种。

幼年型（infantile form）为动脉导管或动脉韧带之前的主动脉段出现狭窄，又称导管前缩窄。狭窄通常较重，动脉导管多呈开放状态，常合并心内畸形。因含氧量低的肺循环血液可经开放的导管注入主动脉远端供应机体下半身，患儿可以存活，但因动脉血氧含量低而出现下肢青紫、凉冷及跛行等。动脉导管闭锁的患儿很难存活。

成人型（adult form）为动脉导管或动脉韧带之后的主动脉峡部狭窄，又称为导管后缩窄（图 19-1E）。此型临床上最常见，约占 90%。狭窄常较轻，动脉导管多已闭锁，很少合并心内畸形。由于狭窄以上的主动脉段（胸主动脉以上）与狭窄以下的主动脉段（腹主动脉及其分支）有较大的脉压差，因此两者之间的动脉分支常常形成广泛的侧支循环，以代偿下肢的血液供应。

六、大动脉错位

大动脉错位（transposition of the great arteries，TGA）或称大血管错位（transposition of the great vessels，TGV）是胚胎时期主动脉和肺动脉转位异常而形成的心血管畸形。可分为纠正型和非纠正型。

纠正型（corrected form）主动脉移向前方，肺动脉移向后方，通常伴有左、右心室互换移位，故主动脉仍出自左心室，肺动脉仍连接右心室，血液循环无异常，患者无症状，可健康存活。

非纠正型（non-corrected form）主动脉与肺动脉互相交换位置，导致主动脉出自右心室，肺动脉出自左心室，故又称完全性大动脉错位（complete transposition of the great arteries）（图 19-1F），右心室血液不注入肺，而是经主动脉流入体循环；左心室血液不进入体循环，而是经肺动脉注入肺。出生前，胎儿因有脐静脉和动脉导管的沟通可以存活；出生后，肺开始呼吸，患儿则出现发绀，属于发绀型先天性心脏病。若无其他异常血液通路，患儿很快死亡；若体、肺循环之间有其他异常通路，如卵圆孔未闭、房间隔缺损、室间隔缺损或动脉导管开放等，部分血液会发生混合，供给全身需要，患儿可存活。

第二节　心瓣膜病的病理基础

心瓣膜病（valvular vitium of the heart）是指心脏瓣膜因先天性发育异常或后天疾病造成的器质性病变，表现为瓣膜口狭窄和（或）关闭不全，是最常见的慢性心脏病之一。常导致心功能不全，引起全身血液循环障碍。瓣膜口狭窄（valvalar stenosis）简称窄，是指心脏瓣膜开放时，瓣膜口不能充分张开而缩小，血流通过障碍；瓣膜关闭不全（valvular insufficiency）简称漏，是指心瓣膜关闭时，瓣膜口不能完全闭合，部分血液发生反流。

引起心瓣膜病的疾病较多，以风湿性心内膜炎和感染性心内膜炎最为常见，动脉粥样硬化和梅毒性主动脉炎也可累及主动脉瓣；瓣膜退行性变、钙化及先天发育异常也可导致心瓣膜病。本节我们重点介绍风湿性心内膜炎和感染性心内膜炎所致的心瓣膜病。

一、风湿病

风湿病（rheumatism）是一种与 A 组乙型溶血性链球菌感染有关的变态反应性疾病，属于自身免疫性疾病。病变主要累及全身结缔组织和血管，最常侵犯心脏和关节，其次为皮下、浆膜、血管和脑组织，其中以心脏病变最为严重。常形成特征性风湿性肉芽肿。本病常反复发作，急性期称为风湿热（rheumatic fever）除心脏和关节症状外，常伴有发热、环形红斑、皮下结节和小舞蹈病等症状和体征。辅助检查常有血沉加快、白细胞增多，抗链球菌溶血素抗体 O 滴度升高及心电图 PR 间期延长等表现。病变反复多次发作后，常造成轻重不等的心瓣膜器质性损害，即慢性心瓣膜病，产生严重后果。

（一）风湿病的基本病变

风湿病的病变主要是全身结缔组织和血管的变态反应性炎症。病程不尽相同，但典型病变的病程较长且具有一定的特征性，大致可分为三期：

1. 变质渗出期　此期约持续一个月，是风湿病的早期改变，表现为心脏、关节、浆膜、皮肤、脑、肺和血管等部位的结缔组织发生粘液样变和纤维素样坏死，同时伴有充血，浆液、纤维蛋白渗出及少量淋巴细胞、浆细胞、嗜酸性和中性粒细胞浸润。局部可检出少量免疫球蛋白。约一个月之后，病变可被完全吸收，或者发生纤维化而愈合。有时病变可继续发展，进入肉芽肿期，在动脉、关节和皮肤等处病变也可发展为类似的肉芽肿性病变。

2. 增生期或肉芽肿期　此期约持续 2~3 月。此期特点是形成风湿小体（或称 Aschoff 小体），其本质是在变质渗出期病变基础上形成具有特征性的肉芽肿性病变。风湿小体对风湿病的病理诊断具有较大意义。

Aschoff 小体是由纤维素样坏死，成群聚集的风湿细胞，少量渗出的淋巴细胞和浆细胞构成（图 19-2）。风湿小体多为球形、椭圆形或梭形，多数较小肉眼不易察觉，少数也可较大，尤其在关节、皮肤的肉芽肿性病变直径可达 1cm。风湿小体的主要细胞成分 - 风湿细胞（或称 Aschoff 细胞,有的文献称 Anitschkow 细胞)是纤维素样坏死附近的组织细胞增生、聚集,吞噬纤维素样坏死物转变而成。风湿细胞体积大,呈圆形或多边形,细胞界限清楚而不整齐;胞质丰富均质、略呈嗜双色性;核大,圆形或卵圆形,核膜清晰,染色质集聚于中央并呈细丝状向核膜放射,使核的横切面似枭眼状,故又称枭眼细胞(awl-eye cell),长形核的纵切面则像毛虫状,也称毛虫细胞(caterpillar cell),后期,核可变得浓染结构不清。风湿细胞多为单核,亦可

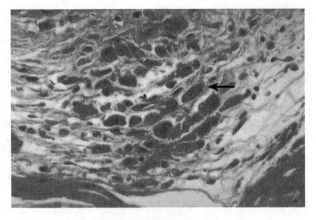

图 19-2　Aschoff 小体
箭头示风湿细胞

有少数双核或多核者,称为 Aschoff 巨细胞。免疫组化显示,风湿细胞表达 vimentin、lysozyme、Mac387;不表达 actin 和 desmin,支持其为单核 - 巨噬细胞来源,而非心肌来源。

3. 纤维化期或硬化期　此期约持续 2~3 个月。此期肉芽肿中的纤维素样坏死物被完全溶解吸收,风湿细胞转变为成纤维细胞,并产生胶原,原来的风湿小体逐渐纤维化,最终形成梭形小瘢痕。

上述整个病程持续约为 4~6 月。因风湿病常反复急性发作,故受累器官中可有新旧病变并存的现象。病变持续反复进展,可导致较为严重的纤维化和瘢痕形成。

（二）风湿性心脏病

风湿性心脏病(rheumatic heart disease)包括急性期的风湿性心脏炎和静止期的慢性风湿性心脏病(主要是心瓣膜病)。多见于青壮年,无性别差异。几乎所有的风湿患者均有心脏炎,部分患者有风湿性心脏病的临床表现。

风湿性心脏炎(rheumatic carditis)可表现为风湿性心内膜炎、风湿性心肌炎和风湿性心外膜炎(即心包炎)。若病变累及心脏全层则称风湿性全心炎(rheumatic pancarditis)。风湿性心脏炎常为全心炎,通常以其中一种或两种病变为主。反复发作者,可相应引起心瓣膜病,心肌(间质)纤维化及心包粘连或缩窄性心包炎,此时应称为慢性风湿性心脏病。临床上常说的风心病是指慢性风湿性心脏病。

1. 风湿性心内膜炎　风湿性心内膜炎(rheumatic endocarditis)是风湿病最为重要的病变,主要累及心瓣膜,也可累及瓣膜邻近的心内膜和腱索,引起炎症反应,导致瓣膜变形和功能障碍。炎症最常累及二尖瓣,其次为二尖瓣和主动脉瓣同时受累,三尖瓣和肺动脉瓣极少受累。

在急性期,受累瓣膜肿胀,镜下心肌间质内可见黏液样变性和纤维素样坏死,浆液性渗出及炎症细胞浸润,偶见风湿小体。随着病变瓣膜表面的内皮细胞,尤其是闭锁缘向血流面的内皮细胞,受瓣膜开关时的摩擦及血流的冲击作用,发生变性、脱落时,内皮细胞下的胶原被暴露,诱导血小板在该处黏附、聚集,形成串珠状单行排列,粟粒大小(1~3mm),灰白半透明,与瓣膜黏附紧密,不易脱落的疣状赘生物(图 19-3),也称疣状心内膜炎(verrucous endocarditis)。赘生物较多时,可呈片状累及邻近腱索及心内膜。镜下,赘生物是由血小

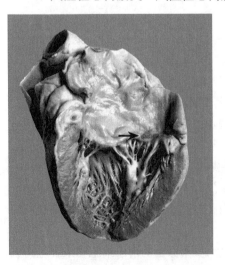

图 19-3　再发性疣状心内膜炎(大体)
箭头所示在增厚的瓣膜上有疣状赘生物

板和纤维素构成的白色血栓(图19-4)，血栓基底部有少许炎症细胞浸润及多少不等的风湿细胞，典型的风湿小体少见。病变后期，瓣膜和腱索处的赘生物发生机化，瓣膜本身发生纤维化并形成瘢痕。如上述病变反复发生，可导致瓣膜增厚、变硬、卷曲、短缩，瓣叶间粘连，腱索增粗、短缩，最终导致慢性心瓣膜病，包括瓣膜狭窄和关闭不全。当病变累及心房、心室内膜时，可引起心内膜局灶性增厚及附壁血栓的形成。其中，左心房后壁因病变的二尖瓣关闭不全，受血液反流

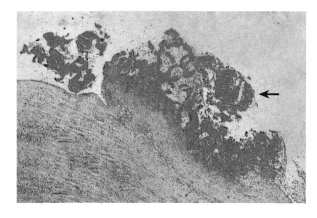

图19-4　风湿性心内膜炎(镜下)
箭头所示瓣膜表面附有白色血栓

冲击较重，故该处病变较重，病变后期常形成纤维性增厚的斑块，称 McCallum 斑。

2. 风湿性心肌炎　　风湿性心肌炎(rheumatic myocarditis)发生于成人者，以心肌间质小血管旁出现风湿小体为特征。风湿小体多见于室间隔和左心室后壁上部，其次为左心室后乳头肌，心房则以左房后壁、心耳的心内膜侧心肌内更为多见。此外，病变处还可见间质水肿及淋巴细胞浸润。当累及神经传导系统及冠状动脉时，可引起相似的肉芽肿性病变。风湿反复发作可导致心肌间质小瘢痕形成。发生于儿童者，常表现为弥漫性间质性心肌炎。患儿心脏扩大，甚至呈球形，可发生急性充血性心力衰竭。

3. 风湿性心包炎　　风湿性心包炎(rheumatic pericarditis)又称风湿性心外膜炎，其病变特征是浆液和(或)纤维素渗出，偶有风湿小体形成。心包间皮细胞可以脱落或增生。间皮细胞下间质充血，炎症细胞浸润，风湿小体少见。主要病变是多少不一的纤维蛋白和(或)浆液渗出。当以纤维蛋白渗出为主时，覆盖于心包表面的纤维蛋白可因心脏搏动牵拉而呈绒毛状，称为绒毛心(cor villosum)。当以浆液渗出为主时，则形成心包积液。活动期后，各种渗出成分多被溶解吸收，仅少数患者心包表面渗出的纤维蛋白未被完全溶解吸收而发生机化粘连，甚至引起缩窄性心包炎，导致心功能障碍。

二、感染性心内膜炎

感染性心内膜炎(infective endocarditis)是由病原微生物经血行途径直接侵袭心内膜、心瓣膜或邻近大动脉内膜而引起的炎症性疾病，常伴赘生物形成。病原微生物包括各种细菌、真菌、立克次体等，以细菌最为多见。病原体在赘生物及血液内繁殖可引起败血症，赘生物碎裂脱落可致败血性栓塞。根据病情和病程，本病可分为急性和亚急性感染性心内膜炎。前者感染的病原体毒力往往较强，有严重的全身中毒症状，病程短，未经治疗的患者可在数天或数周内死亡；后者感染的病原体毒力较弱，中毒症状较轻，病程较长。随着医疗条件的改善和新型高效抗生素的应用，急性感染性心内膜炎的预后已有显著改善，临床上有时很难与亚急性感染性心内膜炎区分。根据瓣膜的类型，感染性心内膜炎可分为自体瓣膜和人工瓣膜心内膜炎。根据感染的病原体类型，则可分为金黄色葡萄球菌性心内膜炎、真菌性心内膜炎等。感染性心内膜炎可发生于任何年龄段，以成年男性多见。尽管临床上抗生素的应用十分普遍，但感染性心内膜炎的发病率无明显降低，这可能与侵入性器械检查和心血管手术增多、吸毒者使用未消毒注射器以及病原体的耐药等有关。

(一)病因

近年来感染性心内膜炎的病原体已有明显改变，草绿色链球菌感染引起者现已明显减少(<50%)，葡萄球菌、革兰阴性杆菌、厌氧球菌、肠球菌及真菌等感染呈增加趋势，这与心血管手

术、介入性治疗、广谱抗生素及免疫抑制剂等的应用有关。

急性感染性心内膜炎以金黄色葡萄球菌感染最多见,少数为肺炎球菌、A族链球菌、流感杆菌和淋球菌等。亚急性感染性心内膜炎仍以草绿色链球菌最为多见,肠球菌和表皮葡萄球菌次之。此外,自体瓣膜的心内膜炎约5%~10%由非肠道革兰阴性杆菌如嗜血杆菌、放线杆菌属、人类心杆菌属以及金氏杆菌属等感染引起,极少数由真菌、立克次体和衣原体等的感染引起。人工瓣膜的心内膜炎主要由凝固酶阳性的表皮葡萄球菌感染引起,其次为金黄色葡萄球菌、革兰阴性杆菌、类白喉杆菌和真菌等。静脉吸毒者主要由凝固酶阳性的金黄色葡萄球菌感染引起。

(二)发病机制

感染性心内膜炎大多数发生于有器质性心脏病的患者,如风湿性心瓣膜病(>50%)、先天性心脏病、老年性退行性心脏病以及人工瓣膜置换术等,但也可发生在无基础心脏病的患者。病原体可自感染灶(扁桃体炎、牙周炎、骨髓炎等)入血,形成菌血症,再随血流侵犯瓣膜。

正常情况下,通过不同途径进入血液循环中的病原微生物均可被机体的防御机制消除。当心血管存在器质性病变时,心脏内血流状态发生改变,由正常的层流成涡流或喷射状,并在较高的压力阶差的作用下冲击内膜使其损伤,内膜下胶原暴露,血小板、纤维蛋白、白细胞和红细胞积聚,为病原微生物的侵入创造了条件。此外,反复发生的菌血症刺激机体产生抗体(如凝集素)进入血流,有利于病原体在损伤部位黏附,并与上述的各种成分一起形成赘生物。赘生物是细菌的庇护所,血小板-纤维素沉积物可使其中的细菌免受宿主防御系统的攻击,微生物在其中生长繁殖成为感染灶。感染的赘生物因血小板、纤维素的聚集逐渐增大,使瓣膜破坏进一步加重;当赘生物碎裂脱落时,可导致栓塞,栓子中的细菌被释放入血流中产生菌血症,并形成转移性播散病灶。反复的菌血症会不断激活免疫系统,引发变态反应性炎症,如关节炎、血管炎、肾小球肾炎等。急性感染性心内膜炎通常是败血症、脓毒血症的严重并发症,细菌直接侵犯正常心内膜引起的急性化脓性心内膜炎。

(三)急性感染性心内膜炎的病理变化

急性感染性心内膜炎病变多发生于无基础病变的正常心内膜,主要侵犯二尖瓣和主动脉瓣,三尖瓣和肺动脉瓣很少受累。致病力强的化脓菌感染引起急性化脓性心内膜炎,并在易受血流冲击的瓣膜面,形成巨大而松软的赘生物。肉眼观,赘生物呈灰黄或灰绿色,易脱落形成带菌栓子,引起远处器官(心、脑、肾、脾等)血管的含菌性栓塞,导致败血性梗死(septic infarct),并在梗死处形成继发性脓肿。镜下,瓣膜溃疡处组织坏死,大量中性粒细胞浸润,赘生物主要为血栓,其中混杂有脓性渗出物、坏死组织、大量病原体(如细菌菌落等)及肉芽组织。病变严重者,可发生瓣膜溃疡、破裂或穿孔,或腱索断裂,导致急性瓣膜关闭不全而猝死。有时,炎症也可累及瓣膜根部的内膜和心肌,形成环形脓肿(ring abscess)。

本病起病急,发展快,病程短,病情严重,虽经治疗,仍有50%以上的病例于数日或数周内死亡。

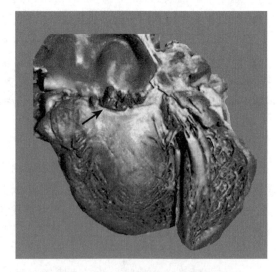

图19-5　亚急性感染性心内膜炎(大体)
箭头所示主动脉瓣处有鸡冠状赘生物

(四)亚急性感染性心内膜炎的病理变化

1. 心脏　心脏病变最常累及二尖瓣和主动脉瓣。病变表现为在原有基础病变的瓣膜或缺损的间隔上形成赘生物。肉眼上,赘生物单个或多个,大小不一,呈菜花状或息肉状污秽灰黄色,质松脆,易碎裂、脱落(图19-5)。严重时,可发生瓣膜溃疡、穿孔或腱索断裂。光镜下,赘生物由血小板、纤维蛋白、中性粒细胞、坏死物组成,其深部有大量病原体(图 19-6),溃疡底部可见淋巴细胞、单核细胞浸润及肉芽组织形成。瓣膜的损害可造成瓣膜口狭窄和(或)关闭不全,导致心力衰竭。临床上可听到相应的杂音,但杂音强弱多变,这多与赘生物的变化有关。

2. **血管**　全身性血管栓塞是亚急性感染性心内膜炎的常见临床表现。赘生物碎裂脱落形成的栓子,可引起动脉栓塞,多见于脑,其次为肾、脾和心脏,导致相应部位的梗死,临床上出现相应症状。由于栓子多来自赘生物的浅层,不含或含少量细菌,加上细菌毒力弱,因此一般不引起败血性梗死。由于细菌毒素和(或)免疫复合物的作用,微小血管壁常受损,发生血管炎,引起漏出性出血。临床表现为皮肤(颈、胸部)、黏膜(如口腔、睑结膜)及眼底的出血点(Roth 点)。部分患者由于皮下小动脉炎,指、趾末节腹面、足底或大、小鱼际处,可出现紫红色、微隆起、有压痛的小结节,称为欧氏小结(Osler nodule)。

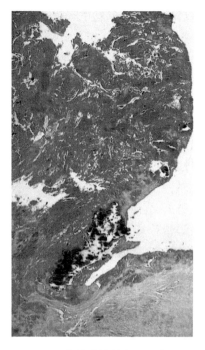

图 19-6　亚急性感染性心内膜炎(镜下)

3. **肾脏**　肾脏可因微栓塞引起局灶性肾小球肾炎,或因病原菌长期释放抗原入血,抗原抗体免疫复合物的形成并沉积于肾脏引起弥漫性肾小球肾炎。

4. **败血症**　由于细菌和毒素不断进入血流,患者有长期低热,皮肤、黏膜、眼底出血,脾脏肿大,白细胞增多,贫血、红细胞沉降率增快及血培养阳性等迁延性败血症的表现。

在原有心脏病基础上出现上述症状时,应考虑并发亚急性感染性心内膜炎的可能。及时合理地给予抗生素及对症治疗,可以挽救患者生命。病变后期,瓣膜赘生物的机化和瘢痕形成,极易造成严重的瓣膜变形,从而导致慢性心瓣膜病。

三、心瓣膜病

除少数先天性发育异常外,几乎所有心瓣膜病的组织学改变都是瓣膜机化、纤维化、玻璃样变以至钙化。大体改变为瓣膜增厚、变硬、卷曲、短缩、相邻瓣叶的粘连;也可出现瓣膜破损、穿孔,腱索断裂或融合缩短等。这些变化中如果以瓣叶粘连为主,则引起瓣膜狭窄;如果以瓣膜卷曲、短缩或破裂、穿孔为主,则引起瓣膜关闭不全。瓣膜口的狭窄或关闭不全可以单独存在,亦可并存;可仅累及一个瓣膜,也可以是两个或两个以上瓣膜(如二尖瓣和主动脉瓣)同时或先后受累,称为联合瓣膜病。心瓣膜病主要引起血流动力学的紊乱,加重相应心脏腔室的压力性负荷(瓣膜狭窄时)或容积性负荷(瓣膜关闭不全时),导致相应腔室的代偿性肥厚(代偿期)。在代偿期,血液循环障碍征象不明显。当病变进行性加重进入失代偿期,患者可出现肺循环和(或)体循环血液循环障碍的临床症状和体征。

(一)二尖瓣狭窄

二尖瓣狭窄(mitral stenosis,MS)大多由风湿性心内膜炎引起,少数由亚急性感染性心内膜炎所致,偶为先天性畸形。约 70% 为女性。

二尖瓣由前内侧的主瓣和后外侧的小瓣组成。正常成人二尖瓣口面积约为 4.0~6.0cm²,可通过两个手指。依瓣口面积缩小情况,二尖瓣狭窄程度可分为三度:轻度,1.5~2.0cm²;中度,1.0~1.5cm²;重度,小于 1.0cm²。依瓣膜病变情况,二尖瓣狭窄可分为:①隔膜型,瓣叶间粘连,瓣膜轻 - 中度增厚,小瓣较为严重,主瓣尚可轻度活动;②漏斗型,主瓣病变严重,瓣膜严重增厚,失去活动性,瓣叶间粘连严重,瓣膜口缩小呈鱼口状。腱索及乳头肌明显粘连短缩,常因瓣膜缩短合并关闭不全。

血流动力学和心脏变化:早期,心室舒张期左心房血液流入左心室受阻,左心房代偿性扩张肥大,使血液在增高压力情况下快速通过狭窄口,引起漩涡与震动,胸部听诊可闻及心尖区舒张期隆隆样杂音。进入失代偿期后,左心房血液不能充分注入左心室,左心房血液淤积,肺静脉回流受阻,引起肺淤血、肺水肿或漏出性出血,临床上,可出现呼吸困难、发绀、咳嗽和咳出血性泡沫状痰等左心房衰竭的症状。当肺淤血所致的肺静脉压增高超过一定限度时,可反射性引起肺小动脉痉挛,肺动脉压升高。血管痉挛反复发作,肺小动脉可出现内膜增生和中膜肥厚,管腔逐渐变小,肺动脉压进一步升高并持续存在。长期肺动脉高压,可导致右心室代偿性肥大,继而出现离心性肥大。当右心室失代偿高度扩张时,右心室瓣膜环随之扩大,出现三尖瓣相对关闭不全,导致收缩期右心室部分血液返流入右心房,右心房负担加重,引起体循环静脉淤血,患者会出现颈静脉怒张,肝淤血性肿大,下肢水肿及浆膜腔积液等右心衰竭的临床表现。

二尖瓣狭窄的整个病程中,左心室一直未受累。当狭窄严重时,左房、右房、右室均肥大扩张,而左心室相对缩小,因此心脏腔室的改变是"三大一小"。X 线显示心脏为倒置的"梨形心"。

(二) 二尖瓣关闭不全

二尖瓣关闭不全(mitral insufficiency)大多是风湿性心内膜炎引起,其次由亚急性感染性心内膜炎引起,偶为先天性畸形,常与瓣膜狭窄合并发生。

心室收缩期时,左心室部分血液通过未完全关闭的二尖瓣口返流入左心房,在局部引起漩涡与震动,胸部听诊可闻及心尖区全收缩期吹风样杂音。左心房同时接受肺静脉回流的血液和左心室反流的血液,血容量增多,压力升高,左心房因而出现代偿性扩张肥大。在心室舒张期,左心房储积的大量血液涌入左心室,使其容量负荷增加,发生代偿性肥大。久之,左心房和左心室均可发生失代偿(左心衰竭),左心衰竭出现的肺淤血可继而引起肺动脉高压、右心室代偿性肥大直至失代偿,最终出现右心衰竭。X 线检查,左右心房、心室均肥大扩张,表现为"球形心"。

(三) 主动脉瓣关闭不全

主动脉瓣关闭不全(aortic insuffciency)主由风湿性心内膜炎引起,亚急性感染性心内膜炎、主动脉粥样硬化或梅毒性主动脉炎等也可累及主动脉瓣,导致主动脉瓣关闭不全。此外,梅毒性主动脉炎、类风湿性主动脉炎及马方综合征等可引起瓣膜环扩大而发生相对性主动脉瓣关闭不全。当心室舒张时,主动脉部分血液经未完全关闭的主动脉瓣返流入左心室,引起主动脉瓣区舒张期杂音,左心室因容积性负荷增加而发生代偿性肥大。久之,依次出现左心衰竭、肺淤血、肺动脉高压和右心衰竭。

临床上患者可出现主动脉脉压差增大及周围血管征,如颈动脉搏动、水冲脉、股动脉枪击音等。

(四) 主动脉瓣狭窄

主动脉瓣狭窄(aortic stenosis)主要由风湿性主动脉瓣炎引起,少数是由于先天性发育异常或动脉粥样硬化引起瓣膜钙化所致。风湿性主动脉瓣狭窄常合并有二尖瓣病变。在心室收缩期,左心室血液排入主动脉受阻,左心室因压力性负荷升高发生代偿性肥大,这种肥大非常突出,呈向心性肥大。血液在较高压力差的情况下快速通过狭窄的主动脉瓣口,产生漩涡与震动,形成主动脉瓣区喷射性杂音。久之,左心室失代偿,随后相继出现左心衰竭、肺淤血、肺动脉高压及右心衰竭。

临床上可先后出现心绞痛、主动脉脉压差减小,X 线检查见左室影更为突出,呈靴形,称为

"靴形心"。

(五) 二尖瓣脱垂

二尖瓣脱垂综合征(mitral valve prolapse syndrome)是指各种原因使二尖瓣瓣叶在心脏收缩时向左心房脱垂,导致二尖瓣关闭不全引起的一系列临床表现。

1. 病因和发病机制　原发性二尖瓣脱垂综合征是一种先天性结缔组织病,其确切病因尚不十分清楚。各年龄段均可发病,以14~30岁女性多见。本病也可继发于一些其他疾病,如冠心病、心肌病、甲状腺功能亢进等。

在正常情况下,心室收缩时,乳头肌会立即收缩,在腱索的牵引下,二尖瓣瓣叶并进。当左心室继续收缩,室内压上升时,瓣叶向左心房膨出,乳头肌的协同收缩会使腱索拉紧以防瓣叶外翻入左心房,乳头肌的协同工作使二尖瓣瓣叶紧贴,瓣口关闭。当二尖瓣的瓣叶、腱索或瓣环发生病变时,松弛的瓣叶会在瓣口关闭时脱向左心房,导致二尖瓣关闭不全。二尖瓣脱垂也可见于左心室收缩功能异常,如节段性收缩,可使腱索和瓣叶松弛关闭,引起和加重其过长,使二尖瓣收缩晚期发生脱垂。二尖瓣脱垂造成左心室收缩时二尖瓣反流,加重左心房负荷和左心室舒张期负荷。

2. 病理变化　二尖瓣脱垂的主要的病理改变为二尖瓣黏液样变性,瓣膜海绵层增生并侵入纤维层,海绵层显著增厚并伴有蛋白多糖蓄积,瓣叶心房面因纤维素和血小板沉积而局限性增厚。脱垂的二尖瓣瓣叶腱索间部分膨出,朝向左心房呈半球形隆起,瓣叶变长,面积增大,严重者有二尖瓣环扩张。同时,腱索变细、变长、扭曲,继而纤维化、增厚。腱索异常以瓣叶受累处最为明显。由于腱索异常,二尖瓣应力不均匀,导致瓣叶牵拉和剥脱组织的黏液样变性;腱索张力增加可导致腱索断裂。乳头肌及其邻近的心肌可因牵拉过度、相互摩擦而引起缺血和纤维化。瓣环的扩大和钙化可加重脱垂的程度。

3. 临床病理联系　大多数二尖瓣脱垂者可无症状或仅有轻微症状,少数患者可出现心悸、疲倦和胸痛,胸部听诊可闻及尖锐的收缩中期喀喇音及收缩中、晚期杂音。大部分患者预后较好,约3%患者并发二尖瓣反流和充血性心力衰竭。二尖瓣脱垂可增加患者发生感染性心内膜炎、心源性猝死、脑卒中和血管栓塞的可能性。

(王　曦　王国平)

本章小结

1. 先天性心脏病的常见类型分为发绀型(法洛四联症和大动脉错位)、非发绀型(房、室间隔缺损和动脉导管未闭)和阻塞型(主动脉缩窄)三大类。

2. 引起心瓣膜病最常见的原因是风湿性心内膜炎及感染性心内膜炎。二者特征性的病变均为瓣膜疣赘物形成,但其肉眼及镜下形态均不一样。

3. 心瓣膜病表现为瓣膜口狭窄和(或)关闭不全,其主要危害是引起血流动力学的紊乱。

思考题

1. 非发绀型先天性心脏病常见有哪些类型?
2. 风湿病的基本病变是什么?
3. 风湿性心内膜炎及感染性心内膜炎病变有何不同?

主要参考文献

1. Kumar V, Abbas AK, Fausto N, et al. Robbins and Cotran Pathologic basis of disease. 8th ed. Saunders Elsevier, 2008.

2. 陈杰, 李甘地. 病理学. 第 2 版. 北京: 人民卫生出版社, 2010.

中英文名词对照索引